Volksgezondheid en gezondheidszorg

Volksgezondheid en gezondheidszorg

redactie
prof.dr. J.P. Mackenbach
prof.dr. P.J. van der Maas

met medewerking van
prof.dr. G.J. Bonsel
prof.dr. J. Brug
mr.dr. C. Das
prof.dr. J.D.F. Habbema
prof.dr. N.S. Klazinga
prof.dr. W. van Mechelen
prof.dr. B. Middelkoop
prof.dr. S.A. Reijneveld
prof.drs. E.W. Roscam Abbing
prof.dr. K. Stronks
prof.dr. J. van der Velden
prof.dr. G. van der Wal
prof.dr. G. Westert
prof.dr. J.H.B.M. Willems

VIERDE, GEHEEL HERZIENE DRUK

ELSEVIER GEZONDHEIDSZORG, MAARSSEN

Eerste druk, eerste oplage, Uitgeverij Bunge, Utrecht 1995
Eerste druk, tweede oplage, Elsevier/Bunge, Maarssen 1998
Tweede, geheel herziene druk, eerste t/m derde oplage, Elsevier gezondheidszorg, Maarssen 1999-2002
Derde, geheel herziene druk, eerste t/m derde oplage, 2004-2005

Omslagontwerp en basisontwerp binnenwerk: Martin Majoor, Arnhem
Opmaak: Bart Potma en Renée Terheggen, Studio Imago, Amersfoort

Elsevier gezondheidszorg is een imprint van Reed Business bv, Postbus 1110, 3600 BC Maarssen.

ISBN 978 90 352 2952 5
NUR 870

Medewerkers

Prof.dr. G.J. Bonsel
Instituut Beleid en Management Gezondheidszorg, Erasmus MC, Universitair Medisch Centrum Rotterdam

Prof.dr. J. Brug
EMGO Instituut, VU medisch centrum, Amsterdam

Mr.dr. C. Das
afdeling AGZ, Geneeskundige en Gezondheidsdienst Amsterdam

Prof.dr. J.D.F. Habbema
afdeling Maatschappelijke Gezondheidszorg, Erasmus MC, Universitair Medisch Centrum Rotterdam

Prof.dr. N.S. Klazinga
vakgroep Sociale Geneeskunde, Academisch Medisch Centrum bij de Universiteit van Amsterdam

Prof.dr. P.J. van der Maas
afdeling Maatschappelijke Gezondheidszorg, Erasmus MC, Universitair Medisch Centrum Rotterdam

Prof.dr. J.P. Mackenbach
afdeling Maatschappelijke Gezondheidszorg, Erasmus MC, Universitair Medisch Centrum Rotterdam

Prof.dr. W. van Mechelen
afdeling Sociale Geneeskunde, EMGO Instituut (tevens: onderzoekscentrum Body@Work), VU medisch centrum, Amsterdam

Prof.dr. B.J.C. Middelkoop
afdeling Public health en Eerstelijnsgeneeskunde, Leids Universitair Medisch Centrum (tevens: Gemeentelijke Gezondheidsdienst Den Haag)

Prof.dr. S.A. Reijneveld
sectie Sociale Geneeskunde, disciplinegroep Gezondheidswetenschappen, Universitair Medisch Centrum Groningen (tevens: TNO Kwaliteit van Leven, Leiden)

Prof.drs. E.W. Roscam Abbing
afdeling Sociale Geneeskunde, Universitair Medisch Centrum St. Radboud, Nijmegen (tevens: Inspectie voor de Gezondheidszorg, Den Haag)

Prof.dr. K. Stronks
vakgroep Sociale Geneeskunde, Academisch Medisch Centrum bij de Universiteit van Amsterdam

Prof.dr. J. van der Velden
afdeling Sociale Geneeskunde, Universitair Medisch Centrum St. Radboud, Nijmegen

Prof.dr. G. van der Wal
Inspectie voor Gezondheidszorg, Den Haag (tevens: afdeling Sociale Geneeskunde, EMGO Instituut, VU medisch centrum, Amsterdam)

Prof.dr. G.P. Westert
Faculteit der Sociale Wetenschappen (TRANZO), Universiteit van Tilburg, Tilburg (tevens: Centrum voor Preventie- en Zorgonderzoek, Rijksinstituut voor Volksgezondheid en Milieu, Bilthoven)

Prof.dr. J.H.B.M. Willems
Coronel Instituut voor Arbeid en Gezondheid, Academisch Medisch Centrum bij de Universiteit van Amsterdam

Voorwoord

Bij de eerste druk

Dit boek beoogt precies te zijn wat de titel aangeeft: een leerboek over de volksgezondheid. Het geeft een beknopt overzicht van de verdeling van gezondheid en ziekte in de bevolking en van de preventieve en curatieve gezondheidszorg, waarbij het verband tussen volksgezondheid en gezondheidszorg de rode draad vormt. Het beoogt daarmee een brug te slaan tussen medische en epidemiologische kennis enerzijds, en het gebied van structuur en functioneren van de gezondheidszorg anderzijds. Dit concept, dat in een aantal Engelstalige leerboeken over public health ook wordt gebruikt, is bij ons weten voor een Nederlands leerboek nieuw. Wij zijn ervan overtuigd, mede op grond van eigen onderwijservaring, dat de onderwerpen public health, sociale geneeskunde, en structuur en functioneren van de gezondheidszorg, een duidelijke eigen, logische plaats in het onderwijs aan studenten geneeskunde en gezondheidswetenschappen kunnen en horen te hebben. Wat betreft onderzoeksmethoden is een inhoudelijk goede aansluiting op de in Nederland gebruikelijke leerboeken epidemiologie nagestreefd.

Er is een poging gedaan het boek beknopt te houden en alleen datgene op te nemen dat aan de meeste universiteiten als noodzakelijke kennis zal worden opgevat. De ervaring leert dat in de hier behandelde vakgebieden lokale expertise en interesses de onderwijsinhoud voor een niet gering deel bepalen. Opnemen van al die onderwerpen zou tot een zeer omvangrijk boek hebben geleid, waarvan de student steeds slechts een deel zou gebruiken. In verband met lokale verschillen is er ook voor gekozen om de takken van de sociale geneeskunde slechts zeer summier en het gezondheidsrecht in het geheel niet te behandelen.

Een deel van de hier behandelde onderwerpen is zeer tijdgebonden, met name datgene dat samenhangt met de structuur en in het bijzonder de financiering van de gezondheidszorg. Er is daarom naar gestreefd zo veel mogelijk algemene principes te behandelen en minder de nadruk te leggen op actualiteitsgevoelige feiten.

Voorwoord bij de vierde druk

Dit leerboek wordt sinds een aantal jaren veel gebruikt, onder meer aan vrijwel alle Nederlandse universiteiten in het kader van de artsopleiding, en aan een aantal universitaire en hbo-opleidingen op het terrein van de gezondheidswetenschappen. In onze ogen werd het tijd om opzet en inhoud van het boek eens flink aan te pakken, waarbij overigens de uitgangspunten en de beoogde doelgroepen dezelfde zijn gebleven. We hebben de auteurs bereid gevonden om grotendeels nieuwe teksten te schrijven en een aantal bestaande teksten ingrijpend te actualiseren. Daarnaast zijn aan het begin van ieder hoofdstuk leerdoelen opgenomen en staan er tussen de lopende tekst in de hoofdstukken verhelderende tekstvragen. Nieuw is bovendien de website (**http://service.elseviergezondheidszorg.nl**) waarop aanvullingen, actuele ontwikkelingen en nieuwe oefenstof worden geplaatst. Reacties van docenten en studenten op het boek en/of de website zijn zeer welkom. Klik daarvoor op reactieformulier.

Niet alleen de inhoud, maar ook de indeling van het boek is vernieuwd. In deel 1 (Volksgezondheid) wordt uitgebreider aandacht besteed aan determinanten van gezondheid, en is een nieuw hoofdstuk over 'Internationale gezondheid' toegevoegd. In deel 2 (Preventie) zijn de grondslagen van primaire en secundaire preventie systematischer beschreven, en wordt een geactualiseerd overzicht gegeven van de uitvoering en organisatie van de preventieve gezondheidszorg in Nederland. In deel 3 (Gezondheidszorg) is de beschrijving van bouw en werking van de gezondheidszorg volledig vernieuwd, onder andere in verband met het recent sterk gewijzigde ziektekostenverzekeringsstelsel. Ten slotte zijn de afzonderlijke hoofdstukken over onderzoeksmethoden vervangen door beknoptere teksten die in de vorm van 'thema's' tussen de drie delen van het boek zijn geplaatst, samen met enkele andere thematische bijdragen die de hoofdstructuur van het boek doorsnijden.

Bij het vervaardigen van deze vierde druk hebben wij opnieuw van veel kanten hulp gekregen. Mevrouw drs. Eveline Bunge heeft geholpen bij het selecteren en vervolmaken van illustraties, en bij de vervaardiging van oefenvragen en andere didactische hulpmiddelen. Een aantal meelezers uit de onderwijsgroep van het Interuniversitair Overleg Sociale Geneeskunde heeft conceptteksten van opbouwend commentaar voorzien: dr. Ed van Beeck, dr. Kees Schröer, drs. Marc Soethout, dr. Hans Wendte en dr. Auke Wiegersma. Dr. Cecile Janssens leverde tabel 2.8 voor hoofdstuk 2. Dr. Harry de Koning, dr. Suzie Otto, Inge de Kok, MSc, en Wim van Veen, arts, leverden waardevolle gegevens voor hoofdstuk 5. Ten slotte is de hulp van ons onvolprezen secretariaat, in het bijzonder Else van den Engel en Marieke van Rijs, bij het vervaardigen van deze vierde druk weer onontbeerlijk geweest.

Wij danken dr. Kees Schaapveld en prof.dr. Louise Gunning-Schepers die als auteurs niet meer aan deze vierde druk bijdroegen voor hun ruimhartige toestemming om enkele van hun teksten te verwerken in de hoofdstukken 4, 5 en 6.

Wij hopen dat dit leerboek in deze geheel nieuwe verschijningsvorm nog beter overdraagt, waarom het vakgebied van de public health, maatschappelijk en wetenschappelijk zo fascinerend is. Wij vertrouwen erop dat de dynamiek van dit vakgebied over enkele jaren het uitbrengen van een vijfde druk noodzakelijk zal maken. Wij houden ons daarom aanbevolen voor opmerkingen en suggesties van studenten, docenten en andere lezers.

J.P. Mackenbach
P.J. van der Maas
Oktober 2007

Inhoud

Deel 3 Gezondheidszorg

1 Inleiding

J.P. Mackenbach, P.J. van der Maas

Leerdoelen

- Verwerven van kennis van de begrippen volksgezondheid, public health, sociale geneeskunde en gezondheidswetenschappen en hun onderlinge samenhang.
- Verwerven van kennis van de historische ontwikkeling van het vakgebied public health, en inzicht krijgen in de belangrijkste bijdragen van de public health aan de gezondheid van de bevolking.
- Verwerven van inzicht in de belangrijkste uitdagingen voor de public health in de komende decennia.

1.1 EEN NEDERLANDS LEERBOEK OVER PUBLIC HEALTH

1.1.1 De ironie van een Nederlands wereldrecord

Een paar jaar terug beleefde Nederland een bijzonder moment, toen mevrouw Hendrikje van Andel-Schipper gedurende enige tijd de oudste persoon ter wereld was. Op 29 juni 2005 vierde zij in een verzorgingshuis in Hoogeveen haar 115e verjaardag. Tijdens interviews met journalisten, die van heinde en verre waren toegestroomd om haar 'geheim' te horen, vertelde ze waar ze dacht haar lange overleving aan te danken te hebben: ze nuttigde iedere dag een haring en een glaasje sinaasappelsap.

Het aantal *honderdplussers* is in veel westerse landen de afgelopen decennia enorm toegenomen. Volgens gegevens van het Centraal Bureau voor de Statistiek vormen zij in Nederland de snelst groeiende leeftijdsgroep. De meeste honderdplussers zijn vrouw, omdat de sterftecijfers van mannen in de twintigste eeuw, vooral in de jaren zestig en zeventig, steeds aanmerkelijk hoger zijn geweest dan die van vrouwen. De hoge leeftijd die Hendrikje van Andel-Schipper heeft bereikt, is vermoedelijk te verklaren uit een combinatie van bijzondere kenmerken van dit ene individu (zoals genetische aanleg, verstandige gedragskeuzen) en van de omgeving waarin zij al die jaren heeft geleefd. Nederland is namelijk gedurende een groot deel van de twintigste eeuw koploper geweest bij het omlaag brengen van de sterfte, dankzij een redelijk tot goed welvaartsniveau, effectieve gezondheidsbevordering en ziektepreventie, en een goed toegankelijke en goed georganiseerde gezondheidszorg.

De ironie is dat deze koppositie inmiddels verleden tijd is, en dat Nederland qua levensverwachting is teruggezakt tot de Europese middenmoot, onder andere door een opmerkelijke stagnatie van de sterftedaling bij oudere vrouwen in de jaren tachtig en negentig van de twintigste eeuw. Dit treft vooral de generaties van toekomstige honderdplussers. Het lijkt onwaarschijnlijk dat Nederland, na het overlijden van Hendrikje van Andel-Schipper op 30 augustus 2005, in de komende decennia opnieuw een keer de woonplaats van de oudste wereldburger zal zijn.

1.1.2 Volksgezondheid, public health, sociale geneeskunde, gezondheidswetenschappen

'Nederland zakt af naar de middenmoot van Europa', was de boodschap van een rapport dat het Rijksinstituut voor Volksgezondheid en Milieu (RIVM) in 2002 uitbracht. Volgens dit rapport, dat de voorpagina's van de landelijke kranten haalde, stagneert de levensverwachting in Nederland en ligt de levensverwachting van Nederlandse vrouwen nu zelfs onder het gemiddelde van de Europese Unie (EU). Het RIVM luidde ook de noodklok over de trends in ongezond gedrag bij jongeren, die voor de toekomst een verdere toename van ziekte en voortijdige sterfte voorspellen, en riep de minister van Volksgezondheid, Welzijn en Sport op meer werk te maken van preventie.

Hoe moeten deze en andere gegevens over de gezondheid van de Nederlandse bevolking worden geduid? Gaat het goed of slecht met de gezondheid van de Nederlandse bevolking? Wat zijn hiervan de oorzaken, en wat zijn de gevolgen, bijvoorbeeld voor de gezondheidszorg? Wat is de beste manier om de gezondheid van de Nederlandse bevolking te bevorderen, en hoe is de preventie in Nederland georganiseerd? Kwesties zoals deze staan centraal in dit boek, dat 'gezondheid' en 'ziekte' niet primair of uitsluitend als individuele verschijnselen beschouwt, maar als kenmerken van een hele bevolking.

Bij 'gezondheid' en 'ziekte' denken de meeste mensen aan een individu dat zich gezond of ziek voelt, zich al dan niet gezond gedraagt en bij eventuele klachten een dokter raadpleegt. Voor een goed begrip van wat zich daarbij afspeelt, hebben we echter aan dit individuele niveau niet genoeg. Het gezonde of zieke individu is immers onderdeel van een gezin, van een school of bedrijf, van een stad en een land, kortom van een grotere groep of 'populatie' waarin bepaalde ziekterisico's veel of juist weinig voorkomen. Een goed begrip van de achtergronden van die hoge of lage 'collectieve' risico's geeft vaak verrassende perspectieven op de oorzaken van ziekte. Het kan bovendien helpen om nieuwe methoden voor de preventie van ziekte te ontwerpen.

Het vakgebied dat zich met de 'volksgezondheid' en 'collectieve' maatregelen om de volksgezondheid te bevorderen bezighoudt, wordt in het Engels aangeduid met de term *public health*. Hiervan bestaat geen goede Nederlandse vertaling (of het moet de nog niet echt ingeburgerde term 'publieke gezondheid' zijn). Om die reden wordt in dit boek de term onvertaald gebruikt. Een officiële Engelse definitie van public health is 'the science and art of preventing disease, prolonging life and promoting health through the organized efforts of society' (Acheson 1988). Het is een verkorte versie van een oudere Amerikaanse definitie, die goed de breedte van het werkterrein aangeeft: 'Public health is the science and art of preventing disease, prolonging life and promoting physical health and efficiency through organized community efforts for the sanitation of the environment, the control of community infections, the education of the individual in principles of personal hygiene, the organization of medical and nursing services for the early diagnosis and preventive treatment of disease, and the development of the social machinery which will ensure to every individual in the community a standard of living adequate for the maintenance of health.'

Het *werkterrein* van de public health wordt volgens deze definitie gekenmerkt door een gerichtheid op bevordering van de volksgezondheid en door 'collectieve' maatregelen op uiteenlopende terreinen die voor de bevordering van de volksgezondheid noodzakelijk zijn, zoals sanitaire maatregelen, gezondheidsvoorlichting, preventieve gezondheidszorg en sociale voorzieningen die bestaanszekerheid moeten garanderen. Wat in de oudere Amerikaanse definitie nog ontbreekt, maar nu in het algemeen wel tot het terrein van de public health wordt gerekend, zijn het beleid en het management van de gezondheidszorg, voor zo ver die erop gericht zijn de volksgezondheidseffecten van de zorg te maximaliseren, bijvoorbeeld door een voor iedereen, ongeacht de inkomenssituatie, gelijke toegankelijkheid van de zorg te realiseren.

Om aan te geven dat de public health als het ware de collectieve pendant vormt van de individuele patiëntenzorg, wordt ook wel de term *community medicine* gebruikt. Deze geeft goed de analogie met de individuele patiëntenzorg weer: ook in de public health gaat het om diagnostiek en therapie. De diagnostiek is hier echter de analyse van gezondheidsproblemen in de bevolking als geheel, of grote subgroepen daaruit, en de therapie is een maatregel die de frequentie van deze problemen zo veel mogelijk terugdringt, hetzij door preventieve activiteiten, hetzij door een zo goed mogelijke afstemming van de curatieve gezondheidszorg op de gesignaleerde problemen, maar steeds met een bovenindividuele aanpak.

Dat er van het Angelsaksische public health geen Nederlandse vertaling bestaat, wil uiteraard niet zeggen dat de verschillende onderdelen van het vakgebied in Nederland ontbreken. Integendeel, alle onderdelen zijn ook in Nederland terug te vinden, maar onder een aantal verschillende namen en niet in de samenhang die men in Engeland en de Verenigde Staten aantreft. Zo vinden we de praktijk van de public health in Nederland onder andere bij de Gemeentelijke Gezondheidsdiensten (GGD's), wier werk ook wel met de term *openbare gezondheidszorg* wordt aangeduid. Naast GGD's zijn echter nog vele andere organisaties betrokken bij public-healthactiviteiten, ook particuliere en landelijke instellingen. Een andere verwante term is *sociale geneeskunde*: dat deel van de geneeskunde dat zich richt op de wisselwerking tussen mensen en hun materiële en immateriële milieu. In de negentiende eeuw was de sociale geneeskunde nog het continentaal-Europese equivalent van het Angelsaksische public health, maar op dit moment verwijst de term eigenlijk alleen nog naar de medische beroepsgroep die binnen de public health actief is. Daarnaast zijn echter vele andere beroepsgroepen in deze sector actief. Ten slotte is in Nederland de term *gezondheidswetenschappen* ingeburgerd geraakt als aanduiding van het wetenschappelijk vakgebied dat zich richt op ondersteuning van preventieve maatregelen, beleid en management in de gezondheidszorg. Aan Nederlandse universiteiten vinden we de public health dan ook behalve in de vorm van afdelingen sociale geneeskunde terug in de vorm van studierichtingen en vakgroepen gezondheidswetenschappen.

Vraag
Benoem een aantal verschillen tussen de public health en de individuele patiëntenzorg.

1.1.3 Stille successen van een randgebied

Hoewel dit vakgebied op de grens van geneeskunde en samenleving zeker bij het grote publiek maar weinig bekendheid geniet, heeft het enorme successen geboekt. Met maatregelen zoals bestrijding van infectieziekten, betere arbeidsomstandigheden en een betere verkeersveiligheid heeft de public health bijgedragen aan een ware revolutie in de volksgezondheid, waarbij de gezonde levensverwachting in anderhalve eeuw geweldig is toegenomen. Deze stille successen hebben echter, in tegenstelling tot die van de curatieve geneeskunde, geen tevreden patiënten nagelaten, omdat niemand kan zeggen wie er zonder de public health ziek zou zijn geworden of voortijdig zou zijn overleden.

In dit inleidende hoofdstuk laten we allereerst aan de hand van een kort historisch overzicht zien wat de belangrijkste successen en uitdagingen van dit vakgebied zijn (paragraaf 1.2). Daarna worden de thema's van de drie delen van dit boek geïntroduceerd: volksgezondheid, preventie en gezondheidszorg (paragraaf 1.3).

1.2 GESCHIEDENIS VAN HET VAKGEBIED

Public health vormt een vakgebied met een *lange traditie*. Het vakgebied is in zijn huidige vorm in de negentiende eeuw ontstaan, maar al voor die tijd zijn belangrijke ontwikkelingen aan te wijzen die mede de grondslag hebben gelegd voor de successen die met name in de twintigste eeuw zijn geboekt. Tabel 1.1 geeft een beknopt overzicht van een aantal *highlights* uit de geschiedenis van de public health. Hierbij worden vijf tijdperken onderscheiden, waarvan met name het derde ('industrialisatie en de sanitaire beweging') een grote vormende werking op het vakgebied heeft gehad. We bespreken kort een aantal van de meest relevante ontwikkelingen.

1.2.1 Vóór 1830

Public health in middeleeuwen en renaissance

Al in de middeleeuwen werden, vooral in de steden, systematische pogingen gedaan de gezondheid van de bevolking te beschermen en de ergste gevolgen van ziekte tegen te gaan. Veel steden hadden gemeenteartsen in dienst die voor de uitvoering van gezondheidsverordeningen verantwoordelijk waren. Hoewel men de precieze oorzaken van wat wij nu infectieziekten noemen nog niet wist, werd het principe van de 'quarantaine' al wel toegepast. Dit woord werd voor het eerst in 1127 in Venetië gebruikt – een stad die door het intensieve overzeese handelsverkeer vaak te maken had met van elders overgebrachte epidemieën. 'Quarantaine' verwijst naar de perio-

Tabel 1.1 Beknopte geschiedenis van de public health: tijdperken met voorbeelden van belangrijke inzichten/interventies

Public health in middeleeuwen en renaissance (500-1750)
- gemeentelijke verordeningen, onder andere met betrekking tot drinkwater, markten en lepra
- quarantaine
- *regimen sanitatis* (voorschriften voor gezond gedrag)
- ontdekking van werking van citrusfruit ter preventie van scheurbuik
- eerste beschrijvingen van beroepsziekten
- ontwikkeling van concept van bevolkingsstatistiek (*political arithmetic*)

Public health in een tijdperk van verlichting en revolutie (1750-1830)
- ontwikkeling van concept van 'medische politie'
- wettelijke regeling van armenzorg
- geneeskundige plaatsbeschrijvingen
- ontwikkeling van inoculatie tegen pokken

Industrialisatie en de sanitaire beweging (1830-1875)
- grote onderzoeken naar gezondheid van arbeiders, grote steden
- ontwikkeling van de *sanitary idea*
- instelling van gezondheidscommissies, inspecties
- volksgezondheidswetgeving
- ontdekking van verspreiding van cholera

Public health door gerichte preventieve maatregelen (1875-1950)
- sanitaire maatregelen tegen infectieziekten (drinkwaterleiding, riolering, enzovoort)
- eerste vaccinaties
- jeugdgezondheidszorg
- programma's voor bestrijding tuberculose, geslachtsziekten, enzovoort
- bestrijding van kinderarbeid, verbetering van arbeidsomstandigheden
- oprichting van gemeentelijke en andere gezondheidsdiensten

Public health na de epidemiologische transitie (1950-...)
- uitbreiding van gezondheidszorg en sociale zekerheid
- technische maatregelen gericht op veiliger werken, wonen, verkeer, enzovoort
- systematische vaccinatieprogramma's
- grote campagnes van gezondheidsvoorlichting en -opvoeding
- bevolkingsonderzoeken naar kanker

Naar: Rosen G, 1993.

de van veertig dagen isolatie die werd opgelegd aan reizigers en schepen die afkomstig waren uit gebieden waar een pestepidemie heerste. Er waren ook al gedetailleerde voorschriften voor gezond gedrag in omloop die, hoewel vaak gebaseerd op uit de oudheid overgeleverde en inmiddels obsolete kennis, erop wijzen dat men zich toen al bewust was van het grote belang van 'gedrag' voor de gezondheid.

Ook de geschiedenis van het ‘ziekenhuis’ gaat terug tot de middeleeuwen. Hoewel deze term suggereert dat het gaat om een instelling waarin zieken een medische behandeling kregen, moeten we deze gedachte bij de middeleeuwse voorlopers van het moderne ziekenhuis uit ons hoofd zetten. Men werd in een ziekenhuis, toen veelal gast- of godshuis geheten, opgenomen omdat men vreemdeling, invalide, oud of arm was, en omdat men onderdak, voedsel, warmte en rust nodig had. Onder de opgenomenen waren behalve zieken ook pelgrims en daklozen. Een summiere medische behandeling werd als dat nodig was wel gegeven, maar dit stond niet op de voorgrond. Uit dit voorbeeld blijkt ook dat de geschiedenis van de gezondheidszorg nauw verstrengeld is met die van de sociale zekerheid.

Public health in tijdperk van verlichting en revolutie

Een andere belangrijke periode in de public health waarvan de sporen nog heden ten dage zijn terug te vinden, is de achttiende eeuw. In deze tijd van de verlichting zag men voor het eerst in dat de volksgezondheid een *staatsbelang* was. Een omvangrijke en gezonde bevolking werd beschouwd als een belangrijke voorwaarde voor een sterke natie. Vandaar dat er veel aandacht was voor de ontwikkeling van wat wel is genoemd een ‘gezondheidscode voor verlichte despoten’. Centraal in deze doctrine stond het concept van de ‘medische politie’ – een van regeringswege ingesteld gezondheidsbeleid dat onder andere een intensief toezicht op de volksgezondheid vereiste. De naam die met deze medische politie is verbonden, is die van de Duitse pionier in de public health Johann Peter Frank, die tussen 1779 en 1817 zijn zesdelige werk *System einer vollständigen medicinischen Polizey* publiceerde.

Dit toezicht op de volksgezondheid vereiste natuurlijk dat hierover gegevens beschikbaar waren. We zien dan ook dat in de achttiende eeuw zowel de voorlopers van de moderne bevolkingsadministratie ontstonden als de eerste uitvoerige beschrijvingen van de gezondheidstoestand van de bevolking. Deze laatste werden vaak in de vorm van een ‘medische topografie’ gegoten. Hierin werden demografische en epidemiologische gegevens over de bevolking van een stad of regio bijeengebracht, waarbij ook veel aandacht werd besteed aan determinanten van ziekte. Bij dit laatste dacht men in die tijd vooral aan de toestand van lucht en bodem. Finke publiceerde in 1795 een handboek voor het opstellen van medische topografieën dat veel navolging heeft gekregen, ook in Nederland. Nog steeds wordt in onderzoek naar oorzaken van ziekte vaak gebruikgemaakt van systematische analyse van geografische verschillen, nu veelal met geavanceerde statistische technieken.

Een derde highlight uit de achttiende eeuw dat verbonden is met recente successen van de public health, is de vaststelling in 1722 van de beschermende werking van inoculatie tegen pokken. Bij deze methode wordt enig pokkenmateriaal van een patiënt met een milde vorm van de ziekte ingebracht bij een gezond individu om daarmee een (wat wij nu noemen) immuunreactie op te roepen. Deze methode was niet zonder gevaar, en het was dan ook een hele vooruitgang toen Jenner in 1796 vaststelde dat men ook materiaal van aan een vergelijkbare ziekte lijdende koeien kon gebruiken. Met deze koepokinenting zijn in de loop van de negentiende eeuw de pokken in West-Europa bedwongen.

1.2.2 De 'sanitaire beweging'

Daarmee komen we bij de periode waarin de public health in zijn huidige vorm is ontstaan, de periode tussen 1830 en 1875 ('industrialisatie en de sanitaire beweging', tabel 1.1). De public health ontleent zijn identiteit aan een specifiek gedachtegoed, dat in wetenschapstheoretische termen een 'paradigma' kan worden genoemd: een geheel van theorieën, uitgangspunten en normen die het terrein en de werkwijze van het vakgebied vastleggen. Het *paradigma van de public health* bestaat uit drie met elkaar samenhangende ideeën: de meeste gezondheidsproblemen zijn terug te voeren op blootstelling aan ongunstige omgevingsinvloeden en dus vatbaar voor preventie; problemen in de volksgezondheid zijn het best op te lossen door collectieve maatregelen; kwantitatieve onderzoeksmethoden zijn het meest geschikt om volksgezondheidsproblemen te bestuderen en oplossingen voor die problemen te ontwerpen en te evalueren. Elk van deze ideeën heeft vorm gekregen in deze periode, en wel in de 'sanitaire beweging' die in deze periode opkwam.

Engeland

De public health als georganiseerd systeem van bevordering van de volksgezondheid door collectieve actie is in Engeland ontstaan als reactie op de gevolgen van de industriële revolutie. De snelle industrialisatie die in de eerste helft van de negentiende eeuw in Engeland plaatsvond, was gepaard gegaan met een even snelle toename van de verstedelijking. Zowel de vaak slechte arbeidsomstandigheden als de slechte woonomstandigheden in de uit de grond gestampte nieuwe woongebieden leidden tot veel gezondheidsproblemen. Als reactie hierop ontstond de *Sanitary Movement*, een beweging van in politiek opzicht radicale artsen, die op grond van epidemiologisch onderzoek tot de conclusie kwamen dat er iets moest gebeuren aan de oorzaken van de slechte gezondheidstoestand van grote delen van de bevolking. Deze lagen behalve in de slechte arbeids- en woonomstandigheden ook in politiek gevoelige zaken zoals armoede en uitbuiting, en in drinkwatervoorziening en vuilafvoer.

Een van de centrale figuren in de Sanitary Movement was *Edwin Chadwick*, die onder andere bekend is geworden als auteur van het in 1842 gepubliceerde *General report on the sanitary conditions of the labouring population of Great Britain*, een kwantitatief overzicht van de gezondheidsproblemen van de Britse arbeiders en hun gezinnen. Op grond van deze en andere studies ontwikkelde Chadwick zijn *Sanitary Idea*, een theorie over de oorzaken en de aanpak van de grote ziekten van zijn tijd. Op grond van de heersende opvattingen was ook Chadwick de mening toegedaan dat ziekte wordt veroorzaakt door de kwalijke dampen die vrijkomen bij de rotting van organisch materiaal. Daaruit volgde de oplossing van dit probleem: een drainagesysteem dat met behulp van stromend water het vuil zou afvoeren. Tot slot meende Chadwick dat de implementatie van deze maatregel het beste door collectief ingrijpen kon worden geregeld: in ieder district zou van overheidswege een commissie moeten worden ingesteld die moest toezien op de uitvoering van de sanitaire maatregelen. Hoewel het eerste deel van Chadwicks theorie onjuist is gebleken, heeft het door hem en andere deelnemers in de Sanitary Movement bepleite systeem van vuilafvoer (riolering) belangrijk bijgedragen aan de daling van de sterfte aan infectieziekten. In een recente (2007) verkiezing van de belangrijkste medische doorbraak van de afgelopen 170 jaar door lezers van de *British Medical Journal* eindigden riolering en schoon drinkwater als eerste, en vóór de ontdekking van antibiotica en anesthesie, en vóór de ontrafeling van het DNA.

Nederland

Het Nederlandse equivalent van deze beweging wordt aangeduid met de term 'Hygienisten'. In Nederland gebeurde alles in de negentiende eeuw iets later dan elders in West-Europa, en het duurde hier dan ook tot rond 1865 voordat de stemmen van de Hygiënisten door begonnen te dringen in de politieke arena. Voor die tijd was al wel veel voorbereidend werk gedaan, onder andere in de vorm van uitgebreide 'geneeskundige plaatsbeschrijvingen' (zie paragraaf 1.2.1). Het was vooral tijdens de regeringsperiode van de liberaal Thorbecke dat hervormingsgezinden een kans kregen hun denkbeelden in de praktijk te brengen. Een van de tastbare gevolgen daarvan was de oprichting in 1865 van het Geneeskundig Staatstoezicht. Dit moest de landelijke, provinciale en gemeentelijke besturen adviseren op het terrein van de volksgezondheid, en moest tevens van jaar tot jaar de gezondheidstoestand van de bevolking en de gezondheidszorg in kaart brengen, zo mogelijk kwantitatief. Niet alleen hadden de Hygiënisten een belangrijke rol gespeeld bij de totstandkoming van het Geneeskundig Staatstoezicht, ook bekleedden zij zelf veel van de in het leven geroepen functies. Een van de belangrijkste figuren in deze beweging was Ali Cohen, die in 1866 het eerste Nederlandstalige leerboek over de public health publiceerde, het *Handboek der openbare gezondheidsregeling en der geneeskundige politie*. Dit handboek bestreek vele terreinen die voor de volksgezondheid van belang zijn, uiteenlopend van voedingsmiddelenbereiding tot de hygiëne in gevangenissen, en van arbeidsgeneeskundige onderwerpen tot drinkwatervoorziening. Een andere belangrijke figuur was Samuel Coronel, die zich inspande om de kinderarbeid af te schaffen. Mede door zijn activiteiten is in 1874 een wet van kracht geworden die arbeid door kinderen onder de 12 jaar verbood.

Veel van de door de Hygiënisten voorgestane maatregelen kregen in de decennia volgend op de oprichting van het Geneeskundig Staatstoezicht en de publicatie van dit handboek hun beslag. De drinkwatervoorziening werd verbeterd, zodanig dat rond de eeuwwisseling circa 40% van de Nederlandse bevolking op een drinkwaterleiding was aangesloten. Ook een goede vuilafvoer door middel van riolering kwam tot stand. Tegen het einde van de negentiende eeuw drong het besef door dat het ter verbetering van de huisvestingssituatie van grote delen van de bevolking nodig was, via wetgeving en subsidies de bouw van gezonde 'volkswoningen' te stimuleren. In 1872 trad de Wet op de Besmettelijke Ziekten in werking, die de overheid bevoegdheden gaf om in geval van bedreiging van de volksgezondheid door besmettelijke ziekten maatregelen te nemen, bijvoorbeeld isolatie van zieken, desinfectie van mogelijke besmettingsbronnen, of beperking van het schoolbezoek.

Andere landen

Ook in andere landen waren bewegingen vergelijkbaar met de Sanitary Movement en de Hygiënisten. Een belangrijke gemeenschappelijke interesse van al deze bewegingen was die voor de *relatie tussen sociale ongelijkheid en gezondheid.* Nog meer dan nu het geval is, ging in de negentiende eeuw een slechtere sociaaleconomische situatie samen met een slechtere gezondheid. Het was voor diegenen die zich met de volksgezondheid bezighielden, zonneklaar dat een verbetering van sociaaleconomische omstandigheden een belangrijk onderdeel moest zijn van iedere poging tot verbetering van de gezondheid van grote groepen in de samenleving. Deze politieke implicaties zijn fraai onder woorden gebracht door Rudolf Virchow, die behalve als patholoog-anatoom ook naam heeft gemaakt als pionier van de public health en, in het verlengde daarvan, als politicus. Hij stond, als radicaal hervormer, tijdens de revolte van 1848 persoonlijk op de barricades, en zijn beroemdste uitspraak is: 'Geneeskunde is een sociale wetenschap, en politiek niets anders dan geneeskunde op grote schaal.'

> **Vraag**
> Illustreer met enkele voorbeelden hoe het 'paradigma' van de public health vorm kreeg in de 'sanitairy movement' en de beweging van de 'Hygiënisten'.

1.2.3 Sucessen van de late negentiende en de twintigste eeuw

Public health door gerichte preventieve maatregelen (1875-1950)

De laatste decennia van de negentiende eeuw waren grotendeels gewijd aan het uitvoering geven aan maatregelen die door de 'sanitaire beweging' waren voorgesteld: in de jaren zeventig en tachtig kregen de meeste grote steden in Nederland een drinkwaterleiding, en pas tegen de eeuwwisseling kwam op veel plaatsen een effectieve riolering tot stand. Toen rond 1900 een aantal van de door de sanitaire beweging voorgestelde hervormingen was gerealiseerd, brak een nieuw tijdperk in de public health aan, dat duurde tot ongeveer 1950. In deze periode werd enerzijds de vooruitgang geconsolideerd, terwijl anderzijds de aandacht geleidelijk verschoof naar de ontwikkeling van programma's van preventieve gezondheidszorg voor kwetsbare groepen.

Dankzij de ontwikkeling van de bacteriologie kreeg de bestrijding van infectieziekten een steeds betere basis, en werd het mogelijk veel gerichter besmetting met bepaalde micro-organismen tegen te gaan. Pas toen kwam het bouwen van de hierboven bedoelde gezonde 'volkswoningen' goed op gang. Ook in organisatorisch opzicht werd nog veel verbetering geboekt. Een belangrijk voorbeeld daarvan is de oprichting van *Gemeentelijke Geneeskundige en Gezondheidsdiensten* (GGD's). De eerste werd al in 1893 in Amsterdam opgericht, en andere steden volgden pas in de eerste decennia van de twintigste eeuw (Den Haag 1912, Rotterdam 1919). Deze diensten vormden een aanzienlijke versterking voor de uitvoering van het gemeentelijke beleid op het gebied van de volksgezondheid.

Toen eenmaal een belangrijk deel van de omgevingsfactoren die voor een slechte gezondheidstoestand verantwoordelijk waren, was geëlimineerd, werd het noodzakelijk naar nieuwe middelen te grijpen om een verdere verbetering van de gezondheid te bereiken. Deze middelen bestonden uit speciaal ontwikkelde preventieve programma's voor groepen in de bevolking die worden gekenmerkt door specifieke behoeften: zwangeren en pasgeborenen (antenatale en perinatale zorg), kinderen (consultatiebureaus voor zuigelingen en kleuters, schoolgezondheidszorg), werknemers (bedrijfsgezondheidszorg), en lijders aan bepaalde infectieziekten en hun contacten (consultatiebureaus voor tuberculose en geslachtsziekten). Steeds werd hierbij veel energie besteed aan pogingen om een zo groot mogelijk deel van de doelgroep te bereiken, onder meer door de voorzieningen zo laagdrempelig mogelijk te houden en door een actieve, *outreaching* benadering van de doelgroep. Vaak werden in deze programma's elementen van *primaire preventie* (bijvoorbeeld voorkómen van verdere verspreiding van infectieziekten), *secundaire preventie* (zoals vroege opsporing van gezondheidsproblemen bij schoolkinderen en werknemers) en soms ook *curatie* (onder meer behandeling van geslachtsziekten) gecombineerd. Deze benadering is in de huidige aanpak in de public health nog goed te herkennen.

Public health na de epidemiologische transitie (na 1950)

Na 1950, toen ook deze gezondheidswinst was binnengehaald, brak een volgende fase aan, die werd bepaald door de inmiddels sterk veranderde gezondheidstoestand van de bevolking en de nieuwe mogelijkheden van de gezondheidszorg. Door de epidemiologische transitie (zie hoofdstuk 2) waren infectieziekten in belangrijke mate teruggedrongen, maar vervangen door chronische ziekten zoals hart- en vaatziekten en kanker, die een grote vraag naar gezondheidszorg met zich meebrachten. Inmiddels waren ook de mogelijkheden voor effectieve medische interventies sterk toegenomen: denk aan vaccinaties voor kinderziekten zoals difterie, kinkhoest en polio, en aan de eerste antibiotica die in de jaren veertig beschikbaar kwamen.

Door al deze ontwikkelingen verschoof binnen de public health het accent gedeeltelijk naar de inrichting van de gezondheidszorg. De *curatieve gezondheidszorg* was immers uitgegroeid tot een krachtig middel tot bevordering van de volksgezondheid, en er lagen nu belangrijke vragen met betrekking tot de toegankelijkheid van de gezondheidszorg voor de bevolking als geheel, en voor de minder draagkrachtigen in het bijzonder. In verschillende landen werden hiervoor verschillende oplossingen gevonden. In Engeland werd kort na de Tweede Wereldoorlog de National Health Service opgericht, een genationaliseerde gezondheidszorg die geheel uit belastingmiddelen wordt gefinancierd en zonder enige betaling voor ieder toegankelijk is. In Nederland is een uitvloeisel van dezelfde zorg voor een goede toegankelijkheid de inrichting van een stelsel van sociale ziektekostenverzekeringen (onder andere de inmiddels in de nieuwe zorgverzekering opgegane 'ziekenfondsen', en de Algemene Wet Bijzondere Ziektekosten (AWBZ).

Ook de enorme kostenexplosie die in de jaren zestig en zeventig in de (curatieve) gezondheidszorg optrad, was een aanleiding om deskundigen op het gebied van de public health bij de inrichting van de gezondheidszorg te betrekken. De vraag hierbij was, en is nog steeds, hoe de gezondheidszorg zo kan worden ingericht dat deze een maximale bijdrage aan de volksgezondheid levert, terwijl de kosten toch zo goed mogelijk in de hand worden gehouden.

In de jaren zestig en zeventig kwam in veel westerse landen ook een uitgebreid stelsel van *sociale zekerheid* tot stand. Aanzetten voor een systeem van uitkeringen bij inkomensderving door ziekte of ongeval waren al voor de Tweede Wereldoorlog ontwikkeld, maar dankzij het sterk stijgende welvaartsniveau was het nu mogelijk langdurig werklozen en arbeidsongeschikten een ruimhartige uitkering te geven zonder dat de gemiddelde werknemer dat onmiddellijk in zijn portemonnee voelde. Door de opkomst van de *verzorgingsstaat* en de progressieve belastingheffing (procentueel hogere belasting bij een hoger inkomen) waarmee deze werd gefinancierd, namen de verschillen in inkomen behoorlijk af, maar toch zijn de gezondheidsverschillen tussen arm en rijk daardoor niet verdwenen. Integendeel, zelfs in het welvarende en ogenschijnlijk vlakke Nederland gaat ongelijkheid in inkomen en andere aspecten van de sociaaleconomische positie nog steeds gepaard met flinke variaties in gezondheid. Zo leven mensen met alleen basisonderwijs hier drie tot vijf jaar korter, en is hun gezonde levensverwachting zelfs tien tot vijftien jaar korter dan die van mensen met een hogere beroeps- of universitaire opleiding.

New public health

Inmiddels zijn alweer nieuwe verschuivingen binnen de public health opgetreden. Sinds ongeveer 1980 is, als reactie op de preoccupatie met de curatieve gezondheidszorg die de jaren zestig en zeventig kenmerkte, een terugkeer naar de nadruk op omgevingsinvloeden te bespeuren. Door sommigen wordt hierbij gesproken van een *new public health*, waarin allerlei vormen van preventie als vanouds de boventoon voeren. Bestrijding van de oorzaken van hart- en vaatziekten, onder andere via gezondheidsvoorlichting en andere maatregelen die gezond gedrag bevorderen, is een van de prioriteiten uit deze meest recente periode. Nieuwe vormen van 'gezondheidsbevordering' combineren voorlichting met verandering van de omgeving en *empowerment*, waarbij een poging wordt gedaan mensen de controle over hun eigen gedrag terug te geven.

Daarnaast zijn, mede door de toegenomen medisch-technische mogelijkheden, ook allerlei vormen van secundaire preventie mogelijk geworden, waaronder bevolkingsonderzoeken op baarmoederhals- en borstkanker.

Terugblik aan eind van twintigste eeuw: tien grote successen

Ter gelegenheid van de eeuwwisseling is een interessant overzicht opgesteld van de grote successen van de public health (tabel 1.2). Het gaat bij deze tien successen stuk voor stuk om maatregelen die een enorme bijdrage hebben geleverd aan verbetering van de volksgezondheid. In veel gevallen is door de genomen maatregelen een reductie van de frequentie van gezondheidsproblemen met 90% bereikt. Hoewel het overzicht primair op de Verenigde Staten betrekking heeft, is het vrijwel onverkort ook op landen in West-Europa, waaronder Nederland, van toepassing. De belangrijkste uitzonderingen zijn fluoridering van drinkwater (in Nederland uiteindelijk niet geaccepteerd, maar vervangen door andere maatregelen, vooral fluortabletten en fluorhoudende tandpasta) en bestrijding van tabaksgebruik (in Nederland halfslachtiger dan in de Verenigde Staten, hoewel ook in ons land winst is geboekt).

Vraag
Vat de verandering in de aandachtsgebieden van de public health vanaf eind negentiende eeuw tot heden samen.

1.2.4 Uitdagingen van de eenentwintigste eeuw

Rond het jaar 2000 hebben velen zich de vraag gesteld wat de grote problemen zijn waarop de public health zich in de eerste jaren of decennia van de nieuwe eeuw zou moeten richten. Tabel 1.3 bevat een overzicht van de belangrijkste opgaven zoals West-Europese en Noord-Amerikaanse deskundigen op het terrein van de public health die toen onderscheidden.

Verschillende van de belangrijkste bedreigingen liggen op het terrein van de *leefstijlfactoren*: roken, overgewicht (door te weinig lichaamsbeweging en te veel eten), en alcohol en drugs. In de afgelopen decennia is roken een wijdverbreide gewoonte gebleven, en bij vrouwen zelfs toegenomen, waardoor de komende decennia nog vele nieuwe gevallen van rookgerelateerde ziekten (longkanker, ischemische hartziekte, astma/COPD) zijn te verwachten. Het aantal mensen met overgewicht is overal in de westerse wereld explosief gestegen, en ook hiervan zullen de gevolgen (suikerziekte, ischemische hartziekte, artrose) niet uitblijven. Ook het alcoholgebruik is sterk toegenomen, vooral bij jongeren. Bestrijding van deze ongezonde gewoonten is dus een belangrijke prioriteit voor de public health, maar is deels afhankelijk van het vinden van nieuwe, effectievere beïnvloedingsmogelijkheden.

Tabel 1.2 De tien grote successen op het gebied van public health van de twintigste eeuw

Vaccinaties (van vóór 1900 tot circa 1985)

- vaccins tegen pokken, difterie, kinkhoest, tetanus, poliomyelitis, mazelen, bof, rubella, *Haemophilus influenzae type B*
- reductie van aangegeven gevallen: 95-100%

Bestrijding van infectieziekten (vanaf circa 1900)

- schoon drinkwater, riolering, voedselveiligheid, vuilnisafvoer
- voorlichting over hygiënisch gedrag
- ziektecontroleprogramma's (onder andere tuberculose, geslachtsziekten)
- ongediertebestrijding
- vaccinaties, antibiotica
- reductie van de sterfte aan infectieziekten: meer dan 90%

Veiligheid van de werkplek (vanaf circa 1900)

- verbeterde productiemethoden
- verbeterde arbeidsomstandigheden
- betere opleiding van personeel
- reductie van aantal dodelijke ongevallen per 100.000 werkers: meer dan 90%

Gezondere moeders en baby's (vanaf circa 1900)

- bestrijding van infectieziekten (zie boven)
- hoger opleidingsniveau van moeders
- betere anticonceptie
- betere prenatale, verloskundige en neonatale zorg
- consultatiebureaus en schoolgezondheidszorg
- reductie van zuigelingensterfte: meer dan 90%
- reductie van maternale sterfte: 99%

Veiliger en gezonder voedsel (vanaf circa 1920)

- pasteurisatie van melk, koelkasten, voorschriften voor en toezicht op voedselveiligheid
- bestrijding van voedingsdeficiënties
- bestrijding van vet eten
- reductie van de sterfte aan foodborne infecties: meer dan 95%
- vrijwel eliminatie van voedingsdeficiënties zoals struma, rachitis en pellagra

Family planning (vanaf circa 1920 respectievelijk 1965)

- voorlichting over anticonceptie, invoering van veilige anticonceptiemethoden
- daling van gemiddeld aantal kinderen per vrouw van meer dan drie tot minder dan twee

Fluoridering van drinkwater (vanaf circa 1945)

- toevoeging van fluor aan drinkwater
- reductie van prevalentie van cariës: circa 30%

>>

>> **Veiligheid van motorvoertuigen (vanaf circa 1965)**
- betere motorvoertuigen, aanleggen van snelwegen
- wetgeving en handhaving op gebied van alcohol
- veiligheidsgordels, kinderzitjes en helmen
- reductie van aantal doden per miljoen voertuigmijlen: 90%
- reductie van aantal doden per 100.000 van de bevolking: circa 40%

Daling van sterfte aan hartziekte en beroerte (vanaf circa 1965)
- bestrijding van sigaretten roken
- opsporing en behandeling van hoge bloeddruk
- betere voedingsgewoonten
- verbeteringen in medische zorg
- reductie van de sterfte aan ischemische hartziekte: meer dan 50%

Bestrijding van tabaksgebruik (vanaf circa 1965)
- gezondheidsvoorlichting en -opvoeding
- restrictie van reclame
- hogere accijns
- verbod op roken in publieke ruimte
- daling van het percentage rokers: 40%

Bron: Centers for Disease Control. Ten great public health achievements – United States, 1900-1999. MMWR 1999;48:241-3.

Tabel 1.3 Grote uitdagingen van de public health aan het begin van de eenentwintigste eeuw

Gezondheidsbedreigingen
- roken
- overgewicht
- alcohol en drugs
- milieuverontreiniging
- veroudering van de bevolking

Gezondheidsverschillen
- sociaaleconomische gezondheidsverschillen
- etnische gezondheidsverschillen

Gezondheidsproblemen
- infectieziekten
- psychische stoornissen
- letsel door ongevallen en geweld

Gezondheidszorg
- toegankelijkheid

Naar: Koplan JP, Fleming DW. Current and future public health challenges. JAMA 2000;284:1696-8. Weil O, McKee M. Setting priorities for health in Europe. Eur J Publ Health 1998;8:256-8.

Milieuverontreiniging lijkt op dit moment in Nederland nog geen belangrijke gezondheidsschade te veroorzaken, maar de aanwezigheid van stoffen die na een langdurige latentietijd nog ziekte veroorzaken, is zeker niet voor 100% uit te sluiten. Voor de volksgezondheid zijn de indirecte effecten van milieuverontreiniging mogelijk van groter belang. Voorbeelden daarvan zijn klimaatverandering (die gepaard gaat met onder meer een verhoogd overstromingsrisico en met veranderingen in het verspreidingspatroon van infectieziekten) en het schaarser worden van drinkwater en land geschikt voor akkerbouw (met gevolgen voor onder meer de economische en politieke stabiliteit in de wereld).

Door de gedaalde geboortecijfers en de toegenomen levensverwachting zal de bevolking verder *ontgroenen en vergrijzen*. Vooral na 2010 zullen de gevolgen hiervan merkbaar worden: de naoorlogse geboortegolf passeert dan de pensioengerechtigde leeftijd, en er breekt een periode aan waarin er een erg scheve verhouding bestaat tussen het aantal 65-plussers en de omvang van de volwassen bevolking die de economie (en de gezondheidszorg) draaiende moet houden. Een belangrijke opgave is dan ook om de gemiddelde gezondheidstoestand van ouderen, inclusief hoogbejaarden, te verbeteren. Een verlenging van de 'gezonde levensverwachting' en het terugdringen van het aantal jaren doorgebracht in een slechte gezondheidstoestand ('compressie van morbiditeit') is hiervoor noodzakelijk.

Terugdringen van *sociaaleconomische gezondheidsverschillen* – een probleem dat de public health al sinds de negentiende eeuw bezighoudt – is onverminderd van belang. Toenemende sociaaleconomische ongelijkheid, onder meer in de vorm van weer grotere inkomensverschillen en sterk verpauperde achterstandsbuurten in de grote steden, heeft in de laatste jaren van de twintigste eeuw een nieuwe scherpte aan het probleem gegeven. Daarnaast zijn er echter nieuwe gezondheidsverschillen ontstaan, met name langs etnische lijnen. De toegenomen immigratie plaatst de gezondheidszorg, en ook de public-healthsector, voor grote opgaven, en vraagt om een nieuwe aanpak van soms heel oude problemen, zoals rachitis, tuberculose en vrouwenmishandeling.

De *toenemende mobiliteit* van mensen, dieren en goederen, en omvangrijke ingrepen in natuur en leefomgeving creëren steeds nieuwe verspreidingsmogelijkheden voor ziektekiemen. Bovendien zijn de veroorzakers van infectieziekten zelf ook levende organismen met aanpassingsmogelijkheden. De belangrijkste daarvan is waarschijnlijk de resistentievorming tegen antibiotica, die nog voor grote problemen in de volksgezondheid kan gaan zorgen. Er is in de public health dan ook opnieuw veel aandacht voor de bestrijding van infectieziekten nodig. Daarnaast zijn er 'nieuwe' aandoeningen in het vizier gekomen, waarvan psychische stoornissen de meest in het oog springende zijn. Wellicht is het mede door de sterke verbeteringen in de lichamelijke gezondheid dat de aandacht voor psychische problemen zo is toegenomen, maar het staat vast dat deze laatste voor een zeer groot deel van de totale ziektelast in de bevolking verantwoordelijk zijn, en dat mogelijkheden voor preventie nog zeer beperkt zijn. Letsel door ongevallen en (in toenemende mate) geweld blijft ook een belangrijk aandachtspunt.

En dan noemt tabel 1.3 ten slotte ook de *gezondheidszorg zelf als uitdaging* van de public health. De gezondheidszorg zal een steeds belangrijker instrument voor de public health worden, omdat dankzij toenemende effectiviteit en groot bereik in de bevolking de bijdrage van de gezondheidszorg aan de volksgezondheid steeds groter wordt. Vanuit een public-healthperspectief is bewaken van een goede toegankelijkheid van de gezondheidszorg dan ook essentieel. De sterke stijging van de kosten van de gezondheidszorg (en de spanning waaronder de solidariteitsgedachte daardoor komt te staan) is hiervoor echter een serieuze bedreiging die door bevordering van de doelmatigheid zal moeten worden gekeerd.

De public health beschikt nog lang niet voor alle genoemde uitdagingen over de middelen om deze het hoofd te bieden. Gelukkig ontwikkelen de geneeskunde en gezondheidswetenschappen zich snel, en is de verwachting gerechtvaardigd dat vele *nieuwe interventiemethoden* beschikbaar zullen komen. Zo zullen de mogelijkheden voor vroege opsporing van ziekten, bijvoorbeeld door betere beeldvormende diagnostiek of door moleculairbiologische technieken, waarschijnlijk sterk toenemen. Sommige van deze methoden zullen ook in de public health bruikbaar blijken, bijvoorbeeld in het kader van bevolkingsonderzoek, maar dit zal nog veel inventiviteit vereisen. Zo laten eerste ervaringen met de toepassing van genetische screening op onder meer cystic fibrose, sikkelcelziekte en hemochromatose zien, dat er nog een enorme afstand is tussen ontrafeling van het genoom en identificatie van ziektegerelateerde mutaties aan de ene kant, en ontwikkeling van effectieve ziektecontroleprogramma's aan de andere kant.

Nieuwe interventiemethoden zullen ook om *nieuwe organisatievormen* vragen. Het is maar de vraag of de jeugdgezondheidszorg in zijn huidige vorm het beste antwoord is op de problemen rond ongezond gedrag van kinderen en jeugdigen. Wellicht is het gezien de vergrijzing van de bevolking verstandig voor ouderen een variant op de consultatiebureaus voor zuigelingen en kleuters te ontwikkelen. Ook is het denkbaar dat met uitbreiding van de mogelijkheden voor beeldvormende en genetische diagnostiek de preventieve gezondheidszorg veel nauwer met de curatieve gezondheidszorg zal gaan samenwerken en de traditionele grenzen tussen beide zullen vervagen.

De public health zal dan ook een dynamisch werkterrein blijven, met in toenemende mate *grensoverschrijdende aspecten*. Nu al wordt een belangrijk deel van de wet- en regelgeving op het gebied van de public health in Europees verband geformuleerd. Gezien het grensoverschrijdende karakter van veel hedendaagse volksgezondheidsproblemen (denk bijvoorbeeld aan de rol van multinationals bij de productie en verkoop van sigaretten en alcohol, en de rol van internationaal reizigersverkeer bij de verspreiding van infectieziekten) zal dit internationale aspect alleen maar verder toenemen.

1.3 DE THEMA'S VAN DIT BOEK

Deel 1

Dit boek is ingedeeld in drie delen, die alle staan voor een belangrijk thema in de public health. Het eerste thema is *volksgezondheid*, gedefinieerd als 'omvang en spreiding van gezondheid en ziekte in de bevolking'. Hoofdstuk 2 analyseert de volksgezondheid in Nederland in internationaal en historisch perspectief. Hoofdstuk 3 geeft een beknopt overzicht van de grote gezondheidsproblemen van de derde wereld. Centraal staat steeds de vraag welke de determinanten van de belangrijkste gezondheidsproblemen zijn, en welke aangrijpingspunten deze bieden voor een verdere verbetering van de volksgezondheid, met name door preventief ingrijpen.

Het schema in figuur 1.1 heeft bij de inrichting van hoofdstuk 2 en 3, en bij de opbouw van dit leerboek als geheel, een belangrijke rol gespeeld. Centraal in dit schema staat de *volksgezondheid*, die wordt beïnvloed door 'determinanten' en de 'om-

Figuur 1.1 Schematische weergave van de onderlinge relatie tussen enkele kernbegrippen in dit boek

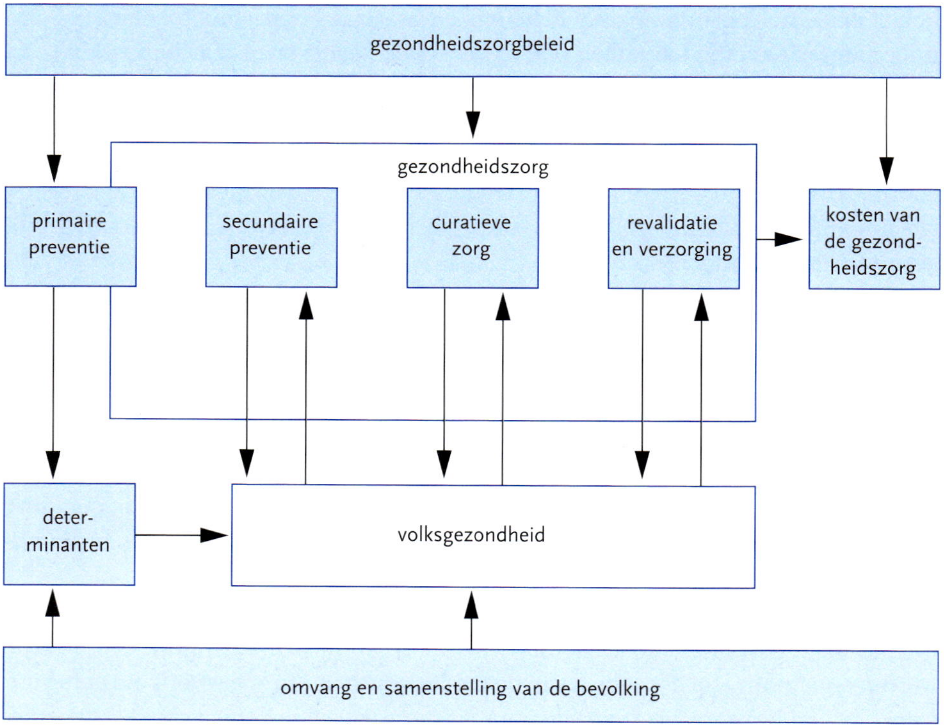

In dit schema is een belangrijke plaats ingeruimd voor de relatie tussen gezondheidszorg en volksgezondheid. Naast de gezondheidszorg zijn er nog vele andere belangrijke determinanten van de volksgezondheid. In hoofdstuk 2 is een schema opgenomen dat deze determinanten uitgebreider in kaart brengt (figuur 2.15).

vang en samenstelling van de bevolking' enerzijds, en door preventie en gezondheidszorg anderzijds. Wat de gezondheidszorg betreft kan onderscheid worden gemaakt tussen verschillende functies: 'primaire preventie' (die overigens gedeeltelijk buiten de gezondheidszorg wordt bedreven, denk aan drinkwaterleiding en verkeersveiligheid), 'secundaire preventie', 'curatieve zorg' en 'revalidatie en verzorging'. Omgekeerd beïnvloedt de volksgezondheid de gezondheidszorg, onder meer doordat de frequentie van gezondheidsproblemen van invloed is op het gebruik dat van de gezondheidszorg wordt gemaakt. De omvang van dit gebruik is weer van invloed op de hoogte van de kosten. Daarnaast wordt de gezondheidszorg ook door andere invloeden bepaald; zo heeft het gezondheidszorgbeleid een belangrijke invloed op wat er binnen de gezondheidszorg gebeurt.

Deel 2

Het tweede deel van dit leerboek gaat over *preventie*. Hoofdstuk 4 is gewijd aan de methoden van primaire preventie, en hoofdstuk 5 aan de methoden van secundaire preventie of systematische vroege opsporing van ziekten. Het onderscheid tussen primaire en secundaire preventie is ook in figuur 1.1 zichtbaar gemaakt: primaire preventie vindt haar aangrijpingspunt in de determinanten van gezondheid, terwijl secundaire preventie aangrijpt op vroege stadia van ziekte. Zowel in hoofdstuk 4 als in hoofdstuk 5 wordt aandacht besteed aan de vraag wat bewezen effectieve methoden van preventie zijn. Hoofdstuk 6 gaat in op de belangrijkste preventieprogramma's die in Nederland worden uitgevoerd, en op de organisatie van de preventieve gezondheidszorg. Drie belangrijke werkterreinen van preventie worden uitgebreid apart besproken: de jeugdgezondheidszorg, de arbeids- en bedrijfsgezondheidszorg, en de Gemeentelijke Gezondheidsdiensten.

Deel 3

Het derde thema van dit leerboek is de *gezondheidszorg*. Ook de dokter die door het zieke individu wordt geraadpleegd, is onderdeel van een groter geheel. De mogelijkheden die de dokter heeft om zijn zorg aan de patiënt te geven, worden in belangrijke mate door dat grotere geheel bepaald. De technische mogelijkheden van de geneeskunde kunnen alleen ten volle worden benut wanneer de hele gezondheidszorg, dat grote raderwerk van juridische kaders, financieringsstromen, organisaties en beroepsgroepen, geolied functioneert. Hoofdstuk 7 geeft een systematische beschrijving van het 'systeem' van de gezondheidszorg, aan de hand van drie partijen en hun relaties (de zorggebruiker of patiënt, de zorgverlener en de financier). De organisatie van de gezondheidszorg komt aan bod, inclusief de financiering, en de verschillende voorzieningen en beroepsbeoefenaren die gezamenlijk de functies van de gezondheidszorg uitvoeren, worden besproken. Hoofdstuk 8 bevat een korte beschrijving van het gezondheidszorgbeleid in Nederland, en van een aantal internationale aspecten.

Thema's

Verspreid door het boek zijn thematische bijdragen geplaatst die zich niet gemakkelijk in de hoofdstructuur van het boek lieten onderbrengen, of daarop een interessante aanvulling zijn. Het gaat daarbij om enkele bijdragen waarin onderzoeksmethoden in dienst van volksgezondheid en gezondheidszorg worden beschreven, en om 'dwarse' thema's zoals vergrijzing, sport en gezondheid, en sociale zekerheid. Ook wordt aandacht besteed aan beroepen en opleidingen op het terrein van de volksgezondheid.

Op het werkterrein van de public health zijn in Nederland verschillende disciplines werkzaam. Het gaat hierbij lang niet alleen om artsen, maar ook om verpleegkundigen, gezondheidswetenschappers, voorlichtingsdeskundigen, sociologen, toxicologen, enzovoort. Voor zo ver het hierbij om artsen gaat, zijn deze veelal geregistreerd als sociaalgeneeskundige. De sociale geneeskunde is, naast de specialistische en de huisartsgeneeskunde, de derde hoofdrichting van de geneeskundige beroepsuitoefening. De sociale geneeskunde heeft meer takken, en vrijwel al deze takken komen overeen met belangrijke deelgebieden van de public health. Opleidingen in de sociale geneeskunde worden samen met andere opleidingen, in het bijzonder op het gebied van de gezondheidswetenschappen, besproken in een afsluitend thema.

Verspreid door de hoofdstukken zijn korte vragen opgenomen die de lezer stimuleren het gelezene actief te verwerken. Alle hoofdstukken eindigen met enkele vragen en oefeningen, die zijn bedoeld om de lezer een indruk te geven van de mate waarin hij of zij het desbetreffende onderwerp heeft begrepen en de geïntroduceerde concepten en methoden zelfstandig kan toepassen. Het gaat vaak niet om vragen waarop slechts één antwoord mogelijk is, maar die inzicht en een bepaalde denkwijze over volksgezondheid en gezondheidszorg vereisen.

Tot slot

Er is met opzet voor gekozen om, ondanks het grote aantal onderwerpen dat aan de orde komt, het boek niet al te dik te maken. Voor de lezer die, na van de inhoud van dit leerboek kennis te hebben genomen, behoefte heeft aan meer, bestaan verschillende zeer goede Engelstalige handboeken waarin de theorie en praktijk van de public health op een gedetailleerdere en diepgaandere manier worden behandeld dan hier mogelijk was (zie de aanbevolen literatuur).

Oefenvragen

1.1

Veel van de 'uitdagingen van de eenentwintigste eeuw' (paragraaf 1.2.4) worden verspreid over de hiernavolgende hoofdstukken in meer detail besproken. Kies een van deze uitdagingen uit voor het maken van een nadere analyse van wat de public health kan doen om deze het hoofd te bieden. Ga hiervoor in deel 1 van dit boek na wat er bekend is over de omvang en determinanten van het probleem. Ga in deel 2 na of er mogelijkheden voor preventie zijn of kunnen worden ontwikkeld. Gebruik deel 3 om aan te geven wat de bijdrage van gezondheidszorg(beleid) aan de oplossing zou kunnen zijn.

AANBEVOLEN LITERATUUR

Houwaart ES. De hygiënisten; artsen, staat en volksgezondheid in Nederland 1840-1890. Groningen: Historische Uitgeverij Groningen, 1991. ISBN 978 90 655 4151 2.

Rosen G. A history of public health (expanded edition). Baltimore: Johns Hopkins University Press, 1993. ISBN 978 0 8018 4645 8.

Maxcy K, Rosenau MJ, Last JM, et al (ed). Last public health and preventive medicine. 14th ed. Stanford, Conn.: Appleton & Lange, 1998. ISBN 978 0 8385 6185 0.

Detels R, McEwen J, Beaglehole R, et al. Oxford textbook of public health. 4th ed. New York/Oxford: Oxford University Press, 2002. ISBN 978 0 1926 3041 4.

Internetsites

Vereniging voor Volksgezondheid en Wetenschap	www.verenigingvenw.nl/
TSG Tijdschrift voor Gezondheidswetenschappen	home.wanadoo.nl/venw/tsg.htm
Nederlands Congres Volksgezondheid	www.ncvgz.nl/
European Public Health Association	www.eupha.org/
World Federation of Public Health Associations	www.wfpha.org/
Association of Schools of Public Health	www.asph.org/
Centre for History in Public Health	www.lshtm.ac.uk/history/
Wellcome Library	library.wellcome.ac.uk/

Deel 1 Volksgezondheid

2 De gezondheid van de Nederlandse bevolking

J.P. Mackenbach

Leerdoelen

- Verwerven van kennis van een aantal begrippen die worden gebruikt bij de meting van de volksgezondheid, en bij de analyse van trends, determinanten en verschillen.
- Verwerven van kennis van een aantal feitelijke gegevens over de volksgezondheid in Nederland.
- Verwerven van inzicht in de achtergronden van het vóórkomen van een aantal aandoeningen in de Nederlandse bevolking, en in de verklaring van internationale verschillen, historische en recente ontwikkelingen, en gezondheidsverschillen binnen de bevolking.

2.1 INLEIDING

Wie 's ochtends tussen 8 en 9 een ronde langs Nederlandse huisartsen met een open spreekuur zou maken, zou zien dat alle wachtkamers vol zitten. Jaarlijks leggen de 16 miljoen inwoners van Nederland dan ook bijna 60 miljoen bezoeken aan hun huisarts af. Ook wordt jaarlijks één van de zestien Nederlanders in het ziekenhuis opgenomen, heeft één van de twee een langdurige aandoening, en ontvangen ruim 800.000 mensen op grond van gezondheidsproblemen een arbeidsongeschiktheidsuitkering.

Toch is Nederland op grond van objectieve indicatoren voor de volksgezondheid een van de gezondste landen ter wereld. Een voorbeeld van een dergelijke indicator is de gemiddelde levensverwachting bij de geboorte: die ligt bij mannen ruim boven de 77 jaar en nadert voor vrouwen de 82 jaar, waarmee Nederland wereldwijd tot de top behoort. In het midden van de negentiende eeuw lag de levensverwachting in Nederland nog rond de 40 jaar. De spectaculaire toename van de levensverwachting die sindsdien in Nederland en elders is opgetreden, is misschien wel de belangrijkste verworvenheid van de economische, sociale, technische en medische vooruitgang sinds die tijd.

Zo veel ongezondheid in zo'n gezond land: niemand kent de precieze verklaring voor deze paradox. Misschien is het in landen met een goede toegankelijkheid van de gezondheidszorg en goede financiële regelingen bij ziekteverzuim en arbeidsongeschiktheid simpelweg gemakkelijker dan elders om uiting te geven aan gevoelens van lichamelijk onwelbevinden. Of is juist het enorme succes van preventie en medische zorg bij de bestrijding van levensbedreigende aandoeningen er de oorzaak van dat mensen langer leven en dus ook meer en langer last hebben van niet-levensbedreigende aandoeningen.

Hoe het ook zij, er is zelfs in een van de gezondste landen ter wereld nog veel aan de volksgezondheid te verbeteren. In dit hoofdstuk wordt de gezondheid van de Nederlandse bevolking vanuit internationaal en historisch perspectief besproken. Daarbij wordt aangegeven waar de belangrijkste knelpunten én aangrijpingspunten voor preventie liggen.

Dat gebeurt vanuit een ecologisch perspectief: voor de meeste ziekten geldt dat ze hun oorsprong vinden in de interactie tussen kwetsbare organismen en een vijandige omgeving. Mede dankzij hun niet altijd optimale gedrag staan mensen voortdurend bloot aan schadelijke invloeden uit de biotische, fysieke en sociale omgeving. Die omgevingsfactoren kunnen tot ziekte leiden wanneer het organisme daarvoor door genetische of andere factoren gevoelig is. Een goed begrip van deze determinanten van gezondheid en ziekte zal duidelijk maken dat de mogelijkheden voor een verdere verbetering van de volksgezondheid nog lang niet zijn uitgeput.

2.2 DE GEZONDHEID VAN EEN BEVOLKING

2.2.1 Volksgezondheid: begrippen en definities

Gezondheid

Het Nederlandse woord 'gezond', dat van Germaanse herkomst is en verwant is met 'gezwind', komt al in middeleeuwse teksten voor, en wel in dezelfde betekenissen die het nog steeds heeft: 'niet ziek', 'hersteld', 'ongedeerd', 'heilzaam'. Ondanks, of misschien wel dankzij, het wijdverspreide gebruik van de woorden 'gezond' en 'gezondheid' valt het echter niet mee ze ondubbelzinnig te definiëren.

Het gemakkelijkst is 'gezondheid' te zien als de afwezigheid van ziekte, letsel en gebrek. Echter, op die manier wordt geen recht gedaan aan het feit dat ook bij degenen zonder ziekte, letsel en gebrek nog veel variatie is in functioneren en subjectief welbevinden. De Wereldgezondheidsorganisatie (WHO) heeft dan ook in 1946 in een beroemde én verguisde definitie 'gezondheid' omschreven als 'een toestand van volledig fysiek, mentaal en maatschappelijk welbevinden, en niet louter de afwezigheid van ziekte of gebrek'. Deze nadruk op 'positieve' aspecten van gezondheid is terecht bekritiseerd vanwege de onhaalbaarheid van dergelijke ideaalbeelden, maar weerspiegelde ook het besef dat gezondheid niet als een doel op zichzelf moet worden gezien, maar eerder als voorwaarde voor optimaal functioneren.

Dit laatste klinkt door in omschrijvingen van 'gezondheid' als 'een modus vivendi die onvolmaakte mensen in staat stelt een bevredigend en niet al te pijnlijk bestaan te leiden terwijl ze omgaan met een onvolmaakte wereld' (Dubos, 1968), 'het vermogen om zich aan te passen aan een veranderende omgeving, op te groeien en oud te worden, te genezen wanneer men schade oploopt, te lijden en in vrede de dood af te wachten' (Illich 1975) en 'een hulpbron die mensen het vermogen geeft hun omgeving te beheersen en zelfs te veranderen' (Canadian Department of National Health and Welfare, 1986). Het *functionele perspectief* waarvan deze omschrijvingen uitgaan, vinden we in een minder filosofische vorm terug in hedendaagse samenvattende maten van gezondheid, waarin beperkingen in het dagelijks functioneren een centrale plaats innemen (zie paragraaf 2.2.5).

Ziekte

In de praktijk van het volksgezondheidsonderzoek gaat het veelal om het meten van de afwezigheid van ziekte, letsel en gebrek. Hoewel deze begrippen zich wat gemakkelijker laten 'vangen' dan het positieve begrip 'gezondheid', zijn ook hier nogal wat vrijheidsgraden wanneer het om definities gaat. Dat is goed te illustreren aan de hand van het antwoord van een vrouw in een Amerikaans onderzoek op de vraag wat ze deed wanneer ze ziek was: 'Ik wou dat ik wist wat u bedoelt met ziek zijn. Ik voelde mij af en toe zo ziek dat ik mij zou kunnen oprollen en doodgaan. Maar ja, je moet doorgaan omdat er toch iemand voor de kinderen moet zorgen en bovendien hadden wij niet eens geld voor een dokter. Hoe zou ik dan ziek kunnen zijn? Trouwens, hoe kun je zelf weten of je ziek bent? Sommige mensen kunnen als zij willen voor iedere kleinigheid op bed gaan liggen maar de meesten van ons kunnen niet eens ziek zijn, zelfs niet als het nodig is.'

In dit antwoord komen de drie mogelijke betekenissen van het woord 'ziekte' aan het licht.

- *Ervaren ziekte* (Engels 'illness': 'ik voelde mij af en toe zo ziek'). Dit is de subjectieve ervaring van ziekte (klachten, beperkingen, onwelbevinden) die alleen via navraag bij de betrokkene is te meten.
- *Ziekte in de strikte zin van het woord* (Engels 'disease': 'trouwens, hoe kun je zelf weten of je ziek bent ...?'). Ook al voelt iemand zich ziek, dan is hij of zij het blijkbaar niet altijd, terwijl het omgekeerde ook geldt. Ziekte is hier de aanwezigheid van een aandoening waarvoor een medische diagnose kan worden gesteld: een afwijking van de normale toestand van het organisme die zich voordoet als een kenmerkende verzameling van waarneembare tekenen of symptomen. Dit is alleen met behulp van objectieve, veelal natuurwetenschappelijke, meetmethoden vast te stellen.
- *Ziektegedrag* (Engels 'sickness': 'de meesten kunnen niet eens ziek zijn, zelfs niet als het nodig is'). Als mensen zich ziek voelen of een ziekte hebben, gaan sommigen wel naar de dokter of blijven op bed liggen, terwijl anderen het niet doen. Wanneer bijvoorbeeld op het werk wordt gevraagd hoeveel zieken er zijn, is de vraagsteller niet geïnteresseerd in het aantal mensen met een objectieve afwijking, en evenmin in het aantal mensen dat zich onwel voelt, maar in het aantal mensen dat afwezig is met als opgegeven reden: ziekte.

Als hierna het begrip 'ziekte' wordt gebruikt, zal dat steeds in de tweede, 'strikte' betekenis worden gedaan, zonder overigens de mogelijke consequenties van ziekte voor subjectief welbevinden en ziektegedrag te veronachtzamen.

Gevolgen van ziekte

Ziekten leiden vaak niet alleen tot specifieke lichamelijke en/of psychische verschijnselen, maar ook tot effecten op het lichamelijk en/of geestelijk functioneren van mensen. Om deze gevolgen in kaart te brengen, wordt gebruikgemaakt van de begrippen 'stoornis', 'activiteitenbeperking' en 'participatierestrictie'. Een stoornis is in deze terminologie het uitvallen of slechts beperkt functioneren van bepaalde lichaamsstructuren (organen of ledematen) of -functies (bijvoorbeeld spraak, immuniteit). Zo kan een ontsteking van de lever tot leverfunctiestoornissen leiden, en artrose tot schade aan de gewrichten. Dergelijke stoornissen kunnen vervolgens leiden tot beperkingen in het uitoefenen van allerlei activiteiten. Een patiënt met een leverfunctiestoornis kan vaak geen zware lichamelijke arbeid verrichten en de patiënt met een stoornis in de beweeglijkheid van het heupgewricht ondervindt beperkingen bij het lopen. Activiteitenbeperkingen kunnen vervolgens leiden tot verminderde deelname aan maatschappelijke activiteiten. Hiervoor wordt ook nog wel de term 'handicap' gebruikt. De mate waarin deze participatierestricties optreden, is erg afhankelijk van de sociale omstandigheden. Een persoon die in zijn werk en daarbuiten toch al niet veel hoeft te lopen, zal minder gehandicapt zijn ten gevolge van de artrose dan een postbesteller die in zijn vrije tijd aan atletiek doet. Naarmate de beperkingen ernstiger zijn, komen er meer en belangrijkere onderdelen van het maatschappelijk functioneren van mensen in het gedrang. Zo kunnen de economische zelfstandigheid (werk), de sociale contacten en de fysieke onafhankelijkheid afnemen of verloren gaan.

Volksgezondheid

Voordat we enkele kerngegevens over ziekte en gezondheid van de Nederlandse bevolking presenteren, moeten we nog één begrip toelichten, namelijk 'volksgezondheid'. Deze term verwijst uiteraard naar de gezondheid van een bevolking, maar wat kan hiermee zijn bedoeld? Ondanks alle definitieproblemen is het eenvoudig voorstelbaar wat men met ziekte en gezondheid van een individu bedoelt, maar dat ligt ingewikkelder voor een hele bevolking.

Een eenvoudig antwoord zou kunnen zijn dat '*volks*gezondheid' de 'omvang en spreiding van gezondheid en ziekte in de bevolking' is. Als we voor een dergelijke omschrijving kiezen, stellen we ons de ziekte en gezondheid van alle individuen in de bevolking voor, om daarmee via optellen en middelen diverse maten voor de frequentie van die verschijnselen in de bevolking te berekenen, bijvoorbeeld epidemiologische maten zoals incidentie en prevalentie. Met een dergelijk begrip 'volksgezondheid' komen we in het algemeen goed uit de voeten, zeker als we niet alleen aandacht besteden aan gemiddelden voor de hele bevolking, maar ook aan verschillen in incidentie en prevalentie die binnen de bevolking bestaan.

Een (minder gebruikelijk) alternatief zou zijn de 'volksgezondheid' direct op geaggregeerd niveau te definiëren, bijvoorbeeld als de mate waarin een hele bevolking in zijn collectieve welbevinden of functioneren wordt belemmerd door het vóórkomen van ziekte, letsel en gebrek. Een dergelijke betekenis klinkt door in de uitspraak van de toenmalige premier Lubbers, die in de jaren tachtig van de vorige eeuw naar aanleiding van de hoge arbeidsongeschiktheidscijfers verklaarde: 'Nederland is ziek'.

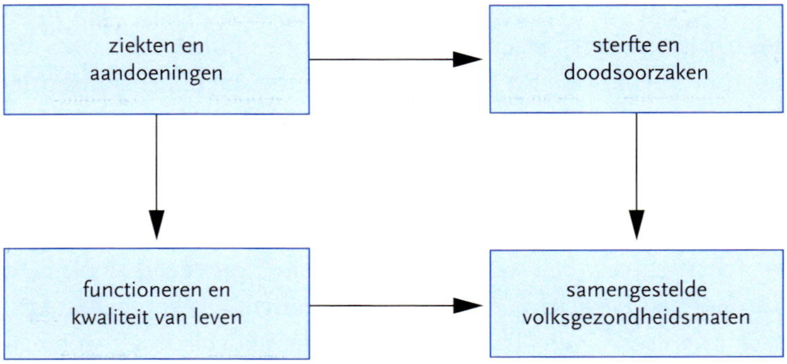

Figuur 2.1 Vier typen indicatoren voor de volksgezondheid, in hun onderlinge samenhang

Hiermee bracht hij zijn mening tot uitdrukking dat het aantal arbeidsongeschikten zo hoog was dat het (economisch) functioneren van de hele Nederlandse bevolking eronder leed.

In de biologie is het niet ongebruikelijk om de gezondheid van een hele populatie te bestuderen. Er zijn gezonde cellen, weefsels, organen, organismen én populaties, en met dat laatste worden dan populaties bedoeld die op een zodanige wijze in evenwicht zijn met hun omgeving dat de onderlinge verhouding tussen geboorte- en sterftecijfers ten minste hun voortbestaan waarborgt. De bevolking van Rusland zou vanuit dit perspectief zeker als 'ziek' moeten worden gekwalificeerd, omdat daar sinds circa 1990 door een combinatie van gedaalde geboortecijfers en gestegen sterftecijfers sprake is van een behoorlijke terugloop van het inwonertal (zie paragraaf 2.2.4).

Bij beide visies op 'volksgezondheid' hebben we behoefte aan goede kengetallen of indicatoren. Deze zijn met hun onderlinge relaties weergeven in figuur 2.1. We zullen de verschillende typen *indicatoren* illustreren aan de hand van een aantal recente Nederlandse cijfers.

Vraag
Geef voor elk van de vier typen indicatoren aan waarom ze essentieel zijn voor een goed begrip van de volksgezondheid.

2.2.2 Ziekten en aandoeningen

Veelvoorkomende ziekten en aandoeningen

Wanneer we in een zogenoemde gezondheidsenquête aan mensen zelf vragen of ze een of meer (langdurige) aandoeningen hebben, dan blijkt dat te gelden voor ongeveer de helft van de ondervraagden. Er is uiteraard een sterke samenhang met leeftijd. Jongeren hebben minder vaak last van langdurige aandoeningen, maar na het 45e leeftijdsjaar ligt het gemiddelde aantal aandoeningen boven de één per persoon, en bij 85-jarigen is het zelfs bijna 2,5 per persoon.

Tabel 2.1 Top 5 van ziekten met hoogste incidentie, hoogste prevalentie, hoogste verlies aan kwaliteit van leven, meeste sterfgevallen, meeste verloren levensjaren en meeste verlies van disability-adjusted life years in de Nederlandse bevolking, 2003

Rangorde	Incidentie	Prevalentie	Kwaliteit van leven	Sterfgevallen	Verloren levensjaren	Disability-adjusted life years
1	infecties bovenste luchtwegen	nek- en rugklachten	angststoornissen	coronaire hartziekten	coronaire hartziekten	coronaire hartziekten
2	nek- en rugklachten	contacteczeem	coronaire hartziekten	beroerte	longkanker	angststoornissen
3	sportblessures	artrose	depressie en dysthymie	longkanker	beroerte	beroerte
4	acute urineweginfecties	coronaire hartziekten	beroerte	dementie	borstkanker	depressie en dysthymie
5	privé-ongevallen	diabetes mellitus	artrose	COPD	COPD	COPD

COPD = chronic obstructive pulmonary disease, d.w.z. longemfyseem en chronische bronchitis.

Bron: Hollander AEM de, et al (red). Zorg voor gezondheid. Volksgezondheid Toekomst Verkenning. Bilthoven: RIVM, 2006.

Voor het krijgen van een goed beeld van de medische diagnose kunnen we beter gebruikmaken van registraties van contacten in de gezondheidszorg, bijvoorbeeld met de huisarts. De belangrijkste ziekten in de Nederlandse bevolking, afgemeten aan het aantal mensen dat volgens zorgregistraties jaarlijks de ziekte krijgt (incidentie), zijn infecties van de bovenste luchtwegen, nek- en rugklachten, sportblessures, acute urineweginfecties en privéongevallen (tabel 2.1). Deze gezondheidsproblemen zijn gemiddeld niet zo ernstig en bovendien meestal van korte duur. Door dit laatste valt de top 5 van meest incidente aandoeningen niet samen met de top 5 van meest prevalente aandoeningen. Afgemeten aan het aantal mensen dat in de loop van een jaar volgens zorgregistraties de ziekte gedurende kortere of langere tijd heeft (*prevalentie*), zijn de belangrijkste ziekten in Nederland nek- en rugklachten, contacteczeem, artrose, coronaire hartziekte en diabetes mellitus.

2.2.3 Functioneren en kwaliteit van leven

Beperkingen en ervaren (on)gezondheid

Wanneer we in een gezondheidsenquête aan mensen zelf vragen of ze last hebben van een of meer *beperkingen in het functioneren* ten gevolge van problemen met de gezondheid, dan blijkt dat te gelden voor veel kleinere aantallen mensen dan degenen die rapporteren een of meer langdurige aandoeningen te hebben. Niettemin gaat het om aanzienlijke cijfers (tabel 2.2). De gemiddelde Nederlander van 12 jaar en ouder beperkt bijna veertig dagen per jaar zijn of haar normale activiteiten, verzuimt ruim vijf dagen per jaar van school of werk, en brengt ruim vier dagen per jaar in bed door. Elf procent van de Nederlanders van 12 jaar en ouder heeft een of meer ernstige functionele beperkingen, waarvan 3% met horen, 5% met zien en 8% met bewegen (de percentages tellen op tot meer dan 11% omdat sommige mensen meer dan een beperking hebben).

Tabel 2.2 Percentage van de Nederlandse bevolking met langdurige aandoeningen, functionele beperkingen, activiteitenbeperkingen en een als minder goed ervaren gezondheid, ca. 2003

	Percentage
Langdurige aandoeningen	
- migraine	12,6
- hoge bloeddruk	11,1
- gewrichtsslijtage	9,7
- aandoeningen nek/schouder	9,2
- rugaandoening	9,2
- astma/COPD	8,2
- aandoening elleboog/pols	5,5
- eczeem	4,7
- kanker	4,7
- gewrichtsontsteking	4,0
- incontinentie	3,7
- suikerziekte	3,4
- darmstoornis	2,7
- duizelig	2,6
- hartinfarct	2,3
- beroerte	1,9
- psoriasis	1,8
- vernauwing bloedvaten	1,7
- hartaandoening	1,4
- andere langdurige aandoening	7,5
Functionele beperkingen	
- horen	3,0
- zien	5,0
- bewegen	8,1
Activiteitenbeperkingen	
- personen met activiteitenbeperking	17,7
- dagen met activiteitenbeperking	10,3
Ervaren gezondheid	
- gaat wel	16,2
- (zeer) slecht	3,9

Bron: Centraal Bureau voor de Statistiek, Statistisch jaarboek 2003 en 2006.

Mede door deze beperkingen in het functioneren leiden ziekten en aandoeningen ook tot een aanzienlijk verlies van 'kwaliteit van leven'. Zo zijn slaapstoornissen, depressieve gevoelens en het onvermogen om te werken niet karakteristiek voor een bepaalde ziekte, maar daar vaak wel het gevolg van. Deze meer algemene aspecten worden vaak aangeduid met de term 'gezondheidsgerelateerde kwaliteit van leven'. Deze kan met allerlei vragenlijsten worden vastgesteld. Een vast onderdeel van deze vragenlijsten is de ogenschijnlijk simpele vraag naar de subjectief ervaren gezondheidstoestand, bijvoorbeeld in de vorm van: 'Hoe is in het algemeen uw gezondheidstoestand? Zeer goed, goed, gaat wel, slecht of zeer slecht?' Het antwoord op deze vraag blijkt sterk samen te hangen met allerlei andere maten voor de gezondheidstoestand. Het blijkt bovendien een goede voorspeller te zijn van de sterfte in latere jaren, zelfs als rekening wordt gehouden met de specifieke aandoeningen die ten tijde van het vragenlijstonderzoek bekend waren.

Van alle Nederlanders (bij kinderen jonger dan 12 jaar wordt deze vraag door de ouders beantwoord) geeft circa 20% aan een gezondheidstoestand te hebben die minder is dan 'goed' (tabel 2.2). Vrouwen hebben volgens deze maat (en volgens vele andere maten voor de gezondheidstoestand) een slechtere gezondheidsgerelateerde kwaliteit van leven dan mannen. Er is uiteraard ook een sterke samenhang met leeftijd, hoewel de toename van een minder dan 'goede' gezondheid met de leeftijd minder steil is dan men op grond van de toename van langdurige aandoeningen, lichamelijke beperkingen en dergelijke zou verwachten (figuur 2.2). Rond het 60e levensjaar verloopt de curve vrijwel vlak, vermoedelijk omdat door (pre)pensioen de lichamelijke belasting afneemt en gezondheidsproblemen gemakkelijker te verdragen zijn.

Figuur 2.2 Ervaren gezondheid naar leeftijd in Nederland, 2006

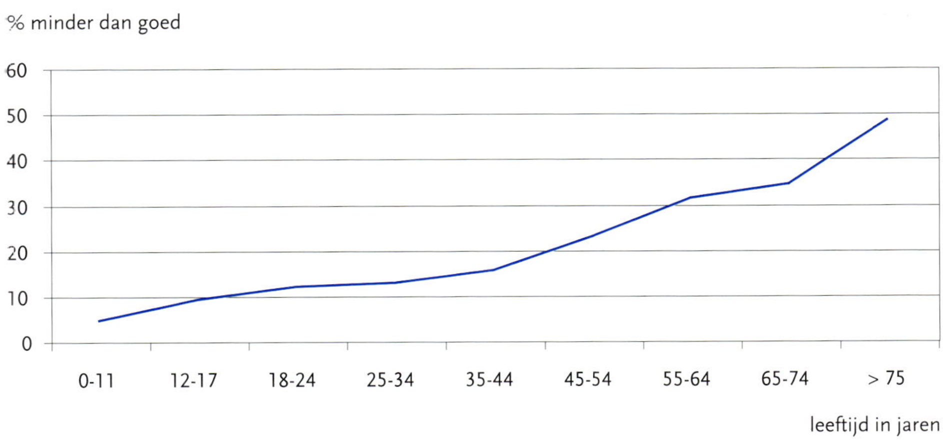

Bron: http://statline.cbs.nl.

Internationale vergelijking: ervaren gezondheid

Aangezien deze vraag naar de ervaren gezondheid in veel landen in bevolkingsenquêtes is opgenomen, is het mogelijk internationale vergelijkingen uit te voeren (figuur 2.3). Hierbij treden opmerkelijke verschillen aan het licht, die vermoedelijk meer berusten op *culturele verschillen* in perceptie van gezondheid ('illness') dan in vóórkomen van ziekte ('disease'). Zo is in Denemarken het percentage respondenten met een 'zeer goede/uitstekende' gezondheid veel hoger dan in het aangrenzende Duitsland, terwijl er geen aanwijzingen zijn dat de Deense bevolking objectief gezien gezonder is. Uit nader onderzoek is gebleken dat er systematische verschillen zijn tussen Denen en Duitsers in de neiging om hun gezondheid als 'goed' te benoemen: een gegeven objectieve gezondheidstoestand wordt door Denen aanzienlijk positiever gewaardeerd dan door Duitsers. Nederlanders lijken in dit opzicht overigens meer op de (pessimistische) Duitsers dan op de (optimistische) Denen. Na correctie hiervoor heeft Nederland wat betreft het percentage mensen met een 'goede' of 'zeer goede/uitstekende' gezondheid een gunstiger positie in de Europese rangorde dan uit figuur 2.3 naar voren komt.

Ziekten die tot veel verlies van kwaliteit van leven leiden

Veel (maar niet alle) functionele beperkingen en verminderingen van gezondheidsgerelateerde kwaliteit van leven die in de bevolking voorkomen, zijn rechtstreeks toe te schrijven aan de aanwezigheid van specifieke ziekten. De bijdrage van een speci-

Figuur 2.3 Percentage van de bevolking dat de gezondheid als 'zeer goed' of 'uitstekend' beoordeelt in verschillende Europese landen

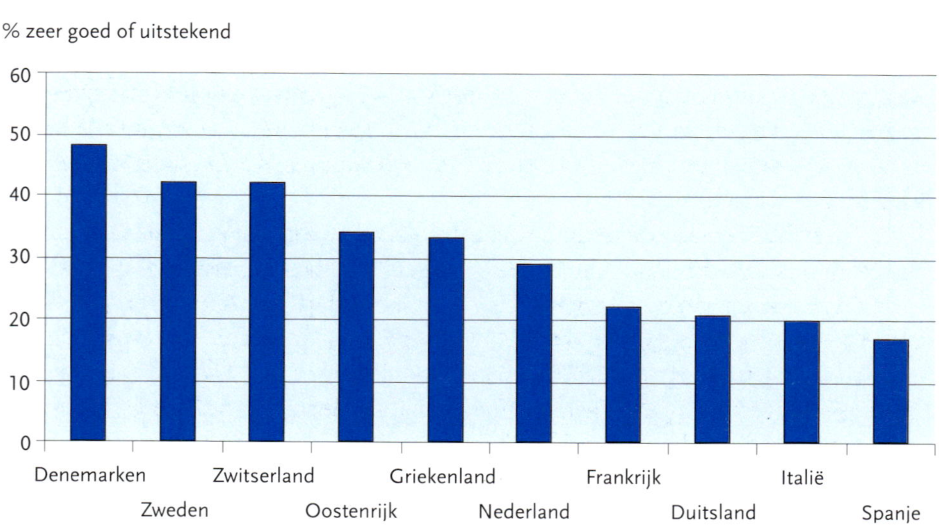

Bron: Boersch-Supan A, et al. (eds). Health, aging and retirement in Europe. Mannheim: Mannheim Research Institute for the Economics of Aging, 2005.

fieke ziekte aan verminderd functioneren en een slechtere kwaliteit van leven is niet alleen afhankelijk van zijn prevalentie, maar ook van zijn ernst. De mate waarin ziekten gepaard gaan met lichamelijke en geestelijke klachten en met lichamelijke en sociale beperkingen, varieert sterk – zoals iedere arts uit eigen waarneming weet. De top 5 van aandoeningen met het grootste verlies van kwaliteit van leven in de bevolking is dan ook deels een ander rijtje dan de top 5 van aandoeningen met de hoogste prevalentie (tabel 2.1). Verrassend is dat angststoornissen en depressie nu veel hoger in de rangorde staan: mensen met psychische stoornissen hebben door hun ziekte niet alleen veel subjectieve klachten, maar zijn ook vaak ernstig beperkt in hun dagelijkse bezigheden en sociale functioneren.

Vraag
Waarom komen de top 5 van ziekten met de hoogste incidentie, de top 5 van ziekten met de hoogste prevalentie en de top 5 van ziekten die met het hoogste verlies van kwaliteit van leven niet met elkaar overeen?

2.2.4 Sterfte en doodsoorzaken

Sterfte

Sterfte is vanouds de belangrijkste indicator voor de volksgezondheid. Dat heeft te maken met het feit dat sterftegegevens al veel langer beschikbaar zijn dan gegevens over het vóórkomen van ziekte in de bevolking. De achtergrond daarvan is het grote belang van sterfte (en geboorte) voor de bevolkingsboekhouding. Sterftegegevens zijn daarnaast ook relatief betrouwbaar. Over de vraag of iemand al dan niet is overleden, kan weinig discussie bestaan (over de doodsoorzaak overigens wel!). Registratie is in het algemeen volledig, waardoor er geen vertekening kan optreden, zoals met gegevens over ziekte wel het geval kan zijn. Deze praktische voordelen zijn ook tegenwoordig nog onverkort van toepassing, maar met de toename van de levensverwachting is het relatieve belang van sterfte als indicator van de volksgezondheid wel duidelijk verminderd.

Het sterftecijfer toont uiteraard een zeer sterke samenhang met de *leeftijd*, wat goed te zien is in figuur 2.4. Vanaf zeer jonge leeftijd daalt de sterfte snel tot ongeveer het 10e jaar, en neemt vervolgens sterk met de leeftijd toe. Aangezien de sterftekansen aan het begin van het leven relatief hoog zijn, is men ertoe overgegaan de sterfte in deze periode van het leven meer gedetailleerd te beschrijven. Daartoe zijn enkele specifieke begrippen (bijvoorbeeld perinatale sterfte) in omloop gebracht, die in paragraaf 2.6.1 worden besproken.

De hoogte van de sterfte in een bevolking kan behalve met behulp van sterftecijfers (bijvoorbeeld aantal overledenen per duizend persoonsjaren) ook worden weergegeven met de levensverwachting. De berekening hiervan wordt toegelicht in thema A. De levensverwachting bij de geboorte bedroeg in 2006 in Nederland 77,6 jaar

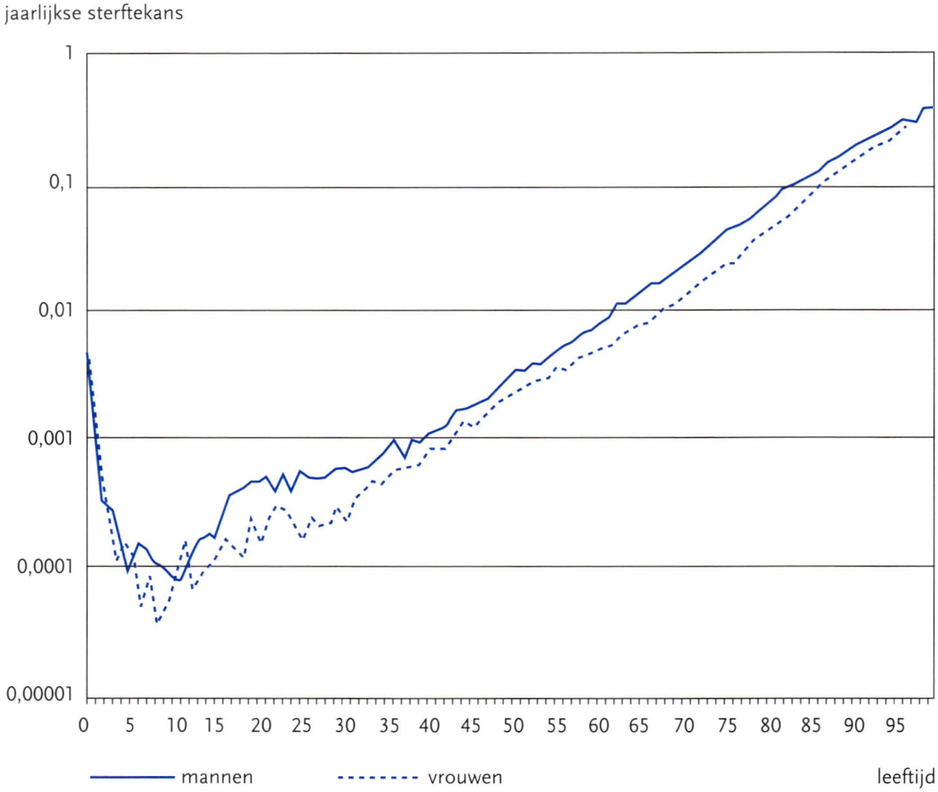

Figuur 2.4 Sterftekansen naar geslacht en leeftijd in Nederland, 2005
Bron: Centraal Bureau voor de Statistiek. Bevolkingstrends, 2006.

voor mannen en 81,7 jaar voor vrouwen. Dit betekent dat wanneer de leeftijdsspecifieke sterftekansen die in 2006 werden waargenomen, zullen blijven gelden, de in dat jaar in Nederland geboren jongens gemiddeld meer dan 77 jaar oud zullen worden. Wanneer de sterftekansen in de loop van de tijd dalen (stijgen), zullen dergelijke uitspraken echter een onderschatting (overschatting) van de werkelijke levensduur van dit 'geboortecohort' betekenen.

Doodsoorzaken

Terwijl het vaststellen van het overlijden zelf over het algemeen relatief eenvoudig is, is het aanwijzen van de doodsoorzaak vaak veel moeilijker. Om een sterftestatistiek tot stand te brengen die ook inzicht geeft in de oorzaken van sterfte, en dus een dieper inzicht in de volksgezondheid, is het dan ook nodig om nauwkeurige afspraken te maken over de classificatie van doodsoorzaken en de manier waarop deze worden vastgelegd. Daarvoor is een doodsoorzaakverklaring in gebruik die de arts moet invullen bij een sterfgeval (zie thema A).

De in Nederland belangrijkste doodsoorzaken zijn weergegeven in tabel 2.1. Bij mannen eisen *hart- en vaatziekten* en kanker jaarlijks ongeveer even veel doden op, terwijl bij vrouwen hart- en vaatziekten op de eerste plaats staan. Bij hart- en vaatziekten zijn hartinfarct en beroerte de belangrijkste oorzaken van overlijden, bij kanker zijn dit longkanker en prostaatkanker (mannen) of borstkanker (vrouwen). Aangezien de sterfte aan hart- en vaatziekten de afgelopen decennia veel sterker is gedaald dan de sterfte aan kanker, is het aandeel van hart- en vaatziekten in de totale sterfte sterk teruggelopen, en nu bij mannen ongeveer gelijk aan dat van kanker. De verwachting is dat ook bij vrouwen het aandeel van kanker dat van hart- en vaatziekten binnenkort zal overtreffen. Overigens geven absolute aantallen overledenen geen goed beeld van het belang van aandoeningen als doodsoorzaak: hiervoor moet men ook rekening houden met het aantal (potentiële) levensjaren dat met ieder sterfgeval verloren gaat. Doet men dit, dan is het belang van bijvoorbeeld verkeersongevallen, die op relatief jonge leeftijd veel levens eisen, aanzienlijk groter dan uit het aantal overledenen naar voren komt.

Vraag
Ga in thema A na hoe de registratie van de doodsoorzaken plaatsvindt. Hoe betrouwbaar denkt u dat de uitspraken in bovenstaande paragraaf zijn?

Internationale vergelijking: doodsoorzaken en levensverwachting

Vanwege de grote beschikbaarheid en relatief grote betrouwbaarheid van sterftecijfers zijn hiermee ook goed internationale vergelijkingen uit te voeren. Die laten enorme variaties tussen Europese landen zien, zoals in figuur 2.5 wordt geïllustreerd voor ischemische hartziekte. Opvallend is de zeer hoge sterfte aan deze aandoening in Oost-Europa, met name in landen die voorheen deel uitmaakten van de Sovjet-Unie. In Zuid-Europa is de sterfte aan ischemische hartziekte uitzonderlijk laag. Dat is vermoedelijk in belangrijke mate terug te voeren op het cardioprotectieve effect van het mediterrane dieet. Dit wordt onder meer gekenmerkt door een relatief grote inname van verse groenten en fruit, ruim gebruik van olijfolie (rijk aan mono-onverzadigde vetzuren) en een behoorlijke inname van alcohol (vooral in de vorm van rode wijn, die rijk is aan antioxidantia).

Er zijn grote *internationale verschillen in levensverwachting*. Terwijl in Nederland en andere hoogontwikkelde landen de levensverwachting bij de geboorte de 80 jaar benadert, ligt deze in sommige Afrikaanse landen, zoals Angola, Lesotho, Sierra Leone en Zimbabwe, nog ruim beneden de 40 jaar. Deze laatste landen hebben te lijden onder wanbestuur, burgeroorlog en aids, maar ook en vooral onder hun absolute armoede. Veel inwoners van deze landen hebben een te laag inkomen om zelfs maar in hun primaire levensbehoeften te voorzien (zie voor een meer gedetailleerde be-

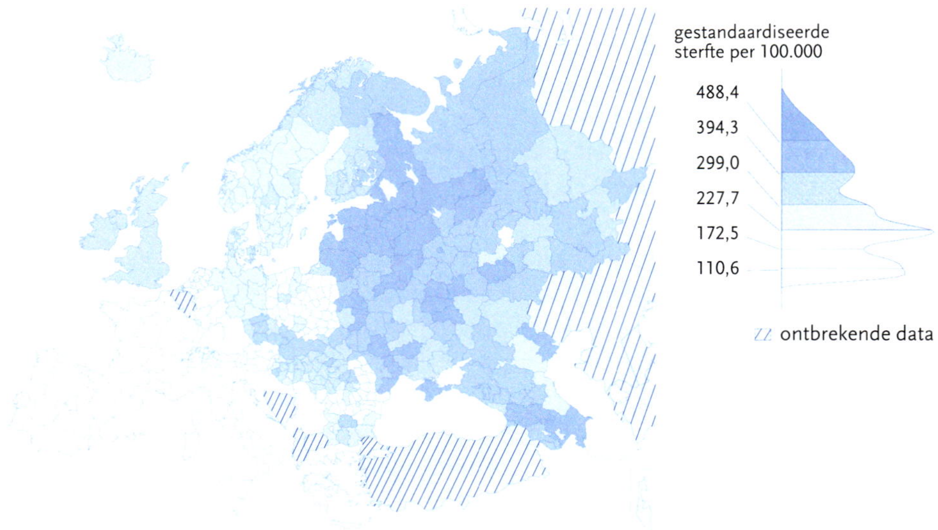

Figuur 2.5 Verschillen in sterfte aan ischemische hartziekte in Europa, mannen 1990/1991
Bron: WHO regional publications. Atlas of mortality in Europe. Subnational Patterns 1980/1981 and 1990/1991. European Series No. 75. 1997.

spreking hoofdstuk 3). Er is bij internationale vergelijking een sterke samenhang te zien tussen levensverwachting en welvaartniveau. Figuur 2.6 laat zien dat vooral bij lagere welvaartsniveaus iedere extra dollar nationaal inkomen tot een sterke toename van de levensverwachting leidt. Bij hogere welvaartsniveaus vlakt het verband af, zonder helemaal te verdwijnen. Dit verband wordt voor diverse tijdstippen in de twintigste eeuw weergegeven, en interessant is dan dat eenzelfde welvaartsniveau in 1920 nog een veel lagere levensverwachting 'opleverde' dan in 1990. Kennelijk spelen bij de toename in levensverwachting naast welvaart ook andere factoren een rol, zoals hygiënische maatregelen, vaccinaties en wellicht ook andere vormen van medische zorg.

Ook *binnen Europa* bestaan grote verschillen in levensverwachting. Figuur 2.7 geeft een overzicht van de verschillen in levensverwachting op nationaal niveau – ook binnen landen worden overigens soms grote contrasten gezien. Voor vrouwen lopen de levensverwachtingen tien jaar uiteen, voor mannen zelfs bijna twintig jaar. Het belangrijkste patroon dat in de figuur is te zien, is een sterk oost-westcontrast, met een beduidend lagere levensverwachting in veel landen in Midden- en Oost-Europa, vooral in landen die voorheen deel uitmaakten van de Sovjet-Unie. Verder valt op dat binnen West-Europa zowel de Scandinavische landen (vooral Zweden, Noorwegen en IJsland) als de mediterrane landen (vooral Spanje, Italië en Griekenland) een relatief hoge levensverwachting hebben.

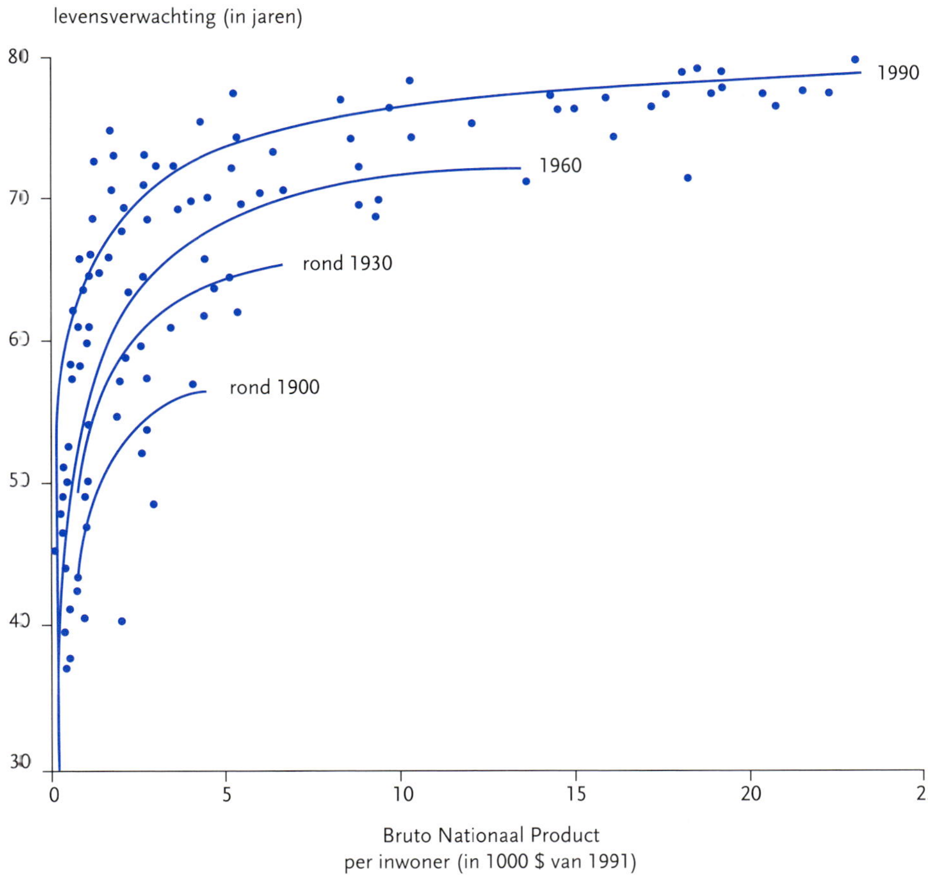

Figuur 2.6 Samenhang tussen bruto nationaal product van een land en levensverwachting bij de geboorte, 1900, 1930, 1960, 1990
Bron: The World Bank. World Development Report 1993. Investigating in health. New York: Oxford University Press, 1993.

De gezondheidsachterstand van *Midden- en Oost-Europa* dateert van na 1970: terwijl de levensverwachting in West-Europa doorsteeg, stagneerde de ontwikkeling in de landen onder communistisch regime. De gunstige ontwikkeling na 1970 in West-Europa was in belangrijke mate te danken aan de daling van de sterfte aan hart- en vaatziekten die rond die tijd inzette. In Midden- en Oost-Europa steeg de sterfte aan hart- en vaatziekten in deze periode echter sterk, waarschijnlijk doordat de toegenomen welvaart zich vertaalde in tabaksgebruik en consumptie van verzadigde vetten, terwijl de starre organisatie van gezondheidszorg en andere overheidsinstellingen toepassing van in West-Europa effectief gebleken methoden van gedragsbeïnvloeding in de weg stond.

vrouwen

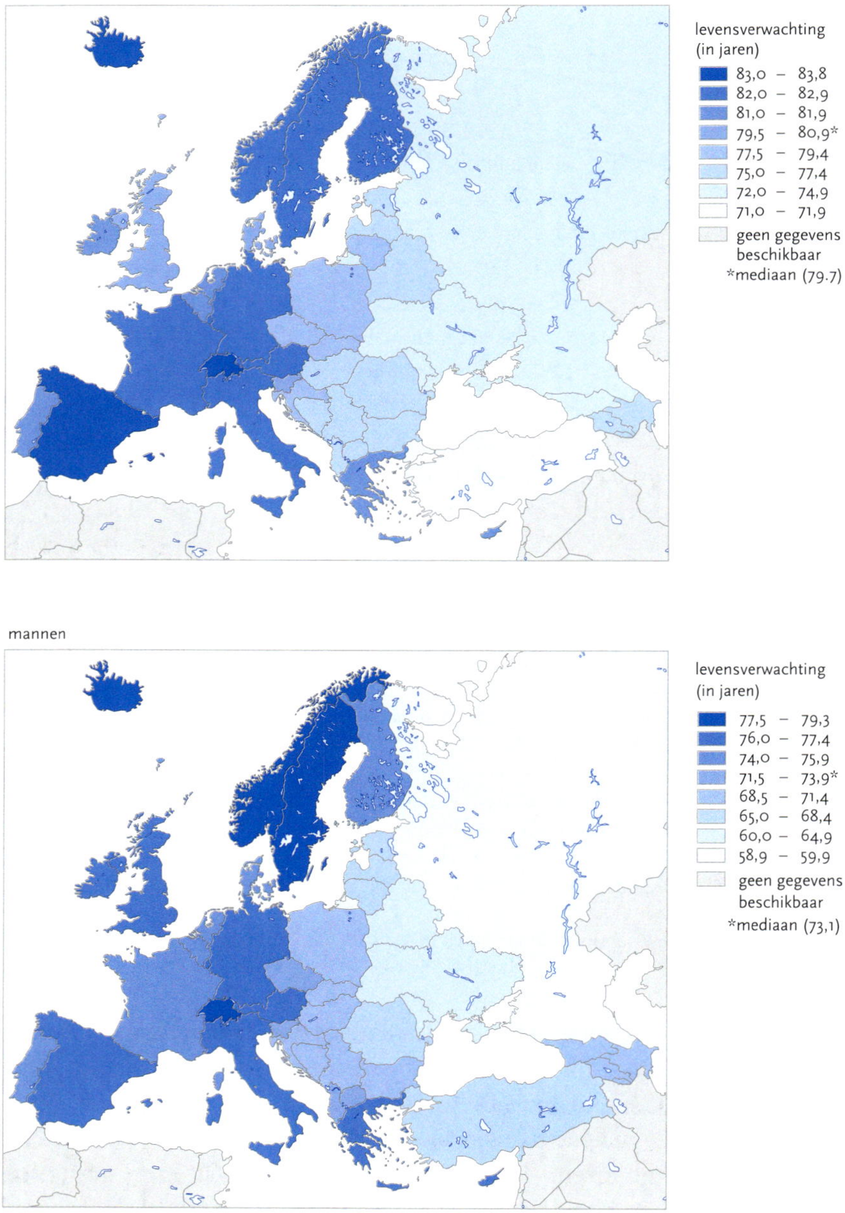

Figuur 2.7 Verschillen in levensverwachting bij de geboorte in Europa, naar geslacht, 2004
Bron: Council of Europe. Recent demographic developments in Europe. Council of Europe Publishing, Strasbourg, 2006.

Aan het eind van de jaren tachtig was de achterstand in levensverwachting opgelopen tot een jaar of vijf, maar na de val van de Berlijnse muur en de ineenstorting van de Sovjet-Unie in 1989 nam in een aantal landen, met name Rusland en andere onderdelen van de voormalige Sovjet-Unie, de sterfte zodanig toe dat de levensverwachting in een vrije val raakte en voor mannen terugliep tot rond de 60 jaar. Meerdere factoren hebben hieraan bijgedragen. Een diepe economische crisis drukte een groot deel van de bevolking onder de armoedegrens. Het alcoholgebruik nam, mede door de uitzichtloosheid van de situatie voor veel mensen, excessieve vormen aan. Hierbij ging het niet alleen om wodka en andere reguliere vormen van sterke drank, maar ook om niet voor consumptie geschikte alcoholhoudende dranken, zoals eau de cologne. Het gevolg was een zeer hoge sterfte aan ongevallen en geweld, maar ook aan ischemische hartziekte. Epidemieën van voorheen in bedwang gehouden infectieziekten eisten hun tol. Zo trad een grote epidemie van difterie op die te wijten was aan de veel te lage vaccinatiegraad van de Russische bevolking. Ten slotte heeft ook de gezondheidszorg ernstig te lijden gehad van geldgebrek, demotivatie van medisch en verpleegkundig personeel, en een inadequate organisatie. Gelukkig neemt sinds kort de levensverwachting weer wat toe.

De gunstige situatie in de mediterrane landen staat in verband met een uitzonderlijk lage sterfte aan hart- en vaatziekten die hierboven al ter sprake kwam. Een land als Griekenland heeft, ondanks een nationaal inkomen dat slechts de helft van dat van Nederland bedraagt, een hogere levensverwachting. De voorkeur voor het milde mediterrane klimaat die ieder jaar uit de grote vakantietrek vanuit Noord-Europa blijkt, lijkt zo ook een objectieve biologische basis te hebben.

Vraag

Welke effecten zou verdere politieke, economische en culturele integratie in het kader van de Europese Unie kunnen hebben op de verschillen in levensverwachting zoals in figuur 2.7 te zien zijn?

2.2.5 Samengestelde maten voor de volksgezondheid

Maten voor verlies aan gezonde levensjaren en maten voor gezonde levensverwachting

Sinds kort is het mogelijk om maten voor functioneren en kwaliteit van leven (paragraaf 2.2.3) en maten voor sterfte en overleving (paragraaf 2.2.4) met elkaar te combineren in 'samengestelde maten voor de volksgezondheid', zoals *maten voor verlies aan gezonde levensjaren* (bijvoorbeeld *disability-adjusted life years* (DALY's)) en *maten voor de gezonde levensverwachting* (bijvoorbeeld levensverwachting vrij van beperkingen). Deze maten worden in thema A nader toegelicht. Het grote voordeel van deze maten is niet alleen dat ze een samenvattend beeld geven van de gezondheid van een bevolking, maar ook dat ze de gecombineerde effecten van ontwikkelingen en verschillen in morbiditeit én mortaliteit zichtbaar maken. We kunnen er immers niet zonder meer van uitgaan dat bijvoorbeeld een verbetering in de behandeling van een ziekte gepaard zal gaan met een betere gezondheid van de bevolking: als door een betere overleving meer mensen langer beperkingen van die ziekte ondervinden, is het netto-effect aanzienlijk minder gunstig dan wanneer restloze genezing niet alleen de overleving verbetert maar ook de chronische gevolgen van de ziekte wegneemt. Aids was in de eerste jaren na het ontstaan van de epidemie een tamelijk kortdurende ziekte met dodelijke afloop. Als gevolg van de beschikbaarheid van nieuwe geneesmiddelen die het ziekteproces effectief kunnen remmen maar niet tot genezing leiden, is aids inmiddels een chronische ziekte geworden. Ook ischemische hartziekten, die in de jaren zestig en zeventig van de vorige eeuw nog tot hoge sterfte op middelbare leeftijd leidden, hebben mede dankzij betere behandeling inmiddels een veel meer chronisch karakter gekregen.

Maten *voor verlies aan gezonde levensjaren*, zoals DALY's, lenen zich erg goed voor beantwoording van de vraag welke ziekten de meeste 'schade' aan de volksgezondheid toebrengen. Tabel 2.1 geeft hiervan een overzicht, samen met de ziekten die de hoogste incidentie en prevalentie, het grootste effect op de kwaliteit van leven, en de meeste overledenen en verlies van levensjaren hebben. Ischemische hartziekten gaan van alle aandoeningen in Nederland gepaard met het grootste verlies aan voor beperkingen gecorrigeerde levensjaren (DALY's). Dat is de resultante van een hoog verlies aan kwaliteit van leven (zelf weer het gevolg van een hoge prevalentie en een hoge ernstgraad), en van een hoge sterfte. Opmerkelijker is dat angststoornissen en depressie ook erg hoog in de rangorde van ziekten naar DALY-verlies staan: dit berust voornamelijk op het verlies aan kwaliteit van leven, en veel minder op een hoge sterfte, hoewel suïcide voor een deel verband houdt met psychische stoornissen.

Maten voor *gezonde levensverwachting* geven een mooi samenvattend beeld van de volksgezondheid. Tabel 2.3 geeft hiervoor enkele varianten, samen met de totale levensverwachting in 2003. De levensverwachting in goede ervaren gezondheid bedraagt in Nederland ruim 60 jaar, zowel voor mannen als voor vrouwen. Het gaat hierbij om jaren doorgebracht in een vlekkeloze gezondheid, en dat is een prachtig getal, zeker als we bedenken dat de totale levensverwachting pas rond 1920 de grens van 60 jaar overschreed. De levensverwachting zonder lichamelijke beperkingen bedraagt bijna 70 jaar, hetgeen wel enige grondslag geeft aan reclames voor pensioenverzekeringen die enige tijd geleden werden vertoond, waarin drumspelende of motorfietsrijdende bejaarden ten tonele werden gevoerd. Zowel bij de levensverwachting in goede ervaren gezondheid als de levensverwachting zonder lichamelijke beperkingen worden alleen volledig gezonde jaren meegeteld. Als we deze berekening verfijnen, door jaren met een minder dan goede gezondheid respectievelijk jaren met beperkingen gedeeltelijk mee te tellen, kunnen we een *health-adjusted life expectancy* (HALE) berekenen (de laatste variant in tabel 2.3). Deze ligt net onder de 70 jaar bij mannen, en rond de 70 jaar bij vrouwen. Opmerkelijk is dat vrouwen weliswaar beduidend langer leven dan mannen, maar dat een groot deel van deze extra jaren kennelijk opgaat aan jaren met een minder goede gezondheid.

Tabel 2.3 Levensverwachting en gezonde levensverwachting bij de geboorte van de Nederlandse bevolking in jaren, 2003

	Mannen	Vrouwen
levensverwachting	76,2	80,9
levensverwachting in als goed ervaren gezondheid	62,2	61,1
levensverwachting zonder lichamelijke beperkingen	69,9	69,8
health-adjusted life expectancy	67,7	70,9

Bron: Volksgezondheid Toekomst Verkenning, 2006 (zie tabel 2.1).

Internationale vergelijking: maten voor verlies van gezonde levensjaren

Met maten voor gezonde levensverwachting zijn ook interessante internationale vergelijkingen uit te voeren (figuur 2.8). In hoge-inkomenslanden is niet alleen de totale levensverwachting, maar ook de gezonde levensverwachting veel hoger dan in armere werelddelen, zoals Subsahara-Afrika en Zuid-Azië. Opmerkelijk is dat in absolute zin het aantal levensjaren doorgebracht met een slechtere gezondheid (het donkere gedeelte van de balkjes in de figuur) veel minder verschilt tussen werelddelen dan de totale levensverwachting. Terwijl de totale levensverwachting in de derde wereld veel lager is dan in de hoge-inkomenslanden, is het percentage van het leven dat wordt doorgebracht met een slechte gezondheid in de eerste veel hoger dan in de laatste. De gegevens in deze figuur suggereren dat de toename van de totale levensverwachting die gedurende de twintigste eeuw in de hoogontwikkelde landen is opgetreden, niet – zoals vaak wordt gedacht – gepaard is gegaan met een toename van het aantal jaren doorgebracht met ziekte en gebrek.

Vraag
Geef aan waarom de toename van de totale levensverwachting gepaard zou kunnen gaan met een toename van het aantal jaren doorgebracht met ziekte en gebrek.

2.3 GESCHIEDENIS VAN DE VOLKSGEZONDHEID

2.3.1 Demografische en epidemiologische transities

De lange lijn van de menselijke geschiedenis

Homo sapiens heeft waarschijnlijk gedurende het grootste deel van zijn 150.000-jarige geschiedenis een gemiddelde *levensverwachting* bij de geboorte gehad die rond de 30 jaar schommelde: maar weinig individuen leefden langer dan voor de voortplanting noodzakelijk was. De oorzaken van overlijden hebben tijdens die geschiedenis enkele grote veranderingen ondergaan. Onder jagers-verzamelaars, die in kleine groepen leefden, konden ziekteverwekkende micro-organismen zich maar in beperkte mate handhaven, en waren de belangrijkste sterfteoorzaken ongevallen, geweld en voedseltekorten. Toen de mens circa tienduizend jaar geleden overschakelde op een

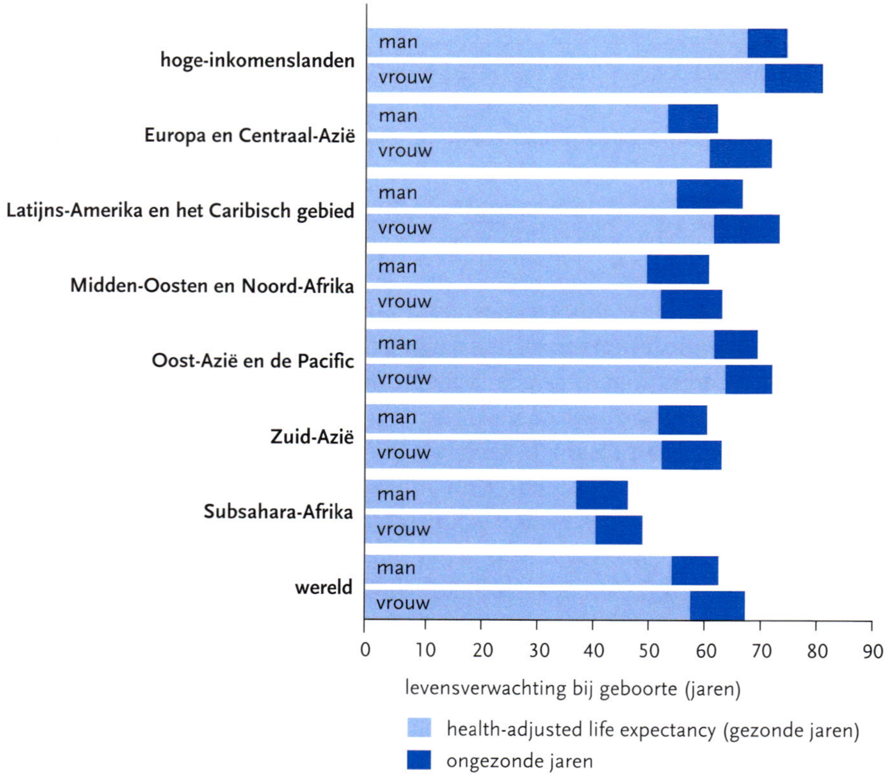

Figuur 2.8 Levensverwachting en gezonde levensverwachting (health-adjusted life expectancy, HALE) in verschillende delen van de wereld, 2001
Bron: Lopez AD (ed), et al. Global burden of disease and risk factors. The international bank for reconstruction and development/The World Bank, 2006.

profijtelijker boerenbestaan, en in grotere gemeenschappen en in direct contact met gedomesticeerde dieren ging leven, werden infectieziekten de belangrijkste sterfteoorzaak. Als keerzijde van de vooruitgang zag een aantal micro-organismen (mazelen, pokken, tuberculose) namelijk kans om zich van vee naar mensen te verspreiden en zich in menselijke populaties in stand te houden. Het ontstaan van steden deed het risico van infectieziekten nog verder toenemen. Er trad in Europa en Noord-Amerika pas een blijvende verbetering van de volksgezondheid op in de tweede helft van de negentiende eeuw. Daar is de levensverwachting inmiddels toegenomen tot tussen de 75 en 80 jaar, maar in veel andere delen van de wereld is deze 'transitie' nog gaande.

Demografische transitie

In figuur 2.9 is de ontwikkeling van de levensverwachting bij de geboorte in Nederland sinds het midden van de negentiende eeuw weergegeven. Rond 1850 bedroeg

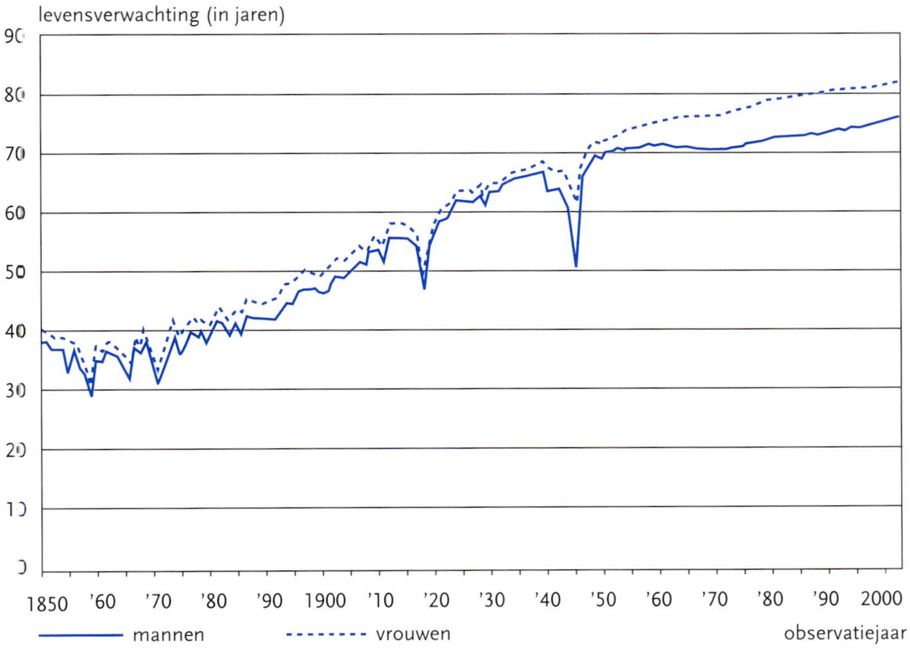

Figuur 2.9 Ontwikkeling van de levensverwachting bij de geboorte in Nederland, 1850-2003
Bron: Centraal Bureau voor de Statistiek. Bevolkingstrends, 2005.

de levensverwachting 38 jaar voor mannen en 40 jaar voor vrouwen. In ongeveer 150 jaar, dus in slechts vijf generaties, is de levensverwachting meer dan verdubbeld. Deze stijgende lijn wordt slechts onderbroken door de influenza-epidemie van 1918 en de gevolgen van de Tweede Wereldoorlog in 1940-1945. Opvallend is het verder uiteen gaan lopen van de curves voor mannen en vrouwen tussen 1950 en 1970. Dit was een gevolg van de sterke toename van sterfte aan hart- en vaatziekten bij mannen in die periode.

Aan deze toename van de levensverwachting ligt een spectaculaire daling van de sterftecijfers ten grondslag. Deze daling van de sterftecijfers werd met een vertraging van een aantal decennia gevolgd door een sterke daling van de geboortecijfers, en deze combinatie wordt wel aangeduid met de term 'demografische transitie'. Er vindt tijdens de demografische transitie in een tijdsbestek van 100 tot 150 jaar een overgang plaats van een situatie met hoge sterfte- en geboortecijfers naar een situatie met lage sterfte- en geboortecijfers. De daling van de geboortecijfers treedt later op dan die van de sterftecijfers, omdat het enige tijd duurt voordat mensen hun reproductiepatroon aanpassen aan de hogere overlevingskansen van kinderen. Door die vertraging neemt echter de bevolkingsomvang tijdelijk sterk toe. Sinds de achttiende eeuw is de wereldbevolking dan ook vertienvoudigd tot een omvang van meer dan zes miljard mensen aan het begin van de eenentwintigste eeuw.

Epidemiologische transitie

De daling van de sterftecijfers berust op een radicale verschuiving in het doodsoorzakenpatroon, die wel met de term 'epidemiologische transitie' wordt aangeduid. In de epidemiologische transitie worden drie fasen onderscheiden: het 'tijdperk van epidemieën en hongersnood'; het 'tijdperk van afnemende pandemieën' en het 'tijdperk van degeneratieve en door de mens veroorzaakte aandoeningen'. In het eerste tijdperk, dat voor Europa en Noord-Amerika tot diep in de negentiende eeuw heeft geduurd, is de sterfte nog hoog en wordt deze gedomineerd door infectieziekten. Samen met incidentele hongersnoden zorgen frequent voorkomende epidemieën van onder meer maagdarminfecties (bijvoorbeeld cholera) en luchtweginfecties (bijvoorbeeld mazelen en influenza) voor heftige fluctuaties in het sterfteniveau. In het tweede tijdperk, dat rond 1875 begint en tot ongeveer 1920 duurt, raken infectieziekten op hun retour en maken geleidelijk plaats voor ziekten als kanker, hart- en vaatziekten en ongevalsletsels. Gedurende het derde tijdperk, dat tot circa 1970 duurt, zet dit proces door en wordt het doodsoorzakenpatroon mede door een forse stijging van de sterfte aan hart- en vaatziekten vrijwel volledig door niet-infectieziekten gedomineerd. Doordat de infectieziekten die rond 1875 heersten, hun slachtoffers vooral op jeugdige leeftijd maakten, terwijl de 'moderne' ziekten die ervoor in de plaats kwamen, vooral op middelbare en oudere leeftijd toeslaan, vindt tijdens de epidemiologische transitie ook een sterke toename van de levensverwachting bij de geboorte plaats.

2.3.2 Achtergronden van toename van de levensverwachting

Welvaartsgroei en hygiënische maatregelen

De gangbare opvattingen over de *verklaring van de snelle sterftedaling* tussen de tweede helft van de negentiende eeuw en circa 1970 zijn in belangrijke mate gebaseerd op het werk van een Engelse sociaalgeneeskundige, Thomas McKeown. Voordat zijn opvattingen gemeengoed werden, werd deze sterftedaling veelal toegeschreven aan een geleidelijk toegenomen effectiviteit van de gezondheidszorg. McKeowns argumenten tegen een belangrijk effect van de gezondheidszorg op deze sterftedaling waren als volgt. De daling kan grotendeels worden toegeschreven aan een daling van de infectieziektesterfte. Vóór het midden van de twintigste eeuw waren er geen effectieve medische interventies tegen infectieziekten beschikbaar. Ergo, het grootste deel van de sterftedaling moet worden toegeschreven aan andere factoren dan de introductie van effectieve medische interventies.

Het eerste argument is gebaseerd op een analyse van doodsoorzaken die hierboven al kort werd genoemd: 75% van de sterftedaling berust op een daling van de sterfte aan infectieziekten. Het tweede argument is gebaseerd op een voor iedere afzonderlijke infectieziekte uitgevoerde analyse van het tijdstip van beschikbaar komen van de eerste, volgens moderne inzichten effectieve medische interventies. Voor de meeste infectieziekten gaat het hierbij om sulfonamiden (circa 1935) of antibiotica (circa 1945-1950) of om vaccinaties (circa 1950). Uit een vergelijking van de genoemde tijdstippen met de timing van de sterftedaling, die toen al grotendeels achter de rug was, blijkt duidelijk dat deze interventies slechts een klein deel van de totale sterftedaling kunnen verklaren. Figuur 2.10 laat dit voor één voorbeeld, longtuberculose, duidelijk zien. Overigens is er wel degelijk een effect van de introductie van antibiotica (zie het 'kuiltje' in de sterftecurve van tuberculose na circa 1945), maar dit kwam als het ware te laat om nog substantieel aan de totale sterftedaling bij te dragen.

Nadat op deze wijze de bijdrage van medische zorg naar de achtergrond is verdwenen, resteert eigenlijk alleen de mogelijkheid van *verbeteringen in de 'omgeving'*, waarbij McKeown onderscheid maakt tussen hygiënische maatregelen (en andere vormen van collectieve preventie) en een toegenomen welvaart. Waarschijnlijk hebben beide een belangrijke rol gespeeld. De aanleg van drinkwaterleiding en riolering (met een effect op diarreeziekten), verbeteringen in de volkshuisvesting (met een effect op luchtweginfecties) en verbeteringen van arbeidsomstandigheden zijn voorbeelden van hygiënische maatregelen die aan de sterftedaling hebben bijgedragen. De verhoging van de welvaart zal onder andere hebben geleid tot een verbeterde voedingstoestand. Mede dankzij deze verbeterde voedingstoestand is de incidentie en letaliteit van veel infectieziekten afgenomen.

De keerzijde hiervan was de opkomst van 'welvaartsziekten' zoals hart- en vaatziekten. De toename van de sterfte aan hart- en vaatziekten berust vooral op een toename van de sterfte aan ischemische hartziekte, een aandoening waarvan de determinanten verankerd liggen in het consumptiepatroon dat in westerse landen met de toename van de welvaart gangbaar werd. De veranderingen in het voedingspatroon

Figuur 2.10 Ontwikkeling van de sterfte aan longtuberculose in Engeland, 1848-1971

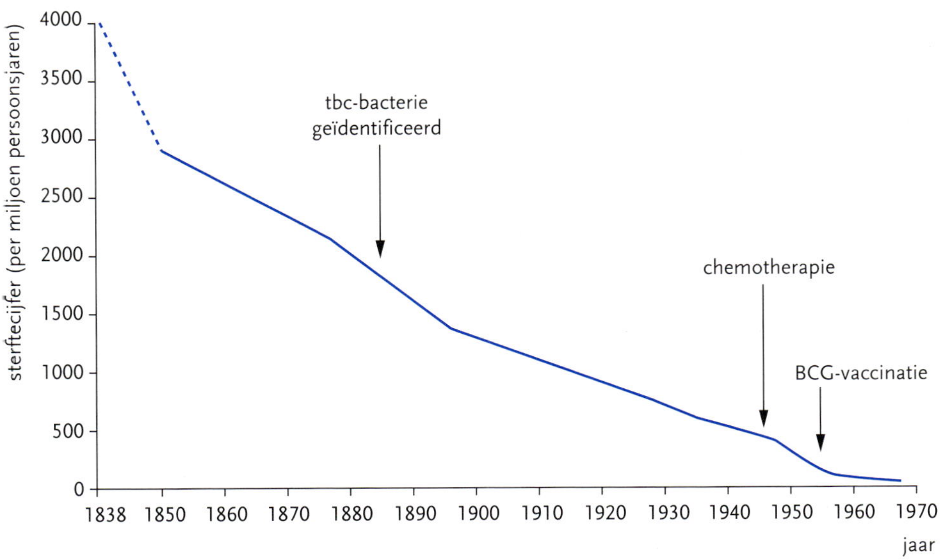

Bron: McKeown Thf. The role of medicine: dream, mirage or nemesis. London: Nuffield Provincial Hospital Trust, 1976.

die hebben geleid tot een relatief hoog gehalte aan (verzadigd) vet, de veranderingen in het bewegingspatroon die hebben geleid tot het op grote schaal vóórkomen van overgewicht, en de opkomst van het tabaksgebruik staan alle in rechtstreeks verband met nieuwe en efficiëntere productiewijzen en de daardoor mogelijk gemaakte hoge consumptie van voedings- en genotmiddelen. Deze samenhang met de welvaart zien we ook terug in een positief verband tussen sociaaleconomische status en het vóórkomen van ischemische hartziekte tijdens de beginjaren van de opkomst van deze aandoening. Uit die tijd dateert de uitdrukking 'managersziekte' voor het hartinfarct.

Rol van gezondheidszorg

Sinds McKeown zijn baanbrekende werk over de achtergronden van de grote sterftedaling vanaf het midden van de negentiende eeuw publiceerde, zijn er nogal wat kritische kanttekeningen bij gemaakt. De hoofdlijn van zijn betoog, namelijk dat verbeteringen in de gezondheidszorg nooit de belangrijkste verklaring voor de toename van de levensverwachting kunnen zijn, is overeind gebleven. Echter, het is wel duidelijk geworden dat de rol van de gezondheidszorg belangrijker is geweest dan hij heeft gesuggereerd. Zo waren veel hygiënische maatregelen niet goed mogelijk geweest zonder de eerste medisch-wetenschappelijke inzichten in de ziekmakende rol van micro-organismen of in het belang van een goede samenstelling van zuigelingenvoedsel.

Daarnaast heeft de invoering van effectieve medische interventies in de gezondheidszorg direct effect gehad op het verloop van de sterftecijfers. Het duidelijkst is dat aanwijsbaar bij echte doorbraken in de behandeling van ziekten die daarvoor op grote schaal tot acute sterfte leidden, zoals de invoering van antibiotica in de tweede helft van de jaren veertig van de vorige eeuw. Niet alleen bij tuberculose (figuur 2.10), maar bij vele infectieziekten is tijdens de invoering van antibiotica een sterke (versnelling van de) sterftedaling zichtbaar, die zonder twijfel op een therapeutisch effect berust. Een vergelijkbare ontwikkeling heeft zich in de loop van de tweede helft van de twintigste eeuw bij meer typen aandoeningen voorgedaan, bijvoorbeeld bij bepaalde vormen van kanker (testiskanker, leukemie, ziekte van Hodgkin) waartegen vanaf de jaren zeventig effectieve vormen van chemotherapie beschikbaar kwamen.

Tabel 2.4 bevat een overzicht van *medische interventies* die in de laatste vijftig tot honderd jaar zijn ontwikkeld, en die aan een daling van de sterfte aan bepaalde aandoeningen hebben bijgedragen. Bij sommige van deze interventies, zoals de antibiotica, vaccinaties en combinatiechemotherapie bij bepaalde vormen van kanker, gaat het om revolutionaire vindingen die in een klap een grote gezondheidswinst mogelijk maakten. Bij andere interventies, zoals verbeteringen in chirurgie/anesthesie en in ante-/perinatale zorg, gaat het om geleidelijkere veranderingen die stapsgewijs tot stand zijn gekomen. De sterftedalingen die bij de in tabel 2.4 genoemde aandoeningen zijn opgetreden, hebben een duidelijke bijdrage geleverd aan de daling van de totale sterfte over deze periode en aan de toename van de levensverwachting bij de geboorte. Berekeningen hiervan voor verschillende landen geven aan dat gedurende

Tabel 2.4 Door medische zorg (gedeeltelijk) voorkombare of behandelbare aandoeningen, waarvoor in de twintigste eeuw op bevolkingsniveau sterftedalingen zijn opgetreden

Groep	Interventie	Doodsoorzaak
I	specifieke medische therapieën	schildklieraandoeningen pernicieuze anemie diabetes mellitus (< 25 jaar) overige anemieën
II	verbeteringen in chirurgie/anesthesie	maag- en duodenumzweer appendicitis galblaasziekten abdominale hernia ileus zonder vermelding van hernia prostaathypertrofie
III	verbeteringen in ante- en perinatale zorg	maternale sterfte perinatale sterfte
IV	antibiotica	tuberculose influenza en pneumonie overige infectieziekten[1]
V	operatieve behandeling congenitale afwijkingen	congenitale afwijkingen spijsverterings-organen congenitale hartafwijkingen
VI	profylaxe en hartklepchirurgie	reumatische hartziekte
VII	vaccinatie	difterie kinkhoest tetanus poliomyelitis
VIII	hemodialyse	nefritis en nefrose
IX	opsporing en behandeling hypertensie	hypertensieziekte cerebrovasculaire aandoeningen
X	verbetering in behandeling kanker	lip- en huidkanker nierkanker (< 15 jaar) ziekte van Hodgkin testiskanker leukemie (< 15 jaar)
XI	bevolkingsonderzoek	baarmoederhalskanker

1 Omvat een groot aantal andere infectieziekten die met antibiotica kunnen worden behandeld.

Bron: Mackenbach JP. McKeown en de bijdrage van de gezondheidszorg aan de sterfteontwikkeling. Tijdschr Soc Gezondheidsz 1988;66:414-8.

de twintigste eeuw ongeveer vijf jaar winst in levensverwachting is gerealiseerd dankzij verbeteringen in de gezondheidszorg. Hoewel de totale winst in levensverwachting gedurende de twintigste eeuw maar liefst dertig jaar bedroeg, en de gezondheidszorg dus inderdaad niet het grootste deel van de overlevingswinst op zijn conto kan schrijven, gaat het toch bepaald niet om een verwaarloosbare bijdrage.

Vraag
Vat samen welke factoren de sterftedaling tussen de tweede helft van de negentiende eeuw en circa 1970 verklaren.

2.3.3 Recente trends in de volksgezondheid

Een vierde fase in de epidemiologische transitie?

Rond 1970 heerste in Europa en Noord-Amerika de gedachte dat de ontwikkeling van sterfte en levensverwachting een plateaufase had bereikt. Verdere verbeteringen in de levensverwachting zouden niet goed voorstelbaar zijn vanwege het 'degeneratieve' en dus met processen van veroudering nauw verbonden karakter van de dominante ziekten in het sterftepatroon. Niets bleek minder waar: rond 1970 zette juist in vele Europese landen en in Noord-Amerika een hernieuwde sterftedaling in. Hierbij wordt wel gesproken van een vierde fase van de epidemiologische transitie: het tijdperk van *delayed degenerative diseases*. De naam van deze fase verwijst naar het feit dat van een uitschakeling van de 'degeneratieve' ziekten niet zozeer sprake is, maar wel van een uitstel naar hogere leeftijden. Ook ongevalsletsel nam na 1970 in veel landen als doodsoorzaak af. Figuur 2.11 vat deze recente sterfteontwikkelingen grafisch samen.

De daling van de sterfte aan hart- en vaatziekten berust voor een belangrijk deel op een *daling van de sterfte aan ischemische hartziekte*. Aan deze daling was een nog

Figuur 2.11 Ontwikkeling van de sterfte aan (A) alle doodsoorzaken, (B) ischemische hartziekte en (C) wegverkeersongevallen in Nederland, 1950-2003

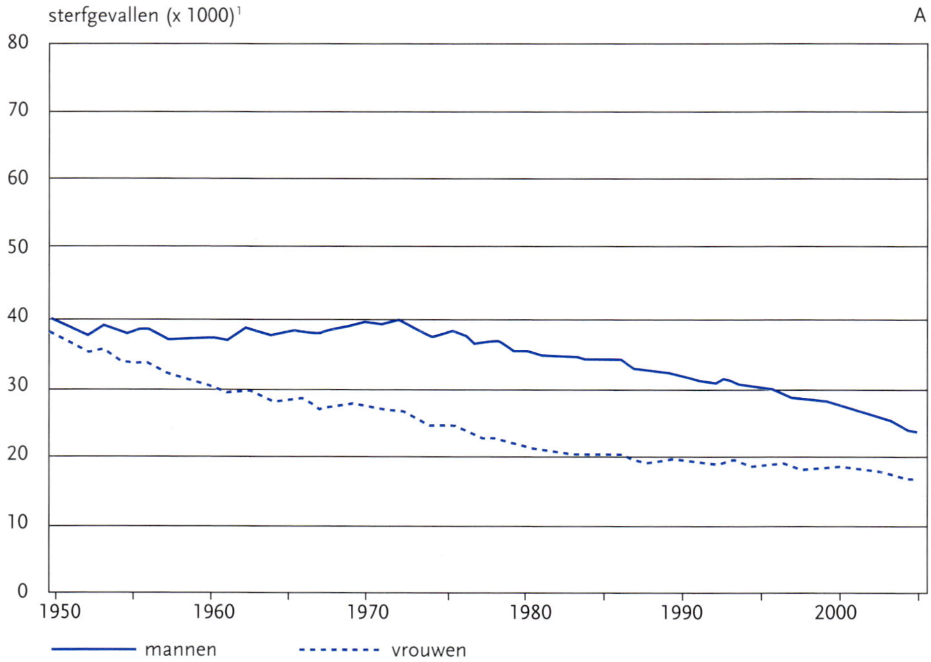

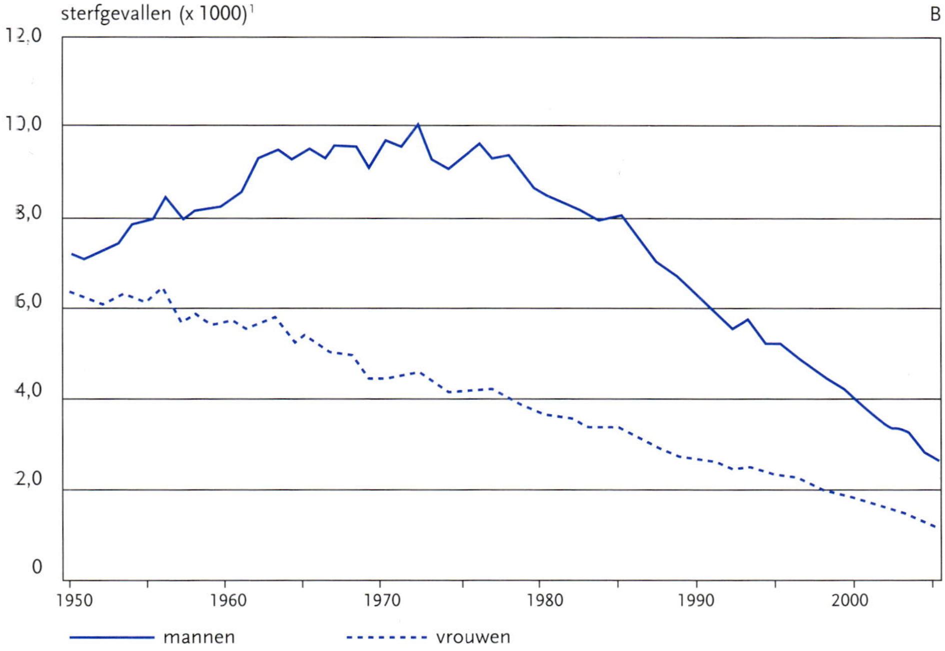

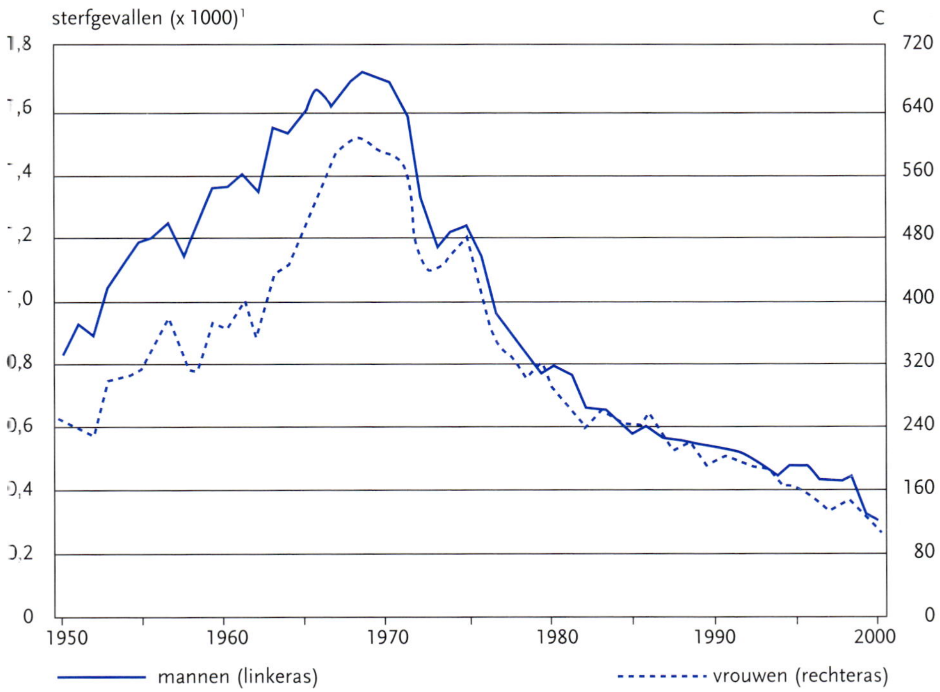

1 Gestandaardiseerd naar de omvang en leeftijdssamenstelling van de bevolking in 1950.
Bron: Centraal Bureau voor de Statistiek. Bevolkingstrends, 2006.

spectaculairdere stijging voorafgegaan, zoals in figuur 2.11B te zien is. Aan de daling van de ischemische hartziektesterfte hebben vermoedelijk meer factoren bijgedragen. Een sterke afname van het roken van sigaretten, een lichte daling van het serumcholesterol, en een verbeterde opsporing en behandeling van hypertensie hebben ervoor gezorgd dat de belangrijkste risicofactoren in de bevolking iets zijn teruggedrongen (zie ook paragraaf 2.6.4). Daarnaast heeft waarschijnlijk ook de betere medische zorg voor hartinfarctpatiënten een rol gespeeld, onder andere de toepassing van trombolyse bij het acute hartinfarct en het gebruik van acetylsalicylzuur en andere geneesmiddelen ter voorkoming van een volgend infarct.

Rond 1970, als de daling van de ischemische hartziektesterfte inzet, houdt ischemische hartziekte als het ware op met een welvaartsziekte te zijn. Niet alleen daalt de sterfte aan ischemische hartziekte terwijl de welvaart verder toeneemt, ook de positieve samenhang tussen sociaaleconomische status en ischemische hartziekte slaat rond 1970 om in een negatieve samenhang. Van een managersziekte is de ischemische hartziekte een 'volksziekte' geworden, die evenals veel andere aandoeningen meer voorkomt in de lagere sociaaleconomische groepen.

Zoals uit figuur 2.11C blijkt, heeft de ontwikkeling van de *sterfte aan wegverkeersongevallen* een even epidemisch verloop gehad als die van de ischemische hartziektesterfte. Ook hier moet de verklaring van de daling na circa 1970 worden gezocht in een combinatie van ontwikkelingen. Allereerst neemt tot aan 1970 het aantal autokilometers, onder invloed van de hoge economische groei, jaarlijks sterk toe. De keerzijde van de medaille van economische vooruitgang is hier een sterke stijging van de verkeerssterfte. Na 1970 vlakt de groei van de mobiliteit echter af, onder invloed van de minder gunstige economische omstandigheden in de periode na de eerste oliecrisis (1973). Bij gelijkblijvende ongevalscijfers per afgelegde autokilometer zou alleen deze ontwikkeling al tot een verandering in de trend hebben geleid. Daarnaast zijn in het begin van de jaren zeventig diverse zeer effectieve preventieve maatregelen genomen op het terrein van de verkeersveiligheid, zoals de wettelijke verplichting tot het dragen van de veiligheidsgordel en de bromfietshelm, de alcoholwet, en de snelheidsbeperking op wegen buiten de bebouwde kom.

Dankzij deze gunstige ontwikkelingen in de sterfte aan hart- en vaatziekten en ongevalsletsels is de stagnatie van de levensverwachting bij de geboorte zoals die het eind van de derde fase van de epidemiologische transitie kenmerkte, rond 1970 omgeslagen in een hernieuwde toename, in het bijzonder bij mannen.

Een vijfde fase in de epidemiologische transitie?

Toch zijn niet alle ontwikkelingen sinds 1970 even gunstig geweest. Tijdens de epidemiologische transitie is de sterfte ten gevolge van infectieziekten sterk gedaald, en even heeft het erop geleken dat infectieziekten een probleem van het verleden zouden worden. Dankzij sanitaire maatregelen, vaccinaties en antibiotica leken de risico's vrijwel geheel onder controle, in elk geval in westerse landen. Inmiddels is echter duidelijk dat dit geenszins het geval is. Sommige 'oude' infectieziekten zijn teruggekeerd, nieuwe infectieziekten zijn opgekomen. Men spreekt in dit verband wel van een vijfde fase in de epidemiologische transitie: het tijdperk van *emergent and re-emergent infections*.

De terugkeer van 'oude' infectieziekten berust deels op toenemende *resistentie van micro-organismen tegen antibiotica*. Door veelvuldig en soms onoordeelkundig gebruik van antibiotica, niet alleen bij de mens maar ook bij vee, is resistentie een toenemend probleem, vooral in de behandeling van tuberculose, malaria en stafylokokkeninfecties. Na decennia van effectieve tuberculosebestrijding, onder meer met combinaties van krachtige antibiotica, doken de eerste multiresistente stammen van *Mycobacterium tuberculosis* op in het begin van de jaren negentig van de twintigste eeuw. Deze vormen een bijzonder groot probleem in Rusland, waar tuberculose vooral in de overbevolkte gevangenissen epidemische vormen heeft aangenomen, en waar inmiddels een kwart van de tuberculosegevallen primaire resistentie tegen een van de gangbare antibiotica vertoont. Met de ineenstorting van het Sovjetrijk zijn de staatsinstellingen zodanig in verval geraakt dat een strak regime van tuberculosebehandeling, dat resistentieontwikkeling moet voorkomen, zowel onbetaalbaar als onuitvoerbaar is geworden. Via reizigersverkeer en migratie verspreiden deze stammen zich snel naar omliggende landen. In Nederland zijn tot nu toe vooral multiresistente stafylokokkeninfecties een groot probleem, vooral in de ziekenhuizen. Deze gevallen van resistentieontwikkeling illustreren dat het aanpassingstempo van micro-organismen hoger kan liggen dan de ontwikkelingssnelheid van antibiotica, en dat we in veel gevallen beter naar een ecologisch evenwicht met, dan een medische of technische eradicatie van micro-organismen kunnen streven.

Een ander voorbeeld van de volksgezondheidseffecten van globalisering is de razendsnelle verspreiding, sinds 1980, van hiv/aids. De eerste gevallen werden bij homoseksuelen aan de Amerikaanse westkust waargenomen, en in eerste instantie verspreidde de ziekte zich in Noord-Amerika en Europa vooral via promiscue homoseksueel contact. Inmiddels is in deze landen ook heteroseksueel contact en intraveneus drugsgebruik belangrijk als verspreidingsroute. Na een periode van stijgende sterftecijfers voor deze aandoening, vooral bij mannen tussen 20 en 40 jaar, zijn deze met de introductie van effectieve geneesmiddelen in Noord-Amerika en delen van Europa inmiddels alweer dalende. Van de wereldwijd veertig miljoen mensen die met het virus zijn besmet, woont echter twee derde in Afrika. Daar is in sommige landen de levensverwachting bij de geboorte door de epidemie van hiv/aids zelfs met vijftien tot twintig jaar gedaald, waardoor de richting van de demografische transitie lijkt te zijn omgekeerd (zie verder hoofdstuk 3).

De opkomst van steeds nieuwe infectieziekten zoals die zich tijdens de menselijke geschiedenis heeft voorgedaan, is te begrijpen als gevolg van steeds nieuwe overschrijdingen van 'microbiologische barrières'. Toen jagers-verzamelaars landbouw en veeteelt gingen bedrijven, werden de microbiologische barrières tussen dier en mens opgeheven, en konden onder meer mazelen, pokken en influenza overspringen van mens naar dier. Toen verdere economische en technische vooruitgang de handel tussen ver van elkaar gelegen menselijke populaties mogelijk maakte en bevorderde, werden de microbiologische barrières tussen Azië en Europa geslecht. Als gevolg daarvan konden grote epidemieën van pest (veertiende eeuw) en cholera (negentiende eeuw) zich naar Europa verspreiden. Op hun beurt brachten de Europeanen via trans-Atlantische verovering en kolonisatie verschillende infectieziekten naar Amerika, waardoor de oorspronkelijke bevolking die hiertegen geen enkele immuniteit bezat, in korte tijd werd gedecimeerd. De opkomst van *severe acute respiratory syndrome* (SARS) in 2002 en later, die vermoedelijk het gevolg was van het overspringen van een virus van de in China als delicatesse geldende civetkat naar de mens, illustreert dat de samenvloeiing van de microbiologische reservoirs van verschillende menselijke en dierlijke populaties nog steeds voor verrassingen kan zorgen.

Levensverwachting en gezonde levensverwachting

Per saldo is de *levensverwachting bij de geboorte* in Nederland de laatste decennia behoorlijk toegenomen, zij het minder snel dan in sommige andere Europese landen (figuur 2.12). De Nederlandse positie binnen West-Europa is daardoor minder gunstig dan enkele decennia geleden. Behoorde Nederland in de jaren vijftig en zestig nog tot de absolute top, nu is dat niet meer het geval. In de afgelopen dertig jaar is de levensverwachting van mannen minder snel gestegen dan het gemiddelde van de Europese Unie, terwijl bij vrouwen zelfs van enige stagnatie sprake is. Als gevolg daarvan ligt de levensverwachting van Nederlandse vrouwen nu zelfs onder het EU-gemiddelde. Deze relatief ongunstige trends in levensverwachting berusten vooral op een stagnatie van de sterftedaling onder de allerjongsten en de alleroudsten. De achtergronden worden verder besproken in paragraaf 2.6.1 en 2.6.6.

Gelukkig neemt de *gezonde levensverwachting* de afgelopen jaren gestaag toe. Vooral het aantal jaren zonder beperkingen is in de afgelopen vijftien jaar aanzienlijk gestegen. Deze ontwikkeling wordt ook in veel andere westerse landen gezien en berust op een daling van de prevalentie van (ernstige) beperkingen in mobiliteit, gehoor en gezichtsvermogen. Deze is niet het gevolg van een dalende prevalentie van ziekten en aandoeningen in de bevolking. Daarvan lopen de trends juist sterk uiteen: bij sommige ziekten wordt een sterke stijging gezien, bij andere juist een sterke daling. De daling in het vóórkomen van beperkingen moet dus berusten op een vermindering van het 'invaliderende' effect van ziekten, vermoedelijk als gevolg van betere behandeling en/of meer gebruik van hulpmiddelen. De sterke toename van het aantal aangebrachte heupprothesen en uitgevoerde staaroperaties, ook of juist bij ouderen, wijst erop dat dit zeker tot de mogelijkheden behoort.

Vraag

Beschrijf een aantal recente trends in de volksgezondheid, en beargumenteer waarom het zinvol zou kunnen zijn om deze als vierde of vijfde fase van de epidemiologische transitie te onderscheiden.

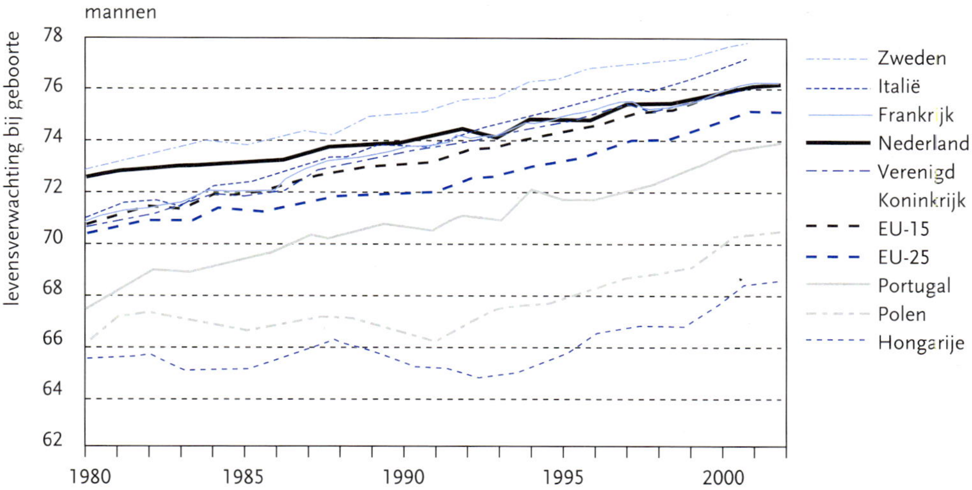

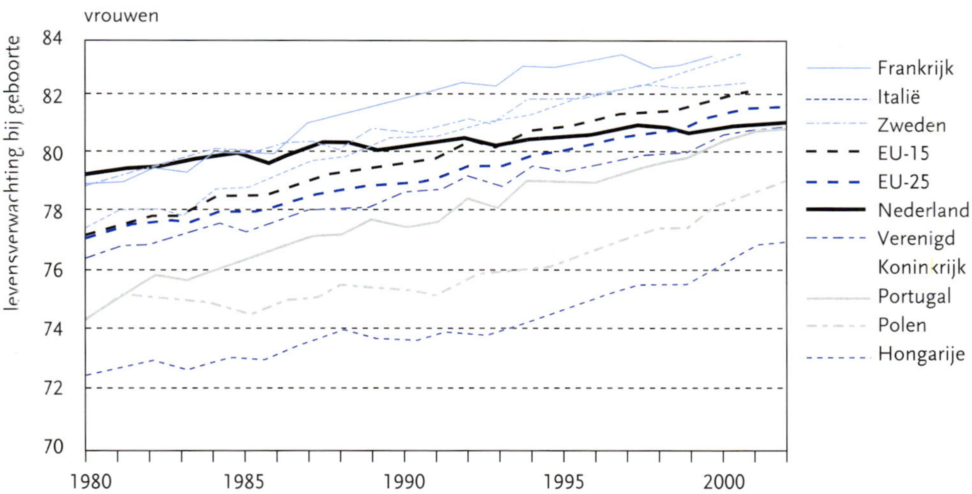

Figuur 2.12 *Ontwikkeling van de levensverwachting bij de geboorte in verschillende West-Europese landen in jaren, 1980-2002*
Bron: http://www.rivm.nl/vtv.

2.4 DETERMINANTEN VAN GEZONDHEID

2.4.1 Theorieën en modellen

Een ecologisch perspectief

Er zijn meer dan zesduizend ziekten beschreven, die onderling sterk verschillen in de tekenen en symptomen waarmee ze gepaard gaan ('klinisch beeld'), en in de biologische en soms mentale mechanismen die tot dat klinisch beeld leiden ('pathofysiologie'). Ook de gebeurtenissen en omstandigheden binnen en buiten het organisme die deze mechanismen in gang zetten, en dus als de oorzaken van ziekte kunnen worden beschouwd ('etiologie'), lopen sterk uiteen. Niettemin kunnen deze gebeurtenissen en omstandigheden wel onder een gemeenschappelijke noemer worden gebracht (figuur 2.13).

De overleving van alle levende organismen is afhankelijk van een continue *uitwisseling van energie en materie* met hun externe omgeving. Deze uitwisseling is gewoonlijk voordelig, omdat deze het organisme voorziet van de noodzakelijkheden van het bestaan (voeding, zuurstof, warmte en water). Problemen kunnen ontstaan wanneer de inname van deze levensbehoeften onvoldoende of juist overmatig is, of wanneer het organisme schadelijke vormen van energie en materie (fysische, chemische, biologische, psychologische 'noxae') tegen het lijf loopt. Veel bekende ziektemechanismen worden dan ook in gang gezet door nadelige uitwisselingen met de externe omgeving, zoals invasie van micro-organismen, inhalatie van toxische stoffen, ontmoetingen met kinetische energie, en inname van overmatige hoeveelheden van overigens waardevolle vormen van voeding.

Figuur 2.13 Algemeen model voor oorzaken van ziekte

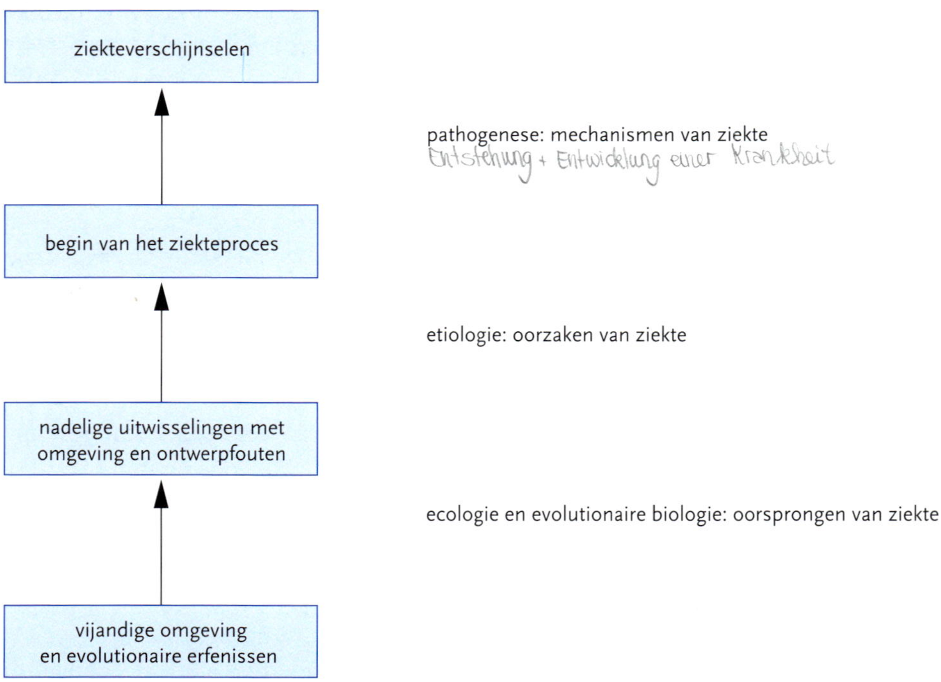

Bron: Mackenbach JP. The origins of human disease: a short story on 'where diseases come from'. J Epidemiol Community Health 2006;60:81-6.

Dat deze uitwisselingen zo vaak nadelig zijn, heeft alles te maken met het *fundamenteel vijandige karakter* van onze abiotische en biotische omgeving, waarin zelfs de stof waarvan vrijwel alle leven afhankelijk is, zuurstof, vele chemische verbindingen in het organisme aantast en zelfs ijzer doet roesten. Ook is blootstelling aan een vijandige omgeving nog wel eens het gevolg van het actief opzoeken van een nieuwe omgeving waarvoor we ons nog niet onvoldoende hebben kunnen equiperen, of van menselijke interventies die de omgeving nog vijandiger hebben gemaakt dan deze normaal gesproken al is. Het zoeken van 'nieuwigheid' is misschien zelfs ingebakken in ons ontwerp, en heeft de menselijke soort in elk geval de hele wereld rond gebracht, soms met als gevolg gezondheidsschade bij individuele organismen, bijvoorbeeld door het slechten van microbiologische barrières. Menselijke activiteit kan natuurlijk ook direct de omgeving aantasten, bijvoorbeeld in het geval van verontreiniging van lucht, bodem en water.

Nadelige uitwisselingen met de externe omgeving zijn echter gewoonlijk niet een voldoende oorzaak van het optreden van een ziekte. Niet iedereen die aan sigarettenrook wordt blootgesteld, krijgt immers longkanker. Levende organismen beschikken gelukkig over een grote diversiteit aan *beschermings- en herstelmechanismen*, uiteenlopend van gedragsveranderingen (razendsnel terugtrekken van een hand bij aanraking met hete voorwerpen) en beschermende structuren (een schedel die de klap opvangt, trilharen op de slijmvliezen van de luchtwegen die stofdeeltjes verwijderen) tot detoxificatieprocedures (omzetting van alcohol in de lever) en immuunreacties (die de meeste micro-organismen die het lichaam binnendringen doden). Enigerlei falen van deze beschermings- en herstelmechanismen kan daarom vrijwel altijd worden aangewezen als medeoorzaak van ziekte – dit is niet alleen een vereiste van de logica (in de zin dat fracturen altijd ook het gevolg zijn van onvoldoende sterkte van de botten), maar kan soms ook empirisch worden onderbouwd (niet iedereen is even 'vatbaar' voor infectieziekten).

Dat de beschermings- en herstelmechanismen soms tekortschieten, kan vaak worden verklaard vanuit de *evolutietheorie*. De structurele en functionele kenmerken van het menselijk organisme zijn over vele miljoenen jaren gevormd, en zijn zorgvuldig geselecteerd op hun vermogen om bij te dragen aan overleving en reproductie in een vijandige omgeving. Ondanks de enorme verfijning is het ontwerp echter verre van perfect. Dit gebrek aan perfectie is het gevolg van het feit dat het menselijk organisme zich geleidelijk en incrementeel heeft ontwikkeld, door *survival of the fittest* in verschillende externe omgevingen, en van het feit dat het bereiken van perfectie voor die overleving niet noodzakelijk was. Het enige dat nodig was om de lezers van dit boek het huidige moment te laten beleven, was dat de genen van hun voorouders aan hun kinderen werden doorgegeven voordat hun lichamen bezweken aan de gevolgen van een vijandige omgeving, en niet dat die genen codeerden voor een in alle opzichten perfect organisme.

Alle ziekte is zo beschouwd een gevolg van een complexe *interactie tussen menselijk organisme en omgeving*: een organisme dat zelf de genetische sporen van een lange overlevingsgeschiedenis in diverse omgevingen met zich meedraagt, en een veelal vijandige omgeving die actief door mensen wordt opgezocht en gevormd. Dit ecologische perspectief brengt met zich mee dat we in de public health minder geïnteresseerd zijn in de vraag waarom het ene individu wel en het andere niet ziek wordt, dan in de vraag hoe het komt dat de ene populatie een hoge en de andere een lage frequentie van die ziekte heeft. In de ziektepatronen van populaties komt de interactie tussen die populatie en haar omgeving tot uiting, en dat geldt dus ook voor de gezondheid van de Nederlandse bevolking.

Determinantenschema's

Epidemiologisch onderzoek heeft ons, samen met klinisch en laboratoriumonderzoek, veel geleerd over de *specifieke determinanten* van een aantal belangrijke aandoeningen. Er zijn in het verleden verschillende pogingen gedaan om deze determinanten in een handzaam schema samen te vatten. Een beroemd voorbeeld daarvan is het determinantenschema van Lalonde (figuur 2.14). Lalonde was de minister van Volksgezondheid en Welzijn van Canada, die in 1974 een notitie uitbracht onder de titel *A new perspective on the health of the Canadians*, waarin onderscheid werd gemaakt tussen vier categorieën van determinanten: gedrag/leefstijl, fysieke omgeving, sociale omgeving en gezondheidszorg. Het belangrijkste doel van dit toentertijd revolutionaire schema was om de aandacht te vestigen op de grote rol van andere factoren dan de gezondheidszorg, die in de jaren zestig en zeventig van de vorige eeuw in de ogen van Lalonde en zijn medestanders in het gezondheidsbeleid te veel nadruk had gekregen.

Figuur 2.14 Determinanten van gezondheid: model van Lalonde

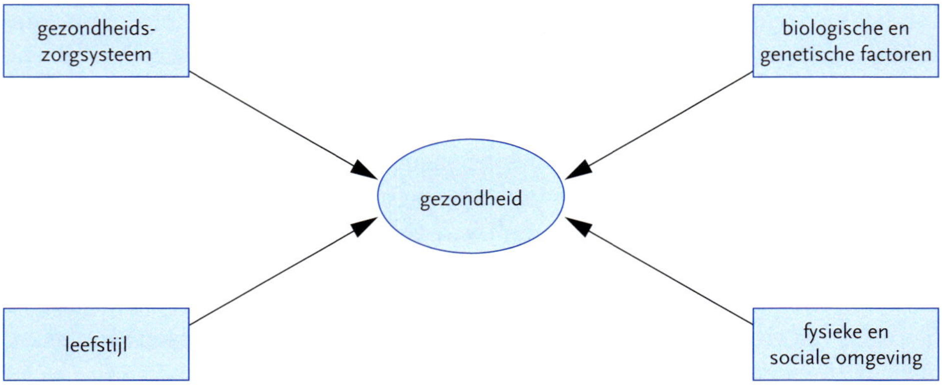

Bron: Ministry of National Health and Welfare. A new perspective on the health of the Canadians. Ottawa, 1974.

Een moderne variant van dit schema is te vinden in figuur 2.15. Bij veel ziekten en andere gezondheidsproblemen is een aantal determinanten bekend die aan de persoon zelf kunnen worden vastgesteld. In het schema zijn die aangeduid met 'persoonskenmerken': erfelijke factoren (genetisch bepaalde aanleg voor bepaalde ziekten), verworven somatische factoren (bijvoorbeeld hoog serumcholesterol, hoge bloeddruk, overgewicht) en verworven psychische factoren (bijvoorbeeld psychosociale stress, controlebesef, copingstijl). Deze persoonskenmerken worden beïnvloed door 'exogene determinanten', die hier zijn onderscheiden in fysieke omgeving (bijvoorbeeld lawaai, luchtverontreiniging, verkeersonveiligheid), leefstijl (bijvoorbeeld roken, lichaamsbeweging, seksueel gedrag) en sociale omgeving (bijvoorbeeld sociale relaties, werkbelasting, sociaaleconomische status). Het is niet moeilijk om dit schema in verband te brengen met de theoretische inzichten van de vorige sectie: persoonskenmerken staan hier voor organisme, en exogene determinanten voor omgeving. Alleen het inzicht dat het juist de interactie tussen organisme en omgeving is die ziekte veroorzaakt, was kennelijk moeilijk duidelijk in beeld te brengen. Verder is opmerkelijk dat de biotische omgeving zowel in dit schema als in dat van Lalonde ontbreekt.

Figuur 2.15 Determinanten van gezondheid: model van de Volksgezondheid Toekomst Verkenning van het Rijksinstituut voor Volksgezondheid en Milieu

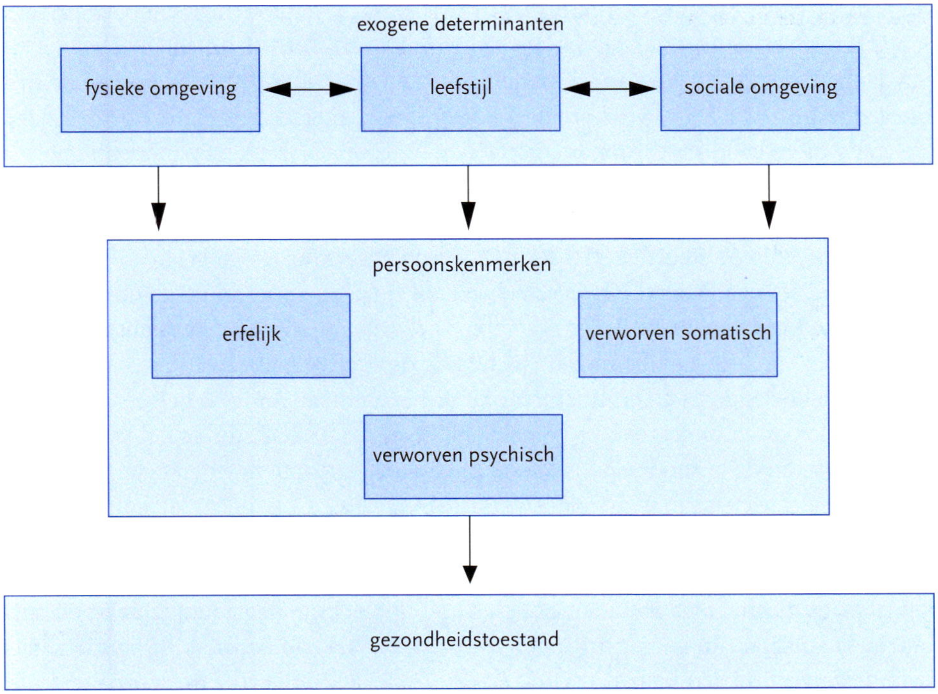

Bron: Bewerking van determinantenschema in Volksgezondheid Toekomst Verkenning 2006 (zie tabel 2.1).

Vraag
In figuur 2.15 verloopt de invloed van 'exogene determinanten' op de gezondheidstoestand via 'persoonskenmerken'. Geef hiervan enkele voorbeelden. Staan ook erfelijke factoren onder invloed van 'exogene determinanten'?

Kwantitatief overzicht: populatieattributieve fracties

Het belang van determinanten voor een bepaalde aandoening wordt in de epidemiologie veelal uitgedrukt met een *relatief risico* (RR): de verhouding tussen de kans op de ziekte met, en die zonder de risicofactor. Vanuit volksgezondheidsperspectief geeft het RR echter niet voldoende informatie: dit kan immers hoog zijn, terwijl toch maar weinig ziektegevallen door blootstelling aan de betreffende factor worden veroorzaakt. Het totaal aantal ziektegevallen dat met de risicofactor in verband staat, kan worden geschat met de *populatieattributieve fractie* (PAF), die kan worden berekend uit het RR én de prevalentie van de risicofactor (zie voor een introductie van deze maten thema B).

Tabel 2.5 geeft een overzicht van de PAF's van tien belangrijke determinanten van sterfte, verlies van kwaliteit van leven, en verlies van *disability-adjusted life years* (DALY's). Roken is de belangrijkste oorzaak van verloren levensjaren en van verloren DALY's, maar niet van verlies van kwaliteit van leven (hier uitgedrukt als 'ziektejaarequivalenten': jaren met ziekte doorgebracht, gewogen voor de ernst daarvan). Dit komt doordat roken een belangrijke oorzaak is van enkele veelvoorkomende, ernstige én fatale aandoeningen zoals coronaire hartziekte (PAF 43%), cerebrovasculaire aandoeningen (PAF 56%), longkanker (PAF 86%) en astma/COPD (PAF 78%). Overgewicht is de belangrijkste oorzaak van verlies van ziektejaarequivalenten, doordat deze risicofactor behalve met een aantal potentieel fatale aandoeningen ook samenhangt met aandoeningen die niet fataal zijn (bijvoorbeeld gewrichtsslijtage). Veel van de andere factoren in de tabel staan eveneens in verband met coronaire hartziekte en cerebrovasculaire aandoeningen, en daarnaast onder meer met diabetes mellitus (lichamelijke inactiviteit, overgewicht), dikkedarmkanker (te weinig groente en fruit, lichamelijke inactiviteit), borstkanker (overgewicht) en psychische stoornissen (overmatig alcoholgebruik).

In tabel 2.5 staan vooral *leefstijlfactoren* en enkele persoonskenmerken die door leefstijlfactoren worden beïnvloed. Deze factoren spelen zonder twijfel een belangrijke rol in het ontstaan van vele aandoeningen. Toch geeft deze tabel niet een helemaal juiste indruk van het belang van determinanten voor de gezondheid. Aangezien leefstijlfactoren in epidemiologisch onderzoek zo gemakkelijk te onderzoeken zijn, is het veel gemakkelijker daarvan de gezondheidsrisico's te meten dan van andere typen determinanten, bijvoorbeeld aspecten van de fysieke en sociale omgeving. Ook moet niet worden vergeten dat deze leefstijlfactoren zelf weer in verband staan met omgevingsfactoren. Het collectieve karakter van ongezonde voeding, gebrek aan lichaamsbeweging en gebruik van tabak en alcohol maakt duidelijk dat het hierbij niet om hoogst individuele gedragskeuzen gaat, maar om gedragspatronen die sterk sociaal zijn bepaald. In figuur 2.15 is daarom aangegeven dat aspecten van de fysieke en sociale omgeving medebepalend zijn

Tabel 2.5 Procentuele bijdrage van enkele belangrijke determinanten aan verlies van levensjaren, kwaliteit van leven (ziektejaarequivalenten (ZJE)) en disability-adjusted life years (DALY) in Nederland, circa 2003

	Verloren levensjaren[1] (%)	ZJE[2] (%)	DALY[2] (%)
roken	20,9	7,1	13,0
te veel verzadigd vet	0,9	0,6	0,8
te weinig fruit	3,9	1,4	2,4
te weinig groente	2,0	0,8	1,4
te weinig vis	3,3	1,7	2,3
lichamelijke inactiviteit	4,9	3,5	4,1
alcoholgebruik[3]	2,7	5,4	4,5
overgewicht	5,8	12,7	9,7
verhoogd cholesterol	3,3	2,2	2,7
verhoogde bloeddruk	10,8	5,6	7,8

1 Percentage van totaal aan verloren levensjaren.
2 Percentage van het totaal voor 71 aandoeningen.
3 Inclusief alcoholafhankelijkheid bij meer dan matig alcoholgebruik.

Bron: Volksgezondheid Toekomst Verkenning 2006 (zie tabel 2.1).

voor de leefstijl van mensen. In het hiernavolgende zullen hiervan enkele voorbeelden worden gegeven, onder andere in de paragraaf over gezondheidsverschillen die uitgebreid aandacht besteedt aan de invloed van sociale factoren (paragraaf 2.5).

Geschat wordt dat aspecten van de fysieke omgeving direct verantwoordelijk zijn voor 2 tot 5% van de totale ziektelast (verlies aan DALY's) in Nederland. De belangrijkste boosdoeners zijn luchtverontreiniging (met name fijn stof en ozon, leidend tot astma/COPD en hart- en vaatziekten), lawaai van verkeer, luchtvaart, buren en harde muziek (leidend tot hart- en vaatziekten, slaapverstoring en gehoorschade), binnenhuismilieu (vocht via huisstofmijt leidend tot astma/COPD, en radon in bouwmaterialen leidend tot longkanker) en microbiologische voedselverontreiniging (diarreeziekten).

2.4.2 Biotische, fysieke en sociale omgeving

Biotische omgeving

Zoals in paragraaf 1.2.4 al aan de orde kwam, vormen *blootstelling aan micro-organismen* en de daarmee gepaard gaande infectieziekten nog steeds een flink volksgezondheidsprobleem. Volgens gegevens verzameld in de Nederlandse gezondheidszorg zijn, ook zonder dat 'verkoudheid' wordt meegeteld, luchtweginfecties veruit de meest voorkomende infectieziekten, waarvoor jaarlijks vele honderdduizenden Nederlanders medische hulp zoeken. De luchtweginfecties worden op ruime afstand gevolgd door infectieziekten van het maagdarmkanaal, die overigens ook grote aantallen ziektegevallen met zich meebrengen. Gelukkig gaat het in de meeste gevallen om minder ernstige, of goed behandelbare aandoeningen, waardoor het aantal sterfgevallen of andere ernstige gevolgen relatief beperkt is.

Er is in het algemeen een omgekeerde samenhang tussen de ernst van een infectie en haar *besmettelijkheid*: als de symptomen van infectie niet erg ernstig zijn en het slachtoffer zijn of haar bezigheden geheel of grotendeels kan voortzetten, kan het micro-organisme zich veel gemakkelijker verspreiden dan wanneer de infectie snel fataal verloopt of met bedlegerigheid gepaard gaat. Door hetzelfde, evolutionair bepaalde verschijnsel zien we vaak dat een nieuwe infectieziekte aanvankelijk ernstige ziekteverschijnselen geeft, maar later mildere vormen aanneemt. Dit berust niet alleen op het ontstaan van immuniteit bij de gastheer, maar ook op selectie van varianten van het micro-organisme die zich dankzij een milder ziekteverloop gemakkelijker binnen de bevolking verspreiden.

Micro-organismen kunnen zich op meer manieren verspreiden:

- van persoon tot persoon (direct, bijvoorbeeld via geslachtsverkeer, of indirect, bijvoorbeeld via kleine druppeltjes in uitademingslucht);
- via een gemeenschappelijke drager (water, voedsel, lucht, bloed);
- via een vector (bijvoorbeeld insecten waarin zich een deel van de levenscyclus van het micro-organisme afspeelt);
- van dier tot mens (in dit geval spreekt men van een 'zoönose');
- op andere manieren (bijvoorbeeld via contact met de bodem).

Dankzij een breed scala van hygiënische maatregelen zijn allerlei verspreidingsroutes in de loop van de tijd afgesneden of sterk versmald, maar toch zien micro-organismen steeds weer kans hun weg naar een menselijke gastheer te vinden. Welke in Nederland de belangrijkste ziekteverwekkers zijn, is minder goed bekend, omdat slechts een beperkt aantal infectieziekten vanwege het acute gevaar voor de volksgezondheid meldingsplichtig is (zie paragraaf 6.5.5). Kwantitatief belangrijke aangifteplichtige ziekten zijn in elk geval bacillaire dysenterie, virale hepatitis, kinkhoest, legionellose, malaria, mengingokokkeninfecties en tuberculose.

Maagdarminfecties zoals bacillaire dysenterie waren een groot probleem in de negentiende eeuw, maar zijn nog bepaald niet van het public-healthmenu verdwenen. 'Voedselvergiftiging', in de vorm van contaminatie van voedsel met bacteriën of hun toxinen, komt nog op grote schaal voor. Belangrijke oorzaken zijn de grootschalige productie van voedingsmiddelen (waardoor eenmaal binnengedrongen micro-organismen zich wijd kunnen verspreiden) en de zeer lange en complexe ketens van productie tot consumptie (waardoor een perfecte beveiliging moeilijk te realiseren is). Micro-organismen die veel bij 'voedselvergiftiging' zijn betrokken, zijn de bacteriën *Salmonella* en *Campylobacter* (besmetting van kip, ei, vlees, melk en andere voedselproducten) en stafylokokken (op en in de mens levende bacteriën die bij besmetting van voedingsmiddelen grote hoeveelheden toxische stoffen kunnen produceren).

Virale hepatitis verspreidt zich op verschillende wijzen. Hepatitis A (oorspronkelijk 'infectieuze hepatitis' geheten) verspreidt zich langs fecaal-orale weg, en is endemisch in grote delen van de wereld, onder andere in de gebieden waaruit vele Nederlandse immigranten afkomstig zijn. Hepatitis B (vroeger 'serumhepatitis' geheten) verspreidt zich via bloed en andere lichaamsvloeistoffen en wordt onder andere via slecht gesteriliseerde naalden overgedragen (waardoor drugsverslaafden een risicogroep zijn), maar ook via geslachtsverkeer (waardoor homoseksuele mannen een risicogroep zijn). Hepatitis C (vroeger 'non-A-non-B-hepatitis') wordt eveneens via bloed overgedragen en wordt onder andere relatief veel gezien bij hemofiliepatiënten die frequent bloedtransfusies hebben ondergaan.

Malaria is een voorbeeld van een ziekte die zich via een vector verspreidt, in dit geval via bepaalde typen muggen. Malaria was vroeger endemisch in Nederland, maar sinds de drooglegging van moerassen in de eerste helft van de negentiende eeuw is dat verleden tijd. Malaria komt nu als importziekte voor bij reizigers en immigranten die zonder adequate profylaxe in tropische landen hebben verbleven. Een vectorgebonden infectieziekte die in Nederland wel met een behoorlijk hoge frequentie voorkomt, is de ziekte van Lyme (een virale infectie die wordt overgedragen via tekenbeten). Deze ziekte is de laatste jaren in Nederland en andere westerse landen sterk in frequentie toegenomen, hetgeen behalve aan meer wandelen in natuurgebieden ook aan de door hogere temperaturen sterkere voortplanting van teken wordt toegeschreven. Klimaatverandering, en met name de temperatuurstijging op aarde, verhoogt de risico's op verschillende infectieziekten, maar vooral die op vectorgebonden infectieziekten zoals malaria (waarvan het verspreidingsgebied zich geleidelijk naar meer gematigde streken uitbreidt), dengue (een gevaarlijke tropische infectieziekte die zich evenals malaria via een bepaald type mug verspreidt) en dus mogelijk ook de ziekte van Lyme.

Zoönosen zijn infectieziekten die van dier op mens overdraagbaar zijn. Voorbeelden zijn de ziekte van Creutzfeldt-Jakob Variant (een ziekte die vanuit koeien met bovine spongiforme encefalitis (BSE) wordt overgedragen), hondsdolheid of rabiës, ornithose/psittacose en Q-koorts – allemaal betrekkelijk zeldzame aandoeningen. Toch is de laatste tijd de aandacht voor zoönosen sterk toegenomen vanwege de dreiging van wereldwijde epidemieën, onder andere van SARS (zie hierboven) en vogelgriep (een influenza-infectie van vogels die incidenteel ook mensen besmet). Vermoedelijk is het risico op zoönosen toegenomen door verstoring van ecosystemen en toegenomen contact met dierlijke reservoirs, door toenemend verkeer van mensen en dieren over de hele wereld, en mogelijk ook door klimaatverandering.

In veel westerse landen, ook in Nederland, neemt de laatste jaren de frequentie van *seksueel overdraagbare aandoeningen* (soa's) toe (figuur 2.16). Deze stijging wordt zowel in de heteroseksuele als de homoseksuele bevolking waargenomen, maar is het sterkst bij homo- en biseksuele mannen. Vermoedelijk berust de stijging op een toename van het onveilig vrijen, misschien in het besef dat de behandeling voor de ernstigste seksueel overdraagbare aandoening (hiv/aids) de afgelopen jaren sterk is verbeterd. Infecties

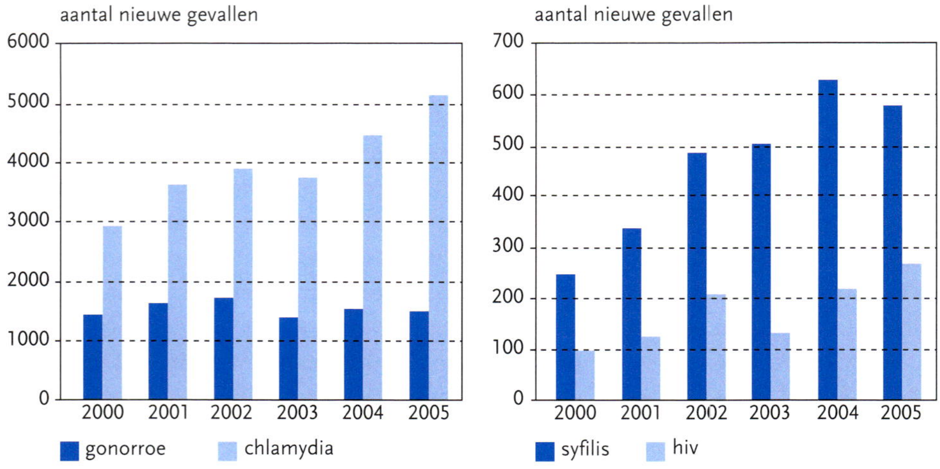

Figuur 2.16 Ontwikkeling van het aantal gevallen van seksueel overdraagbare aandoeningen in Nederland, 2000-2005
Bron: Volksgezondheid Toekomst Verkenning 2006 (zie tabel 2.1).

met Chlamydia verlopen vaak symptoomloos, maar kunnen op latere leeftijd tot verminderde vruchtbaarheid leiden, hetgeen aanleiding is geweest om in Nederland bij stedelijke jongeren een screeningsprogramma voor deze ziekte op te zetten.

Vraag
Welke van de in deze paragraaf genoemde specifieke infectieziekten komt in Nederland het meest voor? Zoek deze informatie via een van de bij dit hoofdstuk aanbevolen websites.

Fysieke omgeving

Zoals alle levende organismen is ook de mens voor zijn overleving afhankelijk van een continue uitwisseling van energie en materie met de omgeving. In die omgeving doen zich echter ook allerlei gezondheidsrisico's voor, sommige van biotische aard (competitie met andere levende organismen, zoals micro-organismen), andere van abiotische aard (potentieel schadelijke vormen van energie en materie). Voorbeelden van de laatste zijn hitte (te beschouwen als een teveel aan thermische energie), lawaai (geluidsenergie), verschillende vormen van straling (stralingsenergie), botsing (kinetische energie) en verontreiniging van lucht, water of voedsel met chemische stoffen die een schadelijke uitwerking op het lichaam hebben. We rangschikken deze factoren hier gemakshalve alle onder de titel 'fysieke omgeving'. Evenals voor de biotische omgevingsfactoren geldt voor de abiotische omgevingsfactoren dat het in een welvarend en technologisch geavanceerd land als Nederland mogelijk is gebleken een groot aantal gezondheidsrisico's onder controle te krijgen, zonder dat deze echter geheel zijn uitgeschakeld. Enkele van de belangrijkste voorbeelden worden besproken.

Tussen de hoogte van de *omgevingstemperatuur* en het *sterfterisico* bestaat een U- of V-vormig verband (figuur 2.17). De vanuit gezondheidsoogpunt optimale temperatuur ligt ter hoogte van de temperatuur die de meeste mensen ook als het meest comfortabel ervaren: in Nederland is dat een daggemiddelde van ongeveer 16 °C, in warmere landen ligt het optimum hoger. Doordat lagere temperaturen met een verhoging van de sterftecijfers gepaard gaan, is de sterfte in de wintermaanden doorgaans hoger dan in de andere maanden van het jaar. Een andere factor die daaraan bijdraagt, is het feit dat influenza-epidemieën zich meestal in de koudere maanden van het jaar voordoen. De 'oversterfte' in de winter is door verbeteringen in onder meer de verwarming van de huizen de afgelopen decennia geleidelijk afgenomen, maar toch niet geheel verdwenen. Ook hittegolven gaan met een duidelijke verhoging van de sterfte gepaard. In de uitzonderlijk warme zomer van 2003 vielen ten gevolge van de hitte in Nederland ruim duizend doden meer dan normaal, en in heel Europa, vooral Frankrijk, enkele tienduizenden doden extra. De oversterfte tijdens zeer koude en hete perioden doet zich overigens vooral voor in kwetsbare groepen, zoals ouderen en chronisch zieken, in het bijzonder mensen met hart- en vaatziekten en chronische longaandoeningen. Een deel van deze oversterfte is te beschouwen als een 'oogsteffect', waarbij mensen die nog slechts een beperkte tijd te gaan hadden, enkele dagen of weken eerder overlijden dan anders het geval was geweest. Toch overlijden ook mensen met een langere verwachte levensduur tijdens zeer koude en hete perioden, en is waakzaamheid geboden.

Lawaai kan, bij geluidsniveaus boven de 115 tot 120 decibel, tot blijvende schade aan het gehoororgaan leiden, die zich meestal het eerst in het hoge tonengebied (geluidsfrequenties boven de 4000 tot 6000 Hz) manifesteert. Dergelijke hoge geluidsniveaus worden allereerst in sommige werksituaties aangetroffen: naar schatting is een van de vijf werknemers zo nu en dan aan lawaai van een dergelijke intensiteit blootgesteld. Boven 90 decibel wordt dragen van gehoorbeschermers geadviseerd of verplicht gesteld. Daarnaast worden ook bij popconcerten en in discotheken geluidsniveaus gemeten die tot gehoorschade kunnen leiden bij publiek en personeel: 2,5% van de jongvolwassenen heeft meetbare gehoorschade door blootstelling aan deze harde muziek. De gezondheidsrisico's van blootstelling aan lawaai beperken zich echter niet tot gehoorschade bij zeer hoge geluidsniveaus: veel Nederlanders hebben last van lawaai van weg- en vliegverkeer, van industrie en van buren. Verkeers- en industriegeluid leidt bij circa 11% van de Nederlanders tot ernstige slaapverstoring, en er zijn aanwijzingen dat onvrijwillige blootstelling aan deze geluidsniveaus tot hoge bloeddruk kan leiden.

Van alle vormen van straling leidt *ultraviolette (UV-)straling* in Nederland tot de grootste gezondheidsschade. Blootstelling aan UV-straling is de afgelopen decennia toegenomen, zowel door veranderingen in gedrag van de bevolking als door de dunner geworden ozonlaag in de atmosfeer die daardoor meer UV-straling van de zon doorlaat. Zonnebankgebruikers, zonaanbidders en buitenwerkers zijn de belangrijk-

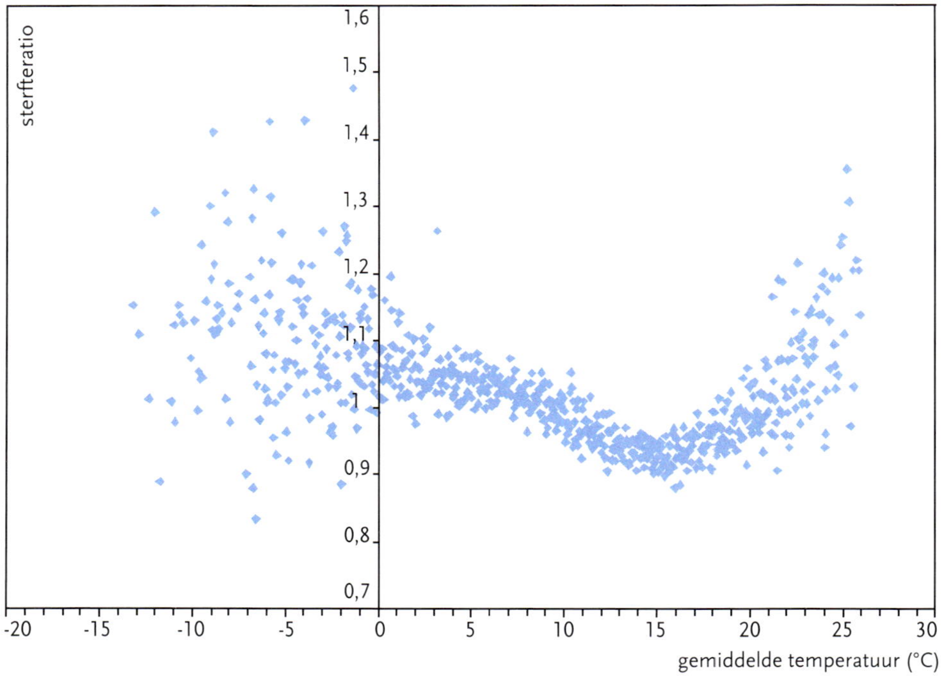

Figuur 2.17 Relatie tussen omgevingstemperatuur en sterfte in Nederland
Sterfteratio is de hoogte van de sterfte bij een bepaalde temperatuur, gedeeld door de gemiddelde sterfte over het gehele jaar.
Bron: Huynen MMTE, et al. The impact of heat waves and cold spells on mortality rates in the Dutch population. Environmental Health Perspectives 2001;190:463-70.

ste risicogroepen. UV-straling veroorzaakt DNA-schade in huidcellen en leidt daardoor tot huidkanker (zowel melanoom als plaveiselcel- en basaalcelkanker). Door het toegenomen zongedrag heeft zich in veel westerse landen, waaronder Nederland, in de afgelopen decennia een ware epidemie van melanoom voorgedaan (figuur 2.18).

Het aantal *chemische stoffen* dat in verband kan worden gebracht met een of meer specifieke gezondheidsrisico's, is enorm. Van een groot aantal stoffen die in industriele processen vrijkomen, is een carcinogene werking aangetoond. Een willekeurig maar belangrijk voorbeeld is asbest, dat lang als isolatiemateriaal in onder andere de scheepsbouw is toegepast. Het geeft een sterk verhoogd risico op mesothelioom en longkanker. Ook hebben vele metalen schadelijke gezondheidseffecten. Opnieuw een willekeurig maar belangrijk voorbeeld: blootstelling aan lage doses lood in drinkwater (afgegeven door loden drinkwaterleidingen) of in de lucht (door loodtoevoeging aan benzine) is lang een groot probleem geweest dat bij kinderen tot een verhoogd risico op verstandelijke beperkingen leidde, maar door gebruik van andere materialen inmiddels grotendeels tot het verleden behoort. Ook vele door de mens vervaardigde, nieuwe chemische verbindingen brengen gezondheidsrisico's met

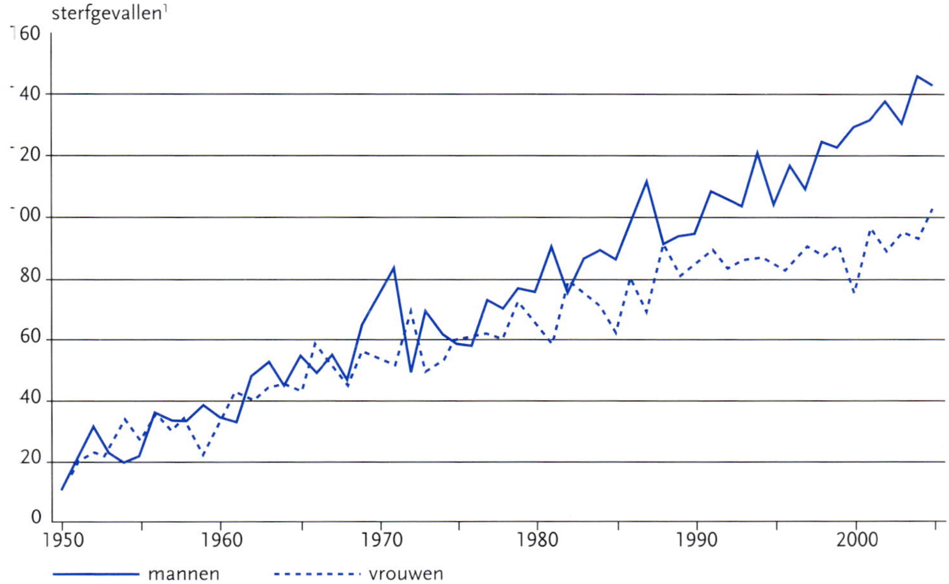

Figuur 2.18 Ontwikkeling van de sterfte aan melanoom in Nederland, 1950-2005
1 Gestandaardiseerd naar de omvang en leeftijdssamenstelling van de bevolking in 1950.
Bron: Centraal Bureau voor de Statistiek. Bevolkingstrends, 2006.

zich mee. De snelheid waarmee nieuwe verbindingen worden ontwikkeld, overtreft verre de snelheid waarmee ze op hun mogelijke giftigheid kunnen worden getest. Organische oplosmiddelen, pcb's (polychloorbifenylen) en dioxinen, en pesticiden zijn enkele belangrijke groepen potentieel (zeer) schadelijke chemicaliën. Kwantitatief gezien, en in vergelijking met andere gezondheidsrisico's zoals leefstijlgebonden factoren, lijkt blootstelling aan chemische stoffen geen grote bron van gezondheidsschade in de hele Nederlandse bevolking.

Luchtverontreiniging is daarentegen nog steeds een belangrijk probleem. Weliswaar zijn verschillende vormen van luchtverontreiniging sterk teruggedrongen: in de jaren zestig, zeventig en tachtig van de vorige eeuw is de uitstoot van zwaveldioxide en roet, die onder meer bij de verbranding van steenkool vrijkwamen, sterk teruggedrongen. Een beruchte episode zoals de Londense smog van 1952, waarin tijdens een periode van dichte, zure en vuile mist vele duizenden doden vielen door luchtwegaandoeningen, is daardoor in West-Europa niet meer denkbaar. Op dit moment zijn de grote boosdoeners stikstofdioxide en ozon (die tijdens atmosferische inversie onder invloed van zonlicht ontstaan uit onvolledig verbrande uitlaatgassen van auto's), en 'fijn stof' (ultrakleine deeltjes die onder meer bij de verbranding van dieselbenzine vrijkomen). Vooral de laatste component van luchtverontreiniging gaat in Nederland vermoedelijk met flinke aantallen extra sterfgevallen gepaard, hoewel nog niet duidelijk is waarop dit effect berust. In grote delen van Nederland wordt

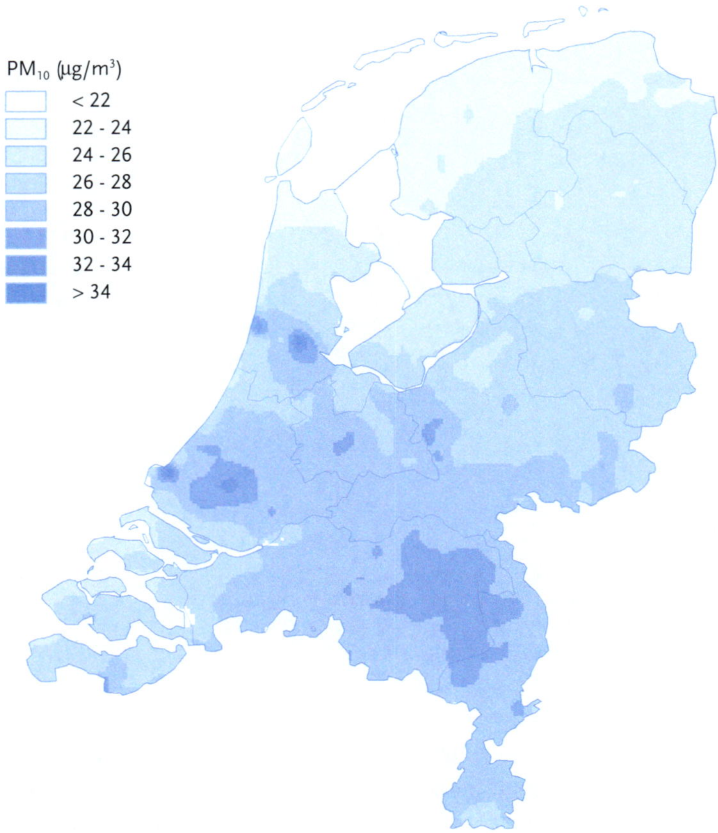

Figuur 2.19 Gemiddelde concentratie van fijn stof (deeltjes van minder dan 10 micrometer in doorsnee, in microgram per kubieke meter) in de omgevingslucht in Nederland, 2006
Bron: Milieu- en Natuurplanbureau.

de door de Europese Unie gestelde norm voor blootstelling aan deze niet-zo-fijne vorm van stof ruimschoots overschreden (figuur 2.19).

Per saldo zijn niet alleen de luchtverontreiniging, maar ook de *verontreiniging van water en bodem* in Nederland en andere hoogontwikkelde landen de laatste decennia afgenomen. Tegelijk is echter de gezondheidsdreiging van mondiale milieuveranderingen toegenomen. Menselijke activiteiten hebben wereldwijd geleid tot veranderingen in de atmosfeer (aantasting van de ozonlaag, hogere concentraties van broeikasgassen met klimaatverandering als gevolg), in landgebruik en bodemerosie (grootschalige ontbossing, verwoestijning van voormalige landbouwgebieden), in watergebruik en -verontreiniging (uitputting van zoetwatervoorraden in de bodem, wereldwijde verontreiniging van water met *persistent organic pollutants*), en in biodiversiteit (leegvissen van de oceanen, uitsterven van vele soorten op het land). De

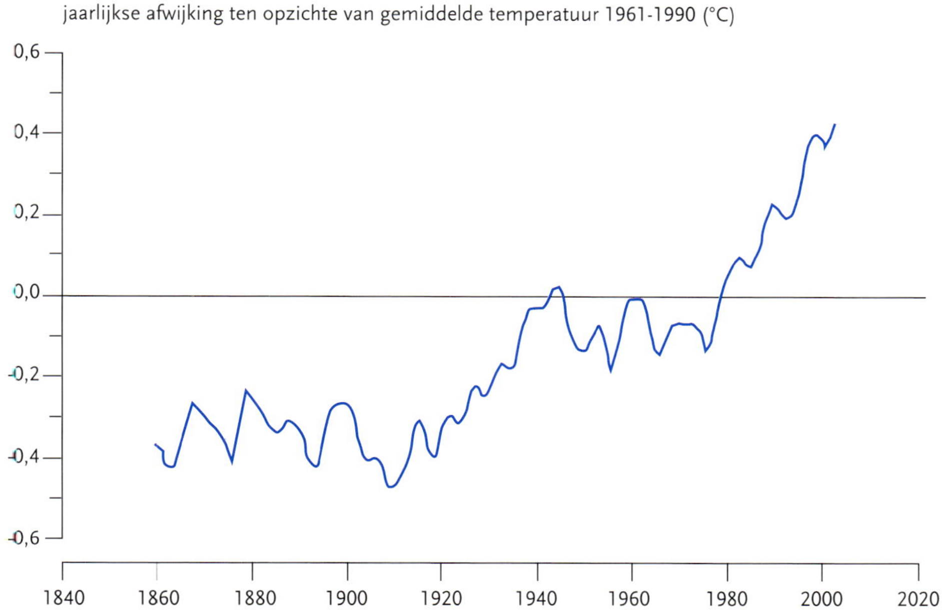

Figuur 2.20 Ontwikkeling van de temperatuur op aarde sinds 1860
Bron: Mackenbach JP. Mondiale milieuveranderingen en volksgezondheid. Ned Tijdschr Geneeskd 2006;150:1788-93.

volksgezondheidseffecten van deze veranderingen zijn nog goeddeels onbekend, met uitzondering van enkele directe effecten (zoals meer sterfte door hittegolven bij doorzettende opwarming van de aarde (figuur 2.20)). De indirecte effecten, bijvoorbeeld via veranderingen in de verspreiding van micro-organismen of via verminderde biologische opbrengst van land en water, zijn echter potentieel veel belangrijker. Voor veel van deze effecten is Nederland gezien zijn economische en technologische voorsprong relatief weinig kwetsbaar, maar waakzaamheid is toch geboden.

Vraag
Gedurende de eenentwintigste eeuw wordt een verdere toename van de gemiddelde temperatuur op aarde verwacht. Welke (negatieve en/of positieve) effecten zou dit kunnen hebben op de volksgezondheid in Nederland?

Sociale omgeving

Mensen zijn sociale dieren – ze zijn voor hun overleving volledig afhankelijk van anderen, niet alleen gedurende hun uitzonderlijk lange kindertijd, maar ook als volwassenen. Dit geldt niet alleen vanwege de psychologische noodzaak van intieme contacten, maar ook vanwege de economische noodzaak van samenwerken in grotere verbanden om in hun levensonderhoud te voorzien. Al deze relaties zijn zowel een voorwaarde voor gezondheid, als een mogelijke bron van gezondheidsrisico's.

Sociale relaties kunnen een bron zijn van *psychosociale stress*. In het onderzoek naar de gezondheidsgevolgen van psychosociale stress wordt gebruikgemaakt van lijstjes van ingrijpende levensgebeurtenissen (life events) die mensen kunnen hebben meegemaakt en die een negatief effect op de gezondheid kunnen hebben. Veel van die gebeurtenissen doen zich binnen sociale relaties voor: de dood van een partner of naast familielid, echtscheiding (of juist het sluiten van een huwelijk), opsluiting in de gevangenis, ontslag en pensionering, gezondheidsproblemen van partner of naaste familie, of verandering van werk en inkomen.

Echter, ook meer alledaagse gebeurtenissen en omstandigheden kunnen een bron van psychosociale stress zijn, en hierin speelt de sociale omgeving opnieuw een dominante rol. Zo levert de werkomgeving voor veel mensen een chronische bron van stress op. Een veel gebruikt theoretisch model hiervoor, waarvan overigens meerdere varianten bestaan, is het *demand-controlmodel*. Dit houdt in dat stressvolle ervaringen in het werk de resultante zijn van hoge *demands* (*job strain* in de vorm van bijvoorbeeld een hoge werkdruk of conflicten met de leidinggevende) en lage control (geringe *decision latitude*, in de vorm van bijvoorbeeld weinig zeggenschap over de indeling van de eigen tijd). Beroepen met een dergelijk profiel leveren hoge ziekterisico's op, niet alleen in de vorm van frequent ziekteverzuim, maar ook in de vorm van een hoger risico op ischemische hartziekte. Tabel 2.6 geeft een overzicht van veelvoorkomende vormen van (psychosociale en andere) belasting in de arbeidssituatie. Er zijn hierin grote verschillen al naar gelang het beroepsniveau: werknemers met een functie op wetenschappelijk niveau moeten vaker in een hoog tempo en onder hogere tijdsdruk werken, maar hebben minder vaak lichamelijk belastend of geestdodend werk, en kunnen zelf vaker beslissen over de uitvoering en indeling van hun werk. De werkdruk is de afgelopen decennia in Nederland geleidelijk sterk toegenomen, en Nederland behoort samen met Zweden tot de Europese koplopers op dit gebied. Vermoedelijk is het demand-controlmodel ook buiten de werksituatie van toepassing: een hoge psychische belasting zal in combinatie met weinig controlemogelijkheden ook in een andere sociale omgeving (bijvoorbeeld op school) eerder tot stress leiden.

Behalve eigen controlemogelijkheden vormt ook *sociale steun* een belangrijke 'buffer' tegen de effecten van psychosociale stress. Steun van collega's maakt het gemakkelijker om te gaan met een hoge werkdruk of een conflict met de leidinggevende, en dit geldt evenzeer voor sociale steun en bronnen van psychosociale stress in de privésituatie. Hoewel ongeveer een kwart van de Nederlanders aangeeft zich wel eens eenzaam te voelen, ondervinden veel mensen ook steun in hun 'sociale netwerken' – de mensen met wie men relaties onderhoudt: gezin en familie, straat en buurt, werk en school, vereniging en kerk. Mensen met uitgebreidere sociale netwerken hebben gemiddeld lagere sterftecijfers voor een reeks van afzonderlijke aandoeningen. Hoewel ook een effect van gezondheid op het aangaan van sociale relaties aannemelijk is, staat

Tabel 2.6 Kwaliteit van arbeid van de werkzame beroepsbevolking van 15-64 jaar naar beroepsniveau, 2001

	Elementair	Lager	Middelbaar	Hoger	Wetenschappelijk	Totaal
Lichamelijke werkbelasting	%					
kracht gebruiken	50	39	23	8	3	24
langdurig dezelfde houding bovenlichaam	34	46	46	43	50	45
ongemakkelijke houding bovenlichaam	21	18	17	9	9	15
vaak dezelfde bewegingen	56	50	44	34	35	44
bezweet of buiten adem	22	16	9	3	1	9
hard praten vanwege lawaai	27	27	23	13	11	21
psychische werkbelasting						
in hoog tempo werken	34	35	38	47	60	41
onder hoge tijdsdruk werken	23	24	31	39	47	32
eentonig werk doen	24	12	5	3	2	7
gelegenheid tot ontplooien	45	64	78	88	92	76
goede aansluiting op ervaring / opleiding	37	61	76	85	89	73
zelf beslissen uitvoering werk	60	58	74	81	89	72
zelf bepalen volgorde werk	57	60	78	82	90	74
zelf beslissen over pauze	41	51	65	63	70	60
zelf oplossingen bedenken	50	61	81	93	98	78
zelf werktempo regelen	57	60	66	65	70	64

Bron: Centraal Bureau voor de Statistiek. Statistisch jaarboek, 2003.

vast dat het hebben van sociale relaties eveneens een gunstig effect op de gezondheid heeft. Behalve op emotionele steun in stressvolle omstandigheden kan dit effect ook berusten op een tweede belangrijk aspect van sociale steun, namelijk 'instrumentele steun', dat wil zeggen meer praktische hulp en adviezen, bijvoorbeeld financiële steun of aansporingen om bij gezondheidsproblemen tijdig naar de dokter te gaan.

Zoals in het voorgaande al op meerdere punten naar voren is gekomen, komen de belangrijkste positieve en negatieve effecten van de sociale omgeving op de gezondheid langs meer indirecte weg tot stand dan die van de fysieke omgeving. Veel van de gezondheidseffecten van de sociale omgeving verlopen via de interpretatie die mensen aan hun situatie geven, en via het gedrag dat erdoor wordt gestimuleerd. Toch heeft psychosociale stress ook meer directe *biologische effecten*. Zowel uit onderzoek bij mensen als uit onderzoek bij in het wild of in gevangenschap levende dieren is gebleken dat blootstelling aan psychosociale stress tot fysiologische veranderingen kan leiden, in het bijzonder door afgifte van stresshormonen zoals cortisol en adrenaline (epinefrine). Er zijn aanwijzingen dat deze en andere vormen van interactie tussen geest en lichaam onder meer kunnen leiden tot onderdrukking van het immuunsysteem (wat een hoger risico op infectieziekten en wellicht kanker kan geven), tot hypertensie en atherosclerose (wat een hoger risico op hart- en vaatziekten geeft), en tot ontregeling van de suiker- en vethuishouding (wat uiteindelijk tot diabetes mellitus kan leiden).

Vraag
Geef aan welke rol de gezondheidszorg kan spelen bij het bestrijden van de gezondheidseffecten van ongunstige sociale omgevingsfactoren.

2.4.3 Gedragsfactoren

Roken

Tabak werd, na de kolonisatie van Noord-Amerika, al in de zeventiende eeuw in Europa gebruikt, met name voor 'snuif' en pijproken. Sigaretten werden pas in de negentiende eeuw uitgevonden, en kwamen binnen het bereik van de grote volksmassa's toen in het begin van de twintigste eeuw fabrieksmatige productie op gang kwam. Britse en Amerikaanse soldaten kregen in de Eerste Wereldoorlog sigaretten uitgereikt, en uiteindelijk zouden hele generaties mannen in West-Europa en Noord-Amerika een nicotineverslaving oplopen. Met enige vertraging werd het roken van sigaretten ook door vrouwen overgenomen, hoewel de prevalentie bij vrouwen nooit de waarde bereikten, die tijdens het hoogtepunt van de 'epidemie' bij mannen werd gezien (90%).

Rond de Tweede Wereldoorlog verschenen de eerste berichten over de relatie tussen longkanker en roken. Toen deze in de loop van de jaren vijftig en zestig door gedegen epidemiologisch onderzoek werden bevestigd, kwam geleidelijk een steeds sterkere antirookbeweging op gang. In figuur 2.21 zien we hoe vanaf de jaren zestig het sigarettenroken werd teruggedrongen. Echter, grote weerstanden tegen een actiever antirookbeleid van de overheid beletten in Nederland en veel andere westerse landen een doortastender optreden en daarmee een sterkere daling van het sigarettenroken. De grote economische belangen die met de productie en verkoop (accijnzen!) van sigaretten gemoeid zijn, speelden hierbij een grote rol. De belangrijkste reden waarom Nederland binnen Europa een halfslachtiger antirookbeleid heeft gevoerd dan veel andere landen, is dat ons land een grote en krachtige tabaksindustrie heeft, die met een actieve lobby zelfs politici heeft beïnvloed.

Gelukkig is het antirookbeleid de laatste jaren wat krachtdadiger geworden. Een belangrijke mijlpaal is de wijziging van de Tabakswet in 2002, die onder meer leidde tot een verbod op tabaksreclame en -sponsoring, de instelling van een leeftijdsgrens van 16

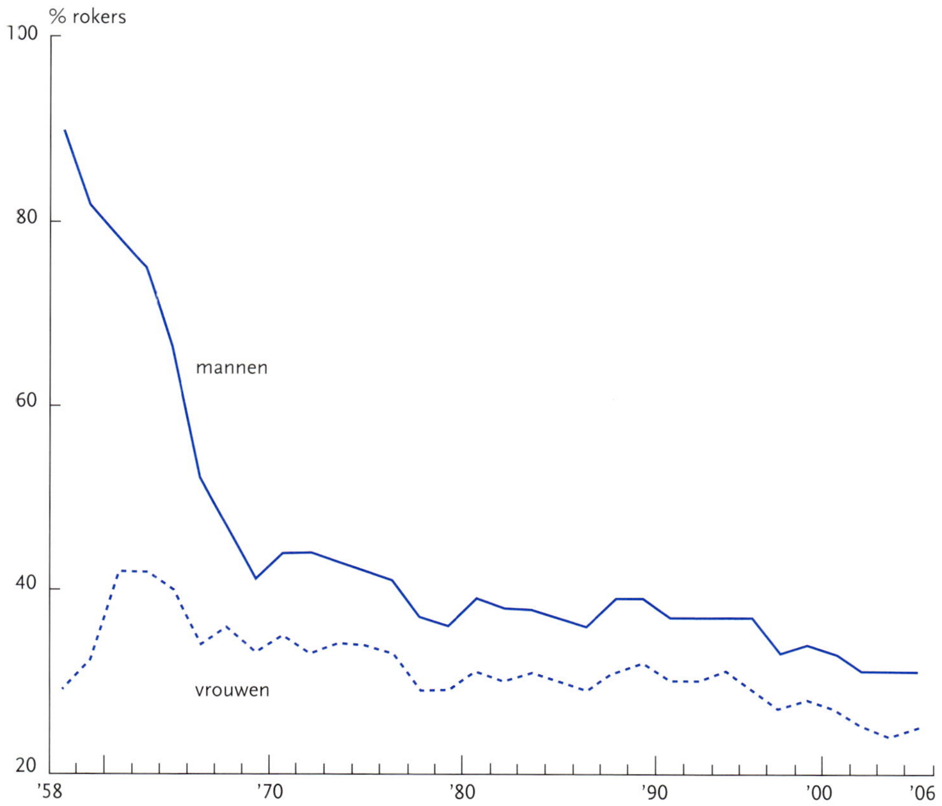

Figuur 2.21 Ontwikkeling van het percentage rokers in Nederland, naar geslacht, 1958-2005
Bron: Stivoro, jaarverslag 2006.

jaar voor tabaksverkoop, en de verplichting voor werkgevers om werknemers een rookvrije werkplek te bieden. Daarnaast zijn er ook meer in het oog lopende gezondheidswaarschuwingen op tabaksverpakkingen geplaatst, is de accijns flink verhoogd, en zijn de voorlichtingscampagnes geïntensiveerd. Mede dankzij deze maatregelen is het percentage rokers in Nederland onder de 30% gekomen (figuur 2.21). Hiermee bevindt Nederland zich op Europese ranglijstjes in de middenmoot, dus reden voor tevredenheid is er nog niet. Verschillende landen hebben beduidend lagere rookcijfers. De Europese ranglijst wordt aangevoerd door Zweden, waar het percentage rokers rond de 18 ligt. Er blijkt een duidelijke samenhang te zijn tussen de hoogte van het percentage rokers en de kracht van het antirookbeleid: landen met een krachtiger en meer samenhangend antirookbeleid hebben in het algemeen een lager rookcijfer.

Van roken is in wetenschappelijk onderzoek een verband aangetoond met een aantal aandoeningen. Nog steeds komen er nieuwe aandoeningen bij waarvan het risico bij rokers is verhoogd. Roken geeft niet alleen een verhoogd risico op hart- en vaatziekten, op verschillende vormen van kanker en op COPD, maar ook op bijvoorbeeld diabetes, maculadegeneratie (een ouderdomskwaal van de ogen) en depressie. Eén van de twee sigarettenrokers zal voortijdig aan een tabaksgerelateerde ziekte overlijden.

Gebruik van alcohol en drugs

Behalve roken doen Nederlanders nog aan veel andere vormen van gedrag dat slecht is voor de gezondheid (tabel 2.7). *Overmatig alcoholgebruik* is daarvan een belangrijk voorbeeld. Vooral Nederlandse mannen drinken (te) veel. Overmatig alcoholgebruik brengt vele risico's met zich mee, niet alleen risico op gezondheidsproblemen die specifiek zijn voor alcoholmisbruik (zoals acute alcoholvergiftiging, alcoholafhankelijkheid, delirium tremens, levercirrose), maar ook risico op vele andere gezondheidsproblemen (depressie, suïcide, kanker van het maagdarmkanaal, diabetes, hypertensie, ischemische hartziekte, verkeersongevallen). Alcoholmisbruik is ook een groot sociaal probleem, en een oorzaak van huiselijk geweld en van 'zinloos geweld' in de publieke ruimte.

Een potentieel groot probleem vormt ook het bijzonder hoge alcoholgebruik van Nederlandse jongeren. Op de middelbareschoolleeftijd is het alcoholgebruik de laatste decennia sterk toegenomen, en dat geldt ook voor het *binge-drinking*, waarmee Nederlandse jongeren in Europa vrijwel aan kop staan. Hoewel de langetermijngevolgen van zwaar alcoholgebruik op jonge leeftijd nog niet goed zijn onderzocht, ligt het voor de hand dat de gevolgen zich niet zullen beperken tot een incidentele kater. Ook wat betreft het gebruik van ecstasy (XTC) behoren Nederlandse jongeren tot de grootste gebruikers in Europa. Cannabisgebruik komt ondanks het liberale beleid in Nederland niet beduidend meer voor dan in Europese landen waarin het gebruik van zogenoemde softdrugs illegaal is. Het liberale Nederlandse beleid staat overigens de laatste jaren onder druk, niet in het minst omdat steeds duidelijker wordt dat cannabisgebruik grotere gezondheidsrisico's met zich meebrengt dan vroeger werd aangenomen (bijvoorbeeld cannabisafhankelijkheid en een verhoogd risico op psychose).

Voeding

Dankzij invoering van verbeterde methoden van landbouw en veeteelt, en meer mogelijkheden voor transport van voedingsmiddelen, is de beschikbaarheid van voldoende en gezond voedsel de afgelopen 150 jaar enorm toegenomen. Dit heeft een belangrijke bijdrage geleverd aan de toename van de levensverwachting en is ook een van de belangrijkste oorzaken van de toegenomen lichaamslengte van Nederlandse volwassenen. Toch is de *voeding* van de Nederlandse bevolking verre van optimaal. Op de – in verhouding tot de hoeveelheid lichaamsbeweging – overmatige inname van voedingsmiddelen zullen we verderop ingaan. Hier wordt allereerst aandacht besteed aan de samenstelling van de voeding van de gemiddelde Nederlander.

Afgezet tegen wetenschappelijk onderbouwde richtlijnen voor een gezonde voeding eten Nederlanders te veel verzadigde vetzuren en te weinig fruit en groenten

Tabel 2.7 Leefstijlfactoren in Nederland; prevalentie en trends naar geslacht, circa 2003

		Prevalentie (%)		
Leefstijl (≥12 jaar, tenzij anders vermeld)	Definitie	Mannen	Vrouwen	Trend
roken (≥ 15 jaar)	huidige rokers	31	25	daling
overmatig alcoholgebruik	drie (man), twee (vrouw) of meer glazen per dag	14	10	-
zwaar alcoholgebruik	minstens eenmaal per week zes glazen of meer	18	4	mannen lichte daling, vrouwen constant
geheelonthouders	nul glazen alcohol per dag	13	24	stijging
softdruggebruik	recent gebruik (< vier weken geleden)	4	2	stijging
harddruggebruik	recent gebruik (< vier weken geleden) van cocaïne, amfetamine, ecstasy, hallucinogenen (exclusief paddo's) of heroïne	0,1-0,4	0,1-0,4	stijging
lichamelijke inactiviteit	< vijf dagen/week minstens een half uur matig actief	44	46	constant
onvoldoende groente	< 200 gram/dag	78	80	lichte stijging
onvoldoende fruit	< 200 gram/dag	76	68	lichte stijging
te veel verzadigd vet	> 10 energieprocenten	92	92	lichte daling
borstvoeding (nul tot zes maanden)	uitsluitend borstvoeding, zonder bij- of kunstvoeding			
	bij geboorte		79	stijging
	na drie maanden		35	stijging
	na zes maanden		25	stijging
seksueel gedrag (15 tot 35 jaar)	niet altijd condoomgebruik bij losse partners, gerapporteerd over het voorgaande half jaar	45	43	na daling een stijging

Bron: Volksgezondheid Toekomst Verkenning 2006 (zie tabel 2.1).

(tabel 2.7). Verzadigde vetzuren en transvetzuren verhogen het serum-LDL-cholesterol (het 'slechte' cholesterol) en verlagen het serum-HDL-cholesterol. Ze hebben daardoor een risicoverhogend effect op hart- en vaatziekten. Door de opmars van magere en halfvolle zuivel- en vleesproducten en de vervanging van transvetzuren door andere gezondere vetten in margarines en bak- en braadmiddelen is de inname van verzadigde vetzuren en transvetzuren de afgelopen jaren gedaald.

Bij fruit en groente zijn de trends ongunstig. Beide zijn belangrijke bronnen van vitaminen en mineralen, van voedingsvezels en van antioxidantia. Ze verlagen het risico op hart- en vaatziekten en diverse vormen van kanker (met name fruitconsumptie is gerelateerd aan een lager risico op long-, maag- en borstkanker). De afname van de fruit- en groenteconsumptie is op het eerste gezicht merkwaardig, omdat het aanbod van vers fruit en groente de afgelopen decennia sterk is gegroeid. Vermoedelijk hangt dit samen met de sterke opkomst van gemaksvoedsel: voedsel dat kant-en-klaar in winkel of afhaalrestaurant wordt gekocht of met weinig moeite thuis wordt klaargemaakt, en gewoonlijk armer is aan fruit en groente dan de traditionele Nederlandse maaltijd.

Lichaamsbeweging

De helft van de Nederlanders voldoet niet aan de *norm voor gezond bewegen*: minimaal een halfuur per dag gedurende minimaal vijf dagen per week (tabel 2.7). Toch zijn Nederlanders in vergelijking tot veel andere Europeanen relatief veel in beweging. Voldoende lichaamsbeweging beschermt tegen hart- en vaatziekten, tegen diabetes, tegen depressie en tegen borst- en dikkedarmkanker. Een deel van dit effect wordt veroorzaakt doordat voldoende lichaamsbeweging overgewicht voorkomt, een deel komt tot stand via andere mechanismen (bijvoorbeeld via cardiovasculaire fitheid).

Energiebalans en overgewicht

Een *normale body-mass index* (BMI) ligt tussen 20 en 25 (kilogram lichaamsgewicht/lengte in meters in het kwadraat). Vanaf een BMI van 30 spreken we van ernstig overgewicht of obesitas. In Nederland is de prevalentie van obesitas bij volwassenen 11% en stijgend (figuur 2.22), en neemt ook de prevalentie bij jongeren snel toe. In

Figuur 2.22 Ontwikkeling van het percentage personen (20 jaar en ouder) met ernstig overgewicht in Nederland, 1981-2004

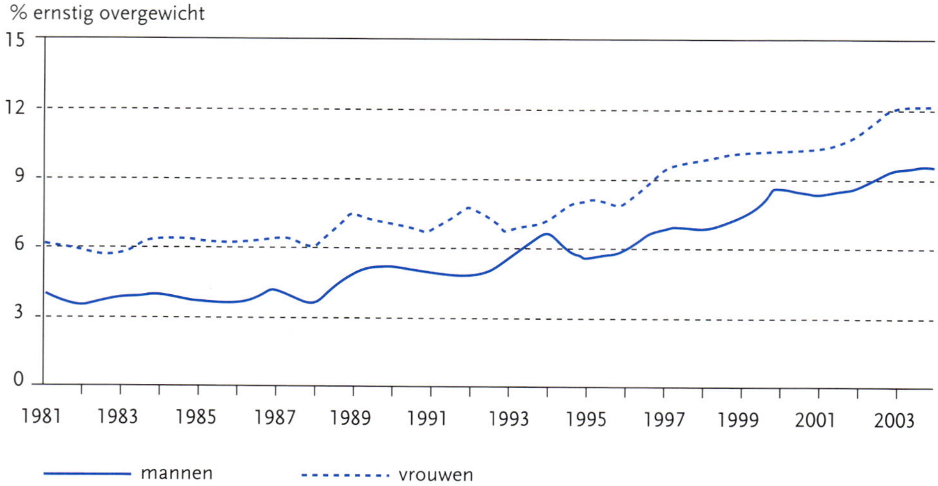

Bron: RIVM, Nationaal Kompas Volksgezondheid, 2006.

veel andere Europese landen en vooral in de Verenigde Staten zijn de prevalenties al veel hoger, zowel bij volwassenen als bij kinderen. Er wordt wel gesteld dat de nog relatief gunstige situatie in Nederland verband houdt met het wijdverbreide gebruik van de fiets voor vervoer over de kleine afstanden.

Obesitas gaat gepaard met metabole en fysiologische veranderingen die tot verschillende chronische ziekten kunnen leiden, waaronder hart- en vaatziekten, diabetes, vormen van kanker en gewrichtsklachten. Dit effect is sterker voor 'centrale' of 'appelvormige' obesitas, waarbij vetweefsel zich in en op de buik ophoopt, dan voor 'perifere' of 'peervormige' diabetes waarbij vetweefsel zich op dijen en billen vastzet. Ernstig overgewicht wordt wel als de epidemie van de eenentwintigste eeuw gezien, zoals het sigarettenroken de epidemie van de twintigste eeuw was. Volgens sommige (Amerikaanse) schattingen kan de toename van ernstig overgewicht in de komende decennia zelfs tot een daling van de levensverwachting bij de geboorte leiden. Echter, omdat de precieze mate van sterfteverhoging door ernstig overgewicht nog niet goed bekend is, is dit uiterst onzeker.

De stijging van de prevalentie van obesitas hangt samen met het feit dat steeds meer mensen meer energie innemen dan ze verbruiken. Een kleine verstoring van de energiebalans (bijvoorbeeld iedere week een paar boterhammen of één glas bier meer consumeren dan met de energiebehoefte van het lichaam overeenkomt) is al voldoende om op jaarbasis een of meer kilo's aan te komen. Deze disbalans is voornamelijk veroorzaakt door een afname in lichaamsbeweging, en niet door een toename van de energie-inname (deze laatste is juist gedaald). De verminderde lichaamsbeweging komt voort uit de toename van autogebruik, televisiekijken en zittend werk. Er wordt in dit verband wel gesproken van een 'obesogene' omgeving, die mensen op individueel niveau niet veel mogelijkheid laat zich gezond te gedragen.

Vraag

In deze paragraaf worden slechts enkele gedragsfactoren besproken. Ga na of dit wat volksgezondheidseffecten betreft de belangrijkste zijn. Noem nog enkele andere gedragsfactoren die op de volksgezondheid in Nederland van invloed zijn.

2.4.4 Genetische factoren

Genen versus omgeving en gedrag

In onderzoek naar determinanten van de volksgezondheid ligt doorgaans de nadruk op omgevings- en gedragsfactoren. Dat is ook wel begrijpelijk, omdat het meestal niet zo voor de hand ligt om veranderingen in de gezondheid van een bevolking over de tijd, of verschillen in gezondheid tussen delen van eenzelfde bevolking aan genetische factoren toe te schrijven. Ook al heeft overgewicht misschien genetische determinanten, toch is het onaannemelijk dat de sterke toename ervan in de laatste decennia aan genetische factoren kan worden toegeschreven: zo snel kan de prevalentie van genetische determinanten immers niet veranderen. Ook verschillen tussen bevolkingsgroepen, misschien met uitzondering van die tussen etnische groepen, zijn meestal niet aan genetische verschillen toe te schrijven: daarvoor is de mate van onderlinge menging doorgaans te groot. Voor de verklaring van variaties in gezondheid tussen *individuen* zijn genetische factoren echter wel degelijk van groot belang. Wanneer omgevingsrisico's steeds verder worden uitgebannen, zoals in de afgelopen anderhalve eeuw het geval is geweest, kan het relatieve belang van genetische factoren als bron van individuele variaties in gezondheid alleen maar toenemen.

Zoals in paragraaf 2.4.1 werd aangegeven, is de vroeger nogal eens benadrukte tegenstelling tussen genen (*nature*) en omgeving en gedrag (*nurture*) volledig achterhaald. Dit berust niet alleen op het feit dat het menselijk genoom de sporen in zich draagt van een lange overlevingsgeschiedenis in diverse omgevingen, maar ook op het feit dat steeds duidelijker wordt dat er bij het ontstaan van ziekte vaak een interactie is tussen genen enerzijds, en omgeving en gedrag anderzijds. Belangrijke vormen van interactie zijn *gen-omgevingsinteractie* (waarbij de gevoeligheid van het individu voor ziekmakende omgevingsfactoren varieert onder invloed van genetische kenmerken, zoals in het geval van familiaire hypercholesterolemie, zie paragraaf 2.6.4) en *gen-omgevingscorrelatie* (waarbij de blootstelling van het individu aan ziekmakende omgevingsfactoren varieert onder invloed van genetische kenmerken, zoals in het geval van het verhoogde cannabisgebruik bij mensen die aanleg hebben voor schizofrenie, zie paragraaf 2.6.3).

Genen en ziekte

De wetenschappelijke kennis van de rol van genetische factoren in het ontstaan van ziekte is de laatste decennia sterk gegroeid. De vader van de moderne genetica, en ontdekker van de bekende wetten van overerving, Gregor Mendel (1822-1884), kon het materiële bestaan van genen alleen nog maar vermoeden. Sinds Watson en Crick in 1953 de moleculaire structuur van het DNA bepaalden, zijn de wetenschappelijke ontwikkelingen in een stroomversnelling gekomen, die in 2003 culmineerde in de identificatie van alle drie miljoen basenparen van het menselijk genoom.

Vermoedelijk heeft de mens circa dertigduizend genen, dat wil zeggen sequenties van basenparen die de code bevatten voor één bepaald eiwit. Aangezien bij de reproductie van het DNA steeds kleine foutjes worden gemaakt, waardoor genmutaties ontstaan, ook in geslachtscellen, hebben mensen soms verschillende allelen (varianten) voor hetzelfde gen. Indien een allel op beide chromosomen aanwezig moet zijn om tot expressie te komen, wordt het recessief genoemd; indien aanwezigheid op één chromosoom hiervoor voldoende is, noemen we het dominant. Frequent (dat wil zeggen bij > 1% van de bevolking) voorkomende genvariaties heten polymorfismen. Deze variaties in 'genotype' (genetische kenmerken) kunnen allerlei variaties in fenotype (verschijningsvorm van het lichaam) geven, en kunnen ook samenhangen met een hogere of lagere kans op het krijgen van een bepaalde ziekte. De penetrantie (dat wil zeggen de kans op ziekte bij aanwezigheid van de betreffende genvariatie) is echter meestal laag: hoog-penetrante genvariaties zijn vanwege de nadelige effecten op overleving en voortplanting zeldzaam in de algemene populatie. Dit maakt al duidelijk dat niet zonder meer kan worden aangenomen dat het belang van genetische variaties voor het ontstaan van ziekte groot is.

De rol van genetische factoren bij het ontstaan van ziekte varieert sterk. Aan het ene uiterste van het spectrum staan monogene aandoeningen met een hoge penetrantie die, ongeacht de omgeving waarin het organisme verkeert, altijd tot ziekte leiden. Een voorbeeld daarvan is fenylketonurie, een zeldzame recessieve aandoening waarbij het enzym dat fenylalanine uit het dieet moet omzetten, ontbreekt. Hierdoor ontstaan hoge serumconcentraties van fenylalanine, die tot mentale retardatie leiden. (Helemaal zuiver is dit voorbeeld niet, omdat het mogelijk is het dieet zo te wijzigen dat de ziekte niet tot ontwikkeling komt.) Aan het andere uiterste van het spectrum staan aandoeningen die volledig door blootstelling aan omgevingsfactoren ontstaan, zonder dat genetische factoren een rol spelen. Een voorbeeld daarvan is dood door blikseminslag. (Helemaal zuiver is ook dit voorbeeld niet, omdat de kans door blikseminslag te worden getroffen samenhangt met de lichaamslengte, die deels wordt bepaald door genetische factoren.)

Tussen deze zeldzame uitersten in ligt een heel scala van meer en minder genetisch bepaalde aandoeningen, waaronder polygene aandoeningen (waarbij de ziekte alleen ontstaat als een combinatie van genetische afwijkingen aanwezig is) en multifactoriële aandoeningen (waarbij de ziekte alleen ontstaat als een combinatie van een of meer genetische afwijkingen én een of meer omgevingsfactoren aanwezig is). Daarnaast wordt nog onderscheid gemaakt in chromosomale aandoeningen, waarbij de afwijkingen zich niet op moleculair niveau voordoen, maar op het (grovere) niveau van

Tabel 2.8 Geschatte prevalentie van enkele monogene, chromosomale en multifactoriële aandoeningen in Nederland

	Prevalentie
Monogeen	
ziekte van Huntington	7-10:100.000
cystic fibrose	1:3600
Chromosomaal	
syndroom van Down	1:550
syndroom van Turner	1:2500 meisjes
syndroom van Klinefelter	1:500-1000 jongens
Multifactorieel	
familiaire hypercholesterolemie	1:500
diabetes mellitus type 2	1:40
osteoporose	1:20

Bron: www.erfelijkheid.nl, www.osteoporosestichting.nl.

het aantal of de structuur van de chromosomen. Tabel 2.8 bevat een overzicht van enkele belangrijke monogene, chromosomale en multifactoriële aandoeningen en hun frequenties in de Nederlandse bevolking. Uit dit overzicht blijkt dat multifactoriële aandoeningen voor de ziektelast verreweg de belangrijkste groep zijn.

Belang voor preventie

Het is van belang om meer inzicht te krijgen in de genetische determinanten van *multifactoriële aandoeningen*. Er heeft de afgelopen jaren veel onderzoek plaatsgevonden naar mogelijke genetische determinanten van belangrijke chronische aandoeningen zoals ischemische hartziekte, cerebrovasculair accident (CVA), diabetes en diverse vormen van kanker. Dit is een onderzoeksterrein met vele voetangels en klemmen, dat onder andere wordt gehinderd door een geringe reproduceerbaarheid van de bevindingen: vaak worden hoge risico's die in één onderzoek zijn gevonden, niet bevestigd in onderzoek in andere populaties. Dit komt vermoedelijk door een combinatie van de grote toevalsvariatie die inherent is aan relatief kleine studies, en door werkelijke verschillen tussen populaties in het belang van bepaalde genen (bijvoorbeeld doordat ook andere genen of omgevingsinvloeden meespelen). Vooralsnog is het aantal als vaststaand aan te nemen relaties tussen veelvoorkomende genvariaties en belangrijke chronische aandoeningen beperkt. Ook is in veel gevallen nog onduidelijk welke ziektemechanismen in het spel zijn. Hierdoor zijn er op dit moment nog niet veel mogelijkheden voor toepassing van deze kennis in primaire preventie.

De nu beschikbare informatie over genetische risicofactoren is in het algemeen ook nog niet bruikbaar voor secundaire preventie, althans voor screening in de algemene bevolking (zie hoofdstuk 5). Dit ligt anders in families waarin de betreffende aandoening veel voorkomt: dan kan screening wel degelijk aangewezen zijn, zoals in Nederland al plaatsvindt in het geval van familiaire hypercholesterolemie en familiaire vormen van borstkanker.

Vraag

Uit tabel 2.5 lijkt naar voren te komen dat ongeveer 50% van de totale ziektelast in Nederland (uitgedrukt in DALY's) kan worden toegeschreven aan niet-genetische factoren. Kan uit deze tabel de conclusie worden getrokken dat genetische factoren voor de overige 50% verantwoordelijk zijn?

2.5 GEZONDHEIDSVERSCHILLEN

2.5.1 Gezondheidsverschillen naar geslacht en burgerlijke staat

Gezondheidsverschillen naar geslacht

Er bestaan tussen mannen en vrouwen belangrijke verschillen in gezondheidstoestand. Hierbij is opmerkelijk dat mannen korter leven, maar vrouwen een groter

Tabel 2.9 Verschillen in enkele gezondheidsindicatoren naar geslacht, 1990-1994

	Relatief risico (ten opzichte van totale bevolking)	
	Mannen	Vrouwen
sterfte	1,38	0,71
ervaren gezondheid minder dan 'goed'	0,94	1,04
een of meer langdurige aandoeningen	0,90	1,10
een of meer langdurige beperkingen	0,82	1,14

Bron: Mackenbach JP, Verkleij H (red). Volksgezondheid Toekomst Verkenning 1997, deel II. Gezondheidsverschillen. Bilthoven/Maarsen: RIVM/Elsevier, 1997.

aantal jaren met een minder goede gezondheid en met lichamelijke beperkingen doorbrengen, zodat het bij nader inzien niet zo gemakkelijk is om uit te maken wat nu het 'zwakke geslacht' is. Tabel 2.9 bevat een samenvatting van de gezondheidsverschillen die tussen mannen en vrouwen worden waargenomen.

Er wordt wel verondersteld dat de hogere prevalentie van *subjectieve gezondheidsklachten* bij vrouwen berust op het feit dat mannen minder geneigd zijn tot klagen. Echter, uit het schaarse onderzoek dat hiernaar is gedaan, blijkt eerder het omgekeerde: bij dezelfde onderliggende aandoening uiten mannen meer gezondheidsklachten dan vrouwen. Hoe dan ook geldt voor de meeste langdurige aandoeningen dat deze bij vrouwen meer voorkomen dan bij mannen. Hoewel dit op het eerste gezicht moeilijk te rijmen is met het feit dat mannen hogere sterftecijfers hebben, blijkt uit de weinige uitzonderingen (vooral hart- en vaatziekten en ongevalsletsel, die bij mannen meer voorkomen), dat de discrepantie zich gemakkelijk laat verklaren. Kennelijk komen bij mannen ziekten die hogere sterftekansen met zich meebrengen, meer voor, terwijl bij vrouwen een groot aantal andere ziekten meer voorkomen.

Waarschijnlijk dragen in elk geval de volgende factoren bij aan de verklaring van gezondheidsverschillen tussen mannen en vrouwen.

- *Gedragsfactoren*. Meer mannen dan vrouwen roken, en mannelijke rokers roken meer dan vrouwelijke rokers. Aangezien dit patroon al vele decennia bestaat, is de longkankersterfte bij mannen beduidend hoger dan bij vrouwen. Meer mannen dan vrouwen drinken alcoholhoudende dranken, en mannelijke drinkers drinken meer dan vrouwelijke drinkers; mede hierdoor is de sterfte aan verkeersongevallen bij mannen hoger dan bij vrouwen. In het algemeen zijn mannen wat meer dan vrouwen geneigd tot allerlei vormen van roekeloos gedrag, ook als dit tot gezondheidsschade kan leiden.
- *Genetische factoren*. Op grond van de geslachtschromosomen zijn er tussen mannen en vrouwen biologische verschillen die mede verantwoordelijk zijn voor de hogere sterftekansen van mannen: zo beschermen oestrogenen tegen ischemische hartziekte. Er wordt ook wel verondersteld dat de grotere bereidheid van mannen om gezondheidsrisico's te nemen evolutionaire wortels heeft: geduren-

de grote delen van de menselijke geschiedenis was competitie om de schaarse middelen van bestaan (via de jacht en het voeren van oorlog) immers het typische werkterrein van de man.

Aan de gezondheidsverschillen tussen mannen en vrouwen is goed te zien hoe gevoelig de volksgezondheid is voor allerlei maatschappelijke ontwikkelingen. De gedragsverschillen berusten mede op de traditionele sociale rollen die mannen en vrouwen tijdens hun jeugd krijgen aangeleerd. Mede als gevolg van de vrouwenemancipatie zijn deze verschillen dan ook bij jongere generaties kleiner dan bij oudere, en zijn ook de ermee samenhangende gezondheidsverschillen afgenomen. Bij roken zijn de verschillen tussen mannen en vrouwen in de loop van de laatste decennia sterk gereduceerd: bij mannen is het roken afgenomen en bij vrouwen toegenomen. Terwijl bij mannen de longkankersterfte alweer op haar retour is, neemt deze bij vrouwen nog steeds sterk toe.

Gezondheidsverschillen naar burgerlijke staat

Naar gelang de burgerlijke staat bestaan in Nederland, evenals in de meeste andere landen, belangrijke verschillen in zowel sterfte als prevalentie van ziekte. Gehuwden (en ongehuwd samenwonenden) leven langer dan de verschillende groepen niet-gehuwden, waarbij vooral de gescheidenen in het nadeel zijn. Tabel 2.10 geeft hiervan een overzicht en maakt ook zichtbaar dat de voordelen van het huwelijk (of de nadelen van het niet-gehuwd zijn) voor mannen groter zijn dan voor vrouwen. Vergelijkbare verschillen worden aangetroffen bij prevalentiecijfers voor allerlei gezondheidsproblemen.

Tabel 2.10 Relatie tussen ervaren ongezondheid (percentage met minder dan goede ervaren gezondheid) en burgerlijke staat en samenlevingsvorm

	Percentage[1]		Oddsratio (OR)[2]	
	Man	Vrouw	Man	Vrouw
burgerlijke staat				
gehuwd	22,1	24,8	1,0	1,0
gescheiden	30,8	36,5	1,5	1,7
verweduwd	36,4	45,4	0,9	1,2
ongehuwd	14,4	22,8	1,1	1,1
samenlevingsvorm				
samenwonend	19,7	23,8	1,0	1,0
alleenstaand	28,8	38,4	1,4	1,4
eenoudergezin	26,0	39,6	1,4	1,7

1 Percentage met minder dan goed ervaren gezondheid, niet gecorrigeerd voor leeftijd.
2 OR: kans op een minder dan goed ervaren gezondheid, ten opzichte van gehuwden respectievelijk samenwonenden, gecorrigeerd voor leeftijd.
Bron: CBS-POLS, gezondheid en arbeid, 2003; 25 jaar en ouder.

Hoewel de verklaring van deze gezondheidsverschillen in een aantal opzichten lijkt op die van de gezondheidsverschillen naar geslacht, is er ten minste één belangrijk verschil: bij de gezondheidsverschillen naar burgerlijke staat en samenlevingsvorm kunnen ook selectie-effecten een rol spelen. Door ziekte kan men namelijk niet van geslacht veranderen, maar wel van burgerlijke staat of samenlevingsvorm. In het laatste geval spreken we van 'selectie op gezondheid' bij verandering van burgerlijke staat of samenlevingsvorm. De gezondheidstoestand heeft zowel invloed op de kans om gehuwd te raken of samen te gaan wonen (gezonden zijn aantrekkelijkere partners op de relatiemarkt), als op de kans om een relatie te beëindigen (gezondheidsproblemen belasten een relatie).

Hoewel onderzoeksresultaten deze veronderstelling bevestigen, laten ze daarnaast zien dat ook een belangrijk deel van de verschillen wordt veroorzaakt door het feit dat gehuwden en samenwonenden juist door hun hechte relatie met een ander minder aan allerlei gezondheidsschadende factoren blootstaan dan niet-gehuwden en alleenstaanden. Hierbij wordt gedacht aan de volgende groepen factoren.

- *Sociale omgevingsfactoren.* Tussen gehuwden en samenwonenden enerzijds en ongehuwden en alleenstaanden anderzijds bestaan grote verschillen in levensomstandigheden, samenhangend met de gemiddeld betere materiële positie van de eerste groep. Dit geldt vooral voor vrouwen: veel ongehuwde en alleenstaande vrouwen, in het bijzonder gescheiden vrouwen, moeten van een laag inkomen (bijvoorbeeld een bijstandsuitkering) rondkomen. Uit veel onderzoek komt verder naar voren dat sociale steun, of deze nu wordt gegeven door de partner of door een ander, een gezondheidsbevorderende werking heeft. Nog los daarvan is echtscheiding of verlies van de partner door overlijden een ingrijpende gebeurtenis die een negatief effect op de gezondheid kan hebben. In paragraaf 2.4.2 werd hierop uitgebreider ingegaan.
- *Gedragsfactoren.* Mede dankzij de verschillen in materiële en psychosociale omgevingsfactoren zijn er ook belangrijke verschillen in gezondheidsgerelateerd gedrag naar burgerlijke staat en samenlevingsvorm. Zo roken gehuwden en samenwonenden minder dan niet-gehuwden, en is bij gescheidenen het alcoholgebruik relatief hoog.

2.5.2 Gezondheidsverschillen naar sociaaleconomische positie

Na de relatief sterk door psychosociale en gedragsfactoren bepaalde verschillen naar geslacht en burgerlijke staat komen we nu bij een type gezondheidsverschillen met belangrijke sociaaleconomische en zelfs politieke dimensies. In een groot aantal onderzoeken is aangetoond dat in alle ontwikkelde landen, ondanks hun hoge welvaartsniveau, belangrijke verschillen in gezondheid bestaan tussen mensen met een verschillende *sociaaleconomische positie*. Hierbij gaat het zowel om 'arbeidsmarktpositie' (het al dan niet hebben van betaald werk) als 'sociaaleconomische status' (positie op de maatschappelijke ladder, geïndiceerd door opleiding, beroep of inkomen).

Tabel 2.11 Verschillen in ervaren gezondheid, langdurige aandoeningen en langdurige beperkingen naar positie op de arbeidsmarkt in Nederland, 1991-1994

	Oddsratio[1]		
Bevolkingsgroep	Ervaren gezondheid (minder dan goed)	Langdurige aandoeningen (een of meer)	Langdurige beperkingen (een of meer)
werkend	1,00	1,00	1,00
WW	3,02	1,60	2,19
WAO	11,53	5,49	9,58
pensioen	1,40	1,20	1,66
huishouden	0,95	0,89	1,04

1 Gecorrigeerd voor leeftijds- en geslachtsverschillen én voor opleiding.
Bron: Fengler M, et al. In: Mackenbach JP, Verkleij H (red). Volksgezondheid Toekomst Verkenning 1997, deel II. Gezondheidsverschillen. Sociaal-demografische kenmerken en gezondheid: hun relatief belang en onderlinge relaties. Bilthoven/Maarssen: RIVM/Elsevier, 1997.

Gezondheidsverschillen naar arbeidsmarktpositie

Gezondheid en werk staan soms op gespannen voet met elkaar: betaald werk kan immers gezondheidsrisico's met zich meebrengen, zoals zware fysieke belasting, blootstelling aan toxische stoffen, ongevalsrisico's en zware psychosociale belasting. In hoofdstuk 6 worden enkele van deze risico's besproken in relatie tot de arbeids- en bedrijfsgezondheidszorg, die op preventie van mogelijke gezondheidsschade door het werk is gericht. Toch zijn mensen mét betaald werk in het algemeen gezonder dan mensen met een andere positie op de arbeidsmarkt, zoals werklozen en arbeidsongeschikten (tabel 2.11).

Mensen met een *arbeidsongeschiktheidsuitkering* hebben een veel hogere prevalentie van een minder goede ervaren gezondheid, een of meer langdurige aandoeningen, en een of meer langdurige beperkingen dan werkenden. Dat is weinig verrassend: zij krijgen immers een uitkering omdat ze vanwege gezondheidsproblemen beperkingen ondervinden bij het uitoefenen van betaald werk. Zoals echter uit de tabel blijkt, zijn ook mensen met een werkloosheidsuitkering gemiddeld behoorlijk wat ongezonder dan mensen met betaald werk. Uit andere onderzoeksgegevens blijkt dat de verschillen in psychische gezondheid nog veel groter zijn. Uit buitenlands onderzoek blijkt dat ook de sterftekansen van werklozen hoger zijn dan die van werkenden.

Zoals bij alle gezondheidsverschillen tussen groepen gedefinieerd op basis van sociale kenmerken, spelen ook hierbij meer factoren een rol. Selectie op gezondheid bij werkloos worden of blijven is een van de verklaringen: werknemers met gezondheidsproblemen hebben een grotere kans om werkloos te worden, en werklozen met een slechtere gezondheid een kleinere kans om weer aan het werk te komen. Dit *healthy worker effect* is echter niet het hele verhaal: werkloos worden en/of zijn heeft ook een negatief effect op de gezondheid. Betaald werk is een bron van inkomen, van sociale contacten, van eigenwaarde en van structuur in de dag. Verlies van werk kan dus via inkomensdaling, psychosociale stress en gedrag dat slecht is voor de gezondheid (roken, drinken), tot verschillende vormen van gezondheidsschade leiden.

Sociaaleconomische gezondheidsverschillen

Verschillen in gezondheid naar sociaaleconomische status worden ook wel aangeduid met de term *sociaaleconomische gezondheidsverschillen*, en zijn vrijwel steeds in het nadeel van mensen met een lagere positie op de maatschappelijke ladder. Een van de treffendste historische illustraties is dat zelfs tijdens het zinken van de Titanic passagiers uit de eerste klas een meer dan tweemaal zo grote overlevingskans hadden als die uit de derde klas, vooral omdat de reddingsboten zich dichter bij de eerste klas bevonden, en de bemanning aan eersteklaspassagiers voorrang verleende bij de toelating tot de reddingsboten.

Mensen met een lagere sociaaleconomische positie beginnen met een lager geboortegewicht, worden minder lang, zijn gedurende het hele leven vaker ziek, hebben op gevorderde leeftijd meer lichamelijke beperkingen, en gaan ten slotte een aantal jaren eerder dood dan mensen die het door aanleg en milieu, inspanning en geluk maatschappelijk beter hebben getroffen. Het aantal chronische aandoeningen is ongeveer 50% hoger in de groep met het laagste dan in de groep met het hoogste opleidingsniveau. Wanneer deze globale gegevens worden uitgesplitst naar type aandoening, blijkt dat de verschillen zich bij een hele reeks van ziekten voordoen, onder meer bij chronische longziekten (astma/COPD), hart- en vaatziekten, suikerziekte, rugaandoeningen en reumatische klachten. Het is dan ook niet verwonderlijk dat mensen met een lagere sociaaleconomische status tevens een grotere kans op vroegtijdig overlijden hebben. Het verschil in levensverwachting bij de geboorte tussen de laagste en de hoogste opleidingsgroep wordt geschat op circa vier jaar (bij mannen; bij vrouwen zijn de verschillen wat kleiner). De combinatie van een hogere prevalentie van allerlei gezondheidsproblemen met een kortere levensduur zorgt ervoor dat het verschil in gezonde levensverwachting tussen de laagste en de hoogste opleidingsgroep afhankelijk van de gebruikte gezondheidsmaat tussen de tien en vijftien jaar bedraagt. In figuur 2.23 zijn enkele illustraties weergegeven.

Voor de *verklaring van sociaaleconomische gezondheidsverschillen* moet evenals voor die van de gezondheidsverschillen naar burgerlijke staat en positie op de arbeidsmarkt zowel aan 'selectie' als aan meer causale relaties worden gedacht. Het is immers aannemelijk dat de gezondheid ook op de bereikte sociaaleconomische positie van invloed kan zijn. Gezondheidsproblemen in de jeugd kunnen leiden tot een minder succesvolle schoolcarrière, en gezondheidsproblemen op volwassen leeftijd kunnen leiden tot een minder succesvolle beroepscarrière. Eventueel kan ziekte zelfs tot het achteruitgaan in beroepspositie en/of inkomen leiden, doordat men bepaalde werkzaamheden niet meer aankan of zelfs arbeidsongeschikt raakt. Hoewel selectie op gezondheid bij 'sociale mobiliteit' wel een rol speelt bij het ontstaan van sociaal-

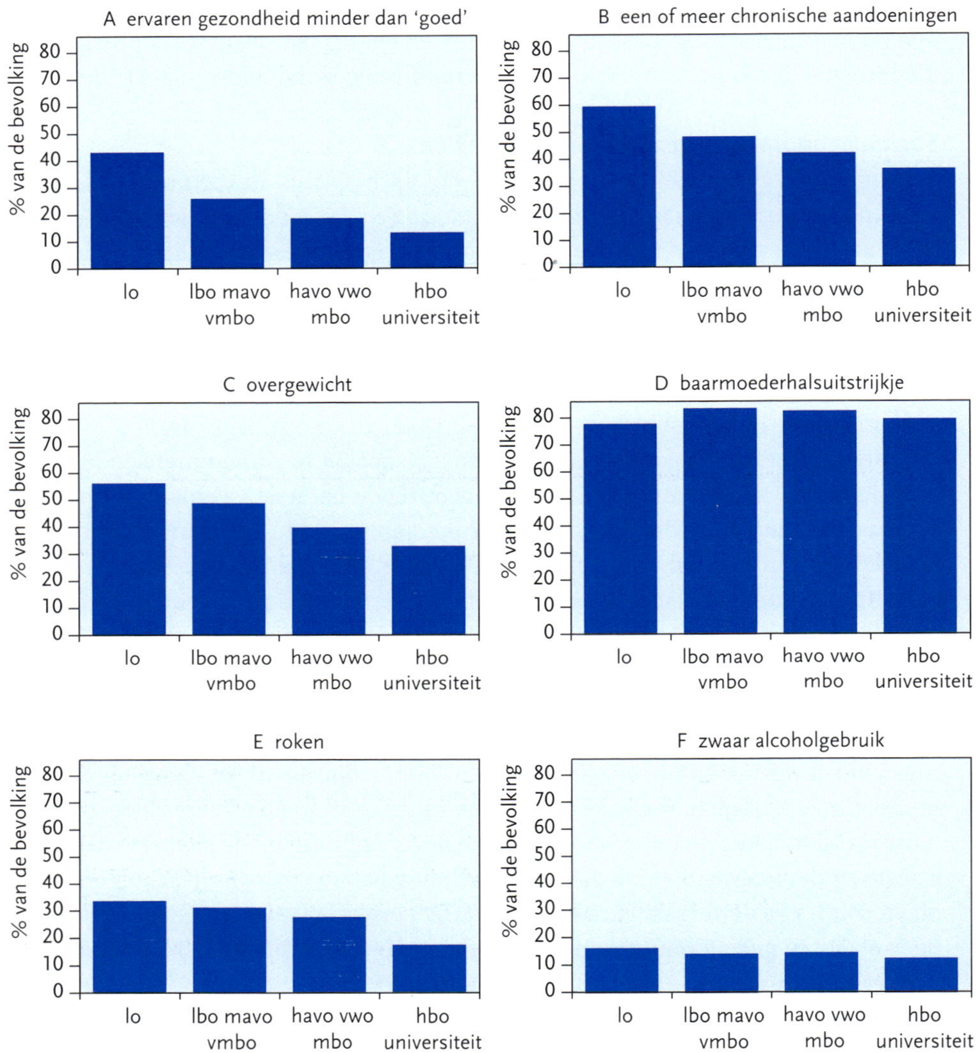

Figuur 2.23 Verschillen in gezondheid en gezondheidsdeterminanten naar opleidingsniveau, 2003
Bron: RIVM, Monitor Gezondheidsachterstanden, Bilthoven.

economische gezondheidsverschillen, gaat het om een bescheiden bijdrage. Het grootste deel van de verschillen berust op een effect van sociaaleconomische status op de gezondheid.

Hierbij gaat het evenals bij burgerlijke staat en arbeidsmarktpositie niet om een rechtstreeks effect, maar om een indirect effect, via de verdeling van meer specifieke determinanten van ziekte over sociaaleconomische groepen in de bevolking. Meer specifieke determinanten die aan de verklaring van sociaaleconomische gezond-

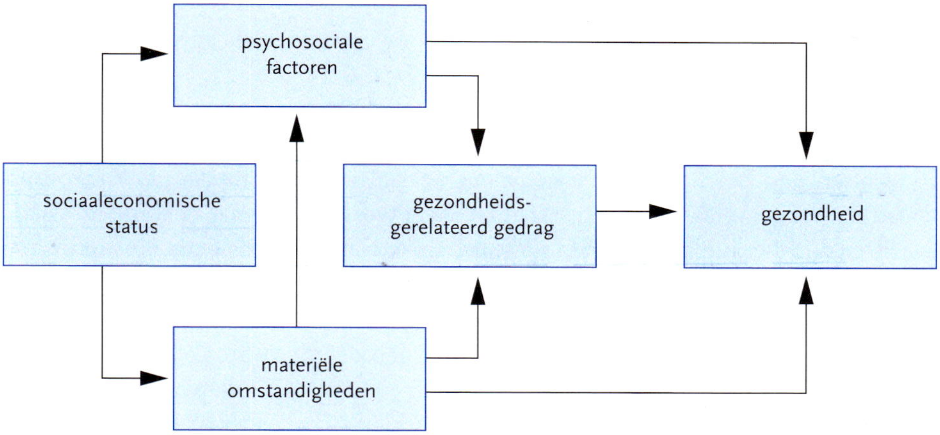

Figuur 2.24 Eenvoudig verklaringsschema voor sociaaleconomische gezondheidsverschillen

heidsverschillen bijdragen, kunnen worden ingedeeld in een aantal groepen (zie ook figuur 2.24).

- *Fysieke omgevingsfactoren.* In de negentiende eeuw waren de hogere ziekte- en sterftekansen bij mensen met een lagere sociaaleconomische status vooral een kwestie van armoede en onmogelijkheid om in de primaire levensbehoeften (zoals gezonde voeding, schoon drinkwater, adequate huisvesting) te voorzien. Door de enorme welvaartgroei tijdens de twintigste eeuw, en het feit dat progressieve belastingheffing en het vangnet van de sociale zekerheid de inkomensverschillen hebben verkleind, is armoede in Nederland niet langer een directe oorzaak van ziekte en voortijdige sterfte. Toch gaat een lager inkomen in Nederland nog steeds samen met een grotere kans op gezondheidsproblemen, en spelen materiële factoren daarbij nog steeds een rol. Een goede gezondheid is weliswaar niet te koop, maar het is met een goed inkomen wel gemakkelijker om gezond te leven (in een veilige buurt te wonen, aan sport te doen, op zijn tijd ontspanning te zoeken, contacten te leggen). Ook zijn er nog steeds grote verschillen in fysieke arbeidsomstandigheden en komt lichamelijk zwaar, vuil, lawaaiig en/of gevaarlijk werk onder aan de maatschappelijke ladder veel meer voor dan midden op of boven aan de ladder.
- *Sociale omgevingsfactoren.* Uit onderzoek blijkt dat personen met een lagere sociaaleconomische status meer psychosociale stress ondervinden, onder meer door financiële zorgen en door een combinatie van hoge werkdruk en weinig eigen regelmogelijkheden. Het effect van deze omstandigheden wordt versterkt door het feit dat mensen met een lagere sociaaleconomische positie gemiddeld minder steun vanuit de sociale omgeving ondervinden, onder andere doordat ze een grotere kans hebben niet-gehuwd en alleenstaand te zijn. Andere psychosociale factoren die bij de gezondheidachterstand van mensen met een lagere sociaal-

economische status een rol spelen, zijn een gevoel van gebrek aan controle over het eigen bestaan en depressiviteit (beide zowel oorzaak als gevolg van de minder gunstige levensomstandigheden).

- *Gedragsfactoren.* Wat de leefwijzen betreft is allereerst een belangrijk gegeven dat bij mensen met een lage sociaaleconomische status meer rokers worden aangetroffen dan bij mensen met een hoge sociaaleconomische status. Waarom er onder aan de maatschappelijke ladder meer wordt gerookt, is een andere vraag: is dit een kwestie van onverstandige gedragskeuzen of een reactie op ongunstige levensomstandigheden, bijvoorbeeld op de zojuist genoemde materiële en psychosociale factoren? Veel onderzoek wijst op het laatste, en vaststaat in elk geval dat de vooral op voorlichting en overreding gebaseerde antirookcampagnes voornamelijk in de midden- en hogere sociaaleconomische groepen zijn aangeslagen. Andere gedragsfactoren die in de verklaring van sociaaleconomische gezondheidsverschillen een rol spelen, zijn voedingsgewoonten en gebrek aan lichaamsbeweging. Mede als gevolg daarvan komt bij lager opgeleiden veel meer overgewicht voor dan bij hoger opgeleiden.

Zoals in de figuur wordt benadrukt, versterken de verschillende groepen determinanten elkaar: slechtere materiële omstandigheden kunnen een bron zijn van psychosociale stress, en die kunnen weer aanleiding tot ongezonde leefgewoonten.

Samen met de belangrijke rol die economische groei tijdens de epidemiologische transitie heeft gespeeld, wijst het bestaan van de hier besproken sociaaleconomische gezondheidsverschillen op de enorme betekenis van de economie voor de volksgezondheid. Daarmee wordt de volksgezondheid ook een onderwerp met politieke kanten, want de inrichting van de economie is een politieke kwestie. Zo zal het erg moeilijk zijn sociaaleconomische gezondheidsverschillen te verkleinen als tegelijk de inkomensverschillen toenemen, zoals de laatste jaren in Nederland het geval is. Hier geldt bij uitstek de in hoofdstuk 1 al aangehaalde uitspraak van Rudolf Virchow: 'Geneeskunde is een sociale wetenschap, en politiek niets anders dan geneeskunde op grote schaal.' Hoewel dokters en andere gezondheidsprofessionals de ongelijkheid in de wereld niet kunnen wegnemen, hoeven ze zich daarbij niet neer te leggen. Ze kunnen veel te weten komen over de effecten ervan, want het lichaam van hun patiënten is de letterlijke 'belichaming' van de verhoudingen in de samenleving. Bovenal kunnen ze met goede preventie en zorg eraan bijdragen de gezondheidsgevolgen van die ongelijkheid te verminderen.

Vraag

Vergelijk de verklaring van de gezondheidsverschillen naar geslacht, burgerlijke staat, arbeidsmarktpositie en sociaaleconomische status. Wat zijn de overeenkomsten, wat zijn de verschillen?

2.5.3 Gezondheidsverschillen naar regio en urbanisatiegraad

Regionale gezondheidsverschillen

In Nederland bestaan al sinds jaar en dag interessante *regionale sterfteverschillen*. Deze vormden in de negentiende eeuw het onderwerp van medisch-geografische studies, waarmee de basis werd gelegd voor de eerste hygiënische maatregelen. Geïnspireerd op illustere voorgangers zoals Hippocrates – die in zijn werk *Luchten, wateren, plaatsen* al veel aandacht besteedde aan de bijdrage van klimaat, bodemgesteldheid en voedingspatronen aan geografische verschillen in gezondheid – maakte men vele 'geneeskundige plaatsbeschrijvingen'. In die tijd was de sterfte in het westen van het land hoog, wat toentertijd werd toegeschreven aan de lage ligging, het brakke oppervlaktewater en de kleiige bodem. Latere studies, gebaseerd op hedendaagse etiologische inzichten, hebben gewezen op de rol van verontreinigd oppervlaktewater, dat gedurende een groot deel van de negentiende eeuw als drinkwater werd gebruikt, en op de rol van de in die tijd vooral in het westen van het land opkomende verstedelijking, die de verspreiding van infectieziekten sterk bevorderde.

Toen aan het einde van de negentiende eeuw de sterfte, mede onder invloed van hygiënische maatregelen, ging dalen, ontstond echter een heel ander spreidingspatroon. Deze *sterftedaling* begon namelijk vreemd genoeg in de regio's die de hoogste sterfte hadden, en al snel kruisten de lijnen elkaar en hadden de regio's in het westen van het land een lagere sterfte dan die in de rest van het land, in het bijzonder de zuidelijke regio's, die aanvankelijk behoorlijk achterbleven. Vermoedelijk had het westen van het land zijn voorsprong te danken aan een snellere economische, culturele en technologische ontwikkeling, en werden ook hygiënische maatregelen daar eerder genomen dan in de rest van het land. Waarschijnlijk heeft hierbij ook het verschil in religieuze gezindte een rol gespeeld: geboortebeperking deed in het rooms-katholieke zuiden van het land veel later haar intrede deed dan in het protestantse westelijk Nederland. Dat is een van de oorzaken van de latere daling van de zuigelingensterfte in het zuiden des lands.

Ook na het midden van de twintigste eeuw bleven deze verschillen nog lange tijd bestaan, ondanks de komst van een nieuw epidemiologisch 'regime' dat niet langer door infectieziekten maar door welvaartsziekten als hart- en vaatziekten en kanker werd gedomineerd. Toen rond 1970 de sterfte aan hart- en vaatziekten begon te dalen, gebeurde dat het eerst in het westen van het land, vermoedelijk doordat gunstige gedragsveranderingen, zoals stoppen met roken en een gezondere voeding, daar eerder ingang vonden dan in de rest van het land. Er bestond tot in de jaren tachtig een samenhang tussen religieuze gezindte en sterfte: in overwegend rooms-katholieke regio's (ook die boven de Moerdijk) was de sterfte gemiddeld hoger dan in overwegend protestantse regio's. Uit gezondheidsenquêtes bleek dat mensen met een rooms-katholieke achtergrond gemiddeld meer rookten, meer alcohol gebruikten en zelfs minder vaak in de auto hun veiligheidsgordel omdeden dan mensen met een protestantse achtergrond. Deze kennelijk cultureel bepaalde verschillen in gedrag werden wel in verband gebracht met de typisch protestantse ('calvinistische') levensethiek die door hard werken en matiging werd gekenmerkt. Inmiddels lijken deze verschillen, vermoedelijk door de steeds verder voortschrijdende secularisering, minder groot te zijn geworden.

Toch is in het patroon van regionale gezondheidsverschillen nog steeds wel een zekere achterstand te zien van de Brabantse en Limburgse regio's, maar op dit moment heeft ook een aantal regio's in het noordoosten van het land en sterk verstedelijkte gebieden in de Randstad hogere sterfte- en ziektecijfers (figuur 2.25). Door een combinatie van hogere sterfte en een hogere prevalentie van zelfgerapporteerde gezondheidsproblemen is daar de gezonde levensverwachting relatief kort. Dit patroon suggereert echter niet direct een samenhang met culturele factoren: het gaat bij de regio's met duidelijke gezondheidsachterstanden eigenlijk steeds om regio's waar ook de sociaaleconomische situatie relatief slecht is. In deze regio's wordt mede daardoor meer gerookt, is er meer overgewicht, enzovoort.

Figuur 2.25 Verschillen in gezonde levensverwachting tussen regio's in Nederland, 2001-2004

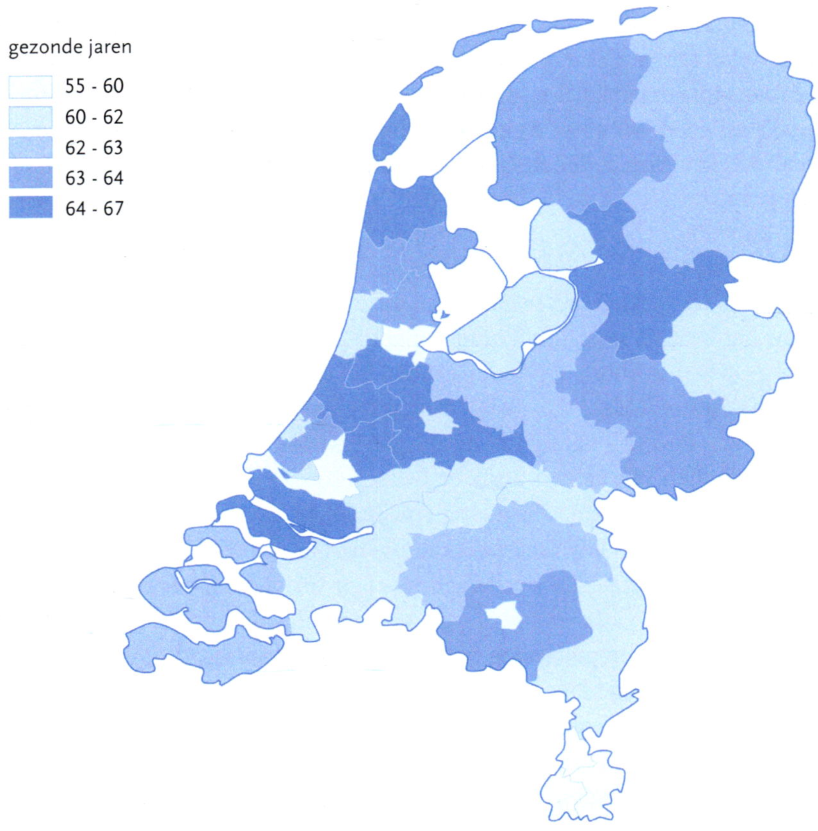

Bron: Hoeymans N (RIVM), Zwakhals SLN (RIVM). Levensverwachting in goede ervaren gezondheid 2001-2004. In: Volksgezondheid Toekomst Verkenning, Nationale Atlas Volksgezondheid. Bilthoven: RIVM, http://www.zorgatlas.nl.

Gezondheidsverschillen naar urbanisatiegraad

Gedurende een groot deel van de twintigste eeuw hebben *inwoners van de grote steden* een relatief gunstige gezondheidstoestand gehad, maar sinds ongeveer 1970 is die situatie veranderd. Sindsdien neemt de levensverwachting in de rest van Nederland sterker toe dan in de vier grote steden (figuur 2.26). In de grote steden is de sterfte gemiddeld 11% hoger dan het Nederlands gemiddelde, en voor alle doodsoorzaken geldt dat ze daar een hogere tol eisen dan elders. Uit onderzoek dat naar de achtergronden hiervan is uitgevoerd, komt naar voren dat dit vooral moet worden toegeschreven aan de veranderde bevolkingssamenstelling van de grote steden, niet aan een verslechtering van de levensomstandigheden. Bij die veranderde bevolkingssamenstelling gaat het niet zozeer, zoals wel wordt verondersteld, om de komst van grote aantallen allochtonen (die hebben in het algemeen geen sterk verhoogde sterfte ten opzichte van Nederlanders, zie thema C) maar om het selectieve vertrek van relatief gezonde grotestadsbewoners naar elders. Hoger opgeleiden en mensen met een bovengemiddeld inkomen zijn in deze periode naar aantrekkelijkere woonwijken in de voorsteden verhuisd, waardoor in de grote steden vooral mensen met hogere gezondheidsrisico's zijn achtergebleven.

Voor wie de geografische ligging van achterstandsbuurten kent, is ook in het kaartbeeld van de sterfte binnen de grote steden een duidelijke samenhang te zien tussen het welstandsniveau van de buurt en de gezondheidstoestand van de bewoners (figuur 2.27).

Figuur 2.26 Ontwikkeling van de levensverwachting bij de geboorte in de vier grote steden en Nederland als geheel

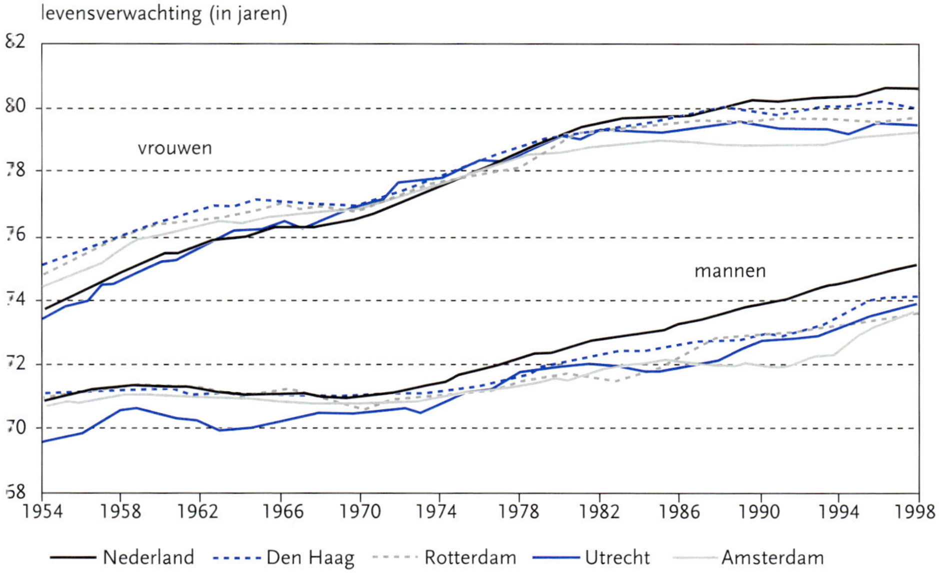

Bron: RIVM, Gezondheid in de grote steden, 2002.

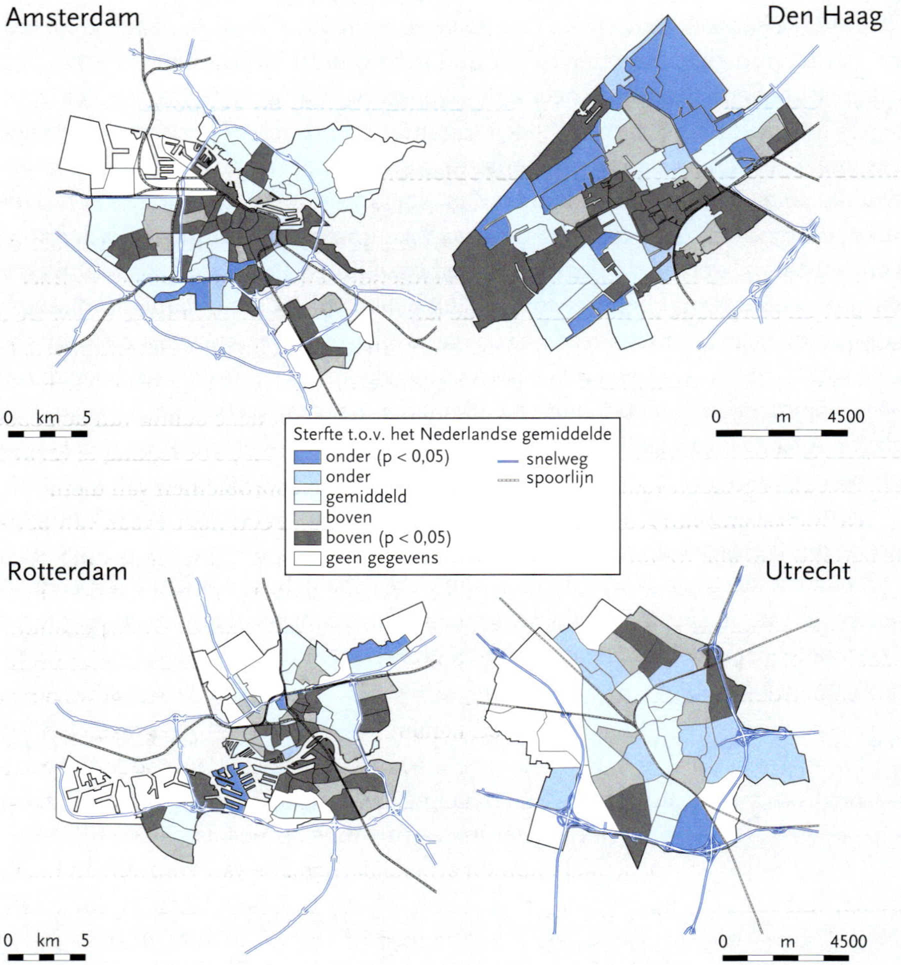

Figuur 2.27 Sterfteverschillen tussen buurten in de vier grote steden, circa 2000
Bron: RIVM, Gezondheid in de grote steden, 2002.

Vraag
Beschrijf de belangrijkste veranderingen die in Nederland in het patroon van geografische gezondheidsverschillen hebben plaatsgevonden, en geef enkele oorzaken voor deze veranderingen.

2.6 EPIDEMIOLOGISCH PROFIEL VAN ENKELE BELANGRIJKE ZIEKTEN EN AANDOENINGEN

2.6.1 Gezondheidsproblemen rond zwangerschap en geboorte

Anticonceptie en vruchtbaarheidsproblemen

In West-Europa wordt bewuste *geboortebeperking* al lange tijd toegepast, maar deze werd aanzienlijk eenvoudiger door de introductie van barrièremiddelen zoals condooms en pessaria in het einde van de negentiende eeuw, en hormonale contraceptie ('de pil') en sterilisatie in het begin van de jaren zestig van de twintigste eeuw. De geboortecijfers liepen hierdoor sterk terug, en bevinden zich op dit moment in veel landen beneden het niveau (iets meer dan twee kinderen per vrouw) dat noodzakelijk zou zijn om de bevolkingsomvang gelijk te houden. Mede door deze daling van de geboortecijfers is in de komende decennia een sterke vergrijzing van de bevolking te verwachten, met alle gevolgen voor de frequentie van gezondheidsproblemen van dien.

De toepassing van *geboorteregeling* heeft in Nederland een hoge graad van perfectie bereikt. Van alle 18- tot 42-jarige vrouwen gebruikt 74% een methode van anticonceptie, en in het merendeel van de gevallen gaat het daarbij om zeer veilige methoden zoals de pil en sterilisatie. Het grote belang hiervan voor de volksgezondheid staat buiten kijf, niet alleen vanwege het gunstige effect van geplande zwangerschappen op perinatale en zuigelingensterfte, maar ook vanwege de andere gevolgen van ongewenste zwangerschappen voor de lichamelijke en geestelijke gezondheid van moeder en kind. Toch is er ook aan deze medaille een keerzijde, omdat de beschikbaarheid van methoden van geboorteregeling het mogelijk heeft gemaakt zwangerschappen uit te stellen tot steeds later in de vruchtbare levensfase.

Mede als gevolg van de toegenomen arbeidsparticipatie van vrouwen en het ontbreken van ruimhartige regelingen voor ouderschapsverlof en kinderopvang ligt de gemiddelde leeftijd van de Nederlandse vrouw bij de geboorte van het eerste kind op ruim 29 jaar, hetgeen een internationaal record is. Het uitstellen van de geboorte van het eerste kind heeft als belangrijk negatief effect dat de kans op vruchtbaarheidsproblemen toeneemt. De vruchtbaarheid wordt sterk beïnvloed door de leeftijd van de vrouw, en neemt na ongeveer het dertigste jaar tamelijk snel af. Dit heeft geleid tot een toename van de frequentie van problemen met de vruchtbaarheid, en daarmee tot een toename van de vraag naar technieken zoals in-vitrofertilisatie.

Perinatale en zuigelingensterfte

De dalende geboortecijfers hebben een belangrijke bijdrage geleverd aan de daling van de sterfte: in kleine gezinnen zijn de overlevingskansen van kinderen aanzienlijk groter, onder meer door kleinere infectiekansen. Mede hierdoor is tijdens de epidemiologische transitie een uitgesproken daling opgetreden van de *perinatale en zuigelingensterfte*. De daling van de zuigelingensterfte begon in Nederland rond 1880. De zui-

Tabel 2.12 Perinatale en zuigelingensterfte in Nederland, 2005

1	doodgeboorenen (> 24 weken zwangerschapsduur)	5,2 per 1000 geborenen
2	eerste week sterfte (0-6 dagen)	2,9 per 1000 levendgeborenen
3	neonatale sterfte (< 4 weken)	3,7 per 1000 levendgeborenen
4	postneonatale sterfte (4 weken - < 1 jaar)	1,3 per 1000 levendgeborenen
1 + 2 =	perinatale sterfte	8,1 per 1000 geborenen
3 + 4 =	zuigelingensterfte	4,9 per 1000 levendgeborenen

Bron: http://statline.cbs.nl.

gelingensterfte bedroeg toen circa 190 per 1000 levendgeborenen, en bedroeg in 2005 nog slechts 4,9 per 1000 levendgeborenen (tabel 2.12): een reductie van ruim 97%.

De daling van de perinatale sterfte is eigenlijk pas goed begonnen rond 1940, en was vooral in de jaren zestig en zeventig van de vorige eeuw zeer uitgesproken. Sinds de jaren tachtig is de daling van de perinatale sterfte in Nederland trager verlopen dan in een aantal andere Europese landen, zoals Zweden en Finland, waardoor Nederland zijn koppositie heeft verloren. Risicofactoren van perinatale sterfte die in Nederland beduidend meer voorkomen dan in Zweden en Finland zijn: meerlingzwangerschappen (waarschijnlijk ten gevolge van in-vitrofertilisatie en het terugplaatsen van meerdere embryo's), roken tijdens de zwangerschap, en allochtone herkomst van zwangeren. Ook verschillen in zorg tijdens zwangerschap, bevalling en kraambed lijken een duidelijke rol te spelen. In Nederland wordt prenatale screening op congenitale afwijkingen gevolgd door zwangerschapsafbreking minder vaak toegepast, en komt zorg die vanwege de afwijking van de richtlijnen van de beroepsgroep als 'substandaard' wordt aangemerkt, vaker voor.

Op dit moment ligt de *perinatale sterfte* in Nederland rond de 7 per 1000 geborenen, en het is alleen al vanwege de absolute aantallen (ongeveer 1500 gevallen per jaar) dat we hier nog steeds van een belangrijk volksgezondheidsprobleem moeten spreken. Ongeveer twee derde van de perinatale sterfte bestaat uit doodgeborenen, en een derde uit overledenen in de eerste levensweek. Belangrijke doodsoorzaken zijn aangeboren afwijkingen, ziekten van de moeder (vooral zwangerschapshypertensie), vroeggeboorte en hypoxie.

De oorzaken van *ernstige aangeboren afwijkingen* zijn nog grotendeels onbekend. Slechts in ongeveer 15% van de gevallen is er een aantoonbare afwijking van het genetisch materiaal (zoals in het geval van het syndroom van Down of cystic fibrose). Ook is in een klein percentage van de gevallen een duidelijke omgevingsinvloed aanwijsbaar, zoals een infectie van de moeder of het gebruik van bepaalde medicatie. Dit betekent dat de mogelijkheden voor primaire preventie tamelijk beperkt zijn. Belangrijke aangrijpingspunten zijn rubellavaccinatie ter voorkoming van het congenitale rubellasyndroom, beperking van alcohol- en medicijngebruik tijdens de zwangerschap, en ook het gericht gebruik van foliumzuur tijdens de conceptiefase en vroege zwangerschap ter voorkoming van neuralebuisdefecten. Daarnaast nemen de mogelijkheden van vroege opsporing, door middel van prenatale diagnostiek eventueel gevolgd door zwangerschapsafbreking, snel toe.

Een andere belangrijke oorzaak van perinatale sterfte is *vroeggeboorte*. Een zeer vroege geboorte (voor de 32e week) komt ongeveer zesmaal per duizend geboorten voor, en is verantwoordelijk voor ongeveer een derde van de sterfte in de eerste levensweek. De sterfte bij kinderen met een zwangerschapsduur van minder dan 32 weken is de laatste decennia onder invloed van de sterk toegenomen mogelijkheden van de medische zorg sterk gedaald, maar de overlevende kinderen hebben in een tamelijk hoog percentage van de gevallen bepaalde restafwijkingen. Zo heeft op de leeftijd van 5 jaar 23% een lichamelijke beperking. Deze keerzijde van het succes, die zich overigens niet alleen bij de verbeterde overleving van zeer vroeggeborenen voordoet maar ook bij die van kankerpatiënten of ernstige ongevalspatiënten, zal een toenemend beslag leggen op de gezondheidszorg.

Barkerhypothese

Er zijn aanwijzingen dat groeivertraging van de foetus belangrijke langetermijngevolgen heeft voor de gezondheid. De Engelse epidemioloog Barker heeft laten zien dat de risico's op verschillende ziekten op de volwassen leeftijd, waaronder ischemische hartziekten, cerebrovasculair accident en diabetes mellitus, samenhangen met een laag geboortegewicht en andere indicatoren van foetale groeivertraging. Dit heeft geleid tot de theorie van de *foetale programmering*, die inhoudt dat de aanpassingen van het metabole en endocriene systeem van de foetus die onder invloed van een tekort aan voedingsstoffen optreden, en die bedoeld zijn om de groei van vitale organen zoals de hersenen zo veel mogelijk te sparen, voor de langere termijn ongunstig zijn. Inmiddels vindt wereldwijd veel onderzoek naar deze hypothese plaats. De potentiële implicaties voor de volksgezondheid zijn groot: zo zouden verbeteringen in de voedingstoestand van de foetus die zich de afgelopen decennia hebben voorgedaan, zich kunnen vertalen in verdere verbeteringen van de gezondheid van volwassenen in de toekomst.

> **Vraag**
> Ga na wat de actuele hoogte van de perinatale sterfte in Nederland is. Doe dit met behulp van een van de internetsites die worden genoemd in de lijst horend bij dit hoofdstuk. Wat zijn mogelijke keerzijden van de daling van de perinatale sterfte?

2.6.2 Ongevals- en opzettelijk toegebrachte letsels

Beschrijvende gegevens

Ongevallen ('gebeurtenissen die, onafhankelijk van iemands wil, door plotseling van buiten komende krachten worden veroorzaakt, en die acuut lichamelijk letsel tot gevolg hebben') kunnen worden onderverdeeld in verkeersongevallen, bedrijfsongevallen, sportongevallen en zogenoemde privéongevallen. De laatste groep omvat vooral ongevallen in en om de woning. Sportongevallen en privéongevallen komen erg veel voor: in de top 5 van aandoeningen met de hoogste incidentie staan ze op de derde respectievelijk de vijfde plaats (zie tabel 2.1). Als oorzaak van acuut lichamelijk letsel staan ongevallen naast een tweetal vormen van opzettelijk toegebracht letsel, namelijk letsel dat iemand zichzelf toebrengt (suïcide en suïcidepoging), en letsel dat aan andere personen wordt toegebracht (geweld).

Samen brengen ongevallen, suïcide(poging) en geweld niet alleen veel materiële schade teweeg, maar ook veel schade aan de volksgezondheid. Enkele kerncijfers zijn weergegeven in tabel 2.13. *Ongevallen in de privésfeer* vormen zowel wat betreft het aantal gewonden als wat betreft het aantal overledenen de belangrijkste categorie. Het gaat hierbij om ongevallen van zeer uiteenlopende aard (onder andere val, verdrinking, vergiftiging, verstikking en ongevallen door brand) bij zeer uiteenlopende activiteiten (onder andere huishoudelijk werk, doe-het-zelfactiviteiten, spel). De overgrote meerderheid van de privéongevallen leidt tot letsel dat niet erg ernstig is. Slechts een van de tien op een EHBO-afdeling behandelde slachtoffers van privéongevallen wordt in het ziekenhuis opgenomen. Bij verkeersongevallen is deze verhouding één op vijf, en het aantal overledenen ten gevolge van verkeersongevallen ligt dan ook veel dichter bij dat ten gevolge van privéongevallen dan men op grond van de aantallen gewonden zou verwachten. Het aantal overledenen ten gevolge van suïcide is groter dan dat ten gevolge van verkeersongevallen, en bijna tienmaal zo groot als het aantal dodelijke slachtoffers van geweld. Moord en doodslag zijn in Nederland gelukkig vrij zeldzaam, zeker in vergelijking met het buitenland, maar zijn de laatste decennia wel in frequentie toegenomen.

Determinanten van ongevalsletsel

Tussen de verschillende activiteiten waarmee mensen zich bezighouden, bestaan enorme verschillen in *ongevalskans*. In het verkeer hebben bromfietsers per afgelegde kilometer de grootste kans om gewond te raken; openbaar vervoer is de veiligste

Tabel 2.13 Aantal gewonden en overledenen ten gevolge van ongevallen, suïde(poging) en geweld, 2001-2005

	SEH-behandeling	Ziekenhuisopname	Overleden
privéongevallen	480.000	65.000	2.500
verkeersongevallen	130.000	21.000	930
sportblessures	160.000	12.000	10
arbeidsongevallen	85.000	5.400	80
suïcidaal gedrag	14.000	9.700	1.500
geweld	34.000	2.700	190
totaal	890.000	120.000	5.300

Absolute aantallen gemiddeld per jaar.

Bron: Stichting Consument en Veiligheid.

manier van verkeersdeelname. Als het om de kans op een bedrijfsongeval gaat, zijn landbouw en visserij en de bouwnijverheid de bedrijfstakken met de hoogste mate van onveiligheid. In de privésfeer is doe-het-zelven de activiteit met verreweg het grootste aantal gewonden per miljoen uren tijdsbesteding. Binnen de sport zijn het vooral de zogenoemde contactsporten (zoals voetbal, hockey) die een grote kans op blessures geven. Het is door deze grote verschillen in ongevalskans tussen diverse activiteiten duidelijk dat er nog veel aanknopingspunten zijn om door beveiliging van de omgeving waarin, of de hulpmiddelen waarmee deze activiteiten worden beoefend, ongevalsletsel te voorkomen.

Een factor die bij verschillende categorieën ongevallen een belangrijke rol speelt, is alcoholgebruik. Bekend is de negatieve rol van *alcohol in het verkeer*. In Nederland is in circa 9% van de geregistreerde verkeersongevallen sprake van alcoholgebruik bij een of meer van de betrokkenen; bij ongevallen met dodelijke afloop bedraagt dit percentage 15. Dit is waarschijnlijk een onderschatting van het werkelijke percentage, omdat bij ernstige ongevallen de politie nog wel eens afziet van alcoholregistratie. In de Verenigde Staten, waar de bloedproefprocedure in geval van dodelijke verkeersongevallen bij de wet verplicht is, wordt in de helft van alle dodelijke motorvoertuigongevallen alcoholbetrokkenheid vastgesteld. Buitenlandse onderzoeksgegevens wijzen ook op een substantiële bijdrage van alcoholgebruik aan (dodelijke) ongevallen in de privésfeer.

In paragraaf 2.3.3 is reeds beschreven dat sinds circa 1970 de sterfte aan ongevallen in Nederland sterk is gedaald. Ook is aan de verklaring van dit verschijnsel reeds aandacht besteed, en daarbij is naar voren gekomen dat hierbij onder meer verschillende *preventieve maatregelen* een rol hebben gespeeld. Deze preventieve successen laten zien dat de keten van gebeurtenissen die tot de letselschade leidt, op verschillende plaatsen kan worden onderbroken, en dat men bij de keuze van het aangrijpingspunt pragmatisch moet zijn. Bij het bestrijden van ongevallen wordt vaak gebruikgemaakt van een systematische analyse van deze keten van gebeurtenissen, waarbij onderscheid wordt gemaakt in omstandigheden die werkzaam waren voor het ongeval, op het moment van het ongeval of na het ongeval. Zo is het in de loop van de jaren zeventig gelukt om de keten van noodlottige omstandigheden die tot een verkeersdode leidt, op een aantal plaatsen gedeeltelijk te onderbreken. Alcoholgebruik in het verkeer is bestreden, er zijn regels gesteld met betrekking tot de maximumsnelheid, en het wegennet is steeds verder beveiligd (denk onder andere aan de uitzonderlijk veilige autosnelwegen) – allemaal maatregelen die de kans op het optreden van een ongeval hebben verminderd. Ook zijn er maatregelen genomen die pas werkzaam zijn op het moment van het ongeval zelf, en daarbij de kans op het ontstaan van letsel verminderen, onder andere de verplichting tot dragen van de veiligheidsgordel. Ten slotte is in de loop van de tijd ook de medische opvang van ongevalsslachtoffers verbeterd, door een betere uitrusting van ambulances en enorme verbeteringen in de chirurgische en andere behandeling van zeer ernstige ongevalsslachtoffers.

2.6.3 Psychische stoornissen

Beschrijvende gegevens

Om in de vele gegevens uit verschillende bronnen enige orde aan te brengen, wordt in de psychiatrische epidemiologie veel gebruikgemaakt van een *filtermodel* (figuur 2.28). Dat model is gebaseerd op het pad dat de persoon met symptomen van psychische stoornissen moet volgen voor hij of zij uiteindelijk als patiënt in de intramurale geestelijke gezondheidszorg terechtkomt. De totale prevalentie van psychische stoornissen hangt sterk af van het niveau in dit model waarop men onderzoek doet. Schattingen van de prevalentie in de algemene bevolking lopen voor Nederland uiteen van 170 tot 300 gevallen per duizend in de bevolking, terwijl de prevalentie van verblijf in een instelling voor intramurale geestelijke gezondheidszorg ongeveer zes gevallen per duizend personen in de bevolking bedraagt. Vanzelfsprekend gaat het bij deze laatste gevallen om heel andere gezondheidsproblemen dan bij de eerste. De belangrijkste diagnosen bij patiënten die in psychiatrische ziekenhuizen verblijven, zijn schizofrenie, andere psychosen en ernstige neurotische stoornissen. In de algemene bevolking overweegt echter de zogenoemde psychosociale problematiek, onder andere in de vorm van gevoelens van neerslachtigheid, angst en eenzaamheid.

Over de oorzaken van psychische stoornissen is nog niet veel bekend, hoewel zich langzamerhand wel enkele hoofdlijnen beginnen af te tekenen. Ter illustratie zal kort worden ingegaan op twee belangrijke psychische stoornissen: depressie en schizofrenie.

Depressie

Depressie, een stemmingsstoornis gekenmerkt door onder meer somberheid en verlies van interesse, is een van de meest voorkomende psychische stoornissen. Ook hier zijn de schattingen van de prevalentie sterk afhankelijk van de gevalsdefinitie. De depressie in engere zin, een ernstig beeld dat episodisch van aard is, heeft in de algemene bevolking een prevalentie van rond vijftig gevallen per duizend personen. Bij het ontstaan van depressies kunnen vele factoren een rol spelen, die wel worden geordend in een model dat aan de ene kant de kwetsbaarheid, en aan de andere kant de uitlokkende factoren centraal stelt. Factoren die de kwetsbaarheid voor het ontstaan van depressies bepalen, zijn onder meer erfelijkheid, een gering gevoel van eigenwaarde en sociale factoren zoals geslacht (vrouwen hebben een grotere kans op depressies dan mannen) en burgerlijke staat (alleenstaanden hebben een verhoogd risico). Aan de andere kant staat vast dat ingrijpende en bedreigende gebeurtenissen depressies kunnen uitlokken, in het bijzonder bij personen die daarvoor kwetsbaar zijn. Vooral zogenoemde verliesgebeurtenissen blijken hierbij een belangrijke rol te spelen.

Figuur 2.28 Filtermodel van Goldberg en Huxley, ingevuld met Nederlandse gegevens van circa 1990

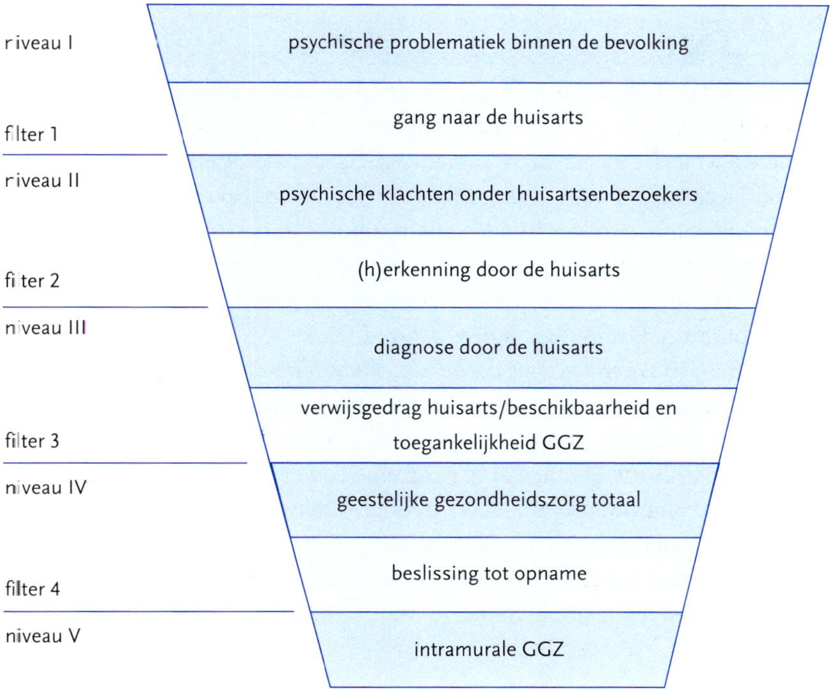

niveau		**filter**		**prevalentie per 1000 personen**
I	bevolking			170-300
		1	hulpzoekgedrag: 86%	
II	huisarts			145-260
		2	(h)erkenning door de huisarts: 64%	
III	gediagnosticeerd door arts			90-165
		3	verwijsgedrag huisarts	
IV	totale geestelijke gezondheidszorg			41
		4	beslissing tot opname	
V	intramurale geestelijke gezondheidszorg			6

Bron: Ruwaard D, Kramers PGN (red). Volksgezondheid Toekomst Verkenning. Den Haag: SDU-uitgeverij, 1993.

Schizofrenie

Schizofrenie, een psychische stoornis gekenmerkt door onder meer psychotische verschijnselen en een tamelijk ongunstige prognose, is een betrekkelijk zeldzame aandoening. De incidentie is erg laag, maar doordat het beloop vaak chronisch is, komt de prevalentie in Nederland toch nog op rond de zeven gevallen per duizend personen. Het eerste optreden van schizofrenie doet zich meestal op jongere leeftijd voor, meestal tussen de 16 en 24 jaar. Schizofrenie gaat vaak gepaard met ernstig sociaal disfunctioneren. Evenals bij depressie worden de oorzaken bij schizofrenie gezocht in een combinatie van kwetsbaarheid en omgevingsfactoren. De kwetsbaarheid wordt onder meer bepaald door genetische factoren en door somatische en psychosociale factoren in de jeugd, terwijl belastende levensgebeurtenissen en drugsgebruik een uitlokkende rol kunnen spelen.

In sommige *allochtone groepen*, met name Marokkanen en (Creoolse) Surinamers, komt schizofrenie veel meer voor dan bij autochtone Nederlanders. Aangezien de incidentie waarschijnlijk hier ook veel hoger is dan in de landen van herkomst, is het aannemelijk dat de verhoogde incidentie van schizofrenie een gevolg is van de migratie en de ervaringen van het migrantenleven in een vreemde, soms vijandige omgeving. Een van de hypothesen is dat ervaringen van discriminatie of sociale uitsluiting bij mensen met een genetisch bepaalde, 'schizoïde' persoonlijkheidsstructuur, kunnen leiden tot de psychotische ontsporing die karakteristiek is voor schizofrenie.

Thuisloosheid

Vanuit de volksgezondheid als geheel geredeneerd, is een belangrijk aandachtspunt in de behandeling van ernstige psychische stoornissen het voorkómen van thuisloosheid. '*Thuislozen*' zijn mensen die niet beschikken over zelfstandige, reguliere huisvesting. Een deel van hen leidt een zwervend bestaan en verblijft op straat of in passantenverblijven ('daklozen'); een ander deel verblijft langdurig in pensions, crisisopvangvoorzieningen of bij familie en kennissen. Ernstige psychische problemen zijn een van de oorzaken van thuisloosheid. Deze kunnen leiden tot het teloorgaan van sociale verbanden, het verlies van een regulier inkomen en het verlies van controle over het eigen bestaan. In dit verband wordt terecht gewezen op het feit dat hier een verband is met het veranderde beleid ten aanzien van opname en ontslag van psychiatrische patiënten in ziekenhuizen. De mogelijkheden tot gedwongen opname zijn sterk verminderd, en ook is men binnen de psychiatrie overgegaan tot meer ambulante behandeling. Dit kan ertoe hebben bijgedragen dat psychiatrische patiënten een groter risico lopen op thuisloosheid dan vroeger het geval was.

Vraag

Waarom geven registraties van zorggebruik in de intramurale geestelijke gezondheidszorg geen goed beeld van verschillen in het vóórkomen van psychische stoornissen tussen bijvoorbeeld etnische groepen?

2.6.4 Hart- en vaatziekten

Ischemische hartziekte

Ondanks de sterke daling van de incidentie van en sterfte aan ischemische hartziekte is dit nog steeds een van de belangrijkste ziekten, zowel in Nederland en andere hoge-inkomenslanden (paragraaf 2.2) als wereldwijd (in lage- en middeninkomenslanden is ischemische hartziekte sterk in opkomst). Door intensief epidemiologisch onderzoek zijn de determinanten van ischemische hartziekte behoorlijk in kaart gebracht: behalve de klassieke risicofactoren roken, hoge bloeddruk en hoog serumcholesterol zijn inmiddels vele tientallen andere determinanten gevonden. Deze factoren kunnen een belangrijk deel van de variatie tussen individuen in de kans op hart- en vaatziekten verklaren. Vanuit een volksgezondheidsperspectief is het echter evenzeer de vraag wat de hoge frequentie van hart- en vaatziekten in westerse populaties kan verklaren, en die vraag is niet alleen met verwijzing naar individuele risicofactoren te verklaren. Waardoor is de prevalentie van roken, hoge bloeddruk en hoog serumcholesterol in deze populaties, ook in Nederland, zo hoog?

De *toegenomen welvaart* en de daarmee samenhangende massaproductie en -consumptie van genot- en voedingsmiddelen spelen hierbij een belangrijke rol. Op tabaksgebruik en overgewicht is in paragraaf 2.4.3 al ingegaan. Ook een hoog serumcholesterol staat in verband met veranderde productiewijzen. In het verre verleden leefden jagers-verzamelaars op een gevarieerd dieet van fruit, groenten en wat vlees en vis, en maakten vetten 10-20% van de totale energie-inname uit. Het moderne dieet bestaat in belangrijke mate uit dierlijke producten (met veel verzadigde vetten), bevat minder fruit en groenten, en is veel 'energiedichter', met een vetgehalte oplopend tot 40%. Een van de gevolgen is een hoger serumcholesterolgehalte, dat een van de voorwaarden is voor atherosclerose. In Nederland heeft 14% van de mannen en 11% van de vrouwen een verhoogd totaal cholesterol (dat wil zeggen M 6,5 mmol/l).

Overigens is niet iedereen even gevoelig voor deze dieetinvloeden op het serumcholesterol. Mensen met een Apo-E4/4-genotype reageren op inname van verzadigd vet met een veel sterkere stijging van het serumcholesterol dan mensen met andere Apo-E-allelcombinaties. Een ander voorbeeld van *gen-omgevingsinteractie* is de verhoogde sterfte aan hart- en vaatziekten bij mensen die lijden aan familiaire hypercholesterolemie. Bij historisch onderzoek naar families met deze erfelijke aandoening bleek dat deze oversterfte pas in de loop van de twintigste eeuw ontstond, waarschijnlijk omdat toen pas de vetinname zodanig toenam dat ook het serumcholesterol omhoogging. Vóór die tijd ging deze genetische 'afwijking' zelfs mogelijk met een overlevingsvoordeel gepaard, omdat leden van deze families beter bestand waren tegen periodieke voedseltekorten.

Hoewel er dus nogal wat aanknopingspunten zijn voor primaire preventie van ziekten van het hart-vaatstelsel, wordt steeds duidelijker dat het bestrijden van deze belangrijke doodsoorzaak verstrekkende gevolgen heeft voor de volksgezondheid als geheel. Hierbij kan onderscheid worden gemaakt tussen het effect van een verlaging van de sterfte aan hart- en vaatziekten op de prevalentie van hart- en vaatziekten in de bevolking, en een effect van verlaging van de sterfte aan hart- en vaatziekten op het vóórkomen van chronische aandoeningen in het algemeen. Wat het eerste betreft is nu reeds gebleken dat de daling van de sterfte aan ischemische hartziekte sinds circa 1970 gepaard is gegaan met een sterke toename van het aantal patiënten met chronische uitingsvormen van de ziekte, in het bijzonder hartfalen, in de bevolking (figuur 2.29). Doordat zowel preventieve als curatieve interventies meer succes hadden bij de acute dan bij de chronische uitingen van coronaire sclerose, is het aantal patiënten met hartfalen sterk toegenomen. Dit verschijnsel beperkt zich niet tot de prevalentie

Figuur 2.29 Ontwikkeling van de (A) sterfte aan acuut hartinfarct en het (B) aantal ziekenhuis-opnamen vanwege hartfalen, 1980-2004

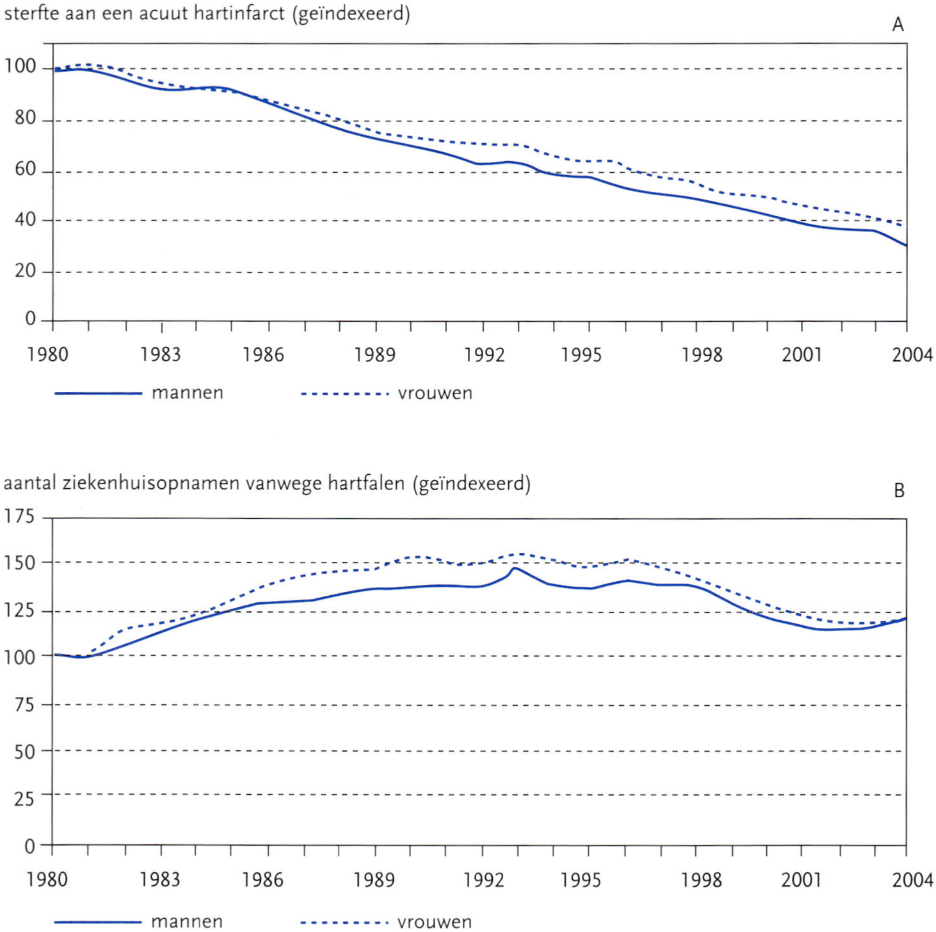

Bron: www.rivm.nl/vtv.

van chronische vormen van hart- en vaatziekten, maar strekt zich waarschijnlijk ook uit tot andere chronische aandoeningen. Zoals de introductie van antibiotica de *old man's friend*-pneumonie als doodsoorzaak sterk heeft teruggedrongen, zo heeft de bestrijding van hart- en vaatziekten een andere belangrijke doodsoorzaak bij ouderen teruggedrongen. Hierdoor is de overleving van patiënten met aandoeningen zoals dementie en andere neurologische ziekten of aandoeningen van het bewegingsapparaat verbeterd en is de prevalentie van deze aandoeningen toegenomen.

Beroerte

De meeste beroertes (of cerebrovasculaire accidenten) zijn herseninfarcten; ongeveer 15% berust op intracerebrale bloedingen en ongeveer 5% betreft subarachnoïdale bloedingen. Beroertes kunnen zeer ernstige gevolgen hebben: niet alleen is de kans op overlijden erg hoog (afhankelijk van het type overlijdt 20 tot 40% van de patiënten binnen een maand), ook is de kans op blijvende functiebeperkingen bijzonder hoog. Na een jaar is ongeveer een derde van de overlevenden zorgafhankelijk.

Ongeveer een derde van de *dodelijke beroertes* is toe te schrijven aan verhoogde bloeddruk; deze verhoogt het risico op alle drie de typen. Daarnaast hangen ook andere bekende cardiovasculaire risicofactoren samen met de kans op beroerte, zoals verhoogd serumcholesterol, roken, overmatig alcoholgebruik en lichamelijke activiteit. In tegenstelling tot de sterfte aan ischemische hartziekte daalt de sterfte aan beroerte al sinds het begin van de twintigste eeuw. Een mogelijke verklaring voor deze 'vroege' daling is een vermindering van de prevalentie van hoge bloeddruk door een afgenomen zoutgebruik in de bevolking. Hoge bloeddruk is een echte 'westerse ziekte' die samenhangt met moderne voedingspatronen: bij bijvoorbeeld Keniaanse nomaden komt niet alleen wat wij hoge bloeddruk noemen (bijvoorbeeld een diastolische bloeddruk boven 95 mmHg, of een systolische bloeddruk boven 145 mmHg) weinig voor, maar ook is de hele verdeling van bloeddrukwaarden in de bevolking 'naar links verschoven' (figuur 2.30). Dit hangt vermoedelijk samen met het hoger zoutgehalte van de westerse voeding – een zoutgehalte dat nu al weer lager is dan aan het begin van de twintigste eeuw toen voor de komst van de koelkast voedingsmiddelen nog vaak met zout werden geconserveerd. Behalve een afname van het zoutgebruik heeft ook, na ongeveer 1960, de opsporing en behandeling van hoge bloeddruk een bijdrage geleverd aan de daling van de sterfte aan beroerte.

Vraag

Geef vanuit een volksgezondheidsperspectief enkele verklaringen voor de hoge frequentie van hart- en vaatziekten in westerse populaties. Beperk u daarbij niet tot het opsommen van gedragsfactoren.

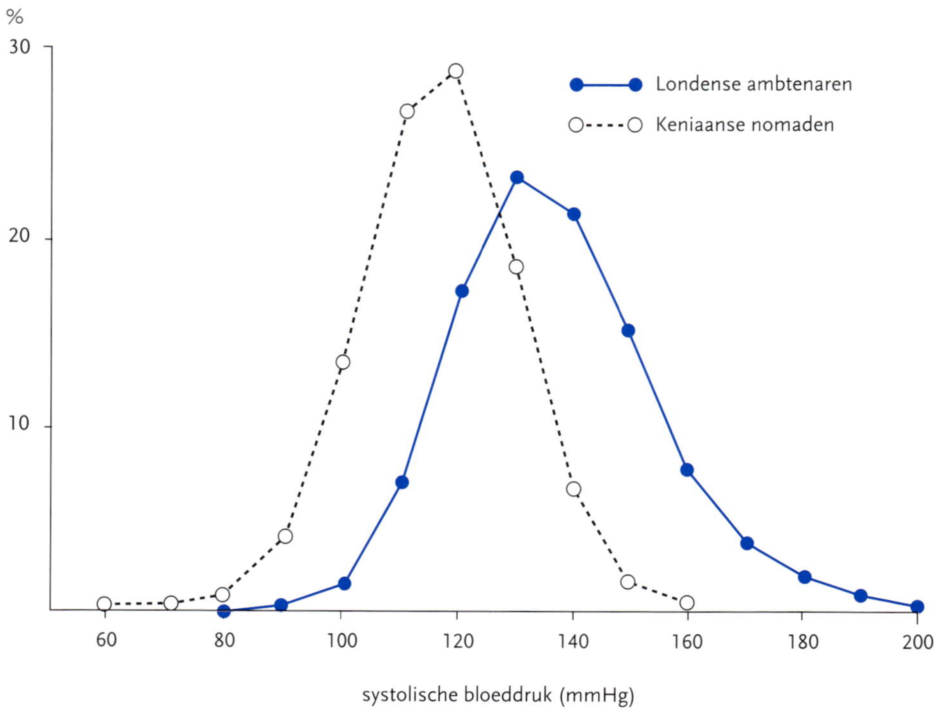

Figuur 2.30 Verdeling van bloeddrukwaarden bij Londense ambtenaren en Keniaanse nomaden
Bron: Rose G. Sick individuals and sick populations. Int J Epidemiol 1985;14:32-8.

2.6.5 Kanker

Terwijl hart- en vaatziekten vanuit volksgezondheidsoogpunt een succesverhaal vormen, staat de strijd tegen kanker nog maar in de kinderschoenen. De *incidentie van kanker* is de afgelopen decennia sterk toegenomen, en hoewel de sterfte een gunstiger beeld laat zien, blijft de daling van de kankersterfte ver achter bij die van de sterfte aan hart- en vaatziekten (vergelijk figuur 2.31 met figuur 2.29.). Het verschil in trend tussen de kankerincidentie en de kankersterfte kan worden geïnterpreteerd als een aanwijzing dat de overleving is verbeterd. Daarbij moet echter worden bedacht dat een deel van de incidentiestijging berust op opsporing en herkenning in een vroeger stadium van de ziekte, en dat zowel de incidentiestijging als de overlevingsverbetering dus deels artificieel zijn. Uitgedrukt in het aantal overledenen zijn de vijf belangrijkste vormen van kanker in Nederland longkanker, dikke- en endeldarmkanker, borstkanker, prostaatkanker en maagkanker. Voor de incidentie ligt dat heel anders: hier is huidkanker de meest voorkomende lokalisatie.

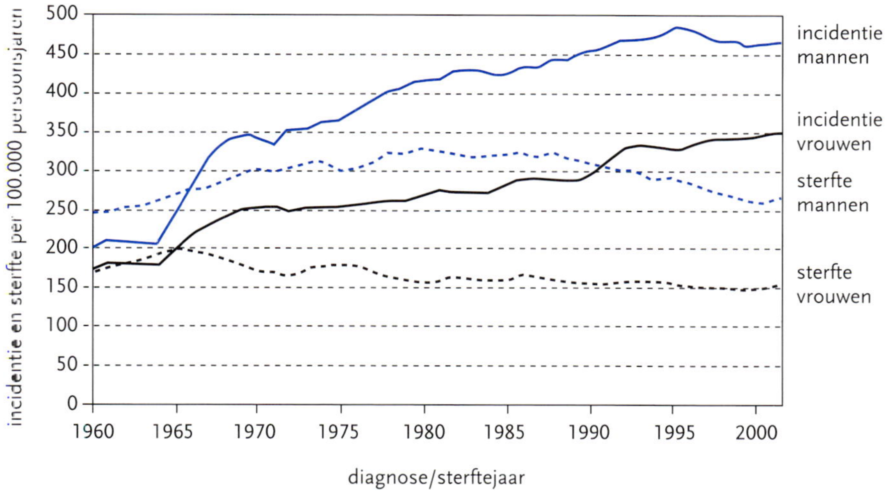

Figuur 2.31 Ontwikkeling van de incidentie en sterfte van kanker per 100.000 persoonsjaren in Zuidoost-Nederland, 1960-2002
Bron: Integraal kankercentrum Zuid, 50 jaar kankerregistratie, 2005.

Longkanker

Longkanker is de kanker met de hoogste sterfte in Nederland, en de sterfte is in Nederland zowel voor mannen als voor vrouwen hoger dan het Europese gemiddelde. Longkanker verloopt vaak fataal: bij het belangrijkste type, het niet-kleincellige longcarcinoom, ligt de vijfjaarsoverleving beneden de 20%, en is er in de afgelopen veertig jaar nauwelijks een verbetering van de prognose opgetreden. Ruim 85% van alle gevallen van longkanker is het gevolg van (met name sigaretten) roken. Sigaretten roken geeft een zeer sterk verhoogd risico op longkanker (zware en langdurige rokers hebben een risico op longkanker dat twintig of meer keer hoger is dan dat van niet-rokers). Ook mensen die zelf niet roken, maar in ruimten verkeren waar wordt gerookt, lopen een licht (namelijk 20%) verhoogd risico op longkanker.

Bij de sterfte aan longkanker is een groot verschil tussen de trends bij mannen en die bij vrouwen, en tussen de trends in verschillende geboortegeneraties (figuur 2.32A en B). Tot ongeveer 1980 is de longkankersterfte bij mannen zeer sterk toegenomen, maar daarna is een daling begonnen. Bij vrouwen is de sterfte aan longkanker nog steeds sterk stijgend. Op grond van de ontwikkelingen bij jonge vrouwen is de verwachting dat longkanker bij vrouwen als doodsoorzaak nog sterk door zal stijgen en binnenkort borstkanker van de eerste plaats zal verdringen. In de patronen naar generatie zijn sterke '*(geboorte)cohorteffecten*' zichtbaar: het lijkt erop dat iedere generatie zijn eigen verhoogde of verlaagde risico met zich meedraagt. Deze cohorteffecten berusten op het feit dat verschillende geboortegeneraties in verschillende mate met

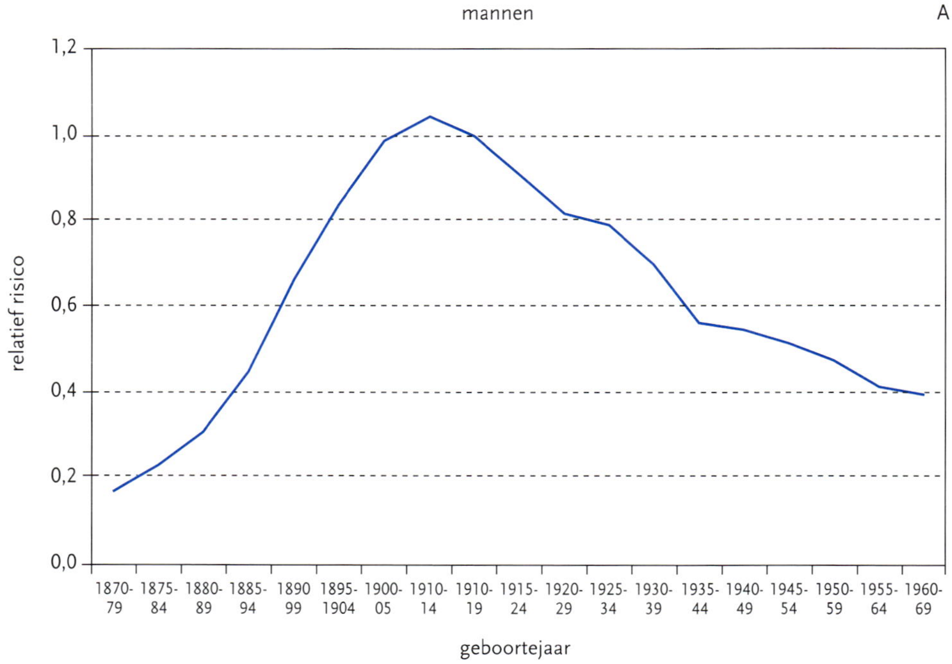

Figuur 2.32A Ontwikkeling van de sterfte aan longkanker in Nederland naar geslacht en geboortegeneratie, mannen
Het geboortecohort 1910-1919 is als referentiepunt genomen.
Bron: http://statline.cbs.nl

roken zijn begonnen, en dat de meeste rokers al jong beginnen, er niet meer vanaf komen en hun hele leven verhoogde longkankerrisico's houden.

Borstkanker

Borstkanker is de meest voorkomende vorm van kanker bij vrouwen, en zowel de incidentie als de sterfte zijn in Nederland hoog in vergelijking met andere Europese landen. De *incidentie van borstkanker* is de afgelopen decennia toegenomen, terwijl de sterfte aanvankelijk is gelijk gebleven maar sinds het midden van de jaren negentig van de vorige eeuw daalt. De gestegen incidentie staat deels in verband met de invoering van het bevolkingsonderzoek op borstkanker, en dit programma heeft niet alleen tot een schijnbare verbetering van de overleving geleid, maar ook de sterfte aan borstkanker in de bevolking enigszins doen dalen.

De stijging van de incidentie van borstkanker staat in verband met een aantal *risicofactoren*, waaronder de gestegen leeftijd van vrouwen bij de geboorte van het eerste kind (zie paragraaf 2.6.1). Borstkanker is een ziekte waarvan de oorzaken nog relatief slecht bekend zijn: er is een aantal risicofactoren bekend, maar deze kunnen

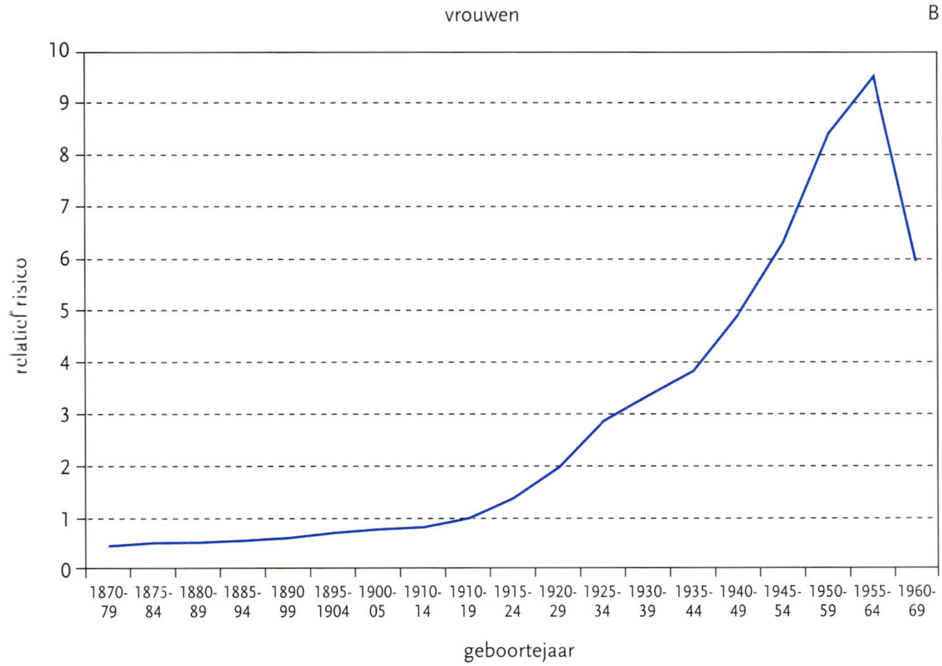

Figuur 2.32B Ontwikkeling van de sterfte aan longkanker in Nederland naar geslacht en geboortegeneratie, vrouwen
Het geboortecohort 1910-1919 is als referentiepunt genomen.
Bron: http://statline.cbs.nl

lang niet alle gevallen verklaren. Risicofactoren liggen vooral op reproductief terrein: vrouwen zonder kinderen, vrouwen die op latere leeftijd hun eerste kind krijgen, vrouwen met een vroege menarche of late menopauze, vrouwen die geen borstvoeding geven, vrouwen die tijdens de menopauze oestrogeensubstitutie krijgen, en vrouwen die hormonale anticonceptie gebruiken, hebben een verhoogd risico. Een deel van deze verbanden is vermoedelijk terug te voeren op verschillen in hormonale stimulatie van borstklierweefsel: hoe groter het aantal (menstruatie)cycli dat een vrouw gedurende haar leven doormaakt, des te groter is de kans op borstkanker.

Vanuit *etiologisch perspectief* is borstkanker dan ook een interessante kanker: het lijkt erop alsof schadelijke uitwisselingen met de externe omgeving hier een minder grote rol spelen dan bij andere vormen van kanker en bij veel andere aandoeningen. Hier lijkt eerder een probleem in het 'ontwerp' van het menselijk organisme in het spel: de met de voortplanting verbonden stimulatie van borstklierweefsel kan ook tot kwaadaardige proliferatie leiden, waartegen bestaande beschermings- en herstelmechanismen kennelijk niet altijd zijn opgewassen.

Vraag
Geef aan in welk opzicht de trends op het gebied van kanker in Nederland ongunstiger zijn dan de trends op het gebied van hart- en vaatziekten, en geef enkele mogelijke verklaringen voor deze verschillen.

2.6.6 Gezondheidsproblemen rond ouderdom en sterven

Beperkingen

Van de meeste ziekten neemt de frequentie met de leeftijd toe, en als het gaat om de gezondheidsproblemen van ouderen moeten we dus in de eerste plaats denken aan allerlei chronische ziekten. Enkele daarvan zijn in het voorafgaande reeds ter sprake gekomen, maar vele ook nog niet: denk bijvoorbeeld aan astma/COPD en suikerziekte. In deze paragraaf zullen we echter niet zo zeer de hoge frequentie van chronische ziekten op oudere leeftijd centraal stellen, als wel het vóórkomen van *lichamelijke beperkingen*. In de eerder besproken classificatie van de Wereldgezondheidsorganisatie (WHO) wordt een beperking gedefinieerd als een vermindering of afwezigheid (ten gevolge van een 'stoornis') van de mogelijkheid tot een voor de mens normale activiteit. In figuur 2.33 zijn enkele gegevens over de samenhang tussen verschillende typen beperkingen en de leeftijd weergegeven. Terwijl tijdelijke beperkingen (bijvoorbeeld tijdelijk het bed moeten houden vanwege een ziekte-episode) nauwelijks met de leeftijd toenemen, stijgt de

Figuur 2.33 De prevalentie van beperkingen naar leeftijd, 2006

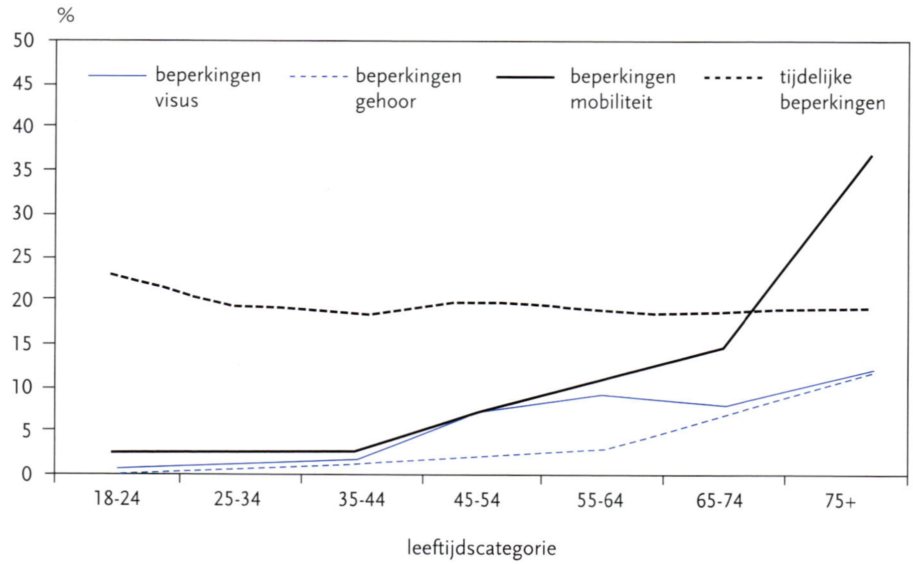

Bron: http://statline.cbs.nl.

frequentie van langdurige beperkingen in het gehoor, het gezichtsvermogen en vooral de mobiliteit sterk met de leeftijd. Van de 75-plussers heeft zelfs een derde grote problemen met de mobiliteit. Ten gevolge van deze en andere lichamelijke beperkingen hebben ouderen ook relatief vaak moeite met de persoonlijke verzorging en met dagelijkse huishoudelijke handelingen, hetgeen aanleiding kan zijn tot opname in een verzorgings- of verpleeghuis.

Aandoeningen die vaak tot beperkingen leiden

De belangrijkste oorzaak van beperkingen in het lopen en andere aspecten van de mobiliteit op oudere leeftijd is *gewrichtsslijtage* of artrose. Deze aandoening komt zeer veel voor. Volgens sommige schattingen is bij meer dan 80% van de personen van 65 jaar en ouder sprake van artrose in een of meer gewrichten. Vormen van artrose die relatief veel voorkomen, en ook tot veel klachten aanleiding geven, zijn knieartrose, rugartrose en heupartrose. De oorzaken van artrose zijn nog goeddeels onbekend. Wel is vastgesteld dat overgewicht en andere vormen van overbelasting van gewrichten, zoals in bepaalde beroepen en bij sommige sporten, met een hogere frequentie van artrose gepaard gaan. Er zal nog veel epidemiologisch onderzoek nodig zijn voordat goede aangrijpingspunten voor primaire preventie beschikbaar zijn.

Zintuiglijke beperkingen, met name slechtziend- en slechthorendheid, zijn ook echte ouderdomskwalen. De belangrijkste oorzaken van slechtziendheid zijn: seniele maculadegeneratie, diabetische retinopathie, glaucoom en staar of cataract. Voor ieder van deze vier aandoeningen geldt dat de incidentie zeer sterk toeneemt met de leeftijd. Van geen van deze aandoeningen zijn de oorzaken bekend, al is de pathofysiologie, met name in geval van diabetische retinopathie, wel in belangrijke mate ontrafeld.

Bij *slechthorendheid* is de situatie nog wat ongunstiger. Sommige vormen van slechthorendheid zijn het gevolg van blootstelling aan lawaai, maar de meest voorkomende vorm van slechthorendheid is de zogenoemde ouderdomsslechthorendheid, die wordt toegeschreven aan het feit dat bij veroudering allerlei fysiologische processen langzamer gaan verlopen, en daarmee ook de ontvangst en verwerking van geluid. Een hoortoestel en andere hulpmiddelen kunnen de beperking vaak in enige mate opheffen, maar bestrijding van de oorzaken is op dit moment nog niet goed mogelijk.

Verschillende *neurologische aandoeningen* vertonen in hun incidentie en prevalentie een sterke samenhang met de leeftijd. Het bekendste voorbeeld daarvan is dementie, waarvan de belangrijkste vormen de ziekte van Alzheimer en de vasculaire dementie zijn. Dementie gaat gepaard met onder andere ernstige cognitieve stoornissen, waardoor de zelfredzaamheid erg kan afnemen. Naar schatting bedraagt de prevalentie van dementie in Nederland bij personen van 80 jaar en ouder tussen de 10 en 15%. De meest voorkomende vorm van dementie, de ziekte van Alzheimer, heeft geen bekende oorzaken. Bij vasculaire dementie spelen waarschijnlijk dezelfde risicofactoren een rol als bij het cerebrovasculaire accident (CVA).

Deze voorbeelden maken duidelijk dat enerzijds nog veel verder onderzoek nodig is voordat de meest voorkomende gezondheidsproblemen van ouderen kunnen worden voorkomen, en dat anderzijds de inzet van de gezondheidszorg erop gericht moet zijn hulp en verzorging te bieden bij de beperkingen die voorlopig nog wel zullen blijven optreden.

Mogelijke toekomstige ontwikkelingen van levensverwachting

De sterke toename van de *levensverwachting* in de twintigste eeuw roept de vraag op of er nog een verdere stijging te verwachten is. Hierover zijn de meningen verdeeld. Evolutiebiologen hebben erop gewezen dat het voor het voortbestaan van soorten niet noodzakelijk is dat individuen langer leven dan voor voortplanting noodzakelijk is. Het ontbreken van natuurlijke selectie op eigenschappen die bevorderlijk zijn voor een levensverwachting van meer dan 40 jaar, zou een verklaring kunnen zijn voor de sterke toename van gezondheidsproblemen en sterftekansen boven die leeftijd. Dit suggereert dat de bovengrens van de levensverwachting wel eens in zicht zou kunnen zijn, maar waar deze dan precies zou liggen, is onbekend. Het is geenszins uitgesloten dat een verder terugdringen van gezondheidsrisico's uit de omgeving in combinatie met doorbraken in de behandeling van fatale ziekten in de komende decennia nog tot een substantiële verdere toename van de gemiddelde levensverwachting zal leiden. In het thema over vergrijzing (thema D) wordt op de gevolgen van een stijgende levensverwachting ingegaan.

In Nederland wordt overigens bij 80-plussers de laatste twintig jaar vrijwel geen toename meer gezien van de levensverwachting, terwijl voor de Europese Unie als geheel nog wel een duidelijke toename is opgetreden. Een deel van de verklaring hiervoor is dat onder Nederlandse ouderen doodsoorzaken die aan roken zijn gerelateerd (verschillende kankers, hart- en vaatziekten, COPD) ongunstige trends laten zien. Kennelijk eist de relatief hoge prevalentie van sigaretten roken in Nederland hier nog steeds zijn tol. Misschien speelt ook de grotere terughoudendheid bij levensverlengend handelen bij zieke ouderen in Nederland een rol, zoals de relatief hoge perinatale sterfte eveneens deels berust op een geringere neiging tot levensverlengend handelen bij defecte pasgeborenen.

Vraag

Noem een aantal aandoeningen die op oudere leeftijd vaak tot beperkingen leiden.

Euthanasie en andere medische beslissingen rond het levenseinde

De toegenomen effectiviteit van public health en gezondheidszorg in engere zin heeft niet alleen het tijdstip van overlijden verlegd en daarmee de levensverwachting verlengd, maar ook de 'spontane' dood voor een belangrijk deel uitgeschakeld. De geneeskunde beschikt tegenwoordig over zulke krachtige interventiemogelijkheden dat vaak een bewuste beslissing of handeling van een arts (mede) bepalend is voor het moment van overlijden. Zoals uit tabel 2.14 blijkt, wordt in ruim 40% van alle

Tabel 2.14 De frequentie van medische beslissingen rond het levenseinde, 2005

	Percentage van alle sterfgevallen
euthanasie	1,7
hulp bij zelfdoding	0,1
levensbeëindigend handelen zonder uitdrukkelijk verzoek van de patiënt	0,4
intensivering van pijn- of symptoombestrijding	24,7
niet-behandelingbeslissingen	15,6
totaal	**42,5**

Bron: Heide A van der, et al. End-of-life practices in the Netherlands under the Euthanasia Act. N Engl J Med. 2007;356(19):1957-65

sterfgevallen in Nederland een handeling uitgevoerd die op de een of andere wijze het levenseinde kan bespoedigen. In 20% gaat het om het niet instellen of staken van een mogelijk levensverlengende behandeling. De overige handelingen lopen uiteen van het intensiveren van pijn- en/of symptoombestrijding tot het voorschrijven of verstrekken van een middel met het uitdrukkelijke doel het levenseinde te bespoedigen. Euthanasie, omschreven als het 'opzettelijk levensbeëindigend handelen door een ander dan de betrokkene op diens verzoek', vormt slechts het uiterste puntje op een heel scala van medische beslissingen rond het levenseinde.

Medische handelingen die op een of andere wijze het levenseinde (kunnen) bespoedigen, komen vooral voor bij chronische ziekteprocessen die met een ernstige mate van aftakeling gepaard kunnen gaan, zoals kanker en bepaalde aandoeningen van het zenuwstelsel (inclusief beroerte). De mate van levensbekorting is vaak beperkt: in 85% van de gevallen is deze mate van levensbekorting minder dan een week. De volksgezondheidseffecten van al deze medische beslissingen rond het levenseinde zijn dan ook gering, maar dat neemt niet weg dat een goede regeling van de besluitvorming rond deze handelingen van groot belang is.

Oefenvragen

2.1

In de ziektepatronen van populaties komt de interactie tussen die populaties en de omgeving ervan tot uiting. Dit geldt ook voor de Nederlandse bevolking. Geef hiervan enkele voorbeelden.

2.2

Tijdens de epidemiologische transitie is in Nederland de sterfte aan infectieziekten gedaald, en de sterfte aan hart- en vaatziekten en kanker toegenomen. Kan het tweede worden beschouwd als een gevolg van het eerste, of zijn beide het gevolg van een andere onderliggende oorzaak?

>>

>> 2.3
Evenals andere rijke landen heeft Nederland een hoge levensverwachting bij de geboorte. De positie van Nederland op de internationale ranglijsten van de levensverwachting is echter minder gunstig dan enkele decennia geleden, toen Nederland nog bij de absolute 'top' behoorde. Noem enkele factoren die hieraan kunnen bijdragen, en maatregelen die de levensverwachting in Nederland zouden kunnen doen toenemen.

2.4
Sociaaleconomische gezondheidsverschillen vormen een van de belangrijkste uitdagingen voor de public health. Kunt u, uitgaande van wat over de oorzaken van deze verschillen bekend is, een aantal maatregelen bedenken waardoor sociaaleconomische gezondheidsverschillen kleiner zouden worden?

2.5
In dit hoofdstuk is maar een beperkt aantal ziekten en aandoeningen afzonderlijk besproken (in paragraaf 2.6). Kunt u een aantal aandoeningen noemen die u, in verband met hun belang voor de volksgezondheid, ook graag besproken had gezien? Welke informatie over die aandoeningen hebt u nodig om te bepalen of aan die aandoeningen prioriteit moet worden toegekend in de public health?

AANBEVOLEN LITERATUUR

Hollander AEM de, Hoeymans N, Melse JM, et al (red). Volksgezondheid Toekomst Verkenning 2006. Bilthoven/Houten. RIVM/Bohn Stafleu van Loghum, 2006. ISBN 978 90 696 0148 9.

Last JM. Public health and human ecology. 2nd edition. New York etc.: McGraw-Hill, 1998. ISBN 978 08 385 8127 8.

Mackenbach JP. Ongezonde verschillen; over sociale stratificatie en gezondheid in Nederland. Assen: Van Gorcum, 1994. ISBN 978 90 232 2857 8.

McMichael AJ. Human frontiers, environments and disease. Cambridge etc.: Cambridge University Press, 2001. ISBN 978 05 210 0494 7.

Internetsites

Centraal Bureau voor de Statistiek	www.cbs.nl
Statline	statline.cbs.nl
Volksgezondheid Toekomst Verkenning	www.rivm.nl/vtv
Nationaal Kompas Volksgezondheid	www.nationaalkompas.nl
Zorgatlas	www.zorgatlas.nl
Milieu en Natuur Planbureau	www.mnp.nl
Stichting Volksgezondheid en Roken	www.stivoro.nl
Nationaal Kennis- en Voorlichtingscentrum Erfelijkheid	www.erfelijkheid.nl
Stichting Consument en Veiligheid	www.veiligheid.nl
Kennisnetwerk Integrale Kankercentra	www.ikcnet.nl

3 Internationale gezondheid

J. van der Velden

Leerdoelen

- Verwerven van kennis van (de verdeling van) de gezondheid van de wereldbevolking, in het bijzonder van de bevolking in lage- en middeninkomenslanden.
- Verwerven van inzicht in factoren die van invloed zijn op de gezondheid van de bevolking in lage- in middeninkomenslanden.
- Verwerven van inzicht in de succes- en faalfactoren van programma's gericht op bestrijding van gezondheidsproblemen in lage- en middeninkomenslanden.

3.1 INLEIDING

Onze gezondheid wordt steeds meer beïnvloed door wereldwijde ontwikkelingen. Een belangrijk voorbeeld hiervan is de economische globalisering, die gepaard gaat met meer vrije handel en met veranderingen in leefstijl die worden aangejaagd door de marketing van multinationale ondernemingen. Een ander voorbeeld betreft mondiale milieuveranderingen, die gepaard gaan met uitputting van natuurlijke hulpbronnen en al grote effecten hebben op het klimaat (zie paragraaf 2.4.2).

Deze ontwikkelingen hebben de wereldbevolking zowel gunstige als ongunstige effecten, maar pakken per saldo voor mensen in lage- en middeninkomenslanden veelal ongunstiger uit dan voor mensen in hoge-inkomenslanden, zoals Nederland. In Latijns-Amerika, Afrika en grote delen van Azië komen ook vaker nationale of regionale conflicten en rampen voor, is er veel corruptie en criminaliteit, en is er vaak weinig aandacht voor sociale en gezondheidsvraagstukken. Hierdoor komen veel gezondheidsproblemen in die landen meer voor. Figuur 3.1 geeft de spreiding van zo-

Figuur 3.1A Spreiding van welvaart over de wereld, 2004

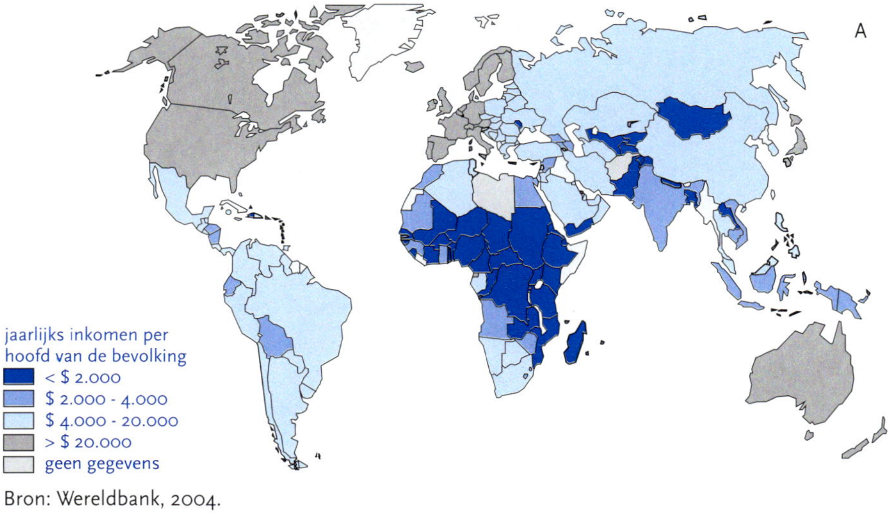

Bron: Wereldbank, 2004.

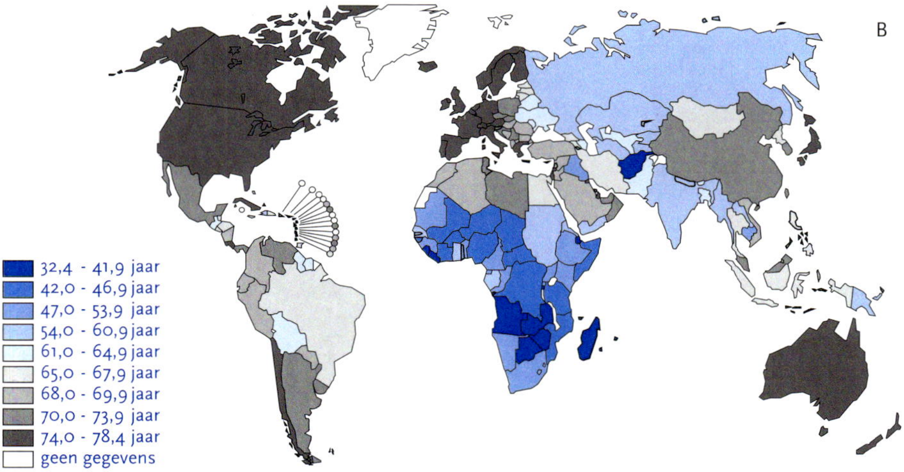

Figuur 3.1B Spreiding van levensverwachting over de wereld, 2005
Bron: Wereldgezondheidsorganisatie, 2005.

wel de welvaart als de levensverwachting over de wereld weer. De figuur laat duidelijk zien dat een hoge levensverwachting in het algemeen is voorbehouden aan landen met een hoog gemiddeld inkomen.
Gezondheid is in internationale verdragen verankerd als een *mensenrecht*. In de Constitutie van de Wereldgezondheidsorganisatie (WHO) is het recht van alle wereldburgers op de hoogst haalbare graad van gezondheid opgenomen, maar het is bepaald nog niet gelukt iedereen een gelijke kans op een goede gezondheid te geven. In de toekomst zullen de verschillen in gezondheid tussen rijke en minder rijke of arme landen waarschijnlijk alleen maar groter worden. De snelle vooruitgang in de biomedische wetenschappen kan namelijk gemakkelijk leiden tot een nog grotere voorsprong op gezondheidsgebied van de rijke landen. Zal het geneesmiddel van de toekomst dat wordt ontwikkeld met behulp van kostbaar moleculair onderzoek beschikbaar komen voor iedereen ter wereld, of alleen voor een kleine welvarende elite?

Het is daarom van groot belang dat landen, instellingen en individuele hulpverleners samenwerken aan een verbetering van de gezondheid van de hele wereldbevolking. Dat vereist echter een goed begrip van welke factoren de gezondheid van de wereldbevolking bepalen, en wat de effectiviteit van mogelijke interventies en beleidsmaatregelen is. In dit hoofdstuk komen deze onderwerpen aan bod, met specifieke aandacht voor de gezondheid van de bevolking van lage- en middeninkomenslanden. Een aantal aspecten zal worden geïllustreerd aan de hand van drie ziekten die in deze landen zeer veel voorkomen: hiv/aids, tuberculose en malaria.

3.2 DE GEZONDHEID VAN DE WERELDBEVOLKING EN HAAR DETERMINANTEN

3.2.1 Wereldwijde ziektelast (Global Burden of Disease)

Bronnen van gegevens

Tot twintig jaar geleden bestond er eigenlijk geen goed inzicht in de gezondheid van de wereldbevolking. De belangrijkste gegevens betroffen sterfte en levensverwachting, soms met onderscheid naar doodsoorzaak, maar zelfs deze gegevens ontbraken voor veel landen en dekten bovendien slechts een beperkt deel van de ziektelast. Ze geven immers geen inzicht in functioneren en kwaliteit van leven.

De afgelopen jaren zijn er echter grote vorderingen gemaakt met de verzameling en analyse van gegevens over de gezondheid van de gehele wereldbevolking. Veel ontbrekende gegevens zijn door gerichte inspanningen aangevuld (bijvoorbeeld door speciale *surveys* te houden in landen waar gegevens ontbraken, of door op basis van *expert opinion* incomplete gegevens aan te vullen). Daardoor is het mogelijk geworden samengestelde maten voor de volksgezondheid te berekenen voor vele landen.

Deze ziektelaststudies worden veelal opgebouwd vanuit ziektespecifieke gegevens. De vraag is dan hoe de gegevens zo kunnen worden geordend dat zinnige analyses binnen, en vergelijkingen tussen landen mogelijk zijn. Daarvoor is een eenvoudige indeling in drie groepen geïntroduceerd, die is ontleend aan het concept van de epidemiologische transitie (zie paragraaf 2.3.1).

- Groep I omvat aandoeningen die op dit moment vooral voorkomen in lage- en middeninkomenslanden: infectieuze, aan zwangerschap gerelateerde, perinatale en voedingsgebonden aandoeningen. De sterfte aan deze aandoeningen daalt sneller dan gemiddeld wanneer de sociaaleconomische omstandigheden beter worden. In hoge-inkomenslanden heeft deze groep daardoor nog slechts een klein aandeel in de totale sterfte.
- Groep II wordt gevormd door de niet-overdraagbare en chronische aandoeningen, zoals hart- en vaatziekten, kanker en chronische luchtwegaandoeningen. Deze groep aandoeningen leidt tot het grootste verlies in (gezonde) levensjaren in hoge-inkomenslanden.
- Groep III omvat letsels, zowel letsels die met als zonder opzet zijn toegebracht.

De verdeling van de ziektelast over deze drie groepen geeft in het algemeen een duidelijke indicatie van de fase van de epidemiologische transitie waarin een land zich bevindt. In de volgende paragraaf wordt hiervan een illustratie gegeven.

Global Burden of Disease

Aan de hand van ziektelaststudies van afzonderlijke landen kan een redelijk beeld van de gezondheid in de wereld worden verkregen, maar een logische vervolgstap

Tabel 3.1 Belangrijkste doodsoorzaken in hoge-inkomenslanden en lage- en middeninkomenslanden, 2000

Hoge-inkomenslanden		Lage- en middeninkomenslanden	
Nummer	Oorzaak	Nummer	Oorzaak
1	ischemische hartziekte	1	ischemische hartziekte
2	cerebrovasculaire aandoeningen	2	cerebrovasculaire aandoeningen
3	kanker trachea, luchtwegen, long	3	lagereluchtweginfecties
4	lagereluchtweginfecties	4	hiv/aids
5	COPD	5	perinatale aandoeningen
6	dunne- en dikkedarmkanker	6	COPD
7	diabetes mellitus	7	diarreeziekten
8	maagkanker	8	tuberculose
9	borstkanker	9	verkeersongevallen
10	alzheimer en andere dementie	10	malaria

Bron: Murray CJ, et al. The Global Burden of Disease 2000 project: aims, methods ands data sources. Geneva: WHO, 2001.

was om een dergelijke studie ook voor de wereldbevolking als geheel uit te voeren. De belangrijkste resultaten van de *Global Burden of Disease Study* werden in 2000 gepubliceerd. Hierin werden schattingen voor alle wereldregio's gepresenteerd van sterfte, beperkingen en totale ziektelast, uitgedrukt in verlies van *disability-adjusted life years* (DALY's, zie thema A). Schattingen van de sterfte in het jaar 2000 naar leeftijd, geslacht en doodsoorzaak vormen de basis van deze studie, die echter werd uitgebreid met een schatting van het vóórkomen van beperkingen om de totale ziektelast te kunnen berekenen.

Elk jaar overlijden ruim vijftig miljoen mensen in de wereld. Tabel 3.1 laat zien welke de *belangrijkste doodsoorzaken* waren in de hoge- respectievelijk de lage- en middeninkomenslanden. Ischemische hartziekte en cerebrovasculaire aandoeningen vormen in beide groepen landen de belangrijkste doodsoorzaken. Infectieuze aandoeningen (hiv/aids, diarreeziekten, tuberculose en malaria) en perinatale aandoeningen hebben echter een enorme impact op de sterfte in lage- en middeninkomenslanden, terwijl ze in de 'top 10' van doodsoorzaken van de hoge-inkomenslanden niet voorkomen, met uitzondering van lagereluchtweginfecties. In deze laatste landen staan vrijwel alleen niet-overdraagbare chronische aandoeningen in de top 10 van doodsoorzaken. Hierbij spelen zowel de grotere welvaart als het succes van de bestrijding van genoemde ziekten in de hoge-inkomenslanden een rol.

Terwijl lage- en middeninkomenslanden ongeveer 85% van de wereldbevolking omvatten, doet 98% van alle sterfte onder kinderen ter wereld zich daar voor. Van alle sterfgevallen in lage- en middeninkomenslanden betreft 28% kinderen. In hoge-inkomenslanden is dit minder dan 1%.

Tabel 3.2 Belangrijkste oorzaken van aantal levensjaren met beperkingen en oorzaken van ziektelast in DALY's, wereldwijd, 2000

Rangorde	Oorzaak van aantal levensjaren met beperking	Oorzaak van ziektelast in DALY's
1	unipolaire depressie	lagereluchtwegaandoeningen
2	gehoorverlies op latere leeftijd	perinatale aandoeningen
3	alcoholmisbruik	hiv/aids
4	artrose	unipolaire depressie
5	schizofrenie	diarreeziekten
6	perinatale aandoeningen	ischemische hartziekte
7	bipolaire stoornissen	cerebrovasculaire aandoeningen
8	COPD	verkeersongelukken
9	aangeboren afwijkingen	malaria
10	astma	tuberculose

Bron: Murray CJ, et al. The Global Burden of Disease 2000 project: aims, methods ands data sources. Geneva: WHO, 2001.

De belangrijkste *oorzaken van beperkingen* wereldwijd staan in tabel 3.2. Neuropsychiatrische problemen en gedragsstoornissen domineren deze top 10, maar ook problemen zoals gehoorstoornissen, congenitale afwijkingen en artrose komen op de lijst voor. Dankzij de *Global Burden of Disease Study* is er nu meer aandacht voor de impact van deze niet-fatale gezondheidsproblemen. Op basis van gegevens over sterfte en beperkingen heeft men ook de wereldwijde ziektelast in termen van DALY's vastgesteld (tabel 3.2). Een mengeling van aandoeningen uit alle ziektegroepen vormt hierbij de top 10. De uitdagingen voor het mondiale gezondheidsbeleid zijn dus divers, en omvatten zowel infectieziekten en perinatale problemen als chronische aandoeningen en letsels.

Vraag

Noem een aantal groeperingen of instanties voor welke de resultaten van de Global Burden of Disease Study van belang kunnen zijn.

3.2.2 Determinanten van wereldwijde ziektelast

Comparative Risk Assessment Study

Systematische kennis over de determinanten van ziekte, beperkingen en sterfte voor de wereldbevolking als geheel was tot voor kort evenmin beschikbaar, terwijl determinanten de sleutel tot ziektepreventie vormen. Daarom heeft men in het verlengde van de *Global Burden of Disease Study* ook een grote vergelijkende analyse van risicofactoren gemaakt, in het kader van de zogenoemde Comparative Risk Assessment Study. De benadering die hierbij is gebruikt, is afgeleid van het concept van *popula-*

rieattributieve fracties (zie thema B), en maakt voor iedere risicofactor een zogenoemde 'denkbeeldige' analyse. Hierbij wordt de bijdrage van een risicofactor aan de ziektelast geschat door de huidige ziektelast te vergelijken met de ziektelast die zou worden verwacht onder een denkbeeldig scenario, waarin de verdeling van de risicofactor in de bevolking is gereduceerd tot een theoretisch minimum.

Voor de *Comparative Risk Assessment Study* zijn 25 risicofactoren geselecteerd op basis van hun verwachte belang voor ziekte, beperkingen en sterfte en praktische overwegingen zoals de beschikbaarheid van gegevens. Voor elke risicofactor is door een internationale expertgroep een studie verricht op basis van beschikbare publicaties en andere bronnen. Het doel was inzicht te krijgen in de wereldwijde prevalentie van de betreffende risicofactor en de samenhang tussen de risicofactor en een of meer gezondheidsproblemen. De resultaten van de analyse worden geïllustreerd in figuur 3.2. Hierin worden de tien belangrijkste risicofactoren, uitgedrukt in bijdrage aan de ziektelast, weergegeven voor zowel de hoge-inkomenslanden als de lage- en middeninkomenslanden. Naast overeenkomsten zijn er ook duidelijke verschillen: in de lage- en middeninkomenslanden zijn *ondergewicht van kinderen, onveilig drinkwater en slechte sanitaire voorzieningen* nog steeds belangrijke oorzaken van ziekte en sterfte. Waar hoge-inkomenslanden deze en andere risicofactoren in de twintigste eeuw succesvol hebben kunnen aanpakken (zie hoofdstuk 1), staan veel ontwikkelingslanden nog maar aan het begin. De bijdrage van risicofactoren aan de ziektelast in hoge-inkomenslanden komt in grote lijnen overeen met het beeld dat we in paragraaf 2.4.1 van de Nederlandse situatie kregen.

Hoewel de prevalentie van ondergewicht wereldwijd is afgenomen, nam deze de afgelopen decennia juist in Subsahara-Afrika toe. De impact op de gezondheid is daar naar verhouding ook groot vanwege de blootstelling aan andere kinderziektegerelateerde risicofactoren, zoals onveilig drinkwater en slechte sanitaire voorzieningen. Ondergewicht van kinderen is slechts een van de aspecten van *ondervoeding*. Andere belangrijke aspecten zijn ijzertekort, vitamine A-tekort en zinktekort. Gezamenlijk zijn deze verschillende aspecten van ondervoeding wereldwijd nog steeds de belangrijkste oorzaak van gezondheidsverlies

Risicofactoren gerelateerd aan *chronische aandoeningen* – zoals roken, hoge bloeddruk, overgewicht en hoog serumcholesterol – eisen vooral in hoge-inkomenslanden hun tol, maar ze hebben ook in lage- en middeninkomenslanden al een belangrijke bijdrage aan de ziektelast (figuur 3.2). Terwijl in deze landen de risicofactoren verbonden met infectieziekten nog niet zijn uitgeschakeld, hebben ze ook reeds een hoge blootstelling aan de risicofactoren die gerelateerd zijn aan chronische aandoeningen. Dit geldt overigens ook voor verkeersongevallen (tabel 3.1).

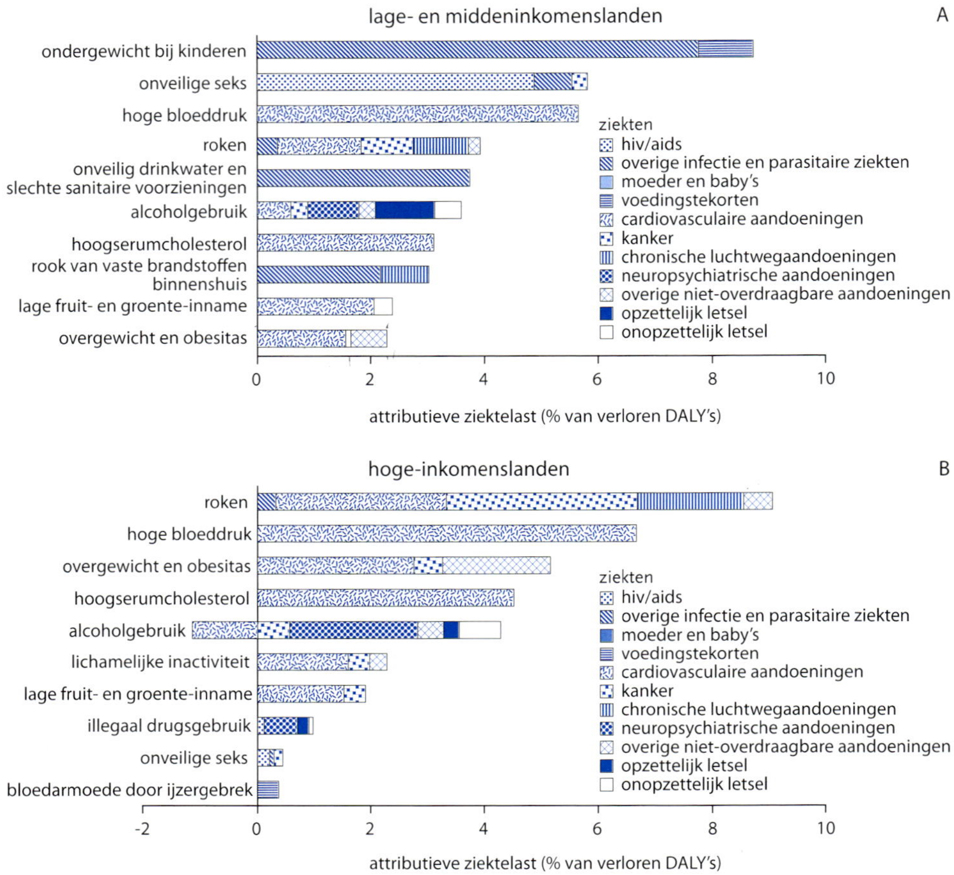

Figuur 3.2 De tien belangrijkste risicofactoren voor ziekte, beperkingen en sterfte, uitgedrukt in bijdrage aan de ziektelast, voor zowel de hoge-inkomenslanden als de lage- en middeninkomenslanden, 2000

Bron: Lopez AD, et al (ed). Global Burden of Disease and risk factors. The international bank for reconstruction and development. The World Bank, 2006.

Armoede als achterliggende factor

Terwijl een vijfde van de wereldbevolking een gemiddelde levensverwachting van bijna 80 jaar kent, grotendeels doorgebracht zonder beperkingen, draagt twee derde deel van de wereldbevolking verreweg het grootste deel van de ziektelast (kader 3.1). Deze verschillen zijn, ondanks de verbeteringen in de gemiddelde gezondheid van de wereldbevolking van de afgelopen eeuw, steeds groter geworden. De economische globalisering is gepaard gegaan met ongelijke economische groei, en met een toegenomen economische ongelijkheid zowel tussen als binnen landen. Hierdoor wordt velen een goede gezondheid onthouden, en wordt ook een verdere verbetering van de gemiddelde gezondheid van de wereldbevolking tegengehouden.

Kader 3.1 Ziektelast aan het begin van de eenentwintigste eeuw

- Elk jaar overlijden ruw geschat 11 miljoen kinderen – dat is 30.000 kinderen per dag – aan te voorkomen ziekten zoals pneumonie, diarree, malaria, ondervoeding, mazelen en hiv/aids. Van deze sterftegevallen vindt 98% plaats in ontwikkelingslanden.
- Meer dan 120 miljoen vrouwen willen gezinsplanning, maar hebben geen toegang tot moderne anticonceptie.
- Bijna 600.000 vrouwen sterven ten gevolge van complicaties tijdens zwangerschap en bevalling, en nog eens 30 miljoen lijden aan zwangerschapsgerelateerde gezondheidsproblemen die leiden tot levenslange beperkingen en handicaps.
- Elk jaar sterven 13 miljoen mensen aan infectieziekten, waarvan de meeste te voorkomen of te genezen zijn. De helft van de sterftegevallen betreft volwassenen en zijn een gevolg van hiv/aids, tuberculose of malaria.
- Wereldwijd hebben 1,2 miljard mensen geen toegang tot schoon water.
- Meer dan 300 miljoen volwassenen zijn te dik, hetgeen hen een verhoogd risico geeft op hart-vaatziekten, diabetes, hypertensie, kanker, cerebrovasculair accident en aandoeningen van het bewegingsapparaat.

Verschillen in gezondheid tussen landen worden door veel factoren bepaald. Deze lopen uiteen van genetische factoren tot migratiepatronen, van gewapende conflicten tot de beschikbaarheid van een effectieve gezondheidszorg, en van onder- of overvoeding tot arbeidsomstandigheden. Er is echter een brede consensus dat *armoede de belangrijkste oorzaak* is van vermijdbare ziekte, beperkingen en sterfte. Vele andere factoren staan daarmee in direct of indirect verband: vrede, een dak boven het hoofd, geletterdheid op basis van goed onderwijs, werk, veilig drinkwater, sanitair, het juiste voedsel, een goede gezondheidszorg en een stabiel ecosysteem zijn niet of moeilijk bereikbaar voor mensen die in armoede leven. Helaas leven heden ten dage meer mensen in armoede dan twintig jaar geleden: 2,5 miljard mensen, dat is 40% van de wereldbevolking, moet van minder dan twee Amerikaanse dollar per dag rondkomen.

Hoewel economische ontwikkeling de structurele oplossing van dit probleem is, zal deze niet automatisch met een betere gezondheid gepaard gaan. Economische ontwikkeling brengt via verschuivingen in leefgewoonten de epidemiologische transitie op gang, waarbij weliswaar infectieziekten verdwijnen maar chronische ziekten sterk kunnen opkomen. Ook het voortbestaan of zelfs groter worden van de sociale en economische ongelijkheid staat een gunstige ontwikkeling van de gezondheid voor grote delen van de bevolking in de weg. Voor een optimale ontwikkeling van de volksgezondheid dient economische ontwikkeling dan ook hand in hand te gaan met sociale hervormingen.

Vraag
Zowel in hoge-inkomenslanden als in lage- en middeninkomenslanden is ischemische hartziekte de belangrijkste doodsoorzaak, terwijl de levensverwachting bij de geboorte in beide groepen landen enorm uiteenloopt. Hoe is dat te verklaren?

3.3 UITDAGINGEN VOOR (MONDIAAL) GEZONDHEIDSBELEID

3.3.1 Successen uit het verleden, doelstellingen voor de toekomst

Infectieziekten en chronische aandoeningen

Infectieziekten blijven een grote uitdaging voor het mondiale gezondheidsbeleid. Terwijl veel 'oude' infectieziekten nog onverminderd aanwezig zijn of zelfs zijn teruggekeerd, duiken ook voortdurend 'nieuwe' infectieziekten op. Zoals in paragraaf 2.3.2 is beschreven, hangt de terugkeer van oude infectieziekten soms samen met het ontstaan van resistentie tegen antibiotica of bestrijdingsmiddelen (bijvoorbeeld multiresistente tuberculose). De opkomst van nieuwe infectieziekten wordt ook vaak veroorzaakt door de uitbreiding van het verspreidingsgebied van micro-organismen (bijvoorbeeld de verspreiding van het westnijlvirus van endemische gebieden in Afrika naar voorheen onaangetaste gebieden in Noord-Amerika). De oorzaak hiervan moet veelal worden gezocht in door de mens op gang gebrachte veranderingen in de sociale en fysieke omgeving, zoals verstoringen van het klimaat en andere aspecten van het ecosysteem, veranderingen in de voedselproductie en -consumptie, en het toegenomen wereldwijde transport van mensen en goederen.

Juist op het terrein van infectieziekten zijn ook *successen* te melden. Door wereldwijde vaccinatiecampagnes is de ziekte pokken uitgebannen, is polio teruggedrongen tot een paar landen, en maken mazelen en neonatale tetanus een veel minder groot aantal slachtoffers dan voorheen. Regionaal succes was er bijvoorbeeld in West-Afrika met de terugdringing van rivierblindheid (onchocerciasis). Daar maakte een omvangrijk programma mogelijk dat men chemicaliën ('larviciden') in de rivieren kon strooien en de gehele bevolking goedkoop van medicijnen kon voorzien. Daardoor zijn 600.000 gevallen van blindheid voorkomen en kan 25 miljoen hectare land weer worden bebouwd. Deze voorbeelden laten zien dat infectieziekten in lage- en middeninkomenslanden kunnen worden teruggedrongen ook zonder dat de sociaaleconomische ontwikkeling wordt gestimuleerd. Echter, om deze gezondheidswinst vast te houden is sociaaleconomische ontwikkeling een absolute noodzaak.

Chronische aandoeningen werden ooit vooral beschouwd als een probleem van de geïndustrialiseerde wereld waar hoge levensverwachtingen waren bereikt. Vandaag de dag lijden echter miljoenen mensen in lage- en middeninkomenslanden ook aan chronische aandoeningen zoals hart- en vaatziekten en diabetes. De import van een westerse leefstijl, waaronder het roken van sigaretten, gebrek aan lichaamsbeweging en overmatige voeding, heeft deze trends versneld. Door de toename van het gemotoriseerde verkeer is de sterfte aan verkeersongevallen in lage- en (met name) middeninkomenslanden de afgelopen decennia sterk gestegen, en is deze eveneens een belangrijke uitdaging voor het beleid geworden.

Millennium Development Goals

De plenaire vergadering van de Verenigde Naties (VN) heeft in het jaar 2000 de 'Millenniumverklaring' als leidraad voor het beleid van de komende jaren aangenomen. Daarin staat een aantal doelstellingen voor internationale samenwerking die in 2015 moeten zijn gehaald. De doelstellingen, die zich richten tégen armoede en vóór ontwikkeling, staan bekend als de *Millennium Development Goals*. Drie daarvan hebben rechtstreeks met gezondheid te maken (kader 3.2).

Om deze doelen te halen zijn veel middelen nodig, die intensievere samenwerking vereisen tussen de publieke en de particuliere sector. De publieke sector omvat de gezondheidsgerichte VN-organisaties inclusief de WHO, de Wereldhandelsorganisatie, de Europese Unie en individuele staten. De particuliere sector omvat nongouvernementele organisaties (NGO's) zoals Cordaid en Artsen zonder Grenzen, de farmaceutische industrie, en de nieuwe filantropische organisaties zoals de Bill and Melinda Gates Foundation.

De afgelopen tien jaar is er al wel het nodige bereikt. Zo zijn op wereldniveau diverse initiatieven voor de bestrijding van de 'grote drie' ziekten tot stand gekomen, zoals 'Roll Back Malaria' en 'Stop TB'. Voor hiv/aids werd zelfs een aparte VN-organisatie (UNAIDS) opgestart, waarin zeven VN-organisaties en de Wereldbank zich samen richten op het terugdringen van de hiv-/aidsproblematiek. Voor de financiering van de strijd tegen deze ziekten is in 2001 het Global Fund to Fight Aids, Tuberculosis and Malaria (GFATM) in het leven geroepen.

3.3.2 Verbetering van de infrastructuur

Gezondheidssystemen

Ondanks wereldwijde betrokkenheid en geweldige inspanningen lukt het nog niet om een voldoende terugdringing van deze ziekten te bewerkstelligen. Mede daardoor heeft men zich ook gericht op het – veelal gebrekkige – functioneren van de gezondheidssystemen in de landen die het hardst getroffen zijn. De gezondheidssystemen, gedefinieerd als alle activiteiten die gericht zijn op het bevorderen, herstellen of handhaven van gezondheid, zijn meestal complex en opgebouwd uit verschillende subsystemen, inclusief publieke, private en traditionele of informele sectoren.

De *problemen* van deze systemen in vooral lage-inkomenslanden zijn velerlei. Ze spitsen zich toe op een tekort aan zorgpersoneel, een gebrekkige infrastructuur, zwak bestuur en management, geen bescherming tegen hoge persoonlijke uitgaven voor zorg, niet goed werkende systemen van doorverwijzing, het langs elkaar heen werken

Kader 3.2 Acht Millennium Developments Goals (MDG's)

1 Eradicatie van extreme honger en armoede:
   - halveer tussen 1990 en 2015 het aantal mensen met een inkomen van minder dan 1 Amerikaanse dollar per dag;
   - halveer tussen 1990 en 2015 het aantal mensen dat honger lijdt.

2 Universele basisschooleducatie:
   - garandeer dat in 2015 kinderen overal ter wereld, jongens en meisjes, in staat worden gesteld de lagere school af te ronden (1990 variatie: 50% Afrika – 96% Pacific).

3 Bevordering van seksegelijkheid en mondigheid van vrouwen:
   - elimineer ongelijkheid naar sekse in het lager en middelbaar onderwijs (1990 Afrika: 43% meisjes en 57% jongens maken lagere school af), bij voorkeur in 2005 en in ander onderwijs niet later dan in 2015.

4 Reductie van kindersterfte:
   - reduceer tussen 1990 en 2015 de kindersterfte onder de vijf jaar met twee derde (per jaar overlijden ruim 10 miljoen kinderen onder 5 jaar).

5 Verbetering van gezondheid van de moeder:
   - reduceer tussen 1990 en 2015 de moedersterfte met drie kwart (per jaar overlijden ruim 0,5 miljoen aanstaande moeders en dit is een stabiel getal).

6 Bestrijding van hiv/aids, malaria en andere ziekten:
   - tot staan brengen in 2015 en nadien terugdringen van verspreiding van hiv/aids;
   - tot staan brengen in 2015 en nadien terugdringen van incidentie van malaria en andere belangrijke ziekten.

7 Garantie op duurzaamheid rond milieu:
   - integreer de principes van duurzame ontwikkeling in nationaal beleid en programma's en beperk het verlies aan natuurlijke hulpbronnen.

8 Ontwikkeling van een mondiaal partnership voor ontwikkeling met specifieke doelen voor hulp bij handel en schuldkwijtschelding

van verschillende diensten, en een veelheid van met buitenlandse hulp gefinancierde gezondheidsprogramma's.

De beste garantie voor toegang tot kwalitatief goede zorg voor iedereen is een sterke eerstelijnsgezondheidszorg (*horizontale benadering*), die medische en sociale actie combineert. Helaas ontbreekt die zorg in veel lage-inkomenslanden. Wat in veel landen wel aanwezig is, zijn gecoördineerde, internationale acties rond specifieke ziekten, zoals hiv/aids (*verticale benadering*). Een combinatie van benaderingen zou het meest gewenst zijn.

Initiatieven gericht op versterking van gezondheidssystemen in lage-inkomenslanden richten zich op een aantal thema's:

- de landen zullen zelf – en dat geldt vooral Afrikaanse landen – eigenaar van het probleem en de oplossing moeten worden, waar nu de afhankelijkheid van gulle gevers domineert;
- er dient een betere vertaling van kennis naar beleid en praktijk te worden gemaakt. Zwakke ministeries van gezondheid verdienen meer en betere ondersteuning;
- in elk gezondheidssysteem zal meer aandacht moeten worden gegeven aan het realiseren van meer gelijkheid in toegang tot zorg. Onderzoek heeft uitgewezen dat in veel landen mensen met de hoogste inkomens het meest profiteren van overheidsgeld voor gezondheid. De ontwikkeling van inkomensafhankelijke verzekeringssystemen biedt mogelijk uitkomst;
- ten slotte zal er veel aandacht moeten worden geschonken aan de opleiding en het vasthouden van gezondheidspersoneel, omdat te veel mensen na hun opleiding vertrekken naar landen met beter perspectief.

Ontwikkelingssamenwerking: werkt het?

De winst in ontwikkeling die de laatste twintig jaar in een aantal arme landen is geboekt, kan worden toegeschreven aan een mengeling van lokale actie, technologische verbeteringen, economische groei én internationale hulp. Deze laatste bestaat behalve uit noodhulp na grote rampen en tijdens conflicten, vooral uit structurele hulp in de vorm van ontwikkelingssamenwerking, vaak ook met een medische component. Deze ontwikkelingssamenwerking is soms van belang geweest voor verbetering van de volksgezondheid, voor verbetering van het onderwijs, voor betere mensenrechten en opbouw van democratie, voor bescherming van het milieu, voor betere toegang tot bepaalde diensten, en soms zelfs voor bevordering van economische groei.

Concrete *successen* van internationale ontwikkelingssamenwerking zijn reductie van kindersterfte, veel vaker verloskundig begeleide bevallingen, verbeterde voedingstoestand, een groter aantal kinderen dat de basisschool afmaakt, en een betere toegang tot veilig drinkwater. Hulp is ook effectief geweest bij de overdracht van kennis en vaardigheden naar lage- en middeninkomenslanden. Daardoor zijn er veel meer wetenschappelijke, technische en bestuurlijk onderlegde mensen beschikbaar dan voorheen. Internationale hulp, vooral via non-gouvernementele organisaties, heeft verder een belangrijke rol gespeeld bij de ondersteuning van de allerarmsten in hun protest tegen corruptie en uitbuiting en hun oproep tot betere dienstverlening, en bij de verdediging van hun mensenrechten.

Ondanks deze successen is er echter veel debat over de vraag of ontwikkelingssamenwerking werkt. De scepsis wordt gevoed door gebrek aan transparantie van de uitgaven, door gebrek aan samenwerking tussen donoren en fragmentering van de hulp, door gebrek aan zichtbare vooruitgang en soms zelfs destructieve effecten, en door verhalen over een elite die zich met ontwikkelingsgelden verrijkt. Deze kritiek, die zich vooral op de publieke sector richt, heeft onder andere geleid tot meer particuliere initiatieven. Deze kunnen echter alleen goed gedijen onder strikte regulering en controle door het ontvangende land.

Vraag
Benoem op grond van paragraaf 3.3 een aantal factoren die kunnen bijdragen aan het succes of falen van programma's gericht op bestrijding van gezondheidsproblemen in lage- en middeninkomenslanden.

3.4 DRIE GROTE 'KILLERS'

3.4.1 Hiv/aids

Het *acquired immunodeficiency syndrome* (aids) is de belangrijkste infectieziektegerelateerde doodsoorzaak bij volwassenen in de wereld. Meer dan 20 miljoen mensen zijn inmiddels aan deze ziekte gestorven. De ziekte wordt veroorzaakt door het humane immunodeficiëntievirus (hiv). De onbehandelde ziekte geeft een sterftekans van bijna 100%. Terwijl de ziekte een kwart eeuw geleden nog vrijwel onbekend was, leven op dit moment 36-44 miljoen mensen met hiv/aids. De ziekte heeft enorme gevolgen. Zo wordt het aantal kinderen beneden de 15 die een of twee ouders aan aids hebben verloren, geschat op rond 14 miljoen. Volgens UNAIDS zal dat aantal oplopen tot 25 miljoen in 2010. Dit betekent dat van alle verweesde kinderen een kwart wees is geworden als direct gevolg van de aidspandemie.

Het meest getroffen continent is *Afrika*, waar twee derde van alle mensen met hiv/aids woont. Van alle oorzaken van ziektelast bij mannen en vrouwen van 15 jaar en ouder was hiv/aids de belangrijkste oorzaak bij mannen, en de op een na belangrijkste bij vrouwen, samen verantwoordelijk voor ongeveer 6% van de totale ziektelast (tabel 3.3). De sterfte aan aids in landen als Zuid-Afrika en Botswana is zo hoog dat vanaf 1990-1995 zelfs de levensverwachting is gedaald. De verspreiding van hiv/aids in Afrika is nauw verbonden met economische en sociale omstandigheden, zoals armoede en machteloosheid, arbeidsmigratie, seksuele gedragspatronen en ontbreken of falen van gezondheidssystemen. Het aantal nieuwe gevallen stijgt echter het hardst in een aantal Aziatische landen (China, India, Vietnam en Indonesië) en in Oost-Europa (de Baltische staten, Oekraïne en Rusland).

Een belangrijke mijlpaal in de strijd tegen aids was de *Declaration of Commitment on Hiv/Aids* die tijdens de Algemene Vergadering van de VN in 2001 werd aangenomen, waarbij alle landen worden aangespoord een maximale inspanning voor de aanpak van dit probleem te leveren. Die inspanning richt zich vooral op het op grotere schaal beschikbaar maken van behandeling door middel van *hoogactieve antiretrovirale therapie* (HAART). Vijf jaar later spraken de 189 VN-lidstaten in New York opnieuw over de strategie om hiv/aids aan te pakken. Uit de evaluatie bleek dat hoe-

Tabel 3.3 Samenvatting van de hiv-aidspandemie, 2006

	Aantal
Mensen met hiv	
- totaal	39,5 miljoen
- volwassenen	37,2 miljoen
- vrouwen	17,7 miljoen
- kinderen	2,3 miljoen
Nieuw geïnfecteerden met hiv	
- totaal	4,3 miljoen
- volwassenen	3,8 miljoen
- kinderen	0,5 miljoen
Sterfte aan aids	
- totaal	3 miljoen
- volwassenen	2,6 miljoen
- kinderen	0,4 miljoen

Bron: Joint United Programme on Hiv/Aids Global Summary of Aids. December 2006.

wel er zeker vorderingen zijn gemaakt, het overgrote deel van de doelstellingen uit 2001 niet is gehaald, terwijl de epidemie zich nog dramatischer ontwikkelt dan toen werd verwacht.

3.4.2 Tuberculose

Tuberculose (tbc) is een besmettelijke ziekte van vooral de luchtwegen, veroorzaakt door *Mycobacterium tuberculosis*. Indien onbehandeld, besmet iemand met actieve longtuberculose gemiddeld tussen tien en vijftien andere mensen per jaar. Een van de drie mensen in de wereld is besmet met de tbc-bacil. Slechts 5-10% van de mensen die geïnfecteerd zijn met tbc-bacillen, wordt echter op enig moment ziek of infectieus. Ons afweersysteem kapselt de tbc-bacillen vaak in een dichte kaasachtige laag in, waardoor deze jarenlang slapend zijn.

Terwijl er in de jaren tachtig van de vorige eeuw hoop bestond deze oude ziekte onder controle te brengen, strijden we nu tegen extreme geneesmiddelresistentie. Elk jaar sterven ongeveer 1,7 miljoen mensen in de wereld aan tuberculose (tabel 3.4). Recentelijk is de geschatte incidentie voor tbc stabiel of dalende gebleken in vijf van de zes WHO-regio's, maar deze neemt toch wereldwijd toe met 0,6% per jaar. Dit komt door de toename van het aantal nieuwe gevallen in Subsahara-Afrika, hetgeen samenhangt met de verspreiding van hiv. De WHO schat dat het absolute aantal nieuwe tbc-gevallen in 2004 in Zuidoost-Azië het hoogst was, maar uitgedrukt per 100.000 personen van de bevolking is de incidentie in Afrika bezuiden de Sahara bijna tweemaal hoger dan de incidentie in Zuidoost-Azië. De absolute en relatieve sterftekans voor tbc is het hoogst in Afrika, waar hiv de kans om dood te gaan aan tbc verhoogt. In Oost-Europa, voornamelijk in de satellietstaten van de voorma-

Tabel 3.4 Geschatte incidentie, prevalentie en sterfte van en aan tuberculose, 2004

	Incidentie				**Prevalentie**		**Sterfte**	
	Alle vormen		**Sputumpositieve gevallen**[1]					
WHO-regio	Aantal x 1.000 (% van totaal)	Per 100.000 inwoners	Aantal x 1.000	Per 100.000 inwoners	Aantal x 1.000	Per 100.000 inwoners	Aantal x 1.000	Per 100.000 inwoners
Afrika	2573 (29)	356	1098	152	3741	518	587	81
Noord- en Zuid-Amerika	363 (4)	41	161	18	466	53	52	5,9
Oostelijke Middellandse Zee	645 (7)	122	289	55	1090	206	142	27
Europa	445 (5)	50	199	23	575	65	69	7,8
Zuidoost-Azië	2967 (33)	182	1327	81	4965	304	535	33
Westelijke Pacific	1925 (22)	111	865	50	3765	216	307	18
Wereldwijd	8918 (100)	140	3939	62	14602	229	1693	27

1 Deze gevallen zijn bevestigd door sputumonderzoek; dit zijn ook de meest infectieuze gevallen.

lige Sovjet-Unie, nam de incidentie in de jaren negentig toe met een piek rond 2001. De incidentie is sindsdien afgenomen.

Hiv en tbc vormen een dodelijke combinatie. Hiv verzwakt de afweer, waardoor iemand die hiv-positief is en geïnfecteerd met tbc, veel meer kans heeft om ziek te worden dan iemand die hiv-negatief is en geïnfecteerd. Tbc veroorzaakt ongeveer 13% van alle aidsdoden in de wereld en is daarmee de leidende doodsoorzaak bij hiv-positieven.

Zestig jaar geleden waren er nog geen *geneesmiddelen* om tbc te bestrijden. Nu, met de beschikbaarheid van zes tuberculostatica voor het primaire behandelregime, kan men in vrijwel de gehele wereld tbc-bacillen aantreffen die resistent zijn tegen een van deze geneesmiddelen. Geneesmiddelresistente tbc wordt veroorzaakt door inconsistente of partiële behandeling, bijvoorbeeld doordat patiënten hun geneesmiddelen niet regelmatig innemen gedurende de vereiste periode omdat ze zich beter voelen, doordat artsen en gezondheidswerkers de verkeerde behandeling voorschrijven, of doordat de geneesmiddelvoorziening niet op orde is. Een gevaarlijke vorm van geneesmiddelresistente tbc is *multidrug-resistant* tbc (MDR-tbc), gedefinieerd als een ziekte veroorzaakt door tbc-bacilli die resistent zijn voor in elk geval isoniazide en rifampicine, de twee krachtigste tuberculostatica. MDR-tbc komt vooral voor in de voormalige Sovjet-Unie, en bemoeilijkt de tbc-bestrijding aldaar (zie paragraaf 2.3.3). Geneesmiddelresistente tbc is wel te behandelen maar vergt langduriger (bijna twee jaar) behandeling, is vele malen duurder dan geneesmiddelgevoelige tbc en bovendien meer toxisch. Eind 2006 zijn er vanuit Zuid-Afrika rapporten verschenen over *extensively drug-resistant* tbc (XDR-tbc), waarbij tbc-bacillen voor geen enkel tuberculostaticum meer gevoelig blijken.

In 2006 lanceerde de WHO een nieuwe *Stop TB*-strategie. De kern van deze strategie is de *directly observed treatment short-course* (DOTS). Dit is de gesuperviseerde behandeling van tbc met een combinatie van geneesmiddelen, die door de WHO al in 1995 is geïnitieerd. Meer dan 22 miljoen patiënten zijn inmiddels onder DOTS behandeld. De nieuwe strategie bouwt op dit succes voort, maar houdt ook rekening met de nieuwe uitdagingen zoals de combinatie hiv/tbc en het resistentieprobleem. Men wil verder gezondheidssystemen versterken, samenwerking met private partijen bevorderen, patiënten en hun omgeving steunen, en onderzoek stimuleren. In 2004 is ruim 50% van alle verwachte nieuwe sputumpositieve gevallen opgespoord. Dit percentage neemt per jaar snel toe. Van alle opgespoorde gevallen (in 2003 1,7 miljoen patiënten) wordt inmiddels ruim 80% met succes behandeld, vrijwel het beoogde doel.

3.4.3 Malaria

Malaria komt vrijwel alleen nog voor in tropische gebieden, en wordt overgedragen via beten van besmette muggen. Het geschatte aantal episoden van klinisch manifeste *Plasmodium falciparum*-malaria, de potentieel dodelijke vorm, ligt rond de vijfhonderd miljoen per jaar. In veel ontwikkelingslanden is malaria ziekte en doodsoorzaak nummer één. Ieder jaar sterven er meer dan een miljoen mensen aan malaria, een ziekte die toch goed te voorkomen én te behandelen is. Deze miljoen doden worden in het algemeen gezien als een onderschatting. Malaria komt vooral voor in Subsahara-Afrika en in Zuidoost-Azië (figuur 3.3) en maakt vooral slachtoffers onder kinderen: 90% van de dodelijke slachtoffers is jonger dan vijf jaar.

Halverwege de twintigste eeuw was een combinatie van antimalariabehandeling (met name met chloroquine) en vectorbestrijding (DDT-besproeiing om muggen en muggenlarven te doden) buitengewoon succesvol. Malaria werd geëlimineerd in Europa, Noord-Amerika en de Sovjet-Unie, en gereduceerd in Midden-Amerika, Noord-Afrika en Azië. Een behandeling met chloroquine kostte 10 dollarcent, was overal verkrijgbaar en redde het leven van miljoenen, voornamelijk arme, mensen. Maar de campagne voor een totale eradicatie faalde uiteindelijk. De malariaparasiet Plasmodium falciparum werd resistent tegen chloroquine en de mug werd resistent tegen een aantal insecticiden. Het resistentieprobleem is het ernstigst in Zuidoost-Azië.

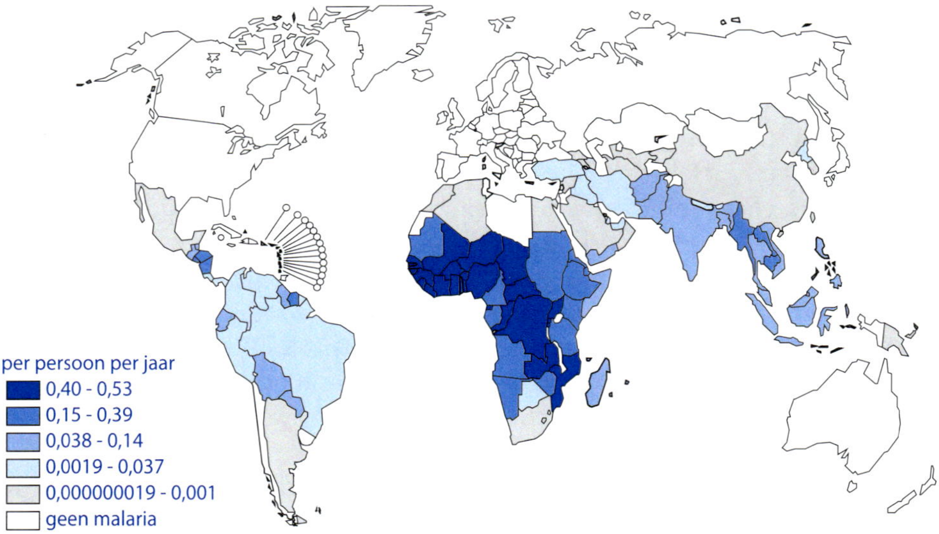

Figuur 3.3 Geschatte incidentie van klinische malaria-episoden veroorzaakt door lokale transmissie, landelijke gemiddelden, 2004

Bron: World Health Organization. World Malaria Report, 2005.

De laatste jaren zijn nieuwe methoden voor de malariabestrijding ontwikkeld, onder andere in het kader van het Roll Back Malaria-initiatief. Nieuwe, duurdere combinaties van antimalariamiddelen en met insecticide geïmpregneerde muskietennetten zijn nu de voornaamste wapens in de behandeling en preventie van malaria. De resistentie tegen antimalariamiddelen in Azië leidde tot de ontdekking en ontwikkeling van de artemisininemedicijnen, die afkomstig zijn van een traditioneel Chinees kruid. Ter voorkoming van resistentie worden de nieuwe middelen in veel landen samen met het nog werkzame mefloquine voorgeschreven. De doelmatigheid van de dure geïmpregneerde muskietennetten is niet overal gelijk. Vanwege de lagere malariatransmissie in Azië ten opzichte van Afrika zouden muskietennetten relatief langer moeten worden gebruikt in Azië dan in Afrika om hetzelfde aantal besmettelijke muggenbeten te voorkomen. Dit betekent dat veel meer muskietennetten en insecticiden voor herimpregnatie nodig zijn voor de preventie van minder malaria. De kosten van netten plus insecticiden bleken veel hoger te zijn dan de kosten van diagnose en behandeling. De geïmpregneerde muskietennetten zijn echter populair bij internationale donororganisaties. De strategie van vroegtijdige diagnose en behandeling is goedkoper en effectief, verlaagt de transmissie van malaria, maar wint het toch niet van de in dit geval duurdere preventie.

Vraag

Waarom is het (nog) niet gelukt tuberculose en malaria uit te roeien?

Oefenvragen

3.1
Bestrijding van gezondheidsproblemen kost geld. Leg aan de hand van hiv/aids, tuberculose en malaria uit dat bestrijding van gezondheidsproblemen ook geld kan opleveren.

3.2
Op het terrein van de internationale gezondheid zijn vele organisaties actief. Probeer via de aan het eind van dit hoofdstuk genoemde internetsites een aantal van deze organisaties te achterhalen, en geef aan op welke wijze ze proberen bij te dragen aan het terugdringen van de wereldwijde ziektelast.

AANBEVOLEN LITERATUUR

Ezzatti M, Rodgers AD, Lopez AD, et al (eds). Comparative quantification of health risks: global and regional burden of disease due to selected major risk factors. Vol 1 and 2. Geneva: WHO, 2004. ISBN 978 92 4 158031 1.
Merson MH, Black RE, Mills AJ. International public health. Diseases, programs systems and policies. 2nd edition. Sudbury, MA: Sudbury Jones and Bartlett Publishers, 2006. ISBN 978 0 7637 2967 7.
Murray CJL, Lopez AD, Mathers CD, et al. The Global Burden of Disease 2000 project: aims, methods and data sources. Geneva: WHO, 2001.
World Health Organization. The World Health Report 2006. Geneva: WHO, 2006.

Internetsites

The Global Fund to Fight Aids, Tuberculosis and Malaria	www.theglobalfund.org
United Nations Millennium Project	www.unmillenniumproject.org
United Nations Childrens' Fund	www.unicef.org
Joint United Nations Program on HIV/AIDS	www.unaids.org
Stop TB partnership	www.stoptb.org
Roll Back Malaria Partnership	www.rbm.who.int
Wereldgezondheidsorganisatie	www.who.int
Global Burden of Disease project	www.who.int/topics/global_burden_of_disease/en/

incidentie = gedefineerd als het aantal nieuwe gevallen van een ziekte per tijdseenheid, per aantal van de bevolkeing meestal per 1000 personen per jaar opgegeven

prevalentie = geeft aan hoeveel mensen uit een gegeven aantal op enig moment aan een ziekte lijden

Thema A Het meten van de volksgezondheid

P.J. van der Maas

Inleiding

In hoofdstuk 1 werd de volksgezondheid omschreven als 'de omvang en de verdeling van gezondheid en ziekte in de bevolking'. In dit thema wordt besproken hoe de vier belangrijkste indicatoren voor de volksgezondheid (zie paragraaf 2.2 en figuur 2.1) worden gemeten.

Incidentie en prevalentie van ziekten en aandoeningen

De *incidentie* is de belangrijkste maat om de dynamiek van een ziekte in een bevolking te beschrijven. Kort gezegd is de incidentie het aantal nieuwe ziektegevallen dat zich in de loop van een omschreven tijdsperiode voordoet. Wanneer we de incidentie betrekken op de populatie waarin die gevallen zijn voorgekomen, ontstaat – afhankelijk van de precieze wijze waarop de relatie met die populatie wordt gelegd – het incidentiecijfer dan wel de cumulatieve incidentie. Als we als noemer in de berekening het aantal levensjaren of persoonsjaren kiezen dat door die populatie in de onderzochte periode is geleefd, krijgen we het *incidentiecijfer*. Wanneer we als noemer het aantal personen dat aan het begin van de beschouwde tijdsperiode in de populatie aanwezig is nemen, krijgen we de *cumulatieve incidentie*. Voor het doel van dit leerboek is het onderscheid tussen incidentiecijfer en cumulatieve incidentie niet van groot belang en spreken we derhalve gewoon van incidentie. Een uitvoerigere uitleg van deze begrippen en hun berekening is te vinden in de leerboeken over epidemiologie die in de literatuuropgave van dit thema en thema B zijn genoemd.

Het *beginpunt* van ziekte wordt in de praktijk bij verschillende diagnosegroepen op een andere manier gedefinieerd. Bij besmettelijke ziekten is het beginpunt veelal het optreden van voor de patiënt waarneembare symptomen. Bij de vroege opsporing van bijvoorbeeld borst- of baarmoederhalskanker wordt het begin van de ziekte daarentegen bepaald door wel meetbare, maar voor de patiënt nog niet waarneembare afwijkingen. De incidentie van hart- en vaatziekten kan op heel verschillende wijzen worden gedefinieerd, bijvoorbeeld aan de hand van vroege afwijkingen aan de vaten of op het inspannings-ecg, maar ook aan de hand van *events*, zoals een hartinfarct of het optreden van ernstig instabiele angina pectoris. Het is daarom van belang per diagnosegroep zorgvuldige afspraken te maken over de definitie van wat een nieuw ziektegeval is. Dit belang is goed te illustreren aan het beloop van de incidentie en sterfte aan veel soorten kanker in westerse landen. Voor verschillende soorten kanker wordt in de loop van de jaren een stijgende incidentie gevonden, tezamen met een gelijkblijvende of zelfs dalende sterfte. Een dergelijke divergentie in incidentie- en sterftetrend kan het gevolg zijn van een verbeterde overleving, maar ook van het in een steeds vroeger stadium van de ziekte stellen van de diagnose. Dit laatste kan het gevolg zijn van steeds betere diagnostische technieken, van een grotere alertheid voor vroege symptomen van kanker bij de bevolking, of van bevolkingsonderzoek (zie paragraaf 5.4.4).

De combinatie van incidentie en ziekteduur bepaalt de *prevalentie* van de ziekte. De prevalentie kan kort worden omschreven als het aantal personen dat op een bepaald tijdstip aan een bepaalde ziekte lijdt. Een globale formule voor het verband tussen deze grootheden is: $P = I \times D$, waarbij P het prevalentiecijfer, I het incidentiecijfer en D de gemiddelde ziekteduur is. Het is duidelijk dat ziekten met eenzelfde prevalentie in de bevolking toch een heel verschillende ziektedynamiek kunnen hebben. Niet-letale chronische ziekten, zoals chronisch gewrichtsreuma, kunnen bij een relatief lage incidentie toch een hoge prevalentie opleveren. Anderzijds is de prevalentie van neusverkoudheid ook hoog, maar deze hoge prevalentie is gebaseerd op een hoge incidentie en een heel korte ziekteduur. De prevalentie van longkanker is laag, hoewel het de meest voorkomende vorm van kanker bij mannen is. De gemiddelde ziekteduur na het stellen van een diagnose is echter heel kort, doordat de behandeling maar voor weinig patiënten effectief is. Voor een goed begrip van de processen die aan de volksgezondheidsdynamiek ten grondslag liggen, is prevalentie dus een betrekkelijk weinig informatief gegeven. De prevalentie is juist wel weer van groot belang wanneer we willen weten hoeveel voorzieningen noodzakelijk zijn voor personen met een bepaalde ziekte.

Functioneren en kwaliteit van leven

De '(gezondheidsgerelateerde) kwaliteit van leven' of gezondheidstoestand wordt meestal vastgesteld met behulp van vragenlijsten die door de betrokkene zelf worden ingevuld. De vragen betreffen een aantal 'domeinen' van het bestaan, bijvoorbeeld een lichamelijke (pijn, mobiliteit, slaap), een psychische (stemming, cognitie) en een sociale dimensie (relaties, arbeid). Bekende veelgebruikte vragenlijsten voor de gezondheidsgerelateerde kwaliteit van leven zijn de SF36 en de Euroqol. Tabel A.1 geeft een overzicht van het type vragen dat in deze vragenlijsten wordt gesteld.

Een belangrijk aspect van de gezondheidsgerelateerde kwaliteit van leven is het vermogen om zelfstandig lichamelijk, geestelijk en maatschappelijk te functioneren. De begrippen 'stoornis', 'activiteitenbeperking' en 'participatierestrictie' worden gebruikt om de gevolgen van ziekten voor het functioneren te beschrijven (paragraaf 2.2.1). Deze gevolgen worden tegenwoordig geclassificeerd volgens de door de Wereldgezondheidsorganisatie (WHO) opgestelde International Classification of

Tabel A.1 Enkele vragen uit de SF36 met betrekking tot lichamelijke, psychische en sociale dimensies

De volgende vragen gaan over bezigheden die u misschien doet op een doorsneedag. Wordt u door uw gezondheid OP DIT MOMENT beperkt bij deze bezigheden? Zo ja, in welke mate?		(omcirkel op elke regel één cijfer)	
BEZIGHEDEN	ja, ernstig beperkt	ja, een beetje beperkt	nee, helemaal niet beperkt
a. Forse inspanning, zoals hardlopen, tillen van zware voorwerpen, een veeleisende sport beoefenen	1	2	3
b. Matige inspanning, zoals een tafel ver plaatsen, stof zuigen, zwemmen of fietsen	1	2	3
c. Een paar trappen oplopen	1	2	3
d. Ongeveer honderd meter lopen	1	2	3
e. Uzelf wassen of aankleden	1	2	3

Hoe vaak gedurende de AFGELOPEN WEEK			(omcirkel op elke regel één cijfer)			
	altijd	meestal	vaak	soms	zelden	nooit
a. Voelde u zich levenslustig?	1	2	3	4	5	6
b. Was u erg zenuwachtig?	1	2	3	4	5	6
c. Zat u zo erg in de put dat niets u kon opvrolijken?	1	2	3	4	5	6
d. Voelde u zich rustig en tevreden?	1	2	3	4	5	6
e. Voelde u zich moe?	1	2	3	4	5	6

In hoeverre hebben uw lichamelijke gezondheid of emotionele problemen u gedurende de AFGELOPEN WEEK gehinderd in uw normale omgang met familie, vrienden of buren of bij activiteiten in groepsverband?			(omcirkel één cijfer)		
	helemaal niet	enigzins	nogal	veel	heel erg veel
	1	2	3	4	5

Bron: Aaronson NK, et al. Translation, validation and norming of the Dutch language version of the SF-36 Health Survey in community and chronic disease populations. J Clin Epidemiol 1998;51:1055-68.

Tabel A.2 Overzicht van de gebruikte categorieën in de ICF

Perspectief	Uitleg		Voorbeelden
de mens als organisme	onderdelen van het lichaam	*functies*: fysiologische en mentale eigenschappen van het menselijk organisme	horen, denken, spierkracht leveren
		anatomische eigenschappen: positie, aanwezigheid, vorm en continuïteit van onderdelen van het menselijk lichaam	(onderdelen van) het oor, vorm en positie van (delen van) de hersenen, dikte van een spier
		stoornissen: afwijkingen in of verlies van functies of anatomische eigenschappen	gat in het trommelvlies, laesie in de hersenen, gescheurde spier
het menselijk handelen	wat iemand doet of (nog) zelf kan doen, welke activiteiten iemand uitvoert of zou kunnen uitvoeren	*activiteiten*: onderdelen van iemands handelen	zitten, schoonmaken, beslissingen nemen
		beperkingen: moeilijkheden die iemand heeft met het uitvoeren van activiteiten	alleen op aangepaste stoel kunnen zitten, schoonmaken niet lang genoeg kunnen volhouden, in complexe situaties niet goed beslissingen kunnen nemen
participatie	kan en doet iemand volwaardig mee aan het maatschappelijk leven op alle levensterreinen?	*participatie*: iemands deelname aan het maatschappelijk leven	deelnemen aan het verkeer, eigen huishouden hebben, een (betaalde) baan hebben en houden
		participatieproblemen: problemen die iemand heeft met het deelnemen aan het maatschappelijk leven	niet van openbaar vervoer gebruik kunnen maken (bijvoorbeeld te ver weg), geen eigen huishouden mogen of kunnen hebben vanwege bijvoorbeeld regelgeving, niet in slagen een (betaalde) baan te houden (bijvoorbeeld door eigen onvermogen of door stigma)

Bron: WHO-FIC Collaborating Centre in the Netherlands. ICF, Nederlandse vertaling van de 'International Classification of Functioning, Disability and Health. Houten, 2002.

Functioning, Disability and Health (ICF). De ICF beoogt niet alleen de gevolgen van ziekten op een gestandaardiseerde manier te beschrijven, maar ook de gezondheidsdomeinen en domeinen die daarmee verband houden, zoals lichaamsfuncties en anatomische eigenschappen, activiteiten en participatie. Die domeinen worden steeds ingedeeld vanuit lichamelijk, individueel en maatschappelijk perspectief. Bovendien bevat de ICF ook omgevingsfactoren. De ICF is daarmee een zeer veelzijdig instrument, dat kan worden gebruikt in klinische situaties, in zorginstellingen en in gezondheidsonderzoek. Tabel A.2 geeft een overzicht van de categorieën die in de ICF worden gebruikt.

Om de behoefte aan zorg vast te stellen zijn verschillende eenvoudiger vragenlijsten en beoordelingsinstrumenten ontwikkeld waarmee de activiteiten van het dagelijkse leven (ADL) kunnen worden geïnventariseerd. Het gaat daarbij over de directe zelfzorg van het individu: het al dan niet zelfstandig kunnen eten, drinken, aan- en uitkleden, zich wassen, in en uit bed stappen en toiletbezoek. Soms wordt ook gevraagd naar de afstand die iemand nog kan lopen en naar traplopen. Daarnaast zijn er de instrumentele activiteiten van het dagelijks leven (IADL), ook wel aangeduid als huishoudelijke dagelijkse levensverrichtingen (HDL). Dit zijn activiteiten die betrekking hebben op het onafhankelijk van anderen kunnen functioneren in de directe omgeving, zoals boodschappen doen, de warme maaltijd klaarmaken en licht huishoudelijk werk verrichten.

Sterfte en doodsoorzaken

Wanneer men het aantal sterfgevallen dat in een bepaalde populatie heeft plaatsgevonden, betrekt op de omvang van die populatie in datzelfde jaar, spreekt men van brutosterftecijfer of kortweg *sterftecijfer*. Aangezien de omvang van de populatie steeds verandert, wordt voor de noemer van deze breuk meestal uitgegaan van de gemiddelde populatieomvang in de loop van dat jaar. Het is duidelijk dat een dergelijk sterftecijfer in ieder geval erg afhankelijk zal zijn van de leeftijdsopbouw van de bevolking. Onder dezelfde omstandigheden zal het sterftecijfer in een relatief oude bevolking veel hoger liggen dan in een relatief jonge bevolking. Om zulke vergelijkingen van sterftecijfers 'eerlijker' te maken kunnen ze met behulp van verschillende statistische methoden worden gecorrigeerd voor de leeftijdsopbouw van de bevolking.

Als tweede belangrijke maat voor sterfte kennen we de *levensverwachting*. Deze wordt afgeleid met behulp van een overlevingstafel, een vinding van de zeventiendeeeuwse Nederlander Christiaan Huygens. In de overlevingstafel gaan we uit van een groep van bijvoorbeeld honderdduizend pasgeborenen, een zogeheten geboortecohort. Op dat geboortecohort worden de leeftijdsspecifieke sterftecijfers van een bepaalde populatie toegepast. Met behulp van deze methode kunnen we de levensverwachting bij de geboorte berekenen, maar ook vanaf andere leeftijden. De overlevingstafel kan ook gemakkelijk grafisch worden weergegeven (figuur A.1). Deze curve geeft het percentage personen van het geboortecohort aan dat op een bepaalde leeftijd nog in leven is. De oppervlakte onder de curve vertegenwoordigt het aantal jaren dat in totaal door het betreffende geboortecohort is geleefd. Deze oppervlakte is dus een directe maat voor de levensverwachting in dat geboortecohort. Zoals in hoofdstuk 2 al is besproken, is de levensverwachting van vrouwen in Nederland circa vijf jaar hoger dan die van mannen. Dit is in figuur A.1 zichtbaar als de lichtblauwe oppervlakte tussen de curve voor mannen en die voor vrouwen. Kader A.1 bevat een korte beschrijving van de berekening van de levensverwachting.

Strikt genomen zou men de levensverwachting pas kunnen berekenen nadat het hele cohort is overleden. Dat heeft echter niet zo veel praktische betekenis. De gangbare manier om de levensverwachting te berekenen en overlevingscurven te maken is door van een bevolking die in een bepaald jaar (of een langere periode) aanwezig is, de sterftecijfers in de verschillende leeftijdsgroepen, die dus uit verschillende echte geboortecohorten afkomstig zijn, te beschouwen als die van een bij elkaar horend cohort. Zo krijgt men overlevingscurven voor een bepaald kalenderjaar, in plaats van een bepaalde geboortegeneratie. Wanneer in hoofdstuk 2 wordt gezegd dat de levensverwachting voor mannen in Nederland in 2006 ruim 77 jaar bedroeg, betekent dat: wanneer de leeftijdsspecifieke sterftekansen die toen werden waargenomen, zullen blijven gelden, zullen de in dat jaar in Nederland geboren jongens gemiddeld meer dan 77 jaar oud worden. Wanneer de sterftekansen in de loop van de

Figuur A.1 Overlevingscurven voor vrouwen en mannen in Nederland 1996-2000. De levensverwachting voor mannen bedraagt 75,2 jaar (donkerblauwe), die voor vrouwen 5,3 jaar meer (lichtblauwe).

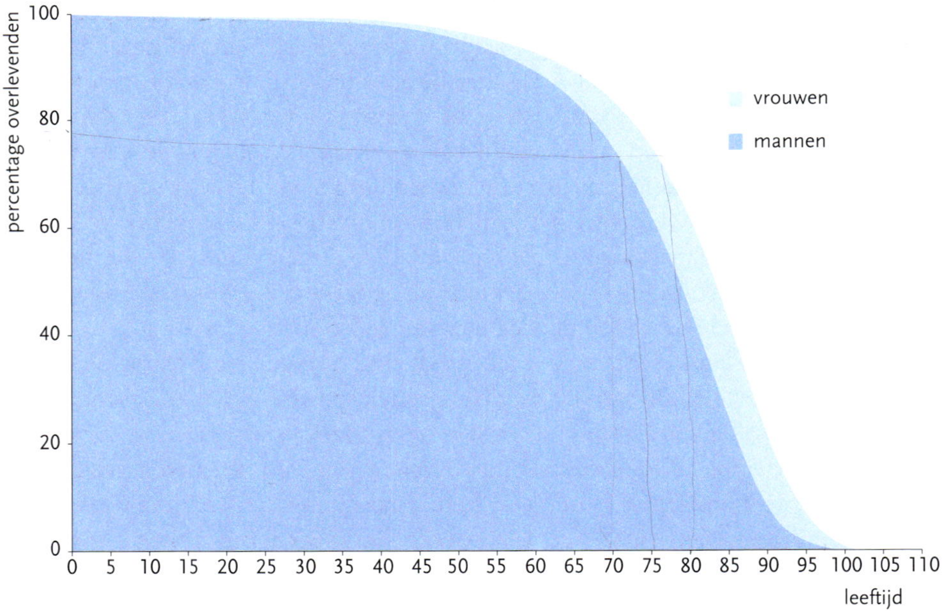

Bron: CBS Statline. Bewerking J.J. Barendregt.

Kader A.1 Overlevingstafel en levensverwachting

Het doel van het opstellen van een overlevingstafel is een aantal leeftijdspecifieke sterftecijfers samen te vatten in één maat voor de levensverwachting bij de geboorte. Om die te berekenen wordt uitgegaan van een fictieve groep van honderdduizend pasgeborenen. Vervolgens wordt voor iedere leeftijd vastgesteld welk deel van die groep nog in leven zou zijn wanneer de sterftecijfers van een bepaald jaar op die groep zouden worden toegepast. De berekening wordt hier geïllustreerd aan de hand van een tabel met zeer brede leeftijdsklassen. Voor een betrouwbare schatting moet gebruik worden gemaakt van vijfjaars- en bij voorkeur zelfs eenjaarsleeftijdsklassen.

Sterk verkorte overlevingstafel Nederland, mannen 1992-1996

x	q(x)	l(x)	d(x)	L(x)	T(x)	e(x)	e(x)*
0	0,006252	100.000	625	99.687	7.324.812	73,25	74,41
1	0,047966	99.375	4.767	4.752.585	7.225.125	72,71	73,88
50	0,138767	94.608	13.128	1.320.660	2.472.539	26,13	26,84
65	0,521172	81.480	42.465	903.710	1.151.879	14,14	14,65
80	1,000000	39.015	39.015	248.169	248.169	6,36	6,36

Overlevingstafel

De rijen beschrijven wat er gebeurt met de fictieve groep in het leeftijdsinterval waarvan de beginleeftijd in kolom 1 (x) staat. Kolom 2 bevat de leeftijdsspecifieke sterftecijfers (sterftequotiënten, q(x)) uitgedrukt als de sterftekans in het leeftijdsinterval. Het sterftecijfer wordt vermenigvuldigd met het aantal in leven zijnde personen van die leeftijd (kolom 3, l(x)), hetgeen resulteert in het aantal overledenen in dat leeftijdsinterval. Kolom 4 van de tabel (d(x)) is derhalve het product van de kolommen 2 en 3. Het verschil tussen het aantal levenden en het aantal overledenen in een bepaald leeftijdsinterval resulteert in het aantal personen dat aan het begin van het volgende interval nog in leven is. Het is duidelijk dat de sterftekansen op hogere leeftijd sterk toenemen. Het aantal nog in leven zijnde personen van het oorspronkelijk geboortecohort neemt op hogere leeftijd dan ook snel af. De berekening van de levensverwachting komt er nu op neer dat voor ieder leeftijdsinterval wordt vastgesteld hoeveel jaren door alle aan het begin van het interval aanwezige personen worden geleefd. Wanneer we ervan uitgaan dat de overledenen elk gemiddeld halverwege het leeftijdsinterval zijn overleden (de zogenoemde lineaire aanname), wordt de algemene berekening van het aantal geleefde jaren in een interval: (duur interval) × (aantal personen aan het begin + aantal personen aan het eind)/2. Voor de 0-jarigen (leeftijdsinterval tot 1 jaar) komt dit neer op 1 × (100.000 + 99.375)/2 = 99.687 (kolom 5, L(x)). Voor de 1-jarigen (met interval tot 50 jaar) bedraagt het aantal geleefde jaren 49 × (99.375 + 94.608)/2 = 4.752.585.

>>

>> De laatste leeftijd (hier 80 jaar) in de overlevingstafel sluit de tafel af. De sterftekans is 1 omdat het leeftijdsinterval loopt van 80 tot ∞. Het aantal geleefde jaren in dit open interval kan alleen worden berekend door de levensverwachting (die voor deze leeftijd dus bekend moet zijn!) te vermenigvuldigen met het aantal dan nog in leven zijnde 80-jarigen.

Levensverwachting

Het totaal aantal te leven jaren naar leeftijd staat in kolom 6 ($T(x)$), die wordt berekend door het optellen van de $L(x)$-kolom. Voor 0-jarigen bedraagt het totale aantal te leven jaren 7.324.812, wat met 100.000 0-jarigen resulteert in een levensverwachting van 73,25 jaar ($e(x)$, kolom 7). De levensverwachting voor 50-jarigen bedraagt 2.472.539 / 94608 = 26,13 jaar. Ten slotte staat in kolom 8 de levensverwachting zoals berekend met eenjaarsleeftijdsklassen ($e(x)^*$). Duidelijk is te zien dat de brede leeftijdsklassen tot een vrij aanzienlijke onderschatting van de levensverwachting bij geboorte leiden. Dit komt doordat wij aannemen dat de mensen gemiddeld halverwege een leeftijdsklasse overlijden, terwijl bij stijgende sterftekansen naar leeftijd dit gemiddelde ergens tussen halverwege en de bovenste leeftijdsgrens zal liggen. Daardoor onderschat de lineaire aanname bij brede leeftijdsklassen het aantal geleefde jaren in het leeftijdsinterval.

tijd dalen, zullen dergelijke uitspraken echter een onderschatting van de werkelijke levensduur betekenen.

Terwijl het vaststellen van het overlijden zelf over het algemeen relatief eenvoudig is, is het aanwijzen van de doodsoorzaak vaak veel moeilijker. Afgezien van dodelijke ongevallen ligt er vaak niet een enkele ziekte ten grondslag aan het overlijden, maar een complex van samenhangende ziekteprocessen. Vooral in een rijk land als Nederland, waar bijna drie kwart van alle sterfgevallen boven het 70e levensjaar plaatsvindt, krijgen we heel vaak te maken met ingewikkelde situaties, zoals chronisch hartfalen bij een patiënt die een geleidelijk toenemend emfyseem heeft, maar tevens ouderdomsdiabetes en ischemie van de hartspier. Daarnaast heeft het vaststellen van de doodsoorzaak alles te maken met de actuele inzichten in ziekteprocessen. Met de groei van de medische kennis zijn inzichten daarover aan voortdurende verandering onderhevig. Om een sterftestatistiek tot stand te brengen die ook inzicht geeft in de oorzaken van sterfte, en dus een dieper inzicht in de volksgezondheid, is het dan ook nodig om zeer nauwkeurige afspraken te maken over de classificatie van doodsoorzaken en de manier waarop deze worden vastgelegd.

Daarvoor is een *doodsoorzaakverklaring* in gebruik die de arts moet invullen bij een sterfgeval. Het is van groot belang dat artsen precies weten wat de betekenis van dat formulier is en wat het belang is om dat goed in te vullen. Figuur A.2 bevat een afbeelding van een gedeelte van de doodsoorzaakverklaring. Het volledige formulier bevat ook nog vragen over plaats van overlijden, leeftijd en geslacht van de patiënt, specifieke vragen in geval van doodgeboorte en naam en adres van degene die de doodsoorzaakverklaring heeft ingevuld. Kader A.2 geeft een korte uitleg over de juiste wijze van invullen. Alle doodsoorzaakverklaringen in Nederland worden in het Centraal Bureau voor de Statistiek (CBS) bewerkt. Aan de ziekten worden volgens internationale afspraken bepaalde nummers toegekend aan de hand van de International Classification of Diseases and Causes of Death (ICD) (zie verder). Vervolgens wordt vastgesteld wat de 'onderliggende doodsoorzaak' was, dus de belangrijkste ziekte of gebeurtenis die uiteindelijk tot de dood heeft geleid, officieel geformuleerd 'de eerste in de reeks der gebeurtenissen welke tot de dood hebben geleid'. Deze onderliggende doodsoorzaak komt als primaire doodsoorzaak in de sterftestatistiek. Wanneer op basis van deze statistiek wordt gesteld dat 30% van de sterfgevallen ten gevolge van kwaadaardige nieuwvormingen plaatsvond, zoals in 2000 voor Nederlandse mannen het geval was, betekent dit dat in 30% van de sterfgevallen een aandoening uit deze groep werd geregistreerd als onderliggende doodsoorzaak. Daarnaast kan in een aantal sterfgevallen kanker nog een bijkomende ('secundaire') doodsoorzaak zijn geweest. Uit sterftegegevens kan veel informatie worden verkregen over de volksgezondheid in een land.

Figuur A.2 Gedeelte van doodsoorzaakverklaring

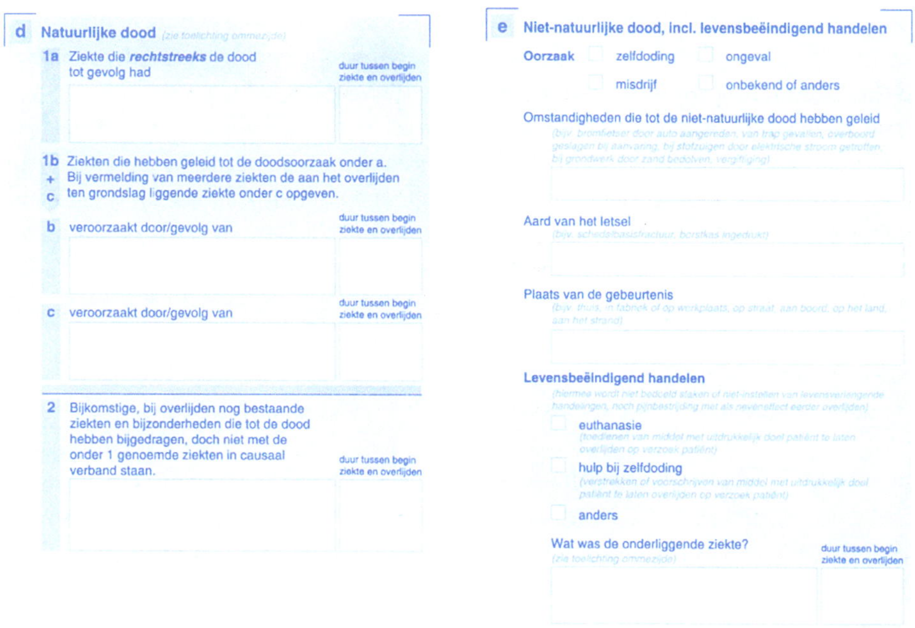
d Natuurlijke dood (zie toelichting ommezijde)

1a Ziekte die ***rechtstreeks*** de dood tot gevolg had — duur tussen begin ziekte en overlijden

1b Ziekten die hebben geleid tot de doodsoorzaak onder a.
+ Bij vermelding van meerdere ziekten de aan het overlijden
c ten grondslag liggende ziekte onder c opgeven.

b veroorzaakt door/gevolg van — duur tussen begin ziekte en overlijden

c veroorzaakt door/gevolg van — duur tussen begin ziekte en overlijden

2 Bijkomstige, bij overlijden nog bestaande ziekten en bijzonderheden die tot de dood hebben bijgedragen, doch niet met de onder 1 genoemde ziekten in causaal verband staan. — duur tussen begin ziekte en overlijden

e Niet-natuurlijke dood, incl. levensbeëindigend handelen

Oorzaak: zelfdoding, ongeval, misdrijf, onbekend of anders

Omstandigheden die tot de niet-natuurlijke dood hebben geleid
(bijv. bromfietser door auto aangereden, van trap gevallen, overboord geslagen bij aanvaring, bij stofzuigen door elektrische stroom getroffen, bij grondwerk door zand bedolven, vergiftiging)

Aard van het letsel
(bijv. schedelbasisfractuur, borstkas ingedrukt)

Plaats van de gebeurtenis
(bijv. thuis, in fabriek of op werkplaats, op straat, aan boord, op het land, aan het strand)

Levensbeëindigend handelen
(hiermee wordt niet bedoeld staken of niet-instellen van levensverlengende handelingen, noch pijnbestrijding met als neveneffect eerder overlijden)

euthanasie
(toedienen van middel met uitdrukkelijk doel patiënt te laten overlijden op verzoek patiënt)

hulp bij zelfdoding
(verstrekken of voorschrijven van middel met uitdrukkelijk doel patiënt te laten overlijden op verzoek patiënt)

anders

Wat was de onderliggende ziekte? (zie toelichting ommezijde) — duur tussen begin ziekte en overlijden

Kader A.2 Invullen van de doodsoorzaakverklaring

De doodsoorzaak van een overledene is in Nederland geen openbaar gegeven. Ten behoeve van de geheimhouding daarvan is de overlijdensverklaring opgedeeld in twee delen: de zogenoemde A-brief, waarop de arts die het overlijden heeft vastgesteld, verklaart 'ervan overtuigd te zijn dat de dood ten gevolge van een natuurlijke oorzaak is ingetreden', en de B-brief, waarop de arts de oorzaak van overlijden invult, maar waarop de naam van de overledene niet voorkomt. Wanneer er volgens de arts geen natuurlijke doodsoorzaak is geweest, zoals bij ongevallen, zelfmoord, maar ook in geval van euthanasie, moet hij de gemeentelijk lijkschouwer waarschuwen. Deze is dan ook verantwoordelijk voor het verder invullen van de overlijdensverklaring.

In figuur A.2 is het gedeelte van de B-brief afgebeeld dat handelt over de doodsoorzaak. Het geheel is gericht op het vaststellen van de 'onderliggende doodsoorzaak', ook wel de 'primaire doodsoorzaak' genoemd. Hieronder wordt verstaan de 'aan het overlijden ten grondslag liggende doodsoorzaak', dat wil zeggen 'de eerste in de reeks der gebeurtenissen welke tot de dood hebben geleid'. Om de arts de informatie te laten invullen op grond waarvan kan worden uitgemaakt wat de 'onderliggende doodsoorzaak' van de overledene was, maakt het formulier onderscheid tussen de ziekte die rechtstreeks de dood ten gevolge had (de hartstilstand, de hypoxie, de shock, enzovoort) (in te vullen onder 1a) en de aandoeningen die tot deze rechtstreekse doodsoorzaak hebben geleid, in te vullen onder 1b en 1c. Daarnaast kunnen aandoeningen worden aangegeven die weliswaar hebben bijgedragen aan het overlijden, maar niet in causaal verband staan tot die rechtstreekse oorzaak van overlijden (2 in figuur A.2).

Dit is een ingewikkelde redenering, maar voor een juiste invulling van het formulier is het toch van het grootste belang ermee vertrouwd te raken. Daarom eerst enkele voorbeelden van een juiste invulling van 1a, 1b en 1c.

1a sepsis	1a longembolie	1a leverinsufficiëntie
1b decubitus	1b operatie	1b levermetastasen
1c multipele sclerose	1c cholelithiasis	1c maagcarcinoom

In deze voorbeelden is de rechtstreekse oorzaak van overlijden onder 1a vermeld; het gaat hier om relatief oppervlakkige kenmerken van de situatie vlak voor overlijden. Het gaat er nu om dat men vanuit de rechtstreekse oorzaak van overlijden terugredeneert naar de 'eerste' oorzaak in de keten van oorzakelijke factoren. Dit resulteert in de drie voorbeelden in opgeven van respectievelijk multipele sclerose, cholelithiasis en maagcarcinoom als 'onderliggende doodsoorzaak'.

>>

>> Wanneer men van mening is dat behalve de onder 1a, 1b en 1c genoemde aandoeningen nog andere aandoeningen aan het overlijden hebben bijgedragen, die echter niet met de bij 1 vermelde in causaal verband staan, dan kunnen deze worden vermeld onder 2. Een voorbeeld van een dergelijke situatie is de patiënt met COPD, diabetes mellitus en hypertensie. Indien deze patiënt een pneumonie krijgt en ten gevolge van de bijbehorende ademhalingsproblemen overlijdt, dan wordt COPD de onderliggende doodsoorzaak. Wanneer men van mening is dat de suikerziekte en de hoge bloeddruk, door bijvoorbeeld een verslechtering van de algemene conditie van de patiënt, aan het overlijden hebben bijgedragen, worden deze vermeld als bijkomstige doodsoorzaken. Een juiste invulling van het formulier ziet er dan als volgt uit.

1a ademstilstand

1b pneumonie

1c COPD

2 diabetes mellitus, hypertensie

Bij een juiste invulling van het formulier komt als regel de aandoening vermeld onder 1c in de statistiek van (onderliggende) doodsoorzaken terecht.

Samengestelde maten voor volksgezondheid

De overlevingscurve heeft een veel wijdere toepassing dan alleen het beschrijven van de sterfte in een populatie. In plaats van het percentage personen dat op een bepaalde leeftijd nog in leven is, kunnen we ook bijvoorbeeld het percentage personen noteren dat nog geen chronische ziekte heeft, dat nog geen handicap heeft, dat nog nooit in het ziekenhuis heeft gelegen, enzovoort. Kortom, we kunnen in feite alle indicatoren voor aanwezigheid van ziekte, gezondheidstoestand en handicap, zoals hiervoor besproken, direct in overlevingstafels omzetten. Figuur A.3 geeft daarvan een voorbeeld. Naast de bekende overlevingscurve voor sterfte is nu ook een curve opgenomen die het percentage personen weergeeft die nog geen langdurige beperking hebben. De oppervlakte onder die curve geeft de levensverwachting zonder langdurige beperkingen weer. In deze figuur gaat het overigens om de levensverwachting vanaf 30-jarige leeftijd. Merk op dat deze samenvattende maat voor de volksgezondheid uitgaat van prevalenties. Het feit dat mensen ziek worden en ook na langere tijd weer kunnen herstellen, is in deze figuur niet direct zichtbaar: alleen het 'netto-effect' van al deze ziektegeschiedenissen op de prevalentie is te zien.

overlevenscurve: kan aanwezigheid van ziekte omzetten
gezondheidstoestand
handicap

Figuur A.3 Overlevingscurven met en zonder langdurige beperkingen en theoretische overlevingscurve na volledige uitschakeling van hart- en vaatziekten en kanker als doodsoorzaak, 1996-2000

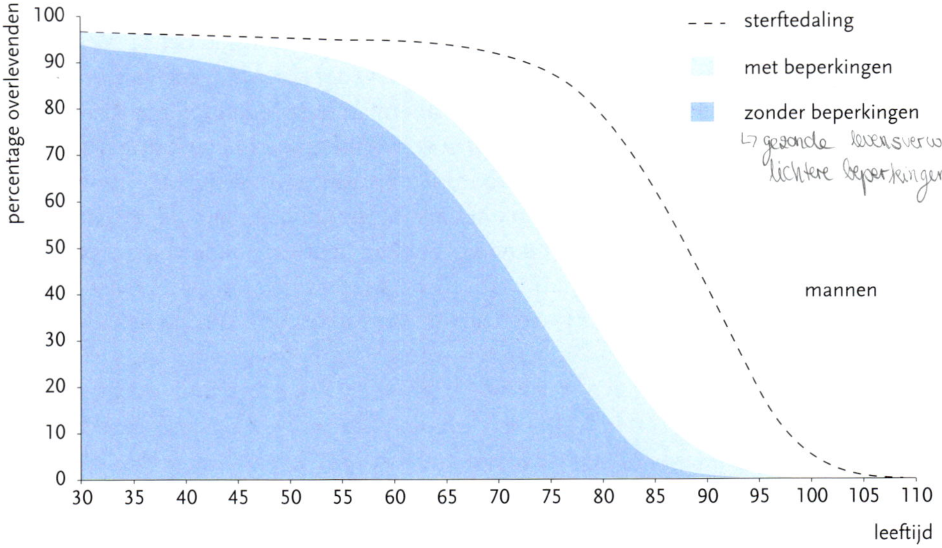

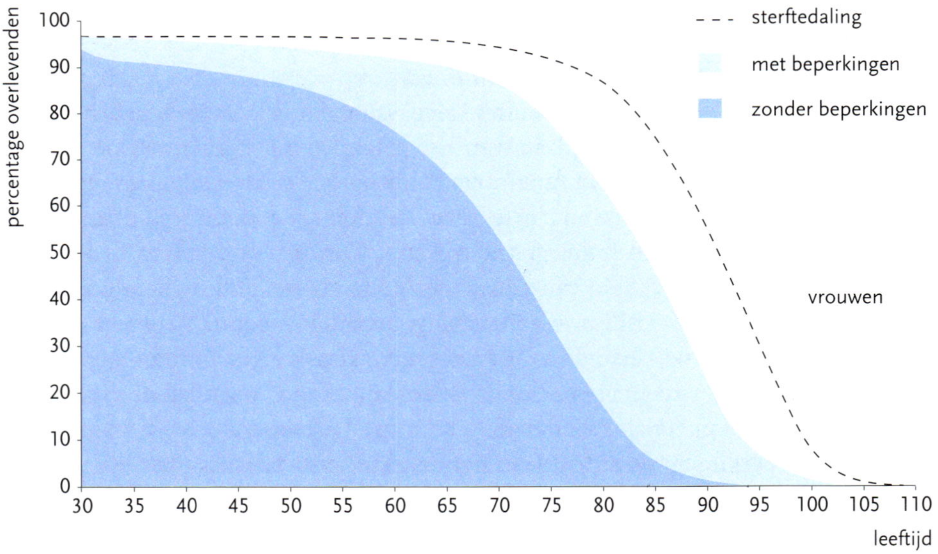

Verwachtingen bij geboorte	Mannen	Vrouwen
levensverwachting	75,2	80,5
levensverwachting zonder beperkingen	68,4	68,0
levensverwachting met beperkingen	6,8	12,5

Bron: CBS Statline. Bewerking: J.J. Barendregt.

Uit figuur A.3 blijkt dat, hoewel de levensverwachting ook vanaf 30-jarige leeftijd voor mannen en vrouwen in Nederland aanzienlijk uiteenloopt, de levensverwachting zonder langdurige beperkingen in feite vrijwel gelijk is. Dit kwam in paragraaf 2.5.1 ook al even ter sprake. Deze levensverwachting zonder langdurige beperkingen geeft een indicatie van de *gezonde levensverwachting*. Nu zijn lang niet alle langdurige beperkingen even erg. Zo is het niet kunnen lezen van de kleine lettertjes in de krant voor het dagelijks leven over het algemeen minder belemmerend dan het niet kunnen lopen. Wanneer we de *ongezonde levensverwachting* zouden beperken tot zeer ernstige beperkingen, waardoor mensen bijvoorbeeld aan huis of aan bed zijn gebonden, dan zou de berekende gezonde levensverwachting aanzienlijk hoger uitvallen. Bij vergelijking van de gegevens in figuur A.3 met die in tabel 2.3 blijkt dat de gezonde levensverwachting in deze laatste circa twee jaar hoger is, als gevolg van het feit dat in de figuur ook met aanzienlijk lichtere beperkingen rekening is gehouden. Hieruit blijkt nog weer eens dat bij de berekening van een gezonde levensverwachting altijd moet worden aangegeven waar de grens tussen gezond en ziek is getrokken. Wanneer we een gezonde levensverwachting uitdrukken als fractie van de totale levensverwachting, spreken we van de *relatieve gezonde levensverwachting*. Deze bedraagt in figuur A.3 voor mannen 91% en voor vrouwen 84%.

Figuur A.3 bevat ook een overlevingscurve voor mannen en vrouwen die berekend is door in de sterftetafel de gehele sterfte aan kanker en hart- en vaatziekten te verwijderen. De personen die nu niet meer aan die ziekten sterven, overlijden in de berekening dan aan de 'eerstvolgende' doodsoorzaak. Daardoor zou de totale levensverwachting van de mannen toenemen van ruim 75 jaar tot 85 jaar. De levensverwachting van vrouwen zou toenemen van ruim 80 tot 89 jaar. Dergelijke berekeningen zijn belangrijk voor onderzoek naar de mogelijke toekomstige ontwikkeling van de volksgezondheid. Men zou zich kunnen voorstellen dat deze wel zeer revolutionaire verbetering van de volksgezondheid wordt bereikt met behulp van therapeutische innovaties, waardoor mensen met kanker of hart- en vaatziekten afhankelijk van medische zorg blijven maar niet meer aan de ziekte overlijden. In dat geval is de incidentie niet veranderd, maar de overleving enorm toegenomen. De gewonnen levensjaren worden doorgebracht met een meer of minder ernstige chronische ziekte, en tellen niet mee voor de gezonde levensverwachting. Men zou zich echter ook kunnen voorstellen dat deze enorme winst in levensverwachting wordt gerealiseerd door middel van effectieve preventieve maatregelen, waardoor kanker en hart- en vaatziekten niet meer optreden. Het is duidelijk dat in het tweede geval de gezonde levensverwachting sterk toeneemt, en in het eerste geval niet. Sterker nog, in het eerste geval neemt de relatieve gezonde levensverwachting zelfs af.

Dit hypothetische voorbeeld illustreert de beperking van de gezonde levensverwachting als volksgezondheidsmaat. Wanneer immers de therapie die nodig is om de patiënten met kanker en hart- en vaatziekten in leven te houden, niet erg belastend is, is ook het eerste scenario toch aantrekkelijk, hoewel uiteraard minder aantrekkelijk dan het tweede. Om dat goed tot uitdrukking te brengen is een verdere verfijning noodzakelijk. De levensjaren die in beide scenario's worden geleefd, kunnen daartoe worden voorzien van een *wegingsfactor*. Daarbij wegen levensjaren die in volledige gezondheid worden doorgebracht, in hun geheel mee. Jaren die met ziekte worden doorgebracht, krijgen echter een waarde kleiner dan 1, en wel kleiner naarmate de gezondheidstoestand (kwaliteit van leven) in dat jaar slechter is. Aldus verkrijgt men zogeheten *voor kwaliteit van leven gewogen levensjaren* (*quality-adjusted life years, QALY's*) en een voor *kwaliteit van leven gewogen levensverwachting* (*quality-adjusted life expectancy, QALE*). QALY's worden vooral gebruikt in het evaluatieonderzoek, bijvoorbeeld om de effecten van verschillende therapieën met elkaar te vergelijken (zie thema F). De QALE is te gebruiken als een globale volksgezondheidsmaat die vergelijkbaar is met de gezonde levensverwachting, maar in tegenstelling tot de laatste de jaren doorgebracht met ziekte een wegingsfactor van hoger dan 0 geeft.

De in deze berekeningen gebruikte wegingsfactoren kunnen worden vastgesteld door daarover de mening van deskundigen, van de algemene populatie of van patiënten te vragen. Over het algemeen blijkt er tussen verschillende beoordelaars een redelijke overeenstemming te bestaan over de ernst van een bepaalde ziekte of gezondheidstoestand. Daardoor bieden deze nieuwe maten een goede basis voor een genuanceerde beschrijving van de volksgezondheid. Bovendien zijn ze onmisbaar om de effecten van verschillende therapieën met elkaar te kunnen vergelijken.

Levensverwachting, gezonde levensverwachting en voor kwaliteit van leven gewogen levensverwachting zijn drie voorbeelden van 'verwachtingsmaten'. Die maten geven de verwachting voor overleving en gezondheid van een gemiddelde persoon in een bepaalde populatie. De volksgezondheid kan echter ook normatief worden bekeken. Dan is de vraag hoe de actuele gezondheidstoestand in een bepaalde populatie zich verhoudt tot die in de meest gezonde populatie of tot een theoretisch gezondheidsideaal. Dergelijke volksgezondheidsmaten worden aangeduid als 'verliesmaten'. Deze zijn ook goed te illustreren aan de hand van figuur A.3. Wanneer we de overlevingscurve na uitschakeling van sterfte ten gevolge van kanker en hart- en vaatziekten beschouwen als referentiecurve, en deze vergelijken met de actueel waargenomen overlevingscurve voor de periode 1996-2000, dan geeft de oppervlakte tussen beide curven het aantal levensjaren aan dat verloren gaat ten gevolge van kanker en hart- en vaatziekten. In plaats van een theoretisch berekende referentiecurve zouden we ook de overlevingscurve voor de Japanse bevolking (de beste ter wereld) kunnen nemen, en kunnen berekenen hoeveel levensjaren er in de Nederlandse populatie verloren gaan ten opzichte van dit 'ideaal'. Vervolgens kunnen we voor ieder van de specifieke doodsoorzaken die in Nederland meer voorkomen dan in Japan, berekenen hoeveel levensjaren ermee verloren gaan.

Een vergelijkbare analyse kan worden gemaakt voor de jaren die als gevolg van ziekte in een minder dan optimale gezondheidstoestand worden doorgebracht. Hier is de eenvoudigste benadering om als norm te kiezen voor een levensverwachting geheel zonder ziekte. Vervolgens kan het gemiddeld aantal te verwachten weken, maanden of jaren die met bepaalde ziekten of combinaties van ziekten worden doorgebracht, worden berekend. De in de vorige sectie beschreven wegingsfactoren voor de gezondheidstoestand in die jaren met ziekte kunnen worden gebruikt om een verliesmaat als gevolg van ziekte te berekenen. In figuur A.4 wordt dit geïllustreerd.

Door vervolgens de verloren levensjaren en de verloren ziektejaren bij elkaar op te tellen krijgen we een samenvattende verliesmaat voor de volksgezondheid. In de meest gebruikte verliesmaat wordt het verlies uitgedrukt in *disability-adjusted life years* (DALY's). Deze maat werd in 1993 geïntroduceerd in de Global Burden of Disease (GBD) Study (zie hoofdstuk 3). Daarin werd voor het eerst niet alleen sterfte, maar ook ziekte voor de inwoners van alle landen van de wereld op een gestandaardiseerde en dus vergelijkbare manier uitgedrukt. Sindsdien zijn de DALY's de samengestelde volksgezondheidsmaat die de Wereldgezondheidsorganisatie (World Health Organization, WHO) als standaard hanteert.

Figuur A.4 Berekening van disability-adjusted life years (DALY's)

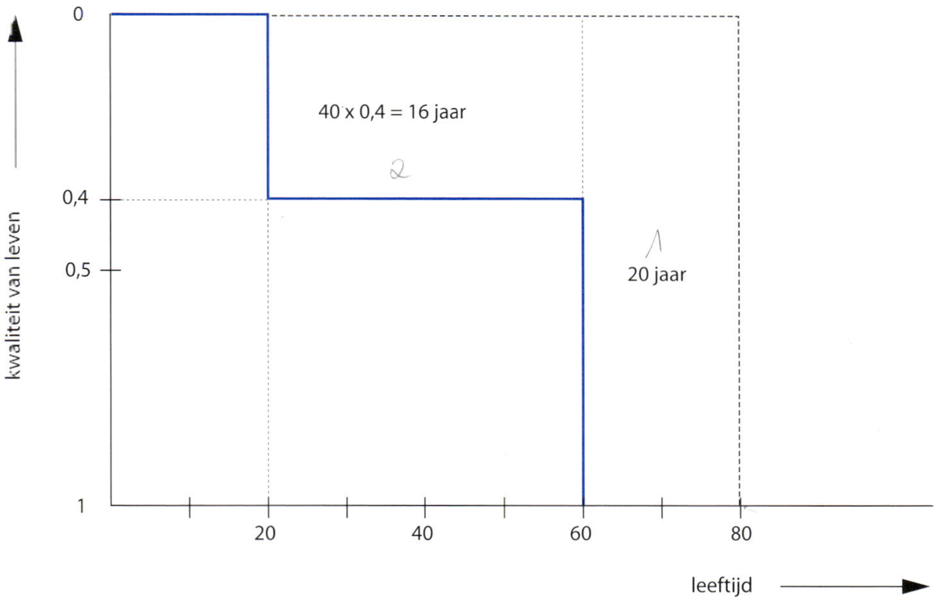

Dit theoretische voorbeeld laat de berekening van DALY's voor één levensgeschiedenis zien. Een gezonde vrouw krijgt op haar 20e een auto-ongeluk dat haar een blijvende ernstige handicap (bijvoorbeeld een dwarslaesie) bezorgt, waardoor haar kwaliteit van leven daalt van 1,0 naar 0,6. Op haar 60e overlijdt ze aan nierfalen. Voor de periode tussen haar 20e en haar 60e rekenen we 40 jaar × 0,4= 16 jaar als verloren ten gevolge van verlies aan kwaliteit van leven. Wanneer we uitgaan van een levensverwachting van 80 jaar, heeft ze 20 jaar verloren als gevolg van prematuur overlijden. In deze levensgeschiedenis zijn zodoende 36 DALY's verloren. Door alle levensgeschiedenissen in een populatie te combineren kan de volksgezondheid in termen van verloren DALY's in die populatie worden beschreven.
Ontwerp: M.L. Essink-Bot.

Verliesmaten voor de volksgezondheid hebben twee belangrijke voordelen boven verwachtingsmaten. Het eerste is dat ze zich gemakkelijker laten uiteenleggen in de bijdragen van *afzonderlijke ziekten*. Het tweede voordeel is dat via die ziekten ook de relatieve bijdrage van *determinanten* aan volksgezondheidsproblemen kan worden geschat. Tabel 2.5 bevat de uitkomsten van dergelijke berekeningen voor de Nederlandse situatie.

Gegevensbronnen over volksgezondheid

Naast de sterftestatistiek, die al eerder in dit hoofdstuk aan de orde kwam, zijn ook statistieken over het optreden van ziekte van veel belang voor het meten van de volksgezondheid. De meeste ziektestatistieken zijn echter afgeleid van een interactie tussen een patiënt en een zorgverlener, meestal een arts. Voorbeelden daarvan zijn *huisartsenregistraties* en *ziekenhuisstatistieken*. Aangezien mensen met gezond heidsklachten lang niet altijd een arts raadplegen, geven dergelijke statistieken voor de meeste ziekten een onderschatting van de werkelijke incidentie en prevalentie. Alleen voor zeer ernstige ziekten, waarbij er eigenlijk altijd wel een moment komt waarop een arts moet worden geraadpleegd, zijn zulke statistieken redelijk volledig. Een voorbeeld van een belangrijke ziektestatistiek is de Landelijke Medische Registratie (LMR), waarin vrijwel alle ziekenhuisopnamen in Nederland worden vastgelegd. Andere belangrijke landelijke statistieken over de volksgezondheid zijn bijvoorbeeld de Landelijke Perinatale Registratie (LPR), de Nederlandse Kankerregistratie, het Patiëntenregister Intramurale Geestelijke Gezondheidszorg (PIGGz), het Letselinformatiesysteem (LIS), het Pathologisch-Anatomisch Landelijk Archief (PALGA) en het Landelijk Informatienetwerk Huisartsen (LINH). In totaal zijn er meer dan honderd van dergelijke registratiesystemen in Nederland die betrekking hebben op specifieke deelterreinen van de zorg, bepaalde ziektegroepen, enzovoort. Een overzicht is te vinden op www.nationaalkompas.nl.

Om bruikbaar te zijn moet in dergelijke registraties steeds gebruik worden gemaakt van uniforme classificaties, bijvoorbeeld voor ziekten, medische handelingen of kosten. Ziekten worden bij voorkeur gecodeerd volgens internationale afspraken. Verreweg het belangrijkste systeem daarvoor is de *International Classification of Diseases and Causes of Death* (ICD). Deze wordt eens in de ongeveer tien jaar vastgesteld. Hierin leggen deskundigen uit een groot aantal landen vast wat voor de komende tien jaar de officiële classificatie zal zijn waarmee ziekten kunnen worden gecodeerd. Met ingang van 1997 is de tiende revisie van deze classificatie beschikbaar, kortweg aangeduid als ICD-10. Tabel A.3 geeft een overzicht van de hoofdgroepen waarin de in totaal ongeveer duizend diagnosen van deze classificatie zijn onderverdeeld. Dankzij dergelijke afspraken is het mogelijk om verschillende registraties met elkaar te vergelijken. Zo wordt het mogelijk om het aantal ziekenhuisopnamen voor een bepaalde ziekte te vergelijken met het aantal sterfgevallen. Ook maakt deze classificatie het mogelijk om gegevens tussen verschillende landen te vergelijken.

Een correcte toepassing van deze classificatie is uiteraard afhankelijk van een zorgvuldige invulling van de doodsoorzaakverklaring en van andere registratieformulieren in de gezondheidszorg. Hoewel dit misschien niet het meest inspirerende onderdeel van de geneeskunde is, is het wel buitengewoon belangrijk.

Nieuw voor Nederland zijn de *diagnosebehandelcombinaties* (DBC), die een sleutel in de financiering van de gezondheidszorg spelen. Een DBC bestaat uit een combinatie van een volgens de ICD geclassificeerde diagnose en het aantal volgens de huidige stand van de medische kennis daarbij behorende diagnostische en therapeutische verrichtingen (inclusief, zo nodig, opnamedagen in het ziekenhuis). Over de prijs die voor een dergelijke DBC wordt betaald, kunnen zorgaanbieders zoals ziekenhuizen onderhandelen met verzekeraars (zie paragraaf 7.7.2).

Gezondheidsenquêtes, onder andere in het kader van het Periodiek Onderzoek Leefsituatie (POLS) van het Centraal Bureau voor de Statistiek, zijn een belangrijke bron van gegevens over de volksgezondheid. Het CBS laat jaarlijks ongeveer tienduizend Nederlanders ondervragen over hun ervaren gezondheid, kortdurende aandoeningen, chronische ziekten en daarmee samenhangend zorggebruik. Daarnaast zijn

Tabel A.3 Indeling van aandoeningen in hoofdgroepen, volgens Internationale Classificatie van Ziekten en Doodsoorzaken, 10e editie (ICD-10)

I	infectieziekten en parasitaire ziekten
II	nieuwvormingen
III	ziekten van bloed en bloedvormende organen en sommige immuunziekten
IV	endocriene en andere ziekten
V	psychische stoornissen
VI	ziekten van het zenuwstelsel
VII	ziekten van de ogen
VIII	ziekten van het gehoororgaan
IX	ziekten van de bloedsomlooporganen
X	ziekten van de ademhalingsorganen
XI	ziekten van de spijsverteringsorganen
XII	ziekten van huid en onderhuids bindweefsel
XIII	ziekten van spieren, beenderen en bindweefsel ('bewegingsapparaat')
XIV	ziekten van de urogenitale organen
XV	bevallingen en complicaties van zwangerschap en kraambed
XVI	aandoeningen ontstaan in perinatale periode
XVII	congenitale afwijkingen
XVIII	symptomen en afwijkende diagnostische bevindingen
XIX	ongevalletsels, vergiftigingen en geweld
XX	uitwendige oorzaken van ziekte en sterfte
XXI	determinanten van ziekte en zorggebruik

Bron: WHO: International Classification of Diseases and Causes of Death.

er een of meer speciale onderwerpen die van jaar tot jaar wisselen. Tevens worden gegevens over onder meer leeftijd, geslacht, opleiding en verzekeringsvorm van de geïnterviewde vastgelegd. Het belang van de gezondheidsenquête van het CBS is dat daarbij gegevens worden verzameld over vrijwel de gehele bevolking (met uitzondering van mensen die blijvend in instellingen zijn opgenomen en mensen die geen Nederlands spreken), en dat deze enquête dus niet beperkt is tot personen die via het gebruik van de gezondheidszorg in registraties terecht zijn gekomen. Het feit dat er over dezelfde persoon zo veel verschillende gegevens worden verzameld, maakt het mogelijk het verband tussen gezondheidsgegevens, zorggebruik en achtergrondkenmerken van personen te onderzoeken. Ook bieden gezondheidsenquêtes de mogelijkheid om veranderingen in de tijd goed vast te leggen, doordat in de loop van de jaren een aantal vragen steeds op dezelfde manier is gesteld.

Naast registraties van sterfte, ziekte en zorggebruik zijn vooral *grootschalige epidemiologische onderzoeken* een belangrijke bron van informatie over de incidentie en prevalentie van allerlei ziekten en van invaliditeit. De betekenis van dergelijke gegevens wordt vooral bepaald door de kwaliteit van de steekproef, door de representativiteit van de onderzochte groep personen en door het hanteren van uniforme methoden. Die standaardisatie van meetmethoden en ziektecriteria leidt ertoe dat de resultaten van verschillende epidemiologische onderzoeken onderling steeds beter vergelijkbaar zijn. Om deze grote hoeveelheden informatie bruikbaar te maken voor het gezondheids- en gezondheidszorgbeleid brengt het Rijksinstituut voor de Volksgezondheid en Milieuhygiëne (RIVM) regelmatig een Volksgezondheid Toekomst Verkenning (VTV) uit. Daarvoor wordt veel van deze informatie, geordend naar een aantal grote thema's, samengevat. De VTV bevat naast epidemiologische informatie ook informatie over de gezondheidszorg en zijn effecten. De grote hoeveelheden statistische informatie die bestaan over bijvoorbeeld de omvang, het gebruik en de kosten van de gezondheidszorg, worden in een aantal andere documenten uitvoeriger samengevat. Deze informatie is te vinden op www.nationaalkompas.nl.

AANBEVOLEN LITERATUUR

Bouter LM, Dongen MCIM van, Zielhuis GA. Epidemiologisch onderzoek: opzet en interpretatie. 5e druk. Houten/Diegem: Bohn Stafleu van Loghum, 2005. ISBN 978 90 313 4262 4.
Vandenbroucke JP, Hofman A. Grondslagen der epidemiologie. Maarssen: Elsevier/Bunge, 1999. ISBN 978 90 352 2166 6.

Internetsites

gegevens over de volksgezondheid, gezondheidszorg, welzijn en sport	www.zorggegevens.nl
registraties over de volksgezondheid, gezondheidszorg, welzijn en sport	www.tellenenmeten.nl
overzicht gegevensbronnen	www.rivm.nl/vtv/root/bronnenlijst_6.html

Thema B Onderzoek naar determinanten van de volksgezondheid

P.J. van der Maas

Inleiding

Naast de gezondheidszorg zijn op de volksgezondheid nog vele andere determinanten van invloed (paragraaf 2.4). In dit thema wordt een kort overzicht gegeven van de methoden waarmee de invloed van deze determinanten op de volksgezondheid kan worden gekwantificeerd. Een veel uitvoerigere bespreking van de onderwerpen die nu aan de orde komen, is te vinden in de gangbare leerboeken over epidemiologie.

Risicomaten

De kans op het optreden van een ziekte of een andere ongewenste gebeurtenis, zoals een ongeval, wordt meestal uitgedrukt met een frequentiemaat, zoals de incidentie. Om de bijdrage van een determinant of risicofactor aan de kans op het krijgen van een ziekte uit te drukken wordt gebruikgemaakt van drie risicomaten: het risicoverschil, het relatieve risico en het attributieve risico. Naast deze risicomaten wordt in deze paragraaf ook een maat voor het effect van interventies gericht tegen determinanten van ziekte besproken, de populatie-impactfractie. De berekeningswijze van al deze maten staat in kader B.1. Het *risicoverschil* is het verschil tussen de ziektefrequentie in een groep personen met de desbetreffende risicofactor en zonder die risicofactor. Deze maat vindt in de praktijk weinig toepassing en wordt hier verder niet besproken.

Het belang van risicofactoren wordt in de epidemiologie meestal uitgedrukt als een *relatief risico (RR)*. Dit RR zegt iets over de mate waarin de kans om een bepaalde ziekte te krijgen verhoogd is bij diegenen die aan die factor zijn blootgesteld. Dit berekent men door de incidentie bij blootgestelden te delen door de incidentie bij niet-blootgestelden. Hoe hoger het RR is, des te schadelijker is blootstelling aan die risicofactor. Wanneer een gedragsfactor of ander kenmerk gezondheidsbeschermend werkt, zal dit juist leiden tot een RR dat kleiner is dan 1,0. Hoe lager in dat geval het RR, des sterker is het gezondheidsbeschermende effect.

Aangezien van veel ziekten meer dan een risicofactor bekend is, is het ook van belang te weten wat het relatieve risico is wanneer iemand aan meer risicofactoren is blootgesteld. Op voorhand is vaak niet te zeggen of risico's bij elkaar kunnen worden opgeteld, of dat ze elkaar extra versterken en dus eerder met elkaar zouden moeten worden vermenigvuldigd. De relatieve risico's voor combinaties van risicofactoren zullen dus vaak empirisch moeten worden vastgesteld. Omgekeerd betekent het multicausale karakter van veel ziekten dat RR's in epidemiologisch onderzoek altijd zorgvuldig moeten worden gecorrigeerd voor de aanwezigheid van andere risicofactoren.

Het RR is een goede maat voor de ernst van een risicofactor, maar zegt weinig over het belang van een risicofactor voor de volksgezondheid of de potentiële gezondheidswinst die te behalen zou zijn wanneer die risicofactor dankzij primaire

Kader B.1 Epidemiologische effectmaten

Relatief risico (RR)
Definitie: de verhouding van de ziekte-incidentie bij peronen met en zonder blootstelling aan een specifieke risicofactor.

Formule:
$RR_a = I_a/I_o$ dus $I_a = RR_a \times I_o$

waarbij RR_a = relatief risico; I_a = incidentie onder personen blootgesteld aan risicofactor a; I_o = incidentie onder personen zonder blootstelling aan risicofactoren.

Populatieattributieve fractie (PAF)
Definitie: de proportie van de totale incidentie (of sterfte) van een bepaalde ziekte binnen de bevolking die toe te schrijven is aan blootstelling aan een specifieke risicofactor.

Formules:

$$PAF_a = \frac{I_{tot} - I_o}{I_{tot}}$$

$$PAF_a = \frac{P_a \times RR_a \times I_o + (1 - P_a) \times I_o - I_o}{P_a \times RR_a \times I_o + (1 - P_a) \times I_o}$$

$$PAF_a = \frac{P_a \times (RR_a - 1)}{P_a \times (RR_a - 1) + 1}$$

>>

>> waarbij P_a de proportie van de bevolking is die blootgesteld is aan risicofactor a (ook wel de prevalentie genoemd), RR_a het relatieve risico van die risicofactor voor een specifieke ziekte, I_{tot} de totale incidentie en I_o de incidentie indien er geen blootstelling aan risicofactor a is binnen de bevolking.

Potentiële impactfractie (PIF)
Definitie: de proportie van de verwachte incidentie die wordt vermeden wanneer de blootstelling aan een specifieke risicofactor in de populatie afneemt.

Formules:

$$PIF = \frac{I_{tot} - I'_{tot}}{I_{tot}}$$

$$PIF = \frac{\{ P_a \times RR_a \times I_o + (1 - P_a) \times I_o \} - \{ P'_a \times RR_a \times I_o + (1 - P'_a) \times I_o \}}{P_a \times RR_a \times I_o + (1 - P_a) \times I_o}$$

$$PIF = \frac{(P_a - P'_a) \times (RR_a - 1)}{P_a \times (RR_a - 1) + 1}$$

waarbij P_a de proportie van de bevolking is die blootgesteld is aan risicofactor a zonder de interventie; P'_a de proportie van de bevolking die blootgesteld is aan risicofactor a na de interventie; RR_a het relatieve risico van die risicofactor voor een specifieke ziekte en I_{tot} de incidentie zonder interventie; I'_{tot} de incidentie na de interventie en I_o de incidentie indien er geen blootstelling aan risicofactor a onder de bevolking zou zijn.

preventie zou worden uitgeschakeld. Daartoe is nog een tweetal factoren van belang: de prevalentie van de risicofactor in de bevolking en de incidentie van of de sterfte aan de desbetreffende ziekte.

Het relatieve belang van de risicofactor voor de volksgezondheid wordt in de epidemiologie vaak uitgedrukt met de *populatieattributieve fractie*, de PAF. Deze maat, ook wel de *etiologische fractie* genoemd, geeft aan welk deel van de incidentie van of van de sterfte aan een specifieke ziekte in een bevolking toe te schrijven is aan blootstelling aan een bepaalde risicofactor in die bevolking. De PAF laat zien dat het belang van een risicofactor in de bevolking niet alleen afhangt van het RR, maar ook van de mate van blootstelling aan de onderzochte risicofactor. Zo is het relatieve risico op longkanker van personen die aan asbest zijn blootgesteld, vrijwel even groot als het relatieve risico van rokers. Echter, de prevalentie van roken is in de Nederlandse bevolking vele malen hoger dan de prevalentie van intensieve asbestblootstelling. Dat betekent dat in Nederland een veel groter deel van de longkankergevallen te wijten is aan roken dan aan blootstelling aan asbest. Met andere woorden, ondanks een vergelijkbaar RR, is er een groot verschil in PAF. Een preventiemaatregel die het roken weet terug te brengen, zal dus ook een groter effect sorteren dan een maatregel die asbest in de werk- of woonomgeving verbiedt. De relatie tussen de prevalentie, het RR en de PAF wordt in figuur B.1 weergegeven.

Om de PAF te berekenen hoeft de werkelijke incidentie van de desbetreffende ziekte niet bekend te zijn. Wanneer we de relatieve risico's uit epidemiologisch onderzoek en de prevalentie van de risicofactor in de eigen bevolking kennen, kan de PAF worden geschat. De prevalentie van die risicofactor kan echter sterk wisselen, zowel tussen populaties (30% van de Nederlandse jongens rookt, tegen 60% van de Spaanse) als in de tijd (vóór 1960 rookte bijna 90% van alle Nederlandse mannen, nu minder dan 40%). Dat betekent dat een PAF van de ene populatie niet zonder

Figuur B.1 Relatie tussen prevalentie, RR en PAF

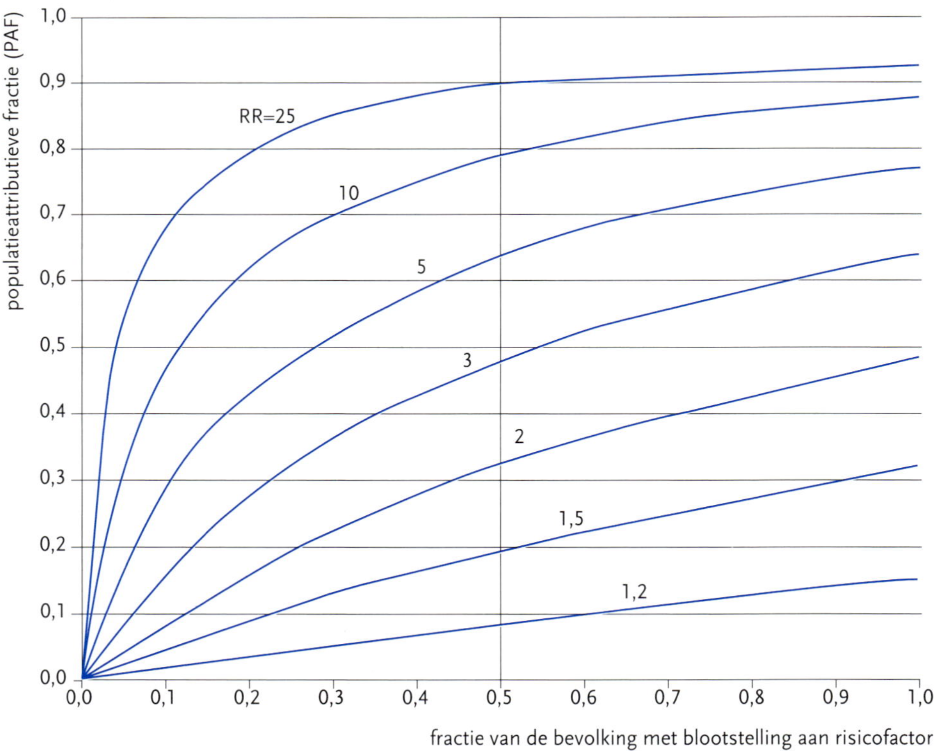

Bron: Volksgezondheid Toekomst Verkenning. Den Haag 1993.

meer kan worden gebruikt om het belang van een risicofactor in een andere populatie aan te geven.

Potentiële impactfractie (PIF)

De PAF vertelt ons welk deel van de incidentie van (of de sterfte aan) een bepaalde ziekte kan worden vermeden wanneer de desbetreffende risicofactor geheel zou worden uitgeschakeld. In de meeste gevallen zal een risicofactor echter niet geheel kunnen worden uitgeschakeld. Zo zal een campagne om mensen aan te moedigen om te stoppen met roken, niet tot gevolg hebben dat alle rokers ophouden met roken. Zelden zal een primaire preventiemaatregel leiden tot een volledige beëindiging van blootstelling, al is het maar doordat de interventie uiteenlopend succes heeft in verschillende bevolkingsgroepen. Voor het schatten van het verwachte effect van een preventieprogramma zou de PAF dus een te rooskleurig beeld opleveren. Voor een realistische schatting kan beter gebruik worden gemaakt van de *potentiële impactfractie* (PIF), die het effect bepaalt van een gedeeltelijke reductie van de prevalentie van de risicofactor. De PIF drukt de vermeden incidentie ten gevolge van een vermindering van de blootstelling uit als proportie van de incidentie die zonder deze interventie zou zijn opgetreden (zie voor meer details kader B.1). Met behulp van de PIF kan men bijvoorbeeld het effect op ischemische hartziektesterfte van een interventie die de prevalentie van roken halveert, vergelijken met het effect van een interventie die de prevalentie van hypertensie halveert.

Evenals de PAF kan ook de PIF worden berekend zonder gebruik te maken van de gegevens over de feitelijke incidentie van de ziekte. Bij een maximaal effect van een interventie, dus een totale uitschakeling van de risicofactor in de bevolking, wordt de ‘P’ nul en wordt daarmee de PIF gelijk aan de PAF. Dit is echter alleen het geval als het relatieve risico na beëindiging van blootstelling weer terug naar 1 daalt. Vaak is het echter zo dat de incidentie bij ex-blootgestelden blijvend verhoogd is ten opzichte van nooit-blootgestelden. Zo blijven ex-rokers een iets verhoogd risico op longkanker houden, hun RR heeft dus een waarde die groter is dan 1. Dat betekent dat de PIF van een interventie op roken lager zal zijn, de teller wordt $\{(P-P')\times(RR-RR')\}$ in plaats van $\{(P-P')\times(RR-1)\}$, waarbij RR’ het resterend RR na beëindiging van de blootstelling is.

Etiologisch onderzoek

Tabel B.1 bevat een overzicht van de belangrijkste soorten onderzoeksopzetten die in het volksgezondheidsonderzoek worden toegepast. Wanneer er een hypothese bestaat over een determinant van een gezondheidsprobleem, staan er meestal verschillende wegen open om die hypothese nader te toetsen. Overigens worden bij het evaluatieonderzoek in principe dezelfde onderzoeksopzetten gehanteerd als bij het etiologisch onderzoek. Bij het etiologisch onderzoek is de determinant een mogelijke schadelijke factor en het gezondheidseffect het optreden van een ziekte, bij het evaluatieonderzoek is de determinant bijvoorbeeld een preventieve maatregel en het gezondheidseffect juist het uitblijven van ziekte. Dit laatste komt verder in thema E aan de orde.

Een eerste belangrijk onderscheid betreft de eenheden waaraan de waarnemingen worden gedaan. Dat kunnen *individuen* zijn of *groepen* zoals stadswijken, schoolklassen of afdelingen van een bedrijf. Een tweede belangrijk onderscheid betreft de vraag of het om *experimenteel* onderzoek gaat, dat wil zeggen onderzoek waarbij de onderzoeker bepaalt wie wel en wie niet worden blootgesteld, of om *observationeel* onderzoek waarin gebruik wordt gemaakt van variatie in blootstelling aan determinanten zoals die in de bevolking wordt aangetroffen. Een aantal onderzoeksopzetten zal hier kort worden toegelicht, waarbij we tabel B.1 van onder naar boven langslopen.

De meeste successen van de public health in de negentiende eeuw berusten op *ecologisch onderzoek*. We spreken van ecologisch onderzoek wanneer in een observationeel onderzoek de waarnemingseenheden niet afzonderlijke personen zijn, maar groepen. Deze zijn vaak geografisch gedefinieerd (inwoners van een bepaald land of een bepaalde stadsbuurt). Op grond van routineus verzamelde gegevens over gezondheidsuitkomsten (bijvoorbeeld sterfte, doodsoorzaak) en mogelijke determinanten (bijvoorbeeld industriële bedrijvigheid, omzet van voedings- en genotmiddelen of gemiddeld inkomen) kunnen relevante verbanden worden gelegd. Groepen hoeven overigens niet geografisch gedefinieerd te zijn, het kan ook gaan om werknemers van een bedrijf of afdeling in een bedrijf, of leerlingen van bepaalde scholen of klassen binnen één school. Het gaat in ecologisch onderzoek zowel bij de blootstellingsgegevens als bij de gezondheidsgevolgen om groepsgemiddelden. Door vergelijking van een aantal groepen wordt nagegaan of er een verband is tussen de gemiddelde blootstelling in die groepen en de omvang van de indicatoren van ongezondheid. Ecologisch onderzoek is vaak een bron van nieuwe hypothesen. Een bekend voorbeeld is de enorme geografische variatie die bij vrijwel alle vormen van kanker wordt aangetroffen, waardoor verbanden kunnen worden gezocht met verschillen in omgevingsfactoren en leefgewoonten. Een belangrijke beperking van het ecologisch onderzoek is het

Tabel B.1 Onderzoeksopzetten in etiologisch en evaluatieonderzoek

waarnemingseenheid = individu

- experimenteel onderzoek (onder andere *randomized controlled trial*)
- observationeel onderzoek
  - follow-uponderzoek
  - case-controlonderzoek
  - dwarsdoorsnedeonderzoek

waarnemingseenheid = groep

- experimenteel onderzoek (onder andere *community intervention trial*)
- observationeel onderzoek (ecologisch onderzoek)

feit dat het om groepsgemiddelden gaat, en dat een gevonden verband op dat geaggregeerde niveau niet altijd een werkelijk verband op individueel niveau hoeft te weerspiegelen. Men noemt dit de ecologische valkuil (*ecological fallacy*). Een voorbeeld is het verband tussen gemiddeld inkomen en lichaamsgewicht. In rijke landen is het gemiddelde lichaamsgewicht van de inwoners hoger dan in arme landen. Echter, binnen rijke landen is er meestal juist een omgekeerde correlatie tussen inkomen en lichaamsgewicht. Op grond van de ecological fallacy wordt ecologisch onderzoek vaak als methodologisch inferieur van de hand gewezen. Dat is niet altijd terecht, want voor sommige vraagstellingen is de groepsblootstelling juist doorslaggevend. Daarbij kan worden gedacht aan milieufactoren, maar evenzeer aan de sociale structuur van een buurt die gezondheidsbevorderend of juist gezondheidsbedreigend kan zijn. Wanneer het om blootstellingen gaat waarvan we zeker weten dat alle of vrijwel alle leden van de desbetreffende groepen er aan zijn blootgesteld, kan er geen ecological fallacy optreden.

Een andere voor de hand liggende en gangbare onderzoeksvorm is het *dwarsdoorsnedeonderzoek*, waarin bij een aantal individuen de aanwezigheid van de determinant en de gezondheidsuitkomst op hetzelfde moment in de tijd worden vastgesteld. In zijn simpelste vorm wordt bij een dergelijke onderzoeksopzet geen rekening gehouden met het tijdsinterval tussen blootstelling en effect, waardoor een belangrijke vertekening kan optreden. Wanneer bijvoorbeeld wordt gevraagd naar het huidige rookgedrag en naar de aanwezigheid van longkanker of andere ernstige longaandoeningen, zal het verband tussen beide op grond van dwarsdoorsnedeonderzoek worden onderschat. Dit is het gevolg van twee belangrijke bronnen van vertekening. De eerste is dat roken een verhoogde sterftekans geeft, waardoor veel rokers met ernstige ziekte niet meer in de steekproef worden aangetroffen. De tweede is dat rokers met ernstige rookgerelateerde klachten in een aantal gevallen korter of langer geleden zijn opgehouden met roken. In de praktijk zal dus ook bij dwarsdoorsnedeonderzoek zo veel mogelijk worden gevraagd naar historische blootstelling aan determinanten. Soms kan ook lichamelijk onderzoek historische blootstelling documenteren. Bijvoorbeeld in onderzoek naar gedragsproblemen bij jonge kinderen waarbij de verdenking bestond dat lood de boosdoener was, kon het loodgehalte van melktanden worden onderzocht. In de public health speelt dwarsdoorsnedeonderzoek een belangrijke rol bij veldstudies waarin naar aanleiding van plotseling optredende ziekten in de populatie zo snel mogelijk moet worden vastgesteld wat de mogelijke oorzaken zijn en hoe de oorzaak-gevolgketen kan worden doorbroken. Dit is bijvoorbeeld het geval bij uitbraken van bekende of nieuwe infectieziekten.

Bij *case-controlonderzoek* worden de individuen ingedeeld op grond van het al dan niet aanwezig zijn van de te onderzoeken gezondheidsuitkomst. Van de personen met de te onderzoeken ziekte (de cases) en de personen zonder die ziekte (de controlegroep) wordt vastgesteld of ze in het verleden wel of niet aan de veronderstelde determinant zijn blootgesteld. Vaak is case-controlonderzoek de eerste stap op weg naar het ontrafelen van een ziektemechanisme. Een inmiddels klassiek voorbeeld is het onderzoek naar de oorzaken van het uiterst zeldzame *clear-cell*-adenocarcinoom van de vagina, dat werd uitgevoerd bij 8 meisjes met de ziekte en 32 controlepersonen. Bij navraag bleken de moeders van 7 van de meisjes met de ziekte tijdens hun zwangerschap di-ethylstilbestrol (DES) te hebben gebruikt, terwijl geen van de moeders van de meisjes in de controlegroep DES had gebruikt. Case-controlonderzoek is een relatief goedkope manier om snel een groot aantal determinanten te screenen op hun mogelijke rol bij het ontstaan van bepaalde ziekten of gezondheidsproblemen. Bij zeer zeldzame ziekten is het bovendien vaak de enige manier om determinanten op te sporen. Een belangrijke beperking is dat blootstelling aan determinanten in het verleden vaak moet worden vastgesteld door hiernaar te vragen bij de deelnemers aan het onderzoek. Hierbij treedt bijna onvermijdelijk geheugenvertekening op.

Bij *follow-uponderzoek* worden individuen op grond van hun blootstelling aan een of meer determinanten ingedeeld in twee groepen: de blootgestelden en de nietblootgestelden. Na verloop van tijd wordt vastgesteld of de verwachte gezondheidseffecten zijn opgetreden. Dergelijk onderzoek is weinig gevoelig voor vertekening, omdat de aard, duur en intensiteit van de blootstelling en het moment van optreden van de gevolgen goed kunnen worden vastgelegd, evenals het tijdsinterval tussen beide. Daardoor kan de omvang van een bepaald gezondheidsrisico nauwkeurig worden geschat. Follow-uponderzoek is over het algemeen arbeidsintensief en dus kostbaar. Het vraagt meestal grote inspanning om te zorgen dat de deelnemers bereid blijven om ook in alle vervolgmetingen te participeren. Dat is nodig, omdat selectieve uitval de geldigheid van de onderzoeksresultaten aanzienlijk kan aantasten. Bovendien zal het vaak om vrij grote aantallen deelnemers gaan, omdat de meeste ziekten weinig voorkomen en dus voor een betrouwbare risico-uitspraak grote groepen mensen moeten worden gevolgd. Overigens gaat veel van dergelijk longitudinaal onderzoek niet uit van groepen waarvan op voorhand de blootstelling bekend is, maar van bijvoorbeeld een steekproef van personen van een bepaalde leeftijd, waarbij in de loop van de tijd naar zeer uiteenlopende determinant-uitkomstverbanden kan worden gezocht. Wanneer aan het begin van een onderzoek van een dergelijke groep zo veel mogelijk gegevens zijn vastgelegd en lichaamsmateriaal is verzameld, vormt een dergelijk cohort vaak tientallen jaren lang een wetenschappelijke goudmijn waarin ook nieuwe inzichten in mogelijke determinant uitkomstrelaties kunnen worden onderzocht. Een bekend voorbeeld is de Amerikaanse Framinghamstudie, die met een looptijd van meer dan vijftig jaar belangrijke gegevens heeft opgeleverd over onder meer risicofactoren van hart- en vaatziekten. In Nederland zijn ook verschillende van dergelijke grote cohortonderzoeken gaande.

AANBEVOLEN LITERATUUR

Bouter LM, Dongen MCIM van, Zielhuis GA. Epidemiologisch onderzoek: opzet en interpretatie. 5e druk. Houten/Diegem: Bohn Stafleu van Loghum, 2005. ISBN 978 90 313 4262 4.
Vandenbroucke JP, Hofman A. Grondslagen der epidemiologie. Maarssen: Elsevier/Bunge, 1999. ISBN 978 90 352 2166 6.
Young TK. Population health. Concepts and methods. Oxford: Oxford University Press, 2004. ISBN 978 01 951 5854 0.

Thema C Etnische verschillen in gezondheid en gezondheidszorg

K. Stronks

Veranderende etnische samenstelling van de bevolking

Al jarenlang vestigen migranten zich om een verscheidenheid van redenen in Nederland: migranten uit voormalige koloniën (Suriname, Indonesië, Nederlandse Antillen), arbeidsmigranten (vanaf de jaren zestig, onder meer uit Turkije en Marokko), migranten vanwege gezinshereniging of -vorming (bijvoorbeeld de vrouwen van de arbeidsmigranten uit Turkije), asielzoekers en vluchtelingen (onder meer uit Afghanistan en Irak), en migranten uit andere Europese landen (zoals België, Duitsland).

Kende Nederland in de jaren zeventig van de vorige eeuw ongeveer tweehonderdduizend inwoners die afkomstig waren uit een niet-westers land, op dit moment wonen er in Nederland circa 1,6 miljoen allochtonen met een niet-westerse achtergrond; en nog eens eenzelfde aantal met een westerse achtergrond. Deze personen worden in Nederland aangeduid als *allochtonen*, gedefinieerd als een persoon die in het buitenland geboren is en van wie ten minste een ouder in het buitenland is geboren (eerste generatie) of een persoon die in Nederland is geboren maar van wie ten minste een ouder in het buitenland geboren is (tweede generatie). Van de 1,6 miljoen personen van niet-westerse herkomst behoren er ongeveer 1 miljoen tot de eerste generatie. Alle personen waarvan beide ouders in Nederland zijn geboren, worden als autochtone Nederlanders geclassificeerd.

Binnen de allochtone bevolking kan vervolgens een nader onderscheid naar *etnische groep* worden aangebracht, op basis van herkomstland (Turkije, Suriname, Marokko, enzovoort). Daarnaast worden binnen de bevolking uit een bepaald land soms nog meer etnische groepen onderscheiden, afhankelijk van waar de verschillende bevolkingsgroepen oorspronkelijk vandaan komen. Voorbeelden hiervan zijn de Creoolse en Hindoestaanse bevolking onder de Surinamers, en de Turkse en Koerdische bevolking onder de Turken. De meeste niet-westerse allochtonen in Nederland zijn woonachtig in de Randstad en hebben een Marokkaanse, Turkse, Surinaamse of Antilliaanse achtergrond. Tabel C.1 geeft de omvang van verschillende etnische groepen binnen de groep niet-westerse allochtonen weer.

De groep mensen van niet-Nederlandse herkomst zal verder groeien tot naar schatting bijna 5 miljoen in 2050, circa 30% van de totale bevolking. In de grote steden is nu al circa de helft van de bevolking van allochtone herkomst.

Tabel C.1 Omvang van niet-westerse allochtone groepen in Nederland, 1995-2004

	1995	2004	
	× 1000	× 1000	1995 = 100
totaal	15.424	16.258	105
autochtonen	12.976	13.170	101
westerse allochtonen	1.317	1.420	108
niet-westerse allochtonen	1.129	1.668	148
- eerste generatie	744	1.021	137
- tweede generatie	385	647	168
- Turkije	264	352	133
- Marokko	219	306	140
- Suriname	276	325	118
- Nederlandse Antillen en Aruba	86	131	152
- Afghanistan	3	36	1.078
- Brazilië	6	12	186
- China	22	42	188
- Colombia	5	9	197
- Dominicaanse Republiek	5	10	185
- Egypte	11	18	162
- Ethiopië	8	10	136
- Filippijnen	7	12	172
- Ghana	12	19	154
- Hongkong	17	18	106
- India	9	13	145
- Irak	8	43	521
- Iran	14	28	203
- Kaapverdië	16	20	120
- Pakistan	14	18	132
- Somalië	17	25	148
- Vietnam	13	18	140

Bron: CBS. Allochtonen in Nederland, 2004, p. 78.

Ziektepatronen en achtergronden daarvan

De gezondheidstoestand van allochtone groepen verschilt op veel punten van die van de autochtone bevolking. Voor veel gezondheidsproblemen geldt dat ze meer voorkomen bij allochtone groepen. Zo is de ervaren gezondheid van mensen van Turkse en Marokkaanse afkomst systematisch slechter dan die van de autochtone bevolking, en is de sterfte in veel allochtone groepen op jonge leeftijd hoger. De gezondheid van allochtone groepen is echter niet op alle aspecten ongunstiger. De sterfte is voor veel doodsoorzaken bij de volwassen allochtone bevolking juist lager. Dit geldt bijvoorbeeld voor de sterfte aan kanker in de Turkse en Marokkaanse bevolking in Nederland. Etnische verschillen in het voorkomen van hart- en vaatziekten vormen een goede illustratie van deze grote variatie in patronen. Bij de Surinaamse bevolking in Nederland is de prevalentie van hart- en vaatziekten een factor twee tot drie hoger dan bij de autochtone bevolking, en ook de sterfte aan deze doodsoorzaak is er verhoogd, zelfs in de groep die al langer geleden naar Nederland is gekomen. Bij de Turkse en Marokkaanse bevolking is de prevalentie van hart- en vaatziekten echter vergelijkbaar met die bij de autochtone bevolking, en de sterfte zelfs nog wat lager, met name bij de Marokkaanse bevolking. Ter illustratie van de grote diversiteit in verschillen in gezondheid wordt in tabel C.2 voor de grootste allochtone groepen de sterfte voor verschillende doodsoorzaken weergegeven.

De achtergronden van deze etnische verschillen in gezondheid zijn complex. Net als bij de gezondheidsverschillen die in hoofdstuk 2 zijn besproken, dragen *zowel selectieve als causale processen* bij aan de verklaring. Een voorbeeld van selectie is dat de gezondheidstoestand bepalend kan zijn voor het al dan niet migreren naar Nederland, of voor terugkeer naar het land van herkomst. Zo vormden de arbeidsmigranten van de eerste generatie op het moment dat zij migreerden, een relatief gezonde subgroep in het land van herkomst – een goede gezondheid was soms zelfs een formeel vereiste om als arbeidsmigrant naar Nederland te mogen komen. Ook komt het wel voor dat migranten wanneer ze ernstig ziek zijn, terugkeren naar hun land van herkomst, om daar te overlijden. Beide voorbeelden van selectie leiden ertoe dat de

Tabel C.2 Voor leeftijd gestandaardiseerde sterfte per 1000 van de bevolking, per etnische groep naar geslacht in 1996-2001

	Autochtonen		Turken		Marokkanen		Surinamers		Antillianen	
	Man	Vrouw	Man	Vrouw	Man	Vrouw	Man	Vrouw	Man	Vrouw
infectieuze en parasitaire ziekten	10	11	19	23	18	25	38	21	44	40
kanker	311	246	315	151	190	134	228	169	289	200
endocriene, voedings- en stofwisselingsziekten	23	38	61	91	49	88	86	129	49	107
ziekten van hart- en vaatstelsel	352	364	522	447	234	408	495	480	396	465
ziekten van ademhalingsorganen	109	93	116	61	102	88	107	89	117	69
aandoeningen van de perinatale periode	270	209	238	177	314	217	455	374	393	476
externe oorzaken	41	30	58	33	55	35	70	37	78	34

Bron: www.rivm.nl.

gezondheid van migranten zich in Nederland beter voordoet dan anders het geval was geweest.

Het grootste deel van de gezondheidsverschillen tussen etnische groepen lijkt echter te berusten op een *causaal* effect van etnische herkomst op gezondheid. Zo is hun sociaaleconomische situatie, in termen van bijvoorbeeld opleidingsniveau, inkomen en werkloosheid, gemiddeld ongunstiger dan die van de autochtone bevolking. De slechtere gezondheid van bijvoorbeeld de Turkse en Marokkaanse bevolking in Nederland reflecteert dan ook voor een deel hun ongunstigere sociaaleconomische positie (zie paragraaf 2.5.2).

Echter, ook binnen de groep met een lagere sociaaleconomische status blijkt de gezondheid van de Turkse en Marokkaanse bevolking op sommige aspecten slechter dan die van de autochtone bevolking. Dit wijst erop dat er ook nog andere factoren in het spel zijn. Dit zijn ten eerste de kenmerken die de verschillende allochtone groeperingen met zich meebrengen. Zo verschillen zij aanzienlijk qua culturele gewoonten, die vervolgens weer van invloed zijn op gezondheidsgerelateerd gedrag, zoals roken. Een voorbeeld daarvan is het hoge percentage rokers bij Turkse mannen. Ook genetische verschillen kunnen in sommige gevallen een rol spelen. Een bekend voorbeeld is de verhoogde prevalentie van hemoglobinopathieën, waaronder sikkelcelanemie, bij Antillianen en Creoolse Surinamers, en thalassemie bij migranten van rondom de Middellandse Zee. Ook de verhoogde prevalentie van diabetes onder Hindoestanen en het vaker voorkomen van hypertensie onder negroïde Surinamers en Antillianen is mogelijk deels genetisch bepaald.

Ten slotte kan het proces van migratie op zichzelf negatieve effecten op de gezondheid hebben, vooral via stressgerelateerde factoren. Stressvolle aspecten zijn de migratie zelf, maar ook het gescheiden moeten leven van en het zorgen hebben over familie en vrienden in het land van herkomst, alsmede het besluitvormingsproces dat aan de migratie vooraf is gegaan.

Etnische verschillen in gezondheid zijn *niet statisch*. De algemene verwachting is dat in de loop van de tijd allochtone groepen wat betreft gezondheid steeds meer op de autochtone bevolking gaan lijken. Dit impliceert een verbetering of verslechtering, afhankelijk van de mate waarin een bepaald gezondheidsprobleem in beide landen voorkomt. Dit patroon van convergentie is echter geen wetmatigheid. Ook is het mogelijk dat de gezondheid juist verder verslechtert. Zo geldt voor mannen van Turkse afkomst dat de prevalentie van overgewicht in de tweede generatie hoger is dan in de eerste generatie, terwijl ook in de eerste generatie overgewicht al meer voorkomt dan bij mannen van autochtone afkomst. Dit kan bijvoorbeeld het gevolg zijn van het feit dat het voedingspatroon niet of maar langzaam verandert onder invloed van de cultuur in het gastland.

Toegankelijkheid en kwaliteit van zorg

De komst van migranten en vluchtelingen naar Nederland is ook in de spreekkamer van de arts of andere zorgverlener merkbaar. De zorgverlener krijgt ten eerste met andere ziekten te maken, zoals in het geval van sikkelcelanemie. Importziekten zoals tuberculose bij vluchtelingen zijn een ander voorbeeld. Er zijn echter ook veel andere factoren die maken dat de zorgverlening aan allochtone groepen anders is. Zo verschilt de communicatie tussen arts en patiënt al naar gelang de etnische herkomst van de patiënt, en kan het feit dat arts en patiënt een verschillend referentiekader hebben, en daardoor bijvoorbeeld anders aankijken tegen de oorzaken van gezondheidsproblemen, een effectieve behandeling in de weg staan.

Op de vraag of ons zorgsysteem voldoende is toegerust om met deze verschillen om te gaan, bijvoorbeeld afgemeten aan de toegankelijkheid of kwaliteit van zorg (zie hoofdstuk 7), is moeilijk een eenduidig antwoord te geven. Een deel van het onderzoek wijst op een goede toegankelijkheid van voorzieningen voor allochtone groepen. Dit geldt bijvoorbeeld voor de huisartsenzorg. Daar staat tegenover dat in onderzoek bij specifieke patiëntengroepen wel degelijk aanwijzingen voor een verminderde toegankelijkheid worden gevonden. Turkse en Marokkaanse kinderen bij wie de diagnose diabetes mellitus (type 1) wordt gesteld, blijken bijvoorbeeld in een slechtere klinische toestand te zijn op het moment van diagnose dan kinderen van autochtone herkomst. Ook de uitkomsten van diabetes mellitus (type 2), als een indicator van de kwaliteit van zorg, blijken ongunstiger bij de allochtone bevolking. Zo worden in die groepen hogere HbA1c-waarden gerapporteerd.

Voor het begrijpen van een mogelijk verminderde toegankelijkheid en kwaliteit van zorg kunnen deels dezelfde *verklaringen* worden opgevoerd als die hiervoor zijn genoemd voor het effect van etnische herkomst op gezondheid: culturele verschillen, lagere sociaaleconomische positie, ervaringen die allochtonen met zich meedragen over zorg in het land van herkomst, enzovoort. Daarnaast spelen ook factoren aan de kant van het zorgaanbod een rol. De organisatie van zorg (bijvoorbeeld beschikbaarheid van tolken) en de competenties van een arts om met patiënten uit verschillende culturen te kunnen omgaan, kunnen als voorbeeld worden genoemd (zie ook paragraaf 7.5.3).

Toekomstige ontwikkelingen

Hoe zullen etnische verschillen in gezondheid en zorggebruik zich verder ontwikkelen? Het is te simpel om te denken dat die verschillen zich op korte termijn vanzelf zullen oplossen, bijvoorbeeld onder invloed van een toenemende *integratie* van allochtone bevolkingsgroepen. Argumenten hiervoor zijn dat de allochtone bevolking veroudert en dat zich daardoor weer nieuwe problemen zullen voordoen, en dat ook op jonge leeftijd een gezondheidsachterstand zichtbaar is, soms zelfs nog sterker dan bij de oudere bevolking (denk aan het eerdergenoemde voorbeeld van een toename van overgewicht bij Turkse mannen van de tweede generatie).

Hoe deze verschillen zich verder ontwikkelen, wordt deels bepaald door het *beleid* in de volksgezondheid en gezondheidszorg om die verschillen op te heffen. En dit is weer mede afhankelijk van het politieke klimaat en specifieke opvattingen over de positie van allochtonen in de Nederlandse samenleving. In 2005 concludeerde de toenmalige minister van Volksgezondheid, Welzijn en Sport dat, hoewel er in de gezondheidszorg verschillen tussen allochtonen en autochtonen bestaan, niet kan worden gesteld dat er sprake is van een omvangrijk probleem. Over dit laatste is discussie mogelijk, zo laten de genoemde feiten zien. Duidelijk is in ieder geval dat het geen gemakkelijke problematiek is, mede vanwege het feit dat er grote verschillen bestaan tussen etnische groepen, en veel etnische groepen op zichzelf maar klein zijn. Bovendien weten we nog nauwelijks wat wel en niet werkt om de achterstand in gezondheid en toegankelijkheid en kwaliteit van zorg voor die groepen op te heffen.

AANBEVOLEN LITERATUUR

Seeleman C, Suurmond J, Stronks K. Een arts van de wereld. Etnische diversiteit in de medische praktijk. Houten: Bohn Stafleu van Loghum, 2005. ISBN 978 90 313 4659 2.

Thema D Vergrijzing

P.J. van der Maas

Wat is vergrijzing?

Nederland vergrijst, dat is algemeen bekend. Kranten vragen regelmatig aandacht voor toekomstige vergrijzing van Nederland. Meestal gaat het daarbij over de verwachte stijging van de kosten van de gezondheidszorg of de (on)betaalbaarheid van pensioenen in de toekomst. Het lijdt inderdaad geen twijfel dat de toekomstige vergrijzing van Nederland belangrijke gevolgen zal hebben voor de gezondheidszorg en voor nieuwe generaties artsen. In dit thema komen die veranderingen aan de orde. Allereerst bespreken we wat vergrijzing is en hoe die ontstaat.

De mate van de vergrijzing van een bevolking wordt meestal uitgedrukt in het percentage 65-plussers en het percentage 85-plussers in die bevolking. Tabel D.1 geeft de kerncijfers voor een aantal Europese landen weer. In 2005 was 14% van de Nederlandse bevolking 65 jaar of ouder, en 3,5% was 80 jaar of ouder. Naar verwachting zal dat in 2030 zijn opgelopen tot 22,5% respectievelijk 5,8%. Aangezien de bevolking van Nederland de komende 25 jaar nog verder zal groeien, is de toename van het aantal 65-plussers in absolute aantallen nog sterker. De verklaring voor deze toekomstige vergrijzing is te zien in de bevolkingspiramide van Nederland. Direct na de Tweede Wereldoorlog steeg het geboortecijfer sterk, vervolgens daalde het in de periode rond 1970 ook weer. Die naoorlogse geboortegolf was in Nederland groter en heeft langer geduurd dan in veel andere landen. Rond 1970 veranderden de opvattingen over de positie van vrouwen in de samenleving en in het gezin. Veel meisjes en vrouwen besloten een vervolgopleiding te gaan doen in plaats van op jonge leeftijd kinderen te krijgen. Dat leidde tot uitstel van gezinsvorming en tot kleinere gezinnen. De beschikbaarheid van de pil paste goed bij die ontwikkeling.

Vanaf 2010 zal de geboortegolf de 65-jarige leeftijd bereiken en zullen de vergrijzingspercentages snel stijgen. Overigens zullen die percentages vanaf rond 2035 weer gaan teruglopen, omdat dan de naoorlogse geboortegolf grotendeels zal zijn overleden. Vergrijzing als gevolg van het teruglopen van geboortecijfers is overigens een wereldwijd verschijnsel. De hoge percentages 65-plussers nu en in 2030 in landen als Italië en Duitsland zijn een direct gevolg van het eerder afnemen van de naoorlogse geboortegolf en de al jarenlang aanhoudende zeer lage geboortecijfers in

Tabel D.1 Vergrijzing in een aantal Europese landen in 2005 en 2030, uitgedrukt in het percentage 65-plussers en 80-plussers in de totale bevolking, en in aantallen

		2005		2030	
		Percentage	Aantal × 1000	Percentage	Aantal × 1000
Italië	65+	19,2	11.344	27,5	15.715
	80+	4,8	2.883	8,8	5.002
Duitsland	65+	18,6	15.358	27,5	22.308
	80+	4,3	3.547	8,0	6.486
Frankrijk	65+	16,4	9.904	24,2	15.771
	80+	4,5	2.728	7,7	5.022
Nederland	65+	14,0	2.283	22,5	3.957
	80+	3,5	570	5,8	1.020
Slowakije	65+	11,7	625	20,8	1.078
	80+	2,4	127	4,4	231
Ierland	65+	11,2	457	18,3	928
	80+	2,7	109	4,7	238

Bron: http://epp.eurostat.ec.europa.eu.

die landen. Als gevolg van de eenkindspolitiek in China zal dat land in de komende decennia een sterk vergrijzende bevolking kennen. In 2005 telde Japan 128 miljoen inwoners, terwijl dat er in 2050 naar verwachting nog maar 95 miljoen zullen zijn. Kortom, de nu optredende gewenste daling van de aantallen geboorten wereldwijd leidt onvermijdelijk tot een periode van vergrijzing van de wereldbevolking.

Hoewel in Nederland de afgelopen decennia de levensverwachting nog enigszins is gestegen, speelt deze een zeer kleine rol bij de berekeningen van de te verwachten vergrijzing. Het CBS gaat uit van een levensverwachting in 2050 van 79,6 jaar voor mannen en 82,6 voor vrouwen. Sommige demografen verwachten echter een veel sterkere stijging, waarbij onder andere wordt gewezen op de huidige levensverwachting van Japanse vrouwen, die inmiddels 86 jaar bedraagt. Wanneer een dergelijke ontwikkeling zich ook in Nederland zou gaan voordoen, zal de vergrijzing een hogere piek bereiken en langzamer afnemen dan in tabel D.1 is genoemd.

Ziektepatronen

Gezien het directe verband tussen leeftijd en kans op ziekte, zal bij vergrijzing de hoeveelheid ziekte in de bevolking toenemen. Dat geldt uiteraard vooral voor ouderdomsziekten, zoals in tabel D.2 duidelijk is te zien. Voor ziekten zoals astma en constitutioneel eczeem, die juist minder aan hoge leeftijd zijn gekoppeld, is dat niet het geval. Uit de in tabel D.2 genoemde aantallen patiënten is duidelijk af te leiden dat juist op oudere leeftijd mensen vaak met meer dan een ziekte worden geconfron-

Tabel D.2 Prevalenties van belangrijke chronische aandoeningen voor 2003 en 2025, alleen demografische verandering

	Aantallen patiënten		Toename
	2003 (× 1000)	2025 (× 1000)	(%)
hartfalen	179	263	47
dementie	102	148	45
beroerte	229	329	44
gewichtsstoornissen	543	779	43
coronaire hartziekten	676	959	42
artrose	682	929	36
diabetes mellitus	609	807	33
astma	520	530	2
constitutioneel eczeem	260	260	0
verstandelijke handicap	103	99	-4

Bron: Hollander AEM de, et al (red) Zorg voor gezondheid. Volksgezondheid Toekomstverkenning. Bilthoven: RIVM, 2006.

teerd. Bij de behandeling van die ziekten moet steeds rekening worden gehouden met het vaak gevaarlijke samenspel tussen die ziekten en tussen behandelingen. Het bestaan van multimorbiditeit stelt dan ook speciale eisen aan de deskundigheid van de behandelende huisartsen en specialisten, zoals klinisch geriaters en internisten met de aantekening ouderengeneeskunde.

Bij de berekeningen voor tabel D.2 is alleen rekening gehouden met veranderingen van de bevolkingsomvang en -samenstelling en is verondersteld dat de leeftijdsspecifieke incidentie en prevalentie van die ziekten in de komende decennia gelijk zou blijven. Wanneer we uitsluitend rekening houden met deze demografische veranderingen in ziektepatronen, zouden de zorgkosten de komende decennia jaarlijks met 0,9% stijgen. Dat hoeft geen groot probleem te zijn. De werkelijk verwachte stijging is echter aanzienlijk hoger. Dit is het gevolg van twee belangrijke ontwikkelingen in de geneeskunde. De eerste is de voortdurende innovatie op het gebied van preventie, diagnostiek en therapie. De geneesmiddelen en nieuwe diagnostische en therapeutische technieken leveren vaak een belangrijke bijdrage aan gezondheid, maar zijn vrijwel altijd ook kostbaar. De tweede belangrijke ontwikkeling is dat ziekte en gezondheidsrisico's in een steeds vroeger stadium kunnen worden opgespoord (zie ook paragraaf 5.4). Bij sommige ziekten, zoals kanker, kan dat betekenen dat dankzij tijdig ingrijpen het ziekteproces geheel kan worden gestopt. Bij veel ziekten en risicofactoren is het gevolg echter dat mensen regelmatig geneesmiddelen zullen slikken, zoals cholesterolsyntheseremmers of bloeddrukverlagers. Daardoor zal in veel gevallen de overleving verbeteren. Het resultaat is dus dat veel mensen eerder beginnen met het dagelijks slikken van pillen en daar, dankzij een betere overleving, ook langer mee doorgaan. Een recent indrukwekkend voorbeeld is de sterk verbeterde overleving na hiv-infectie, waarvoor levenslange behandeling nodig is. De verbeterde overleving geeft ook ruimte aan het ontstaan van andere ziekten. Zo is de aanzienlijke verbetering van de overleving bij het myocardinfarct in de jaren tachtig gevolgd door een sterke toename van hartfalen bij ouderen. Deze ontwikkeling zal zich vrijwel zeker verder voortzetten. Met andere woorden, het verbeteren van overleving en kwaliteit van leven door effectieve gezondheidszorg gaat vaak gepaard met een expansie van de zorgvraag. Het gecombineerde effect van technologische innovatie en expansie van zorgvraag leidt ertoe dat de kosten van de gezondheidszorg aanzienlijk sneller zullen stijgen dan op grond van louter de demografische vergrijzing zou worden verwacht. In de volgende paragraaf wordt dit verder uitgewerkt.

Compressie en expansie van ziekte

Figuur A.3 in thema A vormt de basis voor een belangrijke discussie over de toekomst van de volksgezondheid die is begonnen door de Amerikaan James Fries. Kernbegrippen in deze discussie, die in paragraaf 2.5.5 al kort werd ingeleid, zijn compressie en expansie van ziekte. Compressie treedt op wanneer de oppervlakte tussen de morbiditeits- en de mortaliteitscurve afneemt, en expansie treedt op wanneer deze oppervlakte juist toeneemt. Fries stelde in 1981 dat de menselijke levensverwachting een limiet heeft en dat deze limiet al bijna bereikt is. Een toename van de levensverwachting van vrouwen tot 89,2 jaar, die zou optreden wanneer de totale sterfte aan hart- en vaatziekten en kanker zou worden geëlimineerd (zie figuur A.3), is volgens Fries onmogelijk. Er zouden in zijn ogen nog wel veel mogelijkheden zijn om de morbiditeitscurve verder naar rechts te laten verschuiven. Het onvermijdelijke gevolg van een sterkere verschuiving naar rechts van de morbiditeits- dan van de mortaliteitscurve is compressie van ziekte. De werkelijkheid is echter een stuk ingewikkelder.

Wanneer we de ontwikkelingen van de laatste jaren bekijken, is het aannemelijk dat in de komende decennia de levensverwachting inderdaad langzaam zal toenemen. Echter, ook bij een langzame toename maakt het veel uit voor de totale ziektelast in de bevolking of die extra jaren in gezondheid of ziekte worden doorgebracht. Nu zijn de vooruitzichten voor preventie van chronische aandoeningen en beperkingen minder rooskleurig dan Fries verwachtte: zoals in hoofdstuk 2 op verschillende plaatsen is betoogd, is over de oorzaken van veel van die aandoeningen op dit moment onvoldoende bekend om effectieve preventieprogramma's op te zetten.

Voor een beter begrip van de dynamiek van de volksgezondheid is het nodig om de vraag naar compressie en expansie van ziekte voor afzonderlijke ziekten te onderzoeken, omdat die zeer uiteenlopende patronen kunnen laten zien. Bovendien zal de vraag ook nog vaak verschillend moeten worden beantwoord voor de verschillende aspecten van ziekte die in hoofdstuk 2 werden behandeld: ervaren ziekten (*illness*), geobjectiveerde ziekte (*disease*) en ziektegedrag (*sickness*).

Een algemene tendens is dat de diagnose op een steeds vroeger tijdstip in het ziekteproces zal worden gesteld, waardoor vaak effectievere behandeling mogelijk is en de overleving verbetert. Hieruit volgt dat voor sommige ziekten de incidentie lijkt toe te nemen. Dit is duidelijk te zien bij borstkanker, waarvan de incidentie na de invoering van het bevolkingsonderzoek in Nederland met 30% is toegenomen. Wanneer de overleving dankzij vroegere opsporing en betere therapie ook toeneemt, zal er een expansie van geobjectiveerde ziekte (disease) optreden. Naarmate de therapeutische mogelijkheden beter zijn, zullen de ervaren gevolgen van die geobjectiveerde ziekte echter minder ernstig zijn, en zullen de ernstige stadia van de ziekte verder worden uitgesteld tot op hogere leeftijd. Dit is te zien als compressie van de ernstige ziektestadia, en daarmee van de ervaren ziekte. Een dergelijk wenselijk effect wordt echter vaak bereikt dankzij continu gebruik van de gezondheidszorg. Dit is vooral goed te zien bij hart- en vaatziekten, waarbij behandeling van hoge bloeddruk en van verhoogd serumcholesterol de levensverwachting effectief verbetert, maar daarvoor wel een continu gebruik van geneesmiddelen vergt (expansie van ziektegedrag). Eenvoudig gezegd: onder invloed van effectieve en gewenste verbeteringen in de geneeskunde en gezondheidszorg krijgen, mede dankzij een betere overleving, ziekten vaak een chronischer karakter en leiden ze daardoor tot een langduriger gebruik van de gezondheidszorg. Dit verklaart ook het paradoxale verschijnsel dat een effectieve gezondheidszorg zichzelf over het algemeen duurder maakt. Dat geldt voor de curatieve zorg, voor secundaire preventie (bevolkingsonderzoek), maar vaak zelfs ook voor primaire preventie.

Arbeidsmarkt en pensioenen

Een belangrijke vraag is natuurlijk of er genoeg werknemers in de gezondheidszorg zullen zijn om de verwachte stijging in de zorgvraag op te vangen. Daarbij gaat het vooral om de verplegende en verzorgende beroepen. Artsen vormen immers maar een klein deel van het totaal aantal werkenden in de gezondheidszorg, en er is genoeg belangstelling voor de artsopleiding. Voor de verplegende en verzorgende beroepen wordt echter een groot tekort verwacht. Zo is de verwachting dat het aantal 65-plussers per bejaardenverzorgster in de komende decennia zal verdubbelen. Het ontwikkelen van 'intelligente woningen', die het ouderen mogelijk moet maken om langer zelfstandig en onafhankelijk van zorg te wonen, kan een deel van dat probleem oplossen. Overigens worden niet alleen tekorten aan personeel in de zorg verwacht. Voor de hele Europese Unie wordt voor 2050 een tekort van 32 miljoen werknemers verwacht, op een totaal van 194 miljoen. In Japan zullen dergelijke tekorten al in de komende tien jaar gaan optreden.

Ook voor de betrouwbaarheid van de pensioenen hebben deze demografische ontwikkelingen grote gevolgen. In veel landen bestaan geen verplichte pensioenspaarregelingen voor werknemers, zoals in Nederland het geval is. Dat betekent dat pensioenuitkeringen aan 65-plussers rechtstreeks moeten worden opgebracht door de werkende bevolking. In Nederland geldt dat overigens ook voor de AOW. In Italië zijn er nu nog vier inwoners in de werkende leeftijd tegenover iedere gepensioneerde inwoner. In 2030 zal dat zijn gehalveerd tot twee werkenden per gepensioneerde. In dat licht is het begrijpelijk dat de pensioneringsleeftijd overal ter discussie staat, en in een aantal landen inmiddels is verhoogd of geflexibiliseerd.

Kosten van het laatste levensjaar

Een onderwerp dat slechts zijdelings met vergrijzing te maken heeft, maar daarmee vaak wel in verband wordt gebracht, zijn de medische kosten in het laatste levensjaar. De redenering daarbij is als volgt. We geven een groot deel van onze zorgkosten uit aan mensen die oud en ziek zijn, waarmee we alleen maar bijdragen aan de verdere vergrijzing van Nederland en aan nutteloze uitgaven voor mensen die toch binnenkort zullen overlijden. Dit is een totaal onjuist beeld. Van de totale zorgkosten die mensen in Nederland gedurende hun leven maken, wordt 16% (mannen) respectievelijk 12% (vrouwen) besteed in het laatste levensjaar. Dat geldt overigens niet voor mensen die op hoge leeftijd overlijden; bij hen is dat percentage beduidend lager. Dergelijke percentages zijn goed te begrijpen als men zich realiseert dat bij ernstige ziekten (kanker, hart- en vaatziekten) vaak grote en kostbare behandelingen nodig zijn, waarvan de uitkomst van te voren niet vaststaat. In een deel van de gevallen zullen mensen, ondanks een of meer kostbare interventies en ziekenhuisopnamen, toch overlijden. Over de hele linie is in Nederland het medisch beleid bij ziekten ook op hogere leeftijd vaak terughoudend. Zo bleek in een onderzoek dat in Nederland bij ernstig demente patiënten met een longontsteking en een slechte prognose in 56% van de gevallen werd afgezien van behandeling met antibiotica, terwijl in Missouri (VS) dat 15% bedroeg.

Conclusie

De toename van het aantal ouderen en bejaarden in de komende decennia zal grote gevolgen hebben voor de samenleving en de gezondheidszorg. Door de interactie tussen demografische veranderingen, nieuwe en kostbare geneesmiddelen en technieken, en de steeds vroegere diagnostiek en behandeling, zal de vraag naar geneeskunde en zorg sterk stijgen. Daarmee worden samenleving en gezondheidszorg voor nieuwe uitdagingen geplaatst. Overigens laten de ervaringen in al verder vergrijsde landen zoals Italië en Duitsland zien dat ook een vergrijsde samenleving prima kan functioneren.

AANBEVOLEN LITERATUUR

Hollander AEM de, Hoeymans N, Melse JM, et al. Zorg voor gezondheid. Volksgezondheid Toekomst Verkenning. Bilthoven/Houten. RIVM/Bohn Stafleu van Loghum, 2006. ISBN 978 90 696 0148 9.

Deel 2 Preventie

4 Primaire preventie

J. Brug, P.J. van der Maas, E.W. Roscam Abbing

Leerdoelen

- Verwerven van kennis van de definitie van preventie, en van de verschillende begrippen aan de hand waarvan preventie kan worden ingedeeld.
- Verwerven van kennis van de planmatige aanpak van preventie, vanaf probleemdefinitie tot implementatie.
- Verwerven van kennis van de principes van gezondheidsbevordering, gezondheidsbescherming en ziektepreventie, van de daarbij gehanteerde methoden en van het wetenschappelijk bewijs over de effectiviteit van deze strategieën.
- Verwerven van inzicht in de betekenis, mogelijkheden en noodzaak van intersectorale samenwerking met andere sectoren dan de gezondheidszorg voor primaire preventie.

4.1 INLEIDING

Onder het motto 'voorkomen is beter dan genezen' wordt in Nederland geïnvesteerd in preventie. Preventie wordt gedefinieerd als 'het totaal van maatregelen, zowel binnen als buiten de gezondheidszorg, die tot doel hebben de gezondheid te beschermen en te bevorderen door ziekte en gezondheidsproblemen te voorkomen'. Effectieve preventie is afhankelijk van wetenschappelijk inzicht in de oorzaken van ziekten en gezondheidsproblemen, en van wetenschappelijk inzicht in hoe die oorzaken zijn weg te nemen.

Inzicht in de *besmettelijkheid* van bepaalde ziekten vormde al in de middeleeuwen de basis voor preventie: men isoleerde zieken om besmetting van de gezonde bevolking te voorkomen (bijvoorbeeld in leproserieën of pesthuizen), of de gezonde bevolking trok zelf weg om de kans op besmetting te verkleinen (bijvoorbeeld ten tijde van de grote pestepidemieën). Overtuigend empirisch bewijs voor deze besmettelijkheid en voor de effectiviteit van preventie werd tijdens de grote cholera-epidemieën van de negentiende eeuw geleverd door de Engelse arts John Snow (1813-1858). Nadat hij de pomphendel van een besmette waterleiding had verwijderd en zo voorkwam dat het besmette water nog werd gebruikt, bleef een verdere verspreiding van cholera uit.

Zoals in hoofdstuk 1 al werd beschreven, raakte de ontwikkeling van de wetenschap en de praktijk van preventie in de negentiende eeuw in een stroomversnelling, en gedurende de twintigste eeuw kwamen ook vele andere dan infectieziekten in het vizier. Hart- en vaatziekten en kanker werden de belangrijkste doodsoorzaken. Epidemiologisch onderzoek wees uit dat onze leefstijl, voornamelijk roken, voedingsgewoonten en gebrek aan lichamelijke activiteit, van invloed is op het risico om die aandoeningen te krijgen. Tegenwoordig zijn preventieprogramma's dan ook vaak gericht op het ontmoedigen van ongezond gedrag en het bevorderen van gezond gedrag. Daarnaast leiden gedurende de laatste decennia psychische stoornissen tot een steeds hogere ziektelast, en daarmee is de belangstelling voor preventie in de geestelijke gezondheidszorg ook gegroeid. Mede dankzij preventieve maatregelen is de frequentie van een aantal ziekten en aandoeningen in Nederland en andere ontwikkelde landen sterk gereduceerd of zijn ze zelfs nagenoeg verdwenen. De meeste Nederlandse huisartsen zien bijvoorbeeld, door effectieve maatregelen op het gebied van hygiëne en vaccinatie, nooit meer een geval van difterie of cholera, en struma of krop is in Nederland vrijwel uitgebannen door toevoeging van jodium aan het zout dat wordt gebruikt bij de bereiding van brood.

In dit hoofdstuk worden de theorie, methoden, de beschikbare evidentie voor de werkzaamheid, en de praktijk van primaire preventie besproken en geïllustreerd. In paragraaf 4.2 wordt een begrippenkader gepresenteerd. Vervolgens wordt in aparte paragrafen aandacht besteed aan verschillende doelstellingen van preventie. Het hoofdstuk wordt afgesloten met een korte paragraaf over de uitdagingen voor de nabije toekomst.

4.2 BEGRIPPENKADER

4.2.1 Verschillende indelingsmogelijkheden

Preventie is er in vele soorten, zoals het aanleggen van een waterleiding, de verplichting tot het dragen van een valhelm voor motor- en bromfietsrijders, het toedienen van vaccinaties, voorlichting om stoppen met roken te bevorderen, en de uitvoering van een bevolkingsonderzoek op borstkanker. In de ontwikkeling en 'implementatie' (invoering) van preventieve interventies zijn verschillende fasen te onderscheiden. Eerst wordt een gezondheidsprobleem geconstateerd, vervolgens worden de risicofactoren of vroege indicatoren voor dat probleem geïdentificeerd en wordt onderzocht of het probleem in principe te voorkomen is. Dan moet een geschikte interventie worden ontwikkeld. Dit kan betekenen dat bijvoorbeeld een systeem voor een waterleiding wordt ontworpen, een geschikte valhelm of een werkzaam vaccin wordt ontwikkeld, of een cursus stoppen-met-roken wordt gemaakt. Voordat een interventie die in principe werkzaam is, ook echt een bijdrage aan het voorkómen van gezondheidsproblemen in de bevolking kan leveren, moet die interventie zo worden geïmplementeerd dat de doelgroep daadwerkelijk wordt bereikt. Dit kan betekenen dat een wet die het dragen van een valhelm verplicht, moet worden opgesteld, ingevoerd, gecommuniceerd en gehandhaafd. Het kan ook betekenen dat een nieuw ontwikkeld vaccin moet worden opgenomen in een vaccinatieprogramma, dat het personeel van thuiszorg en GGD moet worden getraind in het gebruik van het vaccin, en dat de doelgroep ervan moet worden overtuigd dat vaccinatie voor hen verstandig is. Aangezien preventie zo veel verschillende activiteiten omvat, worden diverse indelingen gehanteerd van de methoden van preventie: naar het stadium van de aandoening, de doelgroep en de doelstelling.

4.2.2 Stadium van de aandoening: primaire, secundaire en tertiaire preventie

Preventie kan worden onderscheiden in primaire, secundaire en tertiaire preventie afhankelijk van het stadium van de aandoening waarin men preventief probeert in te grijpen (figuur 4.1).

Primaire preventie is gericht op het voorkómen van nieuwe gevallen van een ziekte en dus op het wegnemen of verminderen van oorzaken van die aandoening. *Secundaire preventie* is erop gericht een aandoening in een zo vroeg mogelijk stadium te ontdekken, zodat vroege behandeling mogelijk is en kan worden voorkomen dat de ziekte verergert. *Tertiaire preventie* is het voorkómen of beperken van de gevolgen van een reeds gediagnosticeerde aandoening. Revalidatie na een operatie, maar ook dieetadviezen voor diabetespatiënten, kunnen worden gezien als tertiaire preventie. De afgrenzing tussen deze verschillende vormen van preventie is overigens niet altijd eenduidig te maken. Denk bijvoorbeeld aan de preventie van hart- en vaatziekten door opsporing en behandeling van risicofactoren zoals hoge bloeddruk: dit is primaire preventie van hartinfarct en beroerte, maar tevens vroege opsporing van voorboden van hart- en vaatziekte, en dus secundaire preventie. Patiënten met diabetes mellitus lopen een sterk verhoogd risico op hart- en vaataandoeningen. Een goede behandeling en zorg bij diabetes mellitus om complicaties van diabetes te voorkomen (tertiaire preventie) draagt ook bij aan de primaire preventie van hart- en vaatziekten. Verder moet worden opgemerkt dat de term secundaire preventie in de kliniek ook wel wordt gebruikt voor het voorkómen van bijvoorbeeld een volgend infarct bij mensen die al een eerste hartinfarct achter de rug hebben. In de public health wordt echter de boven aangegeven afgrenzing gebruikt. In dit hoofdstuk 4 worden de theorie en de praktijk van primaire preventie besproken. Hoofdstuk 5 behandelt de secundaire preventie.

Figuur 4.1 Preventie en stadium van de aandoening

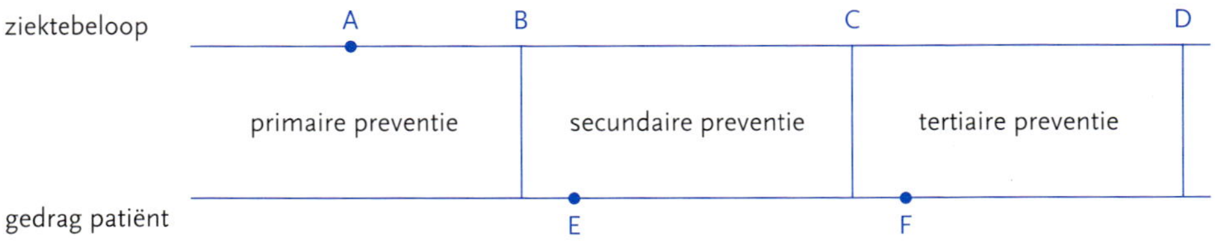

A-B periode van verhoogd risico
B eerste dectecteerbare pathofysiologische veranderingen
B-C preklinisch detecteerbaar stadium
C eerste voor de patiënt waarneembare verschijnselen
D beloop niet meer te beïnvloeden
E gemiddeld moment van vroege opsporing
F gemiddeld moment waarop de patiënt naar aanleiding van ziekteverschijnselen de arts bezoekt
E-F 'lead time'
C-F 'patient delay'

Vraag
Wat is het verschil tussen primaire en secundaire preventie? Waarom is het onderscheid niet altijd eenvoudig te maken?

2.2.3 Doelgroepen van preventie

Bij preventie kan een onderscheid worden gemaakt tussen een collectieve en een opportunistische aanpak. Bij *collectieve preventie* worden preventieve interventies ontwikkeld en geïmplementeerd gericht op de totale bevolking of grote deelpopulaties daaruit. Het Rijksvaccinatieprogramma, een landelijke voorlichtingscampagne gericht op het eten van twee stuks fruit, of het bevolkingsonderzoek voor vroege opsporing van borstkanker (zie hoofdstuk 5) zijn voorbeelden van collectieve preventie. Bij *opportunistische preventie* worden preventieve interventies toegepast als zich, bijvoorbeeld in een ander kader, daarvoor een goede gelegenheid voordoet. Het leefstijladvies door een huisarts aan een patiënt bij wie beginnend overgewicht is geconstateerd, is een voorbeeld van opportunistische preventie.

Bij preventie kan ook een onderscheid worden gemaakt tussen een hoogrisicobenadering en een populatiebenadering. Bij een *hoogrisicobenadering* wordt eerst een risicogroep geïdentificeerd, op basis van bijvoorbeeld erfelijke eigenschappen, het veel vóórkomen van risicogedrag, leeftijd of sociaaleconomische status. Zo zijn er speciale valpreventieprogramma's voor ouderen, maar ook voorlichtingsprogramma's gericht op hiv-preventie speciaal voor intraveneuze drugsgebruikers. Bij een *populatiebenadering* wordt de hele bevolking of een grote deelgroep daaruit benaderd. Dit is bijvoorbeeld het geval bij de landelijke campagnes gericht op preventie van overgewicht die in Nederland de afgelopen jaren zijn uitgevoerd. Een hoogrisicobenadering is vooral aangewezen als het relatieve risico (zie thema B) op de aandoening in de groep waar de interventie op is gericht hoog is, maar de prevalentie van dat verhoogde risico (dat wil zeggen de omvang van de groep) laag is. Bij een populatiebenadering is dit juist andersom: het gemiddelde relatieve risico is laag, maar de prevalentie van dit (licht) verhoogde risico is hoog. Dit leidt tot een gemiddeld beperkte gezondheidswinst voor afzonderlijke individuen, maar heeft dankzij de hoge prevalentie van het risico toch een groot effect op de gezondheid van de totale bevolking. Bij een hoogrisicobenadering zal de interventie het individuele risico op de aandoening bij de personen in de doelgroep relatief sterk verlagen, terwijl het effect op de volksgezondheid vaak beperkt blijft omdat de doelgroep klein is.

Bij een populatiebenadering wordt vaak verwezen naar wat de Engelse epidemioloog Geoffrey Rose de *preventieparadox* heeft genoemd: een preventieve interventie die grote volksgezondheidswinst kan opleveren, heeft voor ieder afzonderlijk individu vaak weinig voordeel, vanwege het lage relatieve risico. Als iedereen in Nederland minder verzadigd vet gaat eten, zal dit voor ieder individu een beperkte afname van de kans op hart- en vaatziekten opleveren, terwijl de incidentie van hart- en vaatziekten in de gehele bevolking daardoor toch behoorlijk kan afnemen. Of er moet worden gekozen voor een hoogrisicobenadering of een populatiebenadering, hangt onder meer af van de (kosten)effectiviteit van de desbetreffende interventies (zie thema E en F).

Vraag
Welke benadering is aangewezen bij een risicofactor met een hoog relatief risico, maar met een lage prevalentie: een populatiebenadering of een hoogrisicobenadering?

4.2.4 Doelstellingen en aangrijpingspunten van preventie

Preventieve interventies kunnen zijn gericht op gezondheidsbescherming, gezondheidsbevordering of ziektepreventie. Het onderscheid tussen deze drie categorieën van preventie is niet zo scherp, maar het onderscheid helpt wel voor het krijgen van een goed begrip van de doelen en werkwijzen van primaire preventie. *Gezondheidsbescherming* is erop gericht de hele bevolking of grote groepen daaruit te beschermen tegen blootstelling aan risicofactoren. Het gaat er daarbij om de omgeving van mensen zo in te richten of te beïnvloeden dat de kans dat zij worden blootgesteld aan risicofactoren zo klein mogelijk is. Waterzuivering, de controle van voedingsmiddelen door de Nederlandse Voedsel en Waren Autoriteit, en een rookverbod in openbare ruimten waarmee passief roken wordt tegengegaan, zijn voorbeelden van gezondheidsbescherming. Veel gezondheidsbeschermende maatregelen zijn zo vanzelfsprekend dat we ons er nauwelijks meer van bewust zijn. Als gezondheidsbeschermende maatregelen eenmaal zijn ingevoerd, vraagt dit van de doelgroep, de mensen die worden beschermd, vaak geen actie. Toch moet gezondheidsbescherming steeds worden afgestemd op nieuwe maatschappelijke ontwikkelingen en nieuwe wetenschappelijke inzichten: zo is een recente uitbraak van legionellose in Nederland aanleiding geweest tot een reeks van nieuwe maatregelen om de *Legionella*bacterie uit water in boilers en leidingen te weren (zie paragraaf 4.5).

Gezondheidsbevordering is gericht op het bevorderen van gezond gedrag, en maakt van oudsher vooral gebruik van gezondheidsvoorlichting om kennis over de voordelen van gezond gedrag en de risico's van ongezond gedrag over te dragen. De laatste decennia is echter duidelijk geworden dat kennis alleen vrijwel nooit voldoende motiveert tot gedragsverandering, en dat gezondheidsoverwegingen maar voor een (vaak klein) deel bepalen wat mensen doen en laten. Moderne gezondheidsbevordering tracht daarom ook andere en vaak belangrijker gedragsdeterminanten te beïnvloeden (zie paragraaf 4.4). Aangezien het doel van gezondheidsbevordering vaak verandering van ongezond gedrag is, vraagt deze categorie van primaire preventie meestal een actievere rol van de doelgroep dan gezondheidsbescherming.

Bij gezondheidsbescherming en gezondheidsbevordering is gezondheid het uitgangspunt, en wordt meestal bijgedragen aan preventie van meer aandoeningen tegelijkertijd. Wanneer een rookverbod leidt tot minder rokers, zal dit bijvoorbeeld bijdragen aan de preventie van zowel hart- en vaatziekten, bepaalde vormen van kanker als luchtwegaandoeningen. Bij *ziektepreventie* staat een specifieke aandoening centraal. De van oudsher belangrijkste ziektepreventieprogramma's zijn gericht op het voorkómen van infectieziekten (zie paragraaf 4.6). Secundaire preventieprogramma's gericht op vroege opsporing van specifieke aandoeningen zijn ook voorbeelden van ziektepreventie (zie hoofdstuk 5).

De totale uitgaven voor primaire en secundaire preventie in Nederland bedroegen 12,5 miljard euro in 2003. Hiervan werd verreweg het grootste gedeelte uitgegeven aan gezondheidsbescherming (80%) en het minste aan gezondheidsbevordering (3%).

Uit het voorgaande blijkt dat effectieve primaire preventie van meer afhankelijk is dan van alleen de gezondheidszorg. Voor gezondheidsbescherming is wetgeving op het gebied van verkeersveiligheid en voedselveiligheid bijvoorbeeld belangrijk, voor effectieve gezondheidsbevordering kunnen prijsmaatregelen (denk aan accijns op drank en tabak) belangrijk zijn voor het ontmoedigen van ongezond gedrag, en voor een goede preventieve jeugdgezondheidszorg is samenwerking met het onderwijs noodzakelijk. Voor een effectieve primaire preventie is dus een nauwe samenwerking tussen verschillende sectoren en disciplines vaak van essentieel belang. Zogenoemd intersectoraal gezondheidsbeleid heeft tot doel samenwerking en afstemming tussen sectoren en disciplines te bevorderen om onder andere primaire preventie zo integraal en volledig mogelijk te realiseren.

Vraag
Is regelgeving over rookvrije horeca gezondheidsbevordering of gezondheidsbescherming?

4.3 STRATEGIEËN VOOR PRIMAIRE PREVENTIE

4.3.1 Strategieën om preventieve maatregelen in te voeren

Voor de invoering en verspreiding van preventieve interventies (*implementatie*) kan gebruik worden gemaakt van drie strategieën: (1) (persuasieve) communicatie, (2) het creëren van voorzieningen die preventief gedrag mogelijk en gemakkelijk maken (faciliteren), en (3) wet- en regelgeving. Wanneer bijvoorbeeld een goed vaccin voor hiv zou worden ontwikkeld, zou kunnen worden besloten via radio- en tv-spots mensen te informeren over het vaccin en belangstellenden uit te nodigen gebruik te maken van de mogelijkheid tot vaccinatie (*communicatie*). Daarnaast zou men de vaccinatie gratis kunnen aanbieden op plaatsen waar mensen uit risicogroepen te vinden zijn (*voorzieningen*). Verder kan worden overwogen vaccinatie verplicht te stellen, bijvoorbeeld om toegang tot het land te krijgen (*regelgeving*). Voor een succesvol preventieprogramma is meestal een combinatie van de genoemde strategieën noodzakelijk. In het hierboven beschreven voorbeeld gaat het om communicatie, faciliteren en/of wet- en regelgeving met het doel gezond gedrag (in dit geval: zich laten vaccineren) van de uiteindelijke doelgroep te stimuleren. Een succesvol preventieprogramma is echter meestal afhankelijk van verschillende actoren. Zo zal het succes van een jeugdvaccinatieprogramma zeker niet alleen afhankelijk zijn van de bereidwilligheid van de doelgroep en hun ouders om zich te laten vaccineren, maar ook van professionals in de jeugdgezondheidszorg om het programma volgens protocol uit te voeren. Ook voor dergelijke intermediaire doelgroepen geldt dat hun medewerking moet worden bevorderd door hen van het belang te overtuigen (*communicatie*), de uitvoering zo eenvoudig mogelijk te maken door bijvoorbeeld een goed protocol en goede beschikbaarheid van het vaccin (*voorzieningen*), en door opname in het Rijksvaccinatieprogramma (*regelgeving*).

Vraag
Geef voorbeelden van voorlichting, regelgeving en voorzieningen die kunnen bijdragen aan de preventie van overgewicht en obesitas.

4.3.2 Planmatige aanpak

De ontwikkeling en invoering van programma's voor primaire preventie hoort gebaseerd te zijn op zorgvuldige afwegingen. Hierbij wordt vaak gebruikgemaakt van het model dat in figuur 4.2 wordt gepresenteerd. In dit model wordt het proces van planning, ontwikkeling, implementatie en de evaluatie van preventieve interventies beschreven. De verschillende stappen worden hieronder kort toegelicht en geïllustreerd in kader 4.1.

Figuur 4.2 Model voor planmatige preventie

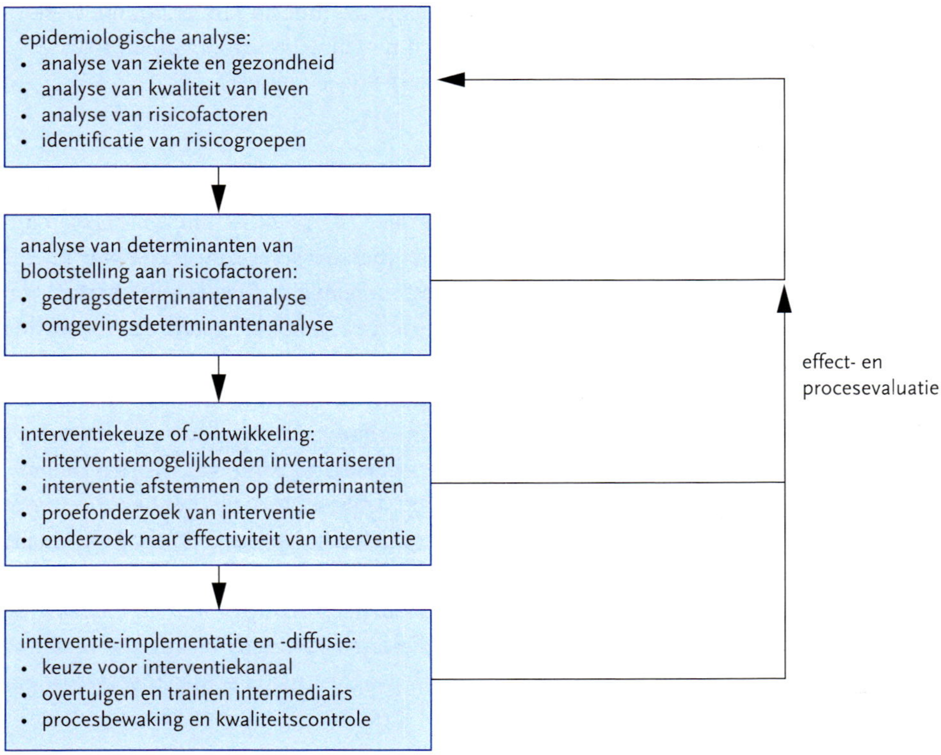

Kader 4.1 Voorbeeld van planmatige aanpak van primaire preventie: geautomatiseerd voedingsadvies op maat

Epidemiologische analyse

Hart- en vaatziekten zijn de belangrijkste doodsoorzaak in Nederland. Een risicofactor voor met name coronaire hartziekten is een verhoogd serum (LDL)-cholesterol. Consumptie van te veel verzadigd vet draagt bij aan een verhoogd cholesterolgehalte. Belangrijke bronnen van verzadigd vet zijn vlees en vleeswaren, volvette melkproducten, kaas, koek en gebak. Aangezien verzadigd vet het risico op hart- en vaatziekten vergroot, zijn door de beraadsgroep Voeding van de Gezondheidsraad aanbevelingen gedaan voor een gezonde vetconsumptie. Aanbevolen wordt om niet meer dan 10% van de hoeveelheid energie (calorieën) in de vorm van verzadigd vet te eten. In Nederland wordt door ongeveer 90% van de bevolking, en door alle lagen van de bevolking, te veel verzadigd vet gegeten.

Gedragsdeterminantenanalyse (zie paragraaf 4.6.1)

De meeste mensen die te veel verzadigd vet eten, zijn niet gemotiveerd om minder vet te gaan eten. Toch denken de meeste Nederlanders dat eten met weinig vet meer voor- dan nadelen heeft (positieve attitude), ervaren ze positieve sociale invloeden om weinig vet te eten, en denken ze goed in staat te zijn om weinig vet te eten (hoge ervaren controle) (zie figuur 3.4). De meeste Nederlanders weten echter niet dat ze te veel vet eten: men is zich niet bewust van het eigen risicogedrag en ziet daarom geen reden om minder vet te gaan eten.

Interventieontwikkeling

Om mensen bewust te maken van hun eigen consumptie is het noodzakelijk persoonlijke feedback te geven over hun eetgewoonten. Die strategie gebruiken diëtisten ook vaak. De diëtist maakt een analyse van de voedselconsumptie van een patiënt en vertelt waar het misgaat in de voeding, en stelt – mede op basis van de wensen en eetgewoonten van de patiënt – een op de patiënt toegesneden dieetplan op.
Om meer Nederlanders te bereiken met een persoonlijk dieetadvies kan de behandeling door de diëtist tot op zekere hoogte worden geïmiteerd, door een voedingsadvies-op-maatexpertsysteem. Op basis van de bovenstaande probleem- en gedragdeterminantanalyse is een dergelijk systeem ontwikkeld. Respondenten vullen een vragenlijst in waarmee hun vetconsumptie, stadium van verandering, attitudes en ervaren controle kunnen worden gemeten. Een computerprogramma analyseert voor iedere respondent de antwoorden en selecteert uit een computerfile met een 'bibliotheek van voorlichtingsboodschappen' precies de informatie die aansluit bij de antwoorden van die specifieke respondent.

>>

>> Iedereen die de vragenlijst invult, ontvangt zo informatie over de eigen vetconsumptie vergeleken met de aanbevolen hoeveelheden, informatie over belangrijke vetbronnen in de eigen voeding, en suggesties om de eigen vetconsumptie te verlagen. Die suggesties sluiten aan bij de eigen gedragsdeterminanten.
Dit advies-op-maatsysteem is getoetst in een aantal trials, waaruit bleek dat mensen die een advies op maat kregen, gemiddeld 5-10% minder vet gingen eten, terwijl mensen die een algemeen voedingsadvies kregen hun vetconsumptie met ongeveer 3% verminderden.

Implementatie
Het voedingsadvies-op-maatsysteem is, na het evaluatieonderzoek, op grotere schaal verspreid door de GGD Zuidelijk Zuid-Limburg in het kader van 'Hartslag Limburg', een regionale campagne om de risico's van hart- en vaatziekten te verkleinen. Daarnaast is een internetversie van het advies op maat ontwikkeld in opdracht van de Nederlandse Hartstichting (www.gezondlevencheck.nl) en de Nederlandse Diabetes Federatie (www.leefgezondcoach.nl).

Epidemiologische analyse

De epidemiologie kan worden gezien als de basis voor primaire preventie. De *epidemiologische analyse* stelt vast hoe vaak een bepaald gezondheidsprobleem voorkomt, bij wie het probleem zich vooral voordoet, hoe ernstig de gevolgen van het probleem zijn, en vooral wat de risicofactoren en dus aangrijpingspunten voor interventie zijn. Wanneer een gezondheidsprobleem ernstig en/of omvangrijk is, of dat zonder ingrijpen dreigt te worden, en wanneer de risicofactoren in principe beïnvloedbaar lijken, kan worden overwogen een methode voor primaire preventie te ontwikkelen. Wanneer geen inzicht bestaat in risicofactoren, of als de risicofactoren niet of moeilijk te beïnvloeden zijn, is primaire preventie onmogelijk en kunnen de mogelijkheden voor secundaire preventie worden onderzocht (zie hoofdstuk 5).

Analyse van determinanten van blootstelling

Uit de epidemiologische analyse blijkt vaak dat gezondheidsproblemen en de daaraan ten grondslag liggende risicofactoren meer voorkomen in de ene bevolkingsgroep dan in de andere. Inzicht in *achtergronden van deze verschillen in blootstelling* is vaak noodzakelijk om effectieve primaire preventie te ontwikkelen en uit te voeren. In paragraaf 2.5 kwam bijvoorbeeld naar voren dat er verschillen zijn in gezondheid naar sociaaleconomische status. Verder bleek dat die gezondheidsverschillen voor een deel kunnen worden verklaard uit verschillen in de prevalentie van risicofactoren. Inzicht in het feit dat lager opgeleiden vaker roken, dat volwassenen meer fruit eten dan jongeren, of dat mensen in bepaalde wijken sterker worden blootgesteld aan luchtverontreiniging is belangrijk om doelgroepen voor preventieve maatregelen te identificeren, en kan soms al voldoende zijn om gericht preventiebeleid te voeren. Voor bepaalde risicofactoren moet vervolgens ook worden onderzocht waarom mensen zich (vaak vrijwillig) aan gezondheidsrisico's blootstellen. Waarom beginnen mensen met roken, waarom gaan ze daarmee door, en waarom roken lager opgeleiden vaker dan hoger opgeleide mensen? Inzicht in gedragsdeterminanten is nodig om bijvoorbeeld voorlichting te ontwikkelen om stoppen met roken te propageren, of om effectieve regelgeving in te voeren om het roken aan banden te leggen.

gedrags-determinanten

Interventieontwikkeling

Op basis van het inzicht in wat de belangrijke aandoeningen zijn, bij wie die aandoeningen vooral voorkomen, wat de risicofactoren voor die aandoeningen zijn en wat de determinanten voor het optreden van die risicofactoren zijn, moet een interventie worden ontwikkeld of gekozen. Dit is vaak gemakkelijker gezegd dan gedaan. De ontwikkeling van een *effectieve interventie*, zoals een werkzaam vaccin of een effectieve voorlichtingscampagne, vergt vaak jaren van onderzoek. Soms kan direct worden ingegrepen in de oorzaak of risicofactor voor de aandoening, zoals bij de aanleg van waterleiding om het gebruik van verontreinigd water tegen te gaan, of de verrijking van voedingsmiddelen om bepaalde deficiënties tegen te gaan. Vaak is echter alleen een indirecte aanpak mogelijk. Stoppen-met-rokenprogramma's richten zich bijvoorbeeld op het duurder maken van sigaretten (waardoor de nadelen van roken groter worden), het beperken van reclame voor tabak (waardoor de vermeende voordelen van roken minder sterk onder de aandacht worden gebracht), of het plaatsen van waarschuwingen op de verpakking van sigaretten (waardoor de risico's van roken duidelijker zouden moeten worden). In feite richten deze interventies zich niet direct op de blootstelling aan de risicofactor roken, maar op de achterliggende determinanten van die blootstelling. Onderdeel van de interventieontwikkeling is ook het onderzoek naar de uitvoerbaarheid van een interventie, en onderzoek naar de effectiviteit van de interventie onder gecontroleerde omstandigheden in de praktijk. Pas als de effectiviteit deugdelijk is aangetoond, zouden preventieve interventies op grote schaal moeten worden geïmplementeerd, en kan ook de mate van implementatie op criteria zoals bereik, adoptie, uitvoering en bestendiging worden geëvalueerd.

4.4 GEZONDHEIDSBEVORDERING

4.4.1 Theorie en methoden van gezondheidsbevordering

Inleiding

In de tweede helft van de twintigste eeuw werd steeds duidelijker dat onze leefstijl van grote invloed is op onze gezondheid. De (in termen van ziekte en sterfte) belangrijkste aandoeningen in Nederland zijn vrijwel allemaal in meerdere of mindere mate gerelateerd aan gedrag. Echter, ook het deelnemen aan preventieve activiteiten, zoals het dragen van veiligheidsgordels en deelname aan een vaccinatieprogramma of bevolkingsonderzoek, is een vorm van gedrag. Daarnaast is gezondheidsbevordering een belangrijk onderdeel van arbeidsgerelateerde preventie, bijvoorbeeld de bevordering van werken volgens veiligheidsvoorschriften, en van de preventie in de geestelijke gezondheidszorg (GGZ-preventie), bijvoorbeeld gericht op preventie van depressie. Bevordering van wat 'gezond gedrag' kan worden genoemd, is dan ook een essentieel onderdeel van vrijwel ieder preventieprogramma.

Gezondheidsvoorlichting versus gezondheidsbevordering

Bij bevordering van gezond gedrag wordt vaak nog steeds primair gedacht aan kennisoverdracht. Voor een effectieve bevordering van gezond gedrag is kennisoverdracht alleen echter vaak onvoldoende. Om die reden omvat *gezondheidsvoorlichting* (vroeger vaak aangeduid met gezondheidsvoorlichting en -opvoeding; de afkorting GVO is nog steeds in zwang) meer dan kennisoverdracht, en wordt het gedefinieerd als 'alle combinaties van leerervaringen die bedoeld zijn om gezond gedrag op vrijwillige basis te stimuleren'. Het gaat om allerlei leerervaringen, ook het oefenen van praktische vaardigheden om bijvoorbeeld 'nee' te zeggen als een sigaret wordt aangeboden, om condoomgebruik ter sprake te brengen met een (nieuwe) sekspartner, of om kinderen te stimuleren om groente te eten. *Gezondheidsbevordering*, in de zin van het internationaal geaccepteerde begrip *health promotion*, gaat nog een stapje verder en omvat ook het inzetten van voorzieningen en eventueel regelgeving om het gezonde gedrag mogelijk, gemakkelijk of zelfs verplicht te maken. Gezondheidsbevordering wordt gedefinieerd als 'een combinatie van voorlichting en omgevingsverandering die (samen) gezond gedrag en gezonde leefomstandigheden stimuleren'.

> **Vraag**
> Dekt de omschrijving: 'Gezondheidsvoorlichting is voorlichting over gezondheid' de lading?

Determinanten van (on)gezond gedrag

Voor een effectieve bevordering van gezond gedrag is inzicht in de determinanten van dat gedrag noodzakelijk. Alleen als duidelijk is welke factoren van invloed zijn op waarom iemand bijvoorbeeld (niet) rookt, of (on)veilig vrijt, kunnen interventies gericht op stoppen met roken of veilig vrijen worden ontwikkeld. Determinanten van gedrag kunnen worden ingedeeld in persoonlijke en omgevingsdeterminanten. Binnen de persoonlijke factoren kan een nader onderscheid worden gemaakt naar biologische en psychologische determinanten. Een voorbeeld van een *biologische* gedragsdeterminant, in dit geval van voedselkeuze, is onze aangeboren voorkeur voor zoet en afkeer van bitter.

Veel aan gezondheid gerelateerd gedrag is aangeleerd, en wordt mede gestuurd door *psychologische* determinanten. De aangeboren afkeer van bitter weerhoudt bijvoorbeeld maar weinig mensen ervan om koffie en bier te drinken: kennelijk leren de meesten dit lekker te vinden, mogelijk onder invloed van de psychotrope effecten van cafeïne en alcohol. Psychologische determinanten van gedrag zijn vaak beïnvloedbaar en daarom geschikt als aangrijpingspunt voor gedragsverandering. Op basis van sociaalpsychologisch onderzoek zijn vijf categorieën van psychologische determinanten van gedrag te onderscheiden: motivatie of intentie, attitude, sociale invloed, gedragscontrole en persoonlijke norm (figuur 4.3).

Een voorbeeld kan de relatie tussen de bovengenoemde determinanten en gezond gedrag verduidelijken. Het model zegt kortweg dat de kans dat iemand stopt met roken, groter is als hij wil stoppen (motivatie/intentie) en als hij denkt dat hij het kan (gedragscontrole). Zijn motivatie wordt beïnvloed door het resultaat van een afweging van voor- en nadelen van stoppen met roken (attitude), en van of hij denkt dat zijn partner, kinderen en collega's graag willen dat hij stopt met roken en hem daarbij wel of niet actief zullen steunen (sociale invloed). Naast motivatie is voor de beslissing om te stoppen met roken van belang hoe zeker hij zich voelt dat hij het kan, en het ook kan volhouden in allerlei verleidelijke situaties, bijvoorbeeld als iemand hem een sigaret

Figuur 4.3 Model voor determinanten van gezond gedrag

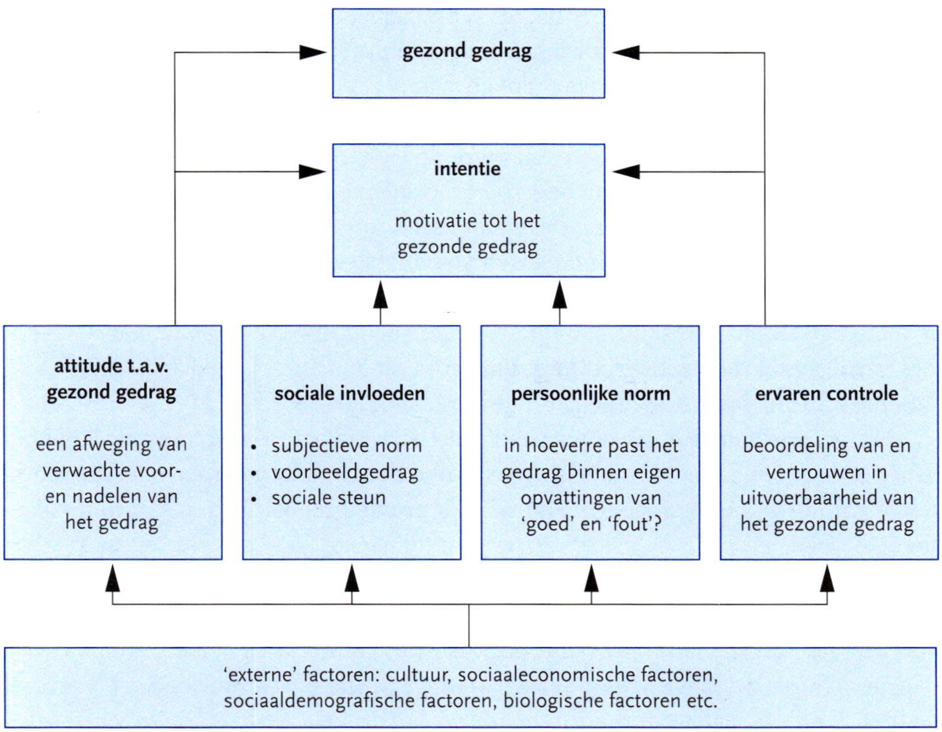

aanbiedt, in de kroeg, op feestjes of na de maaltijd (gedragscontrole). Voor gedrag waar een duidelijke morele afweging bij komt kijken, zoals het meedoen aan prenataal onderzoek op een genetische afwijking, kan ook de persoonlijke norm (de persoonlijke overtuiging van wat goed en fout is) een belangrijke determinant zijn.

Vraag
Geef voorbeelden van mogelijke psychologische determinanten van veilig vrijen.

Gezondheidsvoorlichting in de vorm van kennisoverdracht, bijvoorbeeld over de gezondheidsrisico's van bepaald gedrag, heeft tot doel de attitude te veranderen. Door mensen beter voor te lichten over de mogelijke gezondheidsgevolgen van hun gedrag zal immers de afweging van voor- en nadelen kunnen veranderen, waardoor men hopelijk gemotiveerder zal zijn om het ongezonde gedrag na te laten. Kennis van gezondheidsconsequenties is echter vaak niet doorslaggevend om mensen te motiveren tot verandering van ongezond gedrag, zeker niet als die consequenties onzeker zijn en pas na lange tijd merkbaar zullen worden. De meeste Nederlanders weten dat een voedingspatroon met veel verzadigd vet niet gezond is, maar ze eten toch nog steeds te veel vet. De voordelen van vet eten op korte termijn, zoals smaak en bereidingsgemak, worden belangrijker gevonden dan de pas op langere termijn merkbare gezondheidsconsequenties. Deze voordelen worden ook via reclame van de voedingsmiddelenindustrie effectief gepropageerd. Voorlichting kan daarom in een dergelijke situatie beter worden ingezet om duidelijk te maken dat minder vet eten net zo smakelijk en gemakkelijk kan zijn als vet eten, of om de vaardigheden aan te leren om minder vet eten smakelijk en gemakkelijk te bereiden.

Bij de *omgevingsdeterminanten* kan onderscheid worden gemaakt tussen de fysieke omgeving, de sociaalculturele omgeving, de economische omgeving en de politieke omgeving.

De *fysieke omgeving* bepaalt de beschikbaarheid en bereikbaarheid van gezonde gedragsalternatieven. In buurten waar geen fietspaden of groenvoorzieningen zijn, is veilig fietsen of anderszins bewegen minder goed uitvoerbaar, en in bedrijfskantines waar geen groente en fruit verkrijgbaar is, is de kans kleiner dat werknemers groente of fruit eten bij de lunch.

De *sociaalculturele omgeving* bepaalt wat sociaal geaccepteerd, 'normaal' gedrag is. Zo is de prevalentie van roken in lagere sociaaleconomische groepen en de prevalentie van te weinig bewegen in sommige etnische groepen hoger dan in de algemene bevolking.

De *economische omgeving* verwijst naar de kosten van (on)gezond gedrag. Accijns op sigaretten en alcohol, en subsidie op verstrekking van fruit op basisscholen zijn voorbeelden van economische omgevingsdeterminanten van gezond gedrag.

De *politieke omgeving* betreft de wet- en regelgeving die van invloed is op gezond gedrag. Wet- en regelgeving omtrent rookvrije ruimten, verkeersveiligheidswetgeving, of verplichte gymlessen in het basis- en voortgezet onderwijs zijn voorbeelden. Politieke omgevingsdeterminanten van gezond gedrag kunnen vaak onder de noemer gezondheidsbescherming worden gebracht.

Fasen van gedragsverandering

Bij bevordering van gezond gedrag is het inzicht dat gedragsverandering via verschillende stappen verloopt van belang. Stoppen met roken is bijvoorbeeld niet één simpele stap van roken naar niet meer roken, maar een proces waarin meerdere fasen van gedragsverandering zijn te onderscheiden. Er zijn verschillende indelingen in fasen van gedragsverandering. Veelgebruikte modellen van fasen van gedragsverandering zijn het *Stages of Change-* en het *Precaution Adoption Process*model. In de verschillende modellen kunnen ten minste vier fasen worden onderscheiden: ongemotiveerd, gemotiveerd, actie en gedragsbehoud (zie figuur 4.4).

Mensen die niet gemotiveerd zijn om te stoppen met roken, overwegen (nog) niet om met roken te stoppen, tenminste niet op afzienbare termijn (bijvoorbeeld binnen zes maanden). Zij zijn zich soms niet bewust van hun ongezonde gedrag of bijvoorbeeld niet overtuigd van de negatieve gezondheidsgevolgen van roken voor hen persoonlijk, of vinden dat roken belangrijke voordelen heeft, belangrijker dan de negatieve gezondheidsconsequenties (een negatieve attitude). Mensen die gemotiveerd zijn, overwegen wel met roken te stoppen. Zij zijn zich bewust van de negatieve gevolgen van roken, maar voelen zich vaak niet in staat om te stoppen (een lage verwachte gedragscontrole). In het veelgebruikte Stages of Changemodel wordt ook nog onderscheid gemaakt tussen 'contemplatie' en 'preparatie'. Mensen in contemplatie willen wel stoppen met roken, maar niet op korte termijn, terwijl mensen in preparatie van plan zijn om binnen dertig dagen te stoppen met roken. Mensen in actie zijn recentelijk gestopt met

Figuur 4.4 Model van gedragsverandering

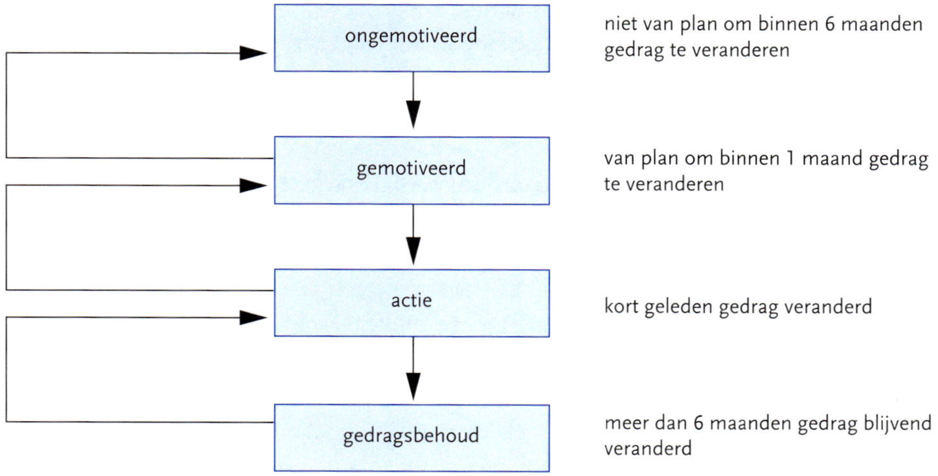

roken, en mensen in de behoudsfase zijn ten minste zes maanden geleden al gestopt met roken. Of het onderscheid tussen contemplatie en preparatie zinvol is, is twijfelachtig, zeker voor ander gezondheidsgedrag dan stoppen met roken.

Wanneer we weten in welke fase mensen zich bevinden, kan de voorlichting hierop worden afgestemd. Zo heeft het weinig zin om ongemotiveerde mensen te vertellen *hoe ze* moeten stoppen met roken omdat ze (nog) helemaal niet willen stoppen. Zij moeten eerst worden overtuigd van het belang van stoppen. Echter, mensen die wel al gemotiveerd zijn, hebben geen behoefte aan informatie over hoe belangrijk stoppen met roken is voor de gezondheid. Die kennis hebben ze al. Zij hebben meer belang bij informatie over praktische vaardigheden om ook echt met roken te kunnen stoppen. Inzicht in fasen van gedragsverandering kan zowel worden gebruikt voor opportunistische preventieactiviteiten als voor collectieve primaire preventie. Een huisarts kan bijvoorbeeld proberen te achterhalen in welke fase een roker op het spreekuur zit, zodat de arts het stoppen-met-rokenadvies hierop kan afstemmen (kader 4.2). Ook kan op basis van onderzoek naar de verdeling van rokers in de bevolking over verschillende fasen van gedragsverandering een stoppen-met-rokencampagne worden afgestemd op de gezamenlijke kenmerken van die groep. Ook kan worden besloten verschillende campagnematerialen te ontwikkelen voor rokers in verschillende fasen van gedragsverandering.

Kader 4.2 Fasen van verandering bij roken en de huisartsenpraktijk

Artsen worden door de meeste Nederlanders als de belangrijkste en betrouwbaarste bron van informatie over een gezonde leefstijl beschouwd. In veel programma's die zijn gericht op het bevorderen van gezond gedrag, worden daarom artsen betrokken. Vooral op huisartsen wordt vaak een beroep gedaan om bij te dragen aan voorlichtingscampagnes over bijvoorbeeld stoppen met roken, gezonde voeding of lichamelijke activiteit.

In een gemiddeld consult is echter meestal weinig tijd voor leefstijladvisering. Mede hierom zijn de afgelopen decennia materialen ontwikkeld die tot doel hebben huisartsen in staat te stellen in de beperkte tijd die ze hebben, hun cliënten of patiënten toch zinnige en toepasbare, op psychologische gedragsdeterminanten en fasen van verandering afgestemde leefstijladviezen te geven. Een voorbeeld hiervan is de zogenoemde minimale interventiestrategie (MIS) voor stoppen met roken.

De MIS is een stappenplan dat de huisarts met rokende patiënten doorloopt om hen, rekening houdend met hun fase van verandering, te stimuleren en te helpen met roken te stoppen. De MIS wordt in de multidisciplinaire medische richtlijn voor tabaksverslaving opgenomen als aanbevolen kortdurende interventie in de huisartsenpraktijk.

>>

>> Minimale interventiestrategie (MIS)

stap 1: rookprofiel bepalen	nicotineafhankelijkheid - A: rookt u gemiddeld tien of meer sigaretten per dag? - B: rookt u uw eerste sigaret binnen dertig minuten na het opstaan? - antwoord op A en/of B = ja: nicotineafhankelijkheid motivatie/fase van verandering - hebt u er wel eens over nagedacht om te stoppen met roken? - nee: niet gemotiveerd/precontemplatie, ga door met stap 2 - ja: zou u op korte termijn willen stoppen? nee: laag gemotiveerd, ga door met stap 2 ja: gemotiveerd/preparatie, ga door met stap 3
stap 2: motivatie verhogen	de huisarts leidt deze stap in, bijvoorbeeld met een rechtstreekse vraag: 'Waarom wilt u (nog) niet stoppen?' De huisarts geeft informatie over de nadelen van roken en de voordelen van stoppen met roken, waarbij ook aandacht wordt gegeven aan de voordelen op de korte termijn (bijvoorbeeld uithoudingsvermogen, geldbesparing, reukvermogen). Wanneer de patiënt zich niet laat overtuigen, laat de huisarts verdere stappen achterwege, maar biedt wel de stoppen-met-rokengids aan.
stap 3: barrières inventariseren en bespreken	de huisarts stelt vragen als 'Denkt u dat het u zal lukken?' en 'Waarom ging het de vorige keer mis?' Met dergelijke vragen tracht de huisarts zicht te krijgen op 'hoogrisicosituaties', situaties waarin de verleiding om te roken erg groot is. De huisarts selecteert met de patiënt een of twee barrières en bedenken samen mogelijke oplossingen. Hierbij kan worden verwezen naar de stoppen-met- rokengids. Als de patiënt hierna nog niet aan een stoppoging toe is, beperkt de huisarts zich verder tot het meegeven van de gids en nodigt de patiënt uit om later hierop terug te komen.
stap 4: stopafspraak maken	als de patiënt wel bereid is tot een stoppoging, adviseert de huisarts meteen een datum te kiezen. Hierbij wordt als richtlijn meegegeven een 'gemakkelijke' dag te kiezen, een dag waarop de eerder geïnventariseerde barrières niet veelvuldig aanwezig zullen zijn. De datum moet wel zo snel mogelijk zijn, het liefst binnen twee weken. De huisarts noteert de datum in het bijzijn van de patiënt om de afspraak te bekrachtigen en de patiënt het gevoel te geven dat hij of zij aan de afspraak gebonden is.
stap 5: hulpmiddelen uitreiken met instructies	de huisarts verwijst verder naar andere geschikte hulpmiddelen, zoals een stoppen-met-rokengids of de mogelijkheid van een stoppen-met-rokenadvies op maat (zie kader 3.1). Aan patiënten met nicotineafhankelijkheid kunnen nicotinevervangers worden aangeraden. Vooral patiënten met een sterke motivatie, maar met veel barrières en vaak veel mislukte eerdere pogingen kan de huisarts naar een groepscursus van de thuiszorg verwijzen.
stap 6: nazorg bieden	interventies zijn in het algemeen effectiever met een intensieve follow-up: - met een patiënt die een stopdag heeft afgesproken, wordt een eerste vervolgconsult gepland één week na de stopdag, en een tweede twee maanden na de stopdag - met een patiënt die niet verder kwam dan stap 3, wordt een vervolgconsult gepland binnen twee maanden - bij een patiënt die niet verder kwam dan stap 2, ligt het initiatief bij de patiënt - bij elke patiënt wordt navraag gedaan naar rookgedrag, motivatie en/of stoppoging bij elk volgend contact

Bronnen: Pieterse M. Stoppen met roken met hulp van de huisartspraktijk. Enschede: Twente University Press, 1999. Conceptrichtlijn Behandeling van Tabaksverslaving. Utrecht: Kwaliteitsinstituut voor de gezondheidszorg CBO, december 2003.

Methoden

Gezondheidsvoorlichting is gericht op gedragsverandering via beïnvloeding van persoonlijke, vooral psychologische of cognitieve determinanten zoals kennis, attitudes en gedragscontrole. Wanneer ter bevordering van gezond gedrag ook omgevingsdeterminanten worden beïnvloed om gezond gedrag gemakkelijker te maken of zelfs af te dwingen, spreken we van *health promotion*. Voorbeelden hiervan zijn recente programma's op scholen waar niet alleen voorlichting of educatie werd gegeven over gezonde voeding en/of meer bewegen, maar ook groente en fruit op school werd uitgedeeld of extra gymlessen werden gegeven. Een voorbeeld uit de bedrijfsgezondheidszorg zijn programma's waarbij werknemers voorlichting krijgen over een gezonde leefstijl, en tegelijkertijd het aanbod van gezonde voedingsmiddelen in de bedrijfskantine wordt uitgebreid en werknemers gesubsidieerd lid kunnen worden van een sportclub.

Bij gezondheidsvoorlichting wordt vaak onderscheid gemaakt tussen massamediale campagnes en interpersoonlijke gezondheidsvoorlichting en tussen generieke en meer geïndividualiseerde (voorlichting op maat, *tailored*) gezondheidsvoorlichting.

De wellicht het meest in het oog springende vorm van gezondheidsvoorlichting is de *massamediale campagne*. Recente voorbeelden hiervan zijn de 'Drank maakt meer kapot dan je lief is'-campagne en de 'Maak je niet dik'-campagne. Bij massamediale voorlichting worden bijvoorbeeld posters, folders, tv- en/of radiospots ingezet om de boodschap over te brengen. Via dergelijke media kunnen korte boodschappen worden gecommuniceerd. De massamediale campagnes zijn daarom vooral geschikt om een onderwerp zonder al te veel nuances onder de aandacht te brengen van het publiek. Massamediale campagnes kunnen eenvoudige kennis verbeteren van de doelgroep over de relatie tussen gedrag en gezondheid, kunnen leiden tot enige attitudeverandering en tot verbetering van de motivatie tot gezond gedrag. Massamediale campagnes zijn echter in het algemeen ongeschikt om vaardigheden of mogelijkheden voor gezond gedrag te verbeteren. In een recent rapport van de Gezondheidsraad werd dan ook geconcludeerd dat dergelijke campagnes op zichzelf vrijwel nooit tot aantoonbare gedragsverandering leiden. Massamediale campagnes zijn dus vooral belangrijk in de eerste fasen van gedragsverandering (zie paragraaf 4.5.1): mensen bewust maken van een potentieel gezondheidsprobleem of van de relatie tussen bepaald gedrag en gezondheid.

Om ook *vaardigheden* voor gezond gedrag te versterken en daarmee de kans op gedragsverandering te vergroten is een meer persoonlijke benadering noodzakelijk. (Inter)persoonlijke GVO kan één op één worden gegeven, bijvoorbeeld door de huisarts zoals beschreven in kader 4.2 of in groepsverband.

Bij massamediale campagnes is het bereik vaak groot, maar de effectiviteit beperkt; bij interpersoonlijke GVO is de kans op effect veel groter, maar is het bereik juist beperkt. Om persoonlijke gezondheidsvoorlichting aan grote groepen mensen te geven, wordt gebruikgemaakt van informatie- en communicatietechnologie (ICT), om zo 'geautomatiseerd advies op maat' te geven (zie kader 4.1).

Evidentie

Onderzoek naar de *gezondheidseffecten* van gezondheidsbevordering is schaars. Dit komt vooral omdat het tijdsinterval tussen interventie en te constateren effect bij gezondheidsbevordering meestal zeer lang is. De gezondheidseffecten van succesvolle interventies gericht op stoppen met roken of gezonde voeding zijn pas vele jaren later te zien in de incidentie van bijvoorbeeld longkanker of hart- en vaatziekten. Overigens is de daling die in de afgelopen jaren is opgetreden in de longkankersterfte bij mannen, grotendeels het gevolg van gezondheidsbevordering (roken), maar is de bijdrage van de verschillende programma's en andere interventies daaraan nooit vast te stellen.

Effecten van gezondheidsbevordering worden daarom meestal bepaald op basis van mate van verandering van gedrag (bijvoorbeeld aantal mensen dat gestopt is met roken, meer is gaan bewegen, zich aan de veiligheidsvoorschriften op de werkplek houdt), of op basis van verandering van biomedische risicofactoren zoals serumcholesterol, bloeddruk of *body mass index* (BMI).

De kans dat gezondheidsvoorlichting *effectief* is in termen van bevordering van gezond gedrag, is groter naarmate de voorlichtingsboodschap nauwer aansluit bij gedragsdeterminanten die van persoonlijk belang zijn voor de mensen in de doelgroep. Dat is beter te bereiken met interpersoonlijke gezondheidsvoorlichting dan met massamediale benaderingen. Voor stoppen met roken blijkt de minimale interventiestrategie (MIS) (kader 4.2) te leiden tot bijna een verdubbeling van het aantal mensen dat stopt met roken bij toepassing door huisartsen. Voor jongeren geldt dat prijsverhoging van tabak de beste strategie is om roken terug te dringen. Prijsverhogingen door een verhoging van accijns leiden ook tot een verlaging van de verkoop van alcohol.

Geautomatiseerd advies op maat blijkt vooral effectief voor bevordering van gezonde eetgewoonten en lichamelijke activiteit, maar wordt ook met succes toegepast in de bestrijding van alcoholmisbruik en bij preventie van depressie.

Het feit dat in Nederland de verspreiding van hiv/aids beperkt is gebleven, wordt mede toegeschreven aan de gezondheidsvoorlichting over dit onderwerp. Waarbij in andere landen vaak werd gekozen voor sterk angstaanjagende massamediale voorlichting, is in Nederland gekozen voor een planmatige aanpak gericht op voorlichting aan specifieke doelgroepen over wat mensen kunnen doen om het risico te verminderen. Deze voorlichting ging gepaard met veiliger seksueel gedrag, met name condoomgebruik. Overigens is in de eerste jaren van deze eeuw het aantal diagnosen van seksueel overdraagbare aandoeningen inclusief hiv toegenomen. Dit kan deels worden verklaard doordat meer mensen zich hebben laten testen, maar lijkt ook te maken te hebben met onveilig seksueel gedrag. De betere behandelingsmogelijkheden van hiv-besmetting zouden hier mede debet aan kunnen zijn.

Vraag
Is massamediale voorlichting de beste manier om gezond gedrag te bevorderen?

4.4.2 Concrete interventies op het terrein van gezondheidsbevordering

De belangrijkste leefstijlthema's in gezondheidsbevordering zijn roken, voeding, lichamelijke activiteit, alcohol en drugsgebruik. Kader 4.3 geeft een overzicht van de belangrijkste aanbevelingen voor gezond gedrag zoals die in Nederland in gezondheidsbevordering worden gebruikt.

Roken

De essentie van de preventie van gezondheidsschade door roken – zowel hart- en vaatziekten als vele vormen van kanker en chronische luchtwegaandoeningen – is *gedragsbestendiging* (niet beginnen met roken) of *gedragsverandering* (stoppen met roken) via gezondheidsvoorlichting, gecombineerd met gezondheidsbeschermingsmaatregelen (zie paragraaf 4.5) op het gebied van wetgeving, accijns, reclame, beschikbaarheid en rookvrije ruimten. De doeltreffendheid van de vele soorten GVO-programma's tegen roken is wisselend. Via de Tabakswet uit 1988, aangescherpt in 2002, wordt de verkrijgbaarheid van tabak bemoeilijkt en wordt getracht de schade voor niet-rokers te beperken, onder andere door het roken in openbare gebouwen te verbieden. De overheid kan de tabaksindustrie beperkingen bij de reclame opleggen. Zo is tabaksreclame op de televisie verboden. Europese richtlijnen dringen tabaksreclame steeds verder terug. Van accijnsverhoging is bekend dat dit tot minder gebruik leidt. Sinds de Tweede Wereldoorlog is de prevalentie van roken bij Nederlandse mannen sterk gedaald van ongeveer 90% naar ruim 30% in 2004. In dezelfde periode is de prevalentie bij vrouwen eerst echter gestegen tot ruim 30%, met de laatste jaren weer een daling tot 25%.

Een belangrijke doelgroep voor het *antitabaksbeleid* zijn tieners die nog niet roken, dus in de laatste twee klassen van het basisonderwijs en de eerste klassen van het voortgezet onderwijs. Hierbij is een integraal antirookbeleid van belang met hoofdtaken voor ouders, leerkrachten, medewerkers van de jeugdgezondheidszorg, sportleiders, club- en buurthuiswerkers en 'trendsetters' om te voorkomen dat leerlingen van het voortgezet onderwijs met roken beginnen.

Daarnaast moet elke roker *hulp* kunnen krijgen om met roken te stoppen, en zeker diegenen die al symptomen van hart- en vaatziekten of astma/COPD hebben en daardoor mogelijk ook meer gemotiveerd zijn. Bij stoppen-met-rokenprogramma's door Thuiszorgorganisaties, GGD's en andere instanties zijn persoonlijk contact tussen voorlichter en cliënt en een intensief, gevarieerd vervolgtraject gewenste aspecten. Nicotinesubstitutie met kauwgom, pleisters, tabletten en inhaler, en gebruik van het geneesmiddel bupropion kunnen de gewenste gedragsverandering ondersteunen door onthoudingsverschijnselen tegen te gaan.

Elke beroepsbeoefenaar in de gezondheidszorg moet alert zijn op eventueel rookgedrag van zijn of haar patiënten/cliënten, en in staat zijn behulpzaam te zijn bij het stoppen met roken dan wel te verwijzen naar iemand die dat kan. De zogenoemde minimale interventiestrategie (MIS) die helpt om stoppen-met-rokenadvise-

Kader 4.3 Aanbevelingen voor gezond gedrag en percentage dat voldoet aan aanbevelingen

Gezondheids-gedrag	Aanbeveling	% dat aan de aanbeveling voldoet
roken	niet roken	vrouwen: 75% mannen: 69%
voeding	Richtlijnen goede voeding - eet 150-200 gram groente per dag - eet 200 gram (twee stuks) fruit per dag - eet tweemaal per week vis, waarvan zeker eenmaal vette vis, zoals haring, paling, makreel of zalm - eet meer volkoren graanproducten, zoals volkorenbrood - kies voor onverzadigde vetten in plaats van verzadigde vetten en transvetten - eet magere in plaats van volle zuivel- en vleesproducten - eet minder dan 6 gram zout per dag - drink als vrouw maximaal één glas per dag; als man maximaal twee glazen per dag	vrijwel niemand voldoet aan alle aanbevelingen; 8% voldoet aan aanbeveling voor verzadigd vet
lichaams-beweging	ten minste dertig minuten per dag; jongeren en mensen die willen afvallen ten minste zestig minuten per dag	ongeveer 50% van de volwassenen van 18-55 jaar
alcohol	voor vrouwen maximaal één alcoholische consumptie; voor mannen maximaal twee alcoholische consumpties per dag	vrouwen: 90% mannen: 86%

Bron: http://www.rivm.nl/vtv.

ring in de gezondheidszorg te systematiseren (zie kader 4.2), is daarbij een nuttig instrument. Een bijzondere verantwoordelijkheid ligt bij degene die prenatale zorg levert. Bij het uitoefenen van de gezondheidszorg en in instellingen van gezondheidszorg behoort niet te worden gerookt. De praktische uitvoering van hulp bij het stoppen met roken staat beschreven in materiaal van het Nederlands Huisartsengenootschap (NHG) en van de Stichting Volksgezondheid en Roken (StiVoRo).

Voeding

Het verband tussen voeding en het risico op het krijgen van hart- en vaatziekten, deficiëntieziekten, diabetes mellitus, overgewicht en osteoporose staat wetenschappelijk vast. De relatie tussen voeding en bepaalde vormen van kanker is veel minder duidelijk. De zogeheten *Richtlijnen goede voeding* zijn bedoeld om de overheid steun te bieden bij het ontwikkelen van een voedingsbeleid en bij het volgen van de effecten van dat beleid. Deze richtlijnen vormen tevens de basis voor de voedingsvoorlichting in ons land. Ze zijn in 2006 opnieuw vastgesteld en bevelen een verbetering in de vetzuursamenstelling (een hogere verhouding tussen onverzadigd en verzadigd vet) van de voeding aan, een verhoging van de consumptie van groente, fruit en voedingsvezel, en een beperking van de consumptie van suiker, zout en alcohol. Daarnaast is voldoende lichaamsbeweging opgenomen in de richtlijnen omdat preventie van overgewicht afhankelijk is van de balans tussen voedselinname en lichamelijke activiteit.

Artsen moeten een globaal *voedingsadvies* kunnen geven aan hun patiënten en moeten hen kunnen begeleiden bij verandering van de voedingsgewoonten. Voor meer gedetailleerde informatie en adviezen kan de arts verwijzen naar een diëtist. Een huisarts kan bij risicopatiënten actief op zoek gaan naar ongezonde voedingsgewoonten en een op de patiënt toegesneden advies geven, hetgeen beter werkt dan algemene informatie, bijvoorbeeld via folders in de wachtkamer. Motivatie voor gedragsverandering kan worden bevorderd door duidelijke en praktische aanbevelingen voor smakelijke en betaalbare gezonde voeding.

Naast voedingsvoorlichting zijn er in Nederland ook voedingsmaatregelen op het gebied van de gezondheidsbescherming (zie paragraaf 4.5), zoals toevoeging van jodium aan broodzout ter preventie van endemische krop (struma), en controle door de Voedsel en Waren Autoriteit (VWA) op voedselhygiëne en voedselkwaliteit.

Lichaamsbeweging

Gebrek aan lichaamsbeweging is geassocieerd met hart- en vaatziekten, borstkanker, diabetes mellitus, overgewicht, osteoporose en depressie. *De Nederlandse Norm Gezond Bewegen* uit 1998 is eigenlijk heel eenvoudig: ten minste vijf dagen per week dertig minuten (zestig minuten voor jongeren en voor mensen die willen afvallen) matig intensieve beweging, zoals wandelen, fietsen, tuinieren, traplopen en dergelijke. Benadrukt moet worden dat lichamelijke inspanning regelmatig plaats dient te vinden en dit is het beste te garanderen als de inspanning wordt geïntegreerd in de dagelijkse routine, zoals lopen en fietsen naar en van het werk of school. Om te voldoen aan de norm voor gezond bewegen is sporten niet noodzakelijk. Sporten in groepsverband kan de continuïteit van de lichamelijke activiteit uiteraard wel bevorderen.

Beroepsbeoefenaren in de gezondheidszorg dienen bij hun cliënten navraag te doen naar eventuele lichamelijke inactiviteit, vooral bij degenen die al bekend zijn met andere risicofactoren voor hart- en vaatziekten. Inactieven dienen een persoonlijk advies en enige vorm van begeleiding te krijgen. In Den Haag is in dit kader een project gaande op het gebied van 'bewegen op recept'. In dit project kunnen huisartsen 'meer bewegen' aan hun cliënten voorschrijven, die dan tegen een beperkte vergoeding onder begeleiding aan georganiseerde activiteiten op het gebied van sport en beweging kunnen meedoen.

Alcohol

Alcohol kan zowel bevorderlijk als schadelijk zijn voor de gezondheid. Matige gebruikers hebben een iets hogere levensverwachting dan geheelonthouders of zware drinkers, vooral dankzij een lagere incidentie van hart- en vaatziekten. Alcoholmisbruik kan leiden tot morbiditeit en voortijdige sterfte via een scala van gezondheidsproblemen, waarvan de belangrijkste ongevallen en psychosociale klachten zijn. Tegenover opbrengsten van alcohol voor de overheid in de vorm van accijns staan hoge maatschappelijke kosten, ten gevolge van bijvoorbeeld verkeersongevallen, geweldsdelicten, ziekteverzuim en verhoogde medische consumptie in het algemeen.

De grens tussen matig gebruik en overmatig gebruik is door deskundigen bij ongeveer drie consumpties per dag gelegd, en hangt samen met leeftijd en geslacht. Ongeveer een miljoen Nederlanders gebruiken gemiddeld meer dan drie alcoholische consumpties per dag; hiervan is een groot deel niet als zodanig bij de huisarts bekend. De regionale instellingen voor verslavingszorg verlenen jaarlijks hulp aan ruim twintigduizend alcoholverslaafden. Een bijzonder aspect vormt het polydrugsgebruik. De combinatie van alcohol met cocaïne, ecstasy, enzovoort, kan tot grote problemen leiden.

Over het algemeen is de publieksvoorlichting gericht op matiging. Preventie van overmatig alcoholgebruik bij jongeren is gericht op het voorkomen van *binge-drinking* (tijdens één gelegenheid meer dan vijf glazen alcoholische drank, in de praktijk overigens vaak veel meer). Abstinentie wordt gepropageerd voor als men nog moet rijden, werken, sporten of studeren. De doeltreffendheid van dit soort voorlichting ten aanzien van alcoholmisbruik is nog niet duidelijk aangetoond. Interventies via scholen en internetzelfhulpprogramma's zijn veelbelovend.

Naast voorlichting bestaan er allerlei ontmoedigende maatregelen van de overheid, zoals prijsverhoging (accijns) en beperking van reclame voor en beschikbaarheid van alcohol, maatregelen die ook tot de gezondheidsbescherming kunnen worden gerekend (paragraaf 4.5).

De huisarts kan trachten actief diegenen op te sporen die reeds te veel drinken, gevolgd door hulp bij het wijzigen van dit risicogedrag. Vermoeden van alcoholmisbruik kan gebaseerd zijn op een scala van lichamelijke of psychosociale klachten zoals genoemd in de NHG-Standaard *Problematisch alcoholgebruik*. Probleemdrinkers kunnen bij hun gedragswijziging worden begeleid door de huisarts dan wel worden verwezen naar een regionale instelling voor verslavingszorg, particuliere organisaties zoals de Anonieme Alcoholisten en Al-Anon, of het Algemeen Maatschappelijk Werk.

Drugs

In de Nederlandse wetgeving wordt, op grond van de ernst van de potentiële gezondheidsschade, onderscheid gemaakt tussen *softdrugs* (cannabisproducten zoals hasj en marihuana) en *harddrugs* (met name heroïne, cocaïne, ecstasy en andere synthetische drugs). Vooral het gebruik van harddrugs zoals heroïne en cocaïne heeft ernstige effecten: verslaving, maatschappelijke uitval en lichamelijke afwijkingen, tot volledige geestelijke en lichamelijke verloedering van de gebruiker toe. Overigens wordt inmiddels steeds duidelijker dat ook cannabisproducten belangrijke en blijvende gezondheidsschade kunnen toebrengen.

Het gebruik van softdrugs, cocaïne en zogenoemde recreationele drugs (*partydrugs*) zoals ecstasy neemt toe in Nederland. Het gebruik van opiaten zoals heroïne lijkt al jaren stabiel. Weinig landen delen het Nederlandse gedoogbeleid ten aanzien van softdrugs en onze tamelijk tolerante houding ten opzichte van drugsgebruik in het algemeen.

Voorlichting richt zich met name op jongeren vanaf 12 jaar en op de intermediairs die regelmatig contact met jongeren hebben (leerkrachten, jongerenwerkers, enzovoort). Voorlichting over drugs wordt geïntegreerd in een bredere benadering waarin ook aandacht wordt besteed aan alcohol, medicijnen en tabak. De *voorlichting over drugs* vindt niet alleen plaats op scholen, maar ook in internaten, ambulante jeugdinstellingen (bijvoorbeeld het Jongeren Advies Centrum en de jeugdreclassering) en in de jeugdpsychiatrie. Daarnaast zijn er massamediale campagnes, voorlichting via het internet en een landelijke drugsinformatielijn. De overheid stimuleert bijzondere voorlichtingsmethoden op plaatsen waar vaak drugs worden gebruikt, zoals coffeeshops, discotheken en tijdens *dance events* en houseparty's.

De effecten van de preventie van problematisch drugsgebruik met behulp van voorlichting zijn beperkt. Daarom is het belangrijk dat er ook gezondheidsbeschermingsprogramma's (paragraaf 4.5) zijn om de risico's voor de gebruiker, diens directe omgeving en voor de maatschappij als geheel te beperken. In het kader hiervan worden methadon, condooms (drugsprostitutie) en schone spuiten verstrekt samen met voorlichting over veilig vrijen. Het doel van methadonverstrekking is de drugsgebruiker los te maken van het criminele circuit, de verslaving te stabiliseren en te streven naar ontwenning. Helaas zijn ook hier de resultaten beperkt. Verdere preventieve activiteiten liggen vooral op het terrein van politie en justitie. Die richten zich met name op de vermindering van het aanbod door middel van het onderscheppen van partijen drugs en het vervolgen van drugshandelaars.

4.5 GEZONDHEIDSBESCHERMING

4.5.1 Theorie en methoden van gezondheidsbescherming

Theorie

Is bij gezondheidsbevordering het aangrijpingspunt het gedrag van de mens, bij *gezondheidsbescherming* gaat het om zijn omgeving. Interventies in het kader van gezondheidsbescherming (health protection) zijn erop gericht die omgeving veiliger of gezonder te maken. Dat kan door de gevaren bij de bron te beperken (vangrails langs snelwegen, voedselveiligheidscontroles) of door een barrière op te werpen tussen de schadelijke omgeving en de mens, bijvoorbeeld de aanleg van een geluidswal tussen de snelweg en een woonwijk.

Het *onderscheid* tussen gezondheidsbescherming en -bevordering is niet altijd heel scherp. Anders dan de aanleg van een geluidswal zal men een interventie met het doel gehoorbeschermers te laten dragen door werknemers in een lawaaiige fabriekshal eerder rekenen tot de gezondheidsbevordering dan tot gezondheidsbescherming. Soms is de ingreep in de omgeving, bijvoorbeeld de aanleg van fietspaden, dienstbaar aan het bevorderen van gezond gedrag (meer beweging), en wordt een dergelijke omgevingsverandering onder gezondheidsbevordering geschaard. Soms is het te stimuleren gedrag echter bedoeld om aan een veiligere of gezondere omgeving voor anderen bij te dragen en beschouwt men het als gezondheidsbescherming. Voorbeelden daarvan zijn het stimuleren van het terugbrengen van overtollige geneesmiddelen naar de apotheek en het gescheiden inleveren van chemisch afval. Een enkele keer zitten aan een interventie zowel bevorderingsaspecten (gericht op de betrokkene zelf) als beschermingsaspecten (gericht op de gezondheid van anderen). Dit is bijvoorbeeld het geval bij de Tabakswet die enerzijds is gericht op het stimuleren van niet-roken en anderzijds op het creëren van rookvrije ruimten. Meestal is het echter goed mogelijk interventies ondubbelzinnig toe te wijzen aan de categorie gezondheidsbescherming. Dergelijke duidelijke voorbeelden zullen in het vervolg aan de orde komen.

Het begrip *omgeving* (zie ook hoofdstuk 2) is heel breed en heeft zeer verschillende aspecten, zoals *fysieke* (bijvoorbeeld straling), *chemische* (bijvoorbeeld pcb's) en *biologische* (infectiedruk vanuit de omgeving met micro-organismen). Veilig drinkwater is een klassiek voorbeeld van gezondheidsbescherming waarbij zowel het chemische als het biologische aspect van belang is. Wat minder vanzelfsprekend zijn de culturele en psychosociale aspecten van de omgeving. Sommige daarop gerichte interventies, zoals die betreffende de eetcultuur, zal men rangschikken onder de gezondheidsbevordering. Interventies betreffende de psychohygiëne, zoals een verbod op discriminatie, zal men eerder rekenen tot de gezondheidsbescherming. Op de preventie in de psychosociale sfeer wordt in deze paragraaf niet nader ingegaan.

Methoden

Gezondheidsbescherming maakt vooral gebruik van *technische interventies* (vangrails, roetfilters, drinkwaterbereiding, riolering, enzovoort). Om ervoor te zorgen dat dergelijke technische interventies consequent worden toegepast, is in de meeste gevallen wet- en regelgeving noodzakelijk, evenals een organisatie die op de naleving van die wetten en regels toeziet. Deze methoden worden bij gezondheidsbevordering juist minder vaak gebruikt. Dat is begrijpelijk. Formele eisen aan in de bouw te gebruiken materialen tasten veel minder de persoonlijke levenssfeer aan dan bijvoorbeeld eisen betreffende de veiligheid van het seksueel gedrag. Toch beschermt de wetgever ons ook wel zo nu en dan tegen onszelf, dat wil zeggen tegen onze eventuele neiging tot ongezond, riskant gedrag, zoals met de verplichting van de bromfietshelm en de veiligheidsgordel.

Naast wet- en regelgeving worden ook vaak *financiële prikkels* gebruikt, bijvoorbeeld in de vorm van subsidieregelingen en gunstige fiscale tarieven. Gemeentelijke subsidieregelingen voor woningonderhoud en -verbetering bevatten vaak de eis van het gebruik van milieuvriendelijk en ongevaarlijk materiaal. Ook het verwijderen van loden waterleidingen wordt zo gestimuleerd. Het lage btw-tarief voor werk aan woningen ouder dan 15 jaar, door de Europese Unie mogelijk gemaakt, past hier bij.

Nauw verwant aan de voorkeur voor wet- en regelgeving is de voorkeur voor een grootschalige, uniforme aanpak. Minimumeisen aan drinkwater zullen niet van gemeente tot gemeente variëren.

Terwijl in de sfeer van de bevordering maatwerk bijna altijd geboden is, is dat bij de bescherming dus vaak niet nodig. De methodiek van de gezondheidsbescherming blijft niet beperkt tot het gebruik van wet- en regelgeving en voorzieningen. Communicatie en voorlichting worden ook ingezet om gezondheidsbescherming te stimuleren, wanneer het erom gaat mensen te bewegen tot gedrag dat gericht is op het behoud van een veilige en gezonde omgeving. Voorbeelden daarvan zijn campagnes en voorlichting die gericht zijn op het zo min mogelijk vervuilen van oppervlaktewater of het netjes afgeven van chemisch afval.

Evidentie

De bewijsvoering voor de gezondheidseffecten van gezondheidsbeschermende maatregelen is soms duidelijk. Niemand twijfelt nog aan het gezondheidsnut van schoon drinkwater en goede riolering. De grootschalige aanleg van hygiënische waterleidingen in de negentiende eeuw werd in 2007 niet voor niets in een door het *British Medical Journal* georganiseerde prijsvraag gekozen als de belangrijkste medische uitvinding. De bewijzen voor dat nut zijn daarbij nog eens op een rijtje gezet. Ook voor maatregelen die op andere wijze de infectiedruk uit de omgeving verminderen, is simpel bewijs in de vorm van een afgenomen frequentie van incidenten volop aanwezig, zoals bij de strijd tegen *Legionella*.

Veel lastiger is de vraag te beantwoorden of de betrokken maatregelen, zoals bij *Legionella*, soms niet *overdreven* zijn, uit het oogpunt van de verhouding tussen kosten en risico's. Het klimaat van angst, dat na infectie-incidenten ontstaat, laat vaak niet toe met minder verstrekkende maatregelen te experimenteren. Tijdens de grote West-Friese Floratentoonstelling in Bovenkarspel in 1999 werden door de nevel die werd verspreid door een met *Legionella* besmet showmodel van een whirlpool 200 mensen ziek, van wie er 32 overleden. Een dergelijk incident dat vanzelfsprekend veel publiciteit genereert, leidt vaak tot vergaande maatregelen zonder een zorgvuldige kosten-batenanalyse.

Ook bij onderwerpen zoals bodemsanering en asbestverwijdering gaat het in veel situaties om zeer hoge kosten ter bescherming tegen een waarschijnlijk beperkt gezondheidsrisico, maar ook hier is – mede gezien de publieke opinie – een terughoudendere benadering nauwelijks aanvaardbaar. In ieder geval zullen bij dergelijke maatregelen de gezondheidseffecten veel moeilijker te beoordelen zijn. Vaak zal de evidentie voor de effectiviteit zich dan beperken tot het vaststellen of de maatregel werkelijk wordt nageleefd.

Bij het schatten van het te verwachten resultaat van wettelijke maatregelen die gericht zijn op gedrag, moet uiteraard rekening worden gehouden met het feit dat de naleving nooit volledig zal zijn. De Tabakswet, die gericht is op een rookvrije omgeving, werkt tegenwoordig met controles en sancties, die instellingen niet meer kunnen negeren. Daarom is er ook hier geen twijfel meer over het effect op het creëren van rookvrije ruimten. Ook bij wet- en regelgeving op het gebied van de veiligheid van bouwmaterialen en op het gebied van voedsel kan vaak goed op naleving worden gecontroleerd. Helaas is bij veel voorschriften de sanctie op niet-naleving minder goed geregeld. Daardoor blijft het nalevingsniveau achter bij wat men zou wensen. Dat was een van de redenen om de Tabakswet aan te scherpen tot de huidige strenge regeling.

Vraag
Wat is het verschil tussen gezondheidsbevordering en gezondheidsbescherming, en wat is de rol van de overheid in beide?

4.5.2 Concrete maatregelen op het terrein van gezondheidsbescherming

Ordening

De *toepassingsgebieden* van gezondheidsbescherming kan men indelen naar de eerder genoemde aspecten van de omgeving (fysiek, chemisch, biologisch, enzovoort), maar ook naar de soorten omgeving en producten daarin. Deze laatste ordening heeft als voordeel dat deze aansluit bij herkenbare preventieve praktijkgebieden (tabel 4.1).

Het zal duidelijk zijn dat de vermelde instanties en werksoorten niet als enige op de genoemde gebieden aan preventie bijdragen. Bovendien zijn er meer relevante gebieden, die vooral te maken hebben met veiligheid. Een voor de hand liggend voorbeeld is de verkeersveiligheid. Dankzij een combinatie van goede wet- en regelgeving en een goede infrastructuur (rotondes, 30 km-gebieden, fietspaden, enzovoort), is Nederland samen met Zweden het meest verkeersveilige land ter wereld. Op die manier wordt veel sterfte en blijvende gezondheidsschade voorkomen. Andere projecten en beleidsterreinen die betrekking hebben op veiligheid, en daarmee ook van belang zijn voor de volksgezondheid, zoals de Deltawerken, terrorismebestrijding en defensie, zullen niet direct tot de gezondheidsbescherming worden gerekend, maar hebben wel gezondheidsbeschermende effecten.

Uit de hierboven gegeven opsomming blijkt duidelijk dat gezondheidsbescherming voor een heel groot deel op vanzelfsprekende wijze geïncorporeerd is in sectoren buiten de (preventieve) gezondheidszorg, zonder dat het begrip gezondheid daarbij expliciet aan de orde is. Juist omdat het gezondheidsaspect in veel van die sectoren en terreinen niet meer nadrukkelijk wordt benoemd, is het vaak nodig van-

Tabel 4.1 Gezondheidsbescherming naar soorten omgeving en producten daarin

thuis	preventieve deel van de thuiszorg, bijvoorbeeld verkleinen valrisico in huis
school	schoolgezondheidszorg (bijvoorbeeld de taak van controle op de hygiëne (van wc'tjes) in het school- of kinderopvanggebouw)
arbeidsplaats	arbeidsgezondheidszorg
gebouwen	bouw- en woningtoezicht
drinkwater	milieu-inspectie van VROM
producten	toezicht vanuit de Voedsel en Waren Autoriteit (VWA)
milieu	afdeling medische milieukunde van de (grote) GGD
psychosociaal klimaat	afdeling openbare geestelijke gezondheidszorg (psychohygiëne) van de GGD (bijvoorbeeld het bestrijden van een vijandig klimaat voor buitenlanders of homo's)

uit de gezondheidssector kritisch de ontwikkelingen in andere sectoren te volgen. Dit wordt wel *intersectoraal gezondheidsbeleid* genoemd (zie paragraaf 4.7). De Wet collectieve preventie volksgezondheid (WCPV) geeft dan ook de opdracht aan het gemeentebestuur om de GGD te consulteren over te nemen maatregelen in andere sectoren. Op Europees niveau is in het Verdrag een soortgelijke bepaling opgenomen: regelingen moeten op hun gezondheidseffect zijn beoordeeld alvorens van kracht te kunnen worden.

Drinkwater en riolering

Zoals hierboven werd gezegd is de betrouwbare drinkwatervoorziening in combinatie met riolering waarschijnlijk de belangrijkste, ooit getroffen volksgezondheidsmaatregel. Dat is opmerkelijk. Geen vaccins, geen antibiotica, geen veilig voedsel, laat staan medische ingrepen, maar een veilige watervoorziening heeft tot nu toe het meest bijgedragen aan de gezondheid, vastgesteld met moderne, redelijk betrouwbare becijferingen. Gelukkig beschikt Nederland over een uitstekend stelsel van waterleiding, riolering en andere basale voorzieningen, en is de daarmee te behalen gezondheidswinst al gerealiseerd. Dat betekent dat de preventieve en curatieve gezondheidszorg hier juist een belangrijke taak hebben in het verder verbeteren van de gezondheid.

In Nederland moet het *leidingwater* aan wettelijke kwaliteitseisen voldoen. De nationale wetgeving is in overeenstemming met de Europese Drinkwaterrichtlijn, die weer is gebaseerd op eisen van de Wereldgezondheidsorganisatie (WHO). In de Waterleidingwet en het Waterleidingbesluit staat voor 57 stoffen beschreven wat de hoeveelheid van deze stoffen in het drinkwater mag of moet zijn en op welke wijze het drinkwater moet worden gecontroleerd. Die controle moet dagelijks tijdens alle fasen van de verwerking geschieden: bij de winning, bij de zuivering, bij de aftappunten in het net en steekproefsgewijs bij de consument thuis. Zijn er verhoogde concentraties van een stof, dan treedt men direct op, bijvoorbeeld door een extra zuivering of, in het uiterste geval, door sluiting van de bron of inlaat. Men wacht niet tot de maximaal toegestane norm is bereikt.

Een apart onderwerp vormt het risico van *Legionella*. Niet particuliere huizen, maar grote instellingen, zoals hotels en ziekenhuizen vormen een risico, doordat de leidingen er lang zijn en het water er gemakkelijk een temperatuur tussen 20 en 55 °C bereikt (de temperatuur waarbij de *Legionella*bacterie gedijt), terwijl er diverse tappunten zijn die slechts incidenteel worden gebruikt, en leidingen dus niet regelmatig worden doorgespoeld. Ook koeltorens vormen een risico. Sinds 1 januari 2004 zijn bedrijven verplicht in een beheersplan vast te leggen wat ze ondernemen tegen de *Legionella*dreiging. Mede op instigatie van Nederland wordt al vele jaren een internationale, zwarte lijst bijgehouden van hotels die te weinig tegen de bacterie ondernemen. Dat werkt wegens de dreigende reputatieschade zeer preventief.

Voedsel

Ondervoeding door gebrek aan voedsel is in Nederland, in het algemeen, geen onderwerp van belang. In sommige omstandigheden, zoals in ziekenhuizen en verzorgingstehuizen, kan ondervoeding nog wel eens optreden, niet door voedselgebrek, maar eerder door de aanpak van de zorg. Overvoeding is daarentegen een wijdverbreid en steeds ernstiger verschijnsel, waarbij een omgeving met een door de voedingsindustrie opgedrongen overaanbod een rol speelt. Recentelijk pleiten deskundigen er steeds vaker voor om naast gezondheidsbevordering ook gezondheidsbeschermende maatregelen ter bestrijding van de epidemie van ernstig overgewicht in te zetten. Bij gezondheidsbescherming gaat het echter meestal niet over de aard en hoeveelheid van het voedsel of het voedingsgedrag, maar over de *veiligheid*. Voedsel kan toxisch en/of microbiologisch riskant zijn. Voedselinfecties zijn ook in Nederland niet zeldzaam, door het te lang bewaren van bederfelijke voedingsmiddelen of door een gebrek aan hygiëne bij bewaren of bereiden, zowel in de horeca als in huishoudens.

Meldingen van negatieve gezondheidsconsequenties van voedselvergiftigingen en -verontreinigingen, die niet zijn veroorzaakt door micro-organismen, zijn veel zeldzamer. Dat is begrijpelijk. Veel van deze vergiftigingen of verontreinigingen leiden pas lang na het gebruik of na langdurig gebruik tot ziekteverschijnselen. Bij carcinogenen in het voedsel is een merkbaar effect meestal pas vele jaren of zelfs decennia na inneming te verwachten.

Om de voedselveiligheid te bevorderen vindt bewaking van de kwaliteit van het voedsel daarom vooral plaats bij de productie, de distributie en de verkoop. Incidenten, zoals de BSE-problematiek en de dioxinevervuiling van het veevoer, waaronder kippenvoer, hebben de noodzaak aangetoond van bewaking in de gehele voedselketen. Criminele activiteiten rond de handel en toediening van hormonen en antibiotica bij slachtvee hebben de autoriteiten wakker geschud. Vooral op Europees niveau zijn inmiddels *strenge regels* tot stand gekomen voor de veiligheid van de voedselketen. Om de naleving van die regels te bevorderen worden onder andere door de Voedsel en Waren Autoriteit (VWA; vroeger de Keuringsdienst van Waren), regelmatig controles uitgevoerd.

Aandacht voor zorgvuldig gebruik van antibiotica ter vermijding van onnodige resistentie is niet alleen in de gezondheidszorg van belang maar ook in de veterinaire sector, met name in de varkenshouderij. Meticillineresistente *Staphylococcus aureus* (MRSA), die inmiddels een plaag vormt voor ziekenhuizen, ontstaat vaak in de varkenshouderij en kan door varkensboeren worden overgebracht.

Waren

Voedsel en waren worden vaak in één adem genoemd. Toch gaat het meestal om verschillende risico's. Gaat het bij voedsel vaak om vergiftiging of infectie, bij waren gaat het vaker om het risico van *verwonding of verstikking*. Vooral ongevallen bij jonge kinderen probeert men met voorschriften te voorkomen. Een voorbeeld vormt het Warenwetbesluit attractie- en speeltoestellen. Bij waren ligt het accent dus meer op veiligheid dan op gezondheid. Toch zijn er vanzelfsprekend ook waren waarbij een toxisch of stralingsgevaar aan de orde is, zoals verf, lijm, spaan- en gipsplaten. Gezondheidsbeschermingsmaatregelen voor deze onderwerpen zijn vaak in Europees verband geregeld. De nationale wetgeving, bijvoorbeeld de Warenwet, moet daarmee in overeenstemming zijn. Net als bij voedsel geschiedt de controle op de naleving door de Voedsel en Waren Autoriteit. Deze dienst inspecteert jaarlijks meer dan 150.000 bedrijven en instellingen op het terrein van voedsel en waren. De uitkomsten worden steeds vaker openbaar gemaakt, met niet alleen als doel het publiek te waarschuwen, maar ook bedrijven te stimuleren met veilige producten reputatieschade te voorkomen.

Kader 4.4 Voorbeelden van gezondheidsbescherming op het gebied van voedsel en waren

Hier volgen vier voorbeelden van gezondheidsbescherming op het gebied van voedsel (voorbeeld 1 en 4) en waren (voorbeeld 2 en 3) waarbij de Voedsel en Waren Autoriteit betrokken is. In de eerste drie voorbeelden bracht de fabrikant via een advertentie het beschreven risico onder de aandacht van de consument.

Ossenworst wordt teruggeroepen

20 juli 2007 – terughaalactie

Consumenten worden opgeroepen ossenworst van een bepaald merk niet te consumeren. Uit onderzoek is gebleken dat een klein deel van de productie de *Listeria*bacterie bevat. Besmetting met de *Listeria*bacterie kan ernstige gevolgen hebben, zoals hersenvliesontsteking. Bij zwangere vrouwen kan het een spontane abortus veroorzaken.

>>

>> Het betreft de ossenworst 200 gram met een houdbaarheidsdatum van 24 juli 2007 tot en met 31 juli 2007 en een clipcode 32 of 35. De clipcode is het nummer dat in de metalen sluiting van de worst staat. Consumenten die het product met de bovenvermelde code terugbrengen, krijgen het aankoopbedrag terug.

Frisdrank wordt teruggehaald
12 juli 2007 – terughaalactie
Tijdens kwaliteitsonderzoek zijn er aanwijzingen gevonden dat er in een klein aantal flessen frisdrank met de smaak appel/witte druif een potentiële microbiologische reactie kan optreden die kan leiden tot extra druk op de fles met een risico van uiteenbarsting.
Er zijn tot nu toe geen klachten van consumenten ontvangen, maar uit voorzorg en in overleg met de Voedsel en Waren Autoriteit is besloten alle flessen terug te halen die in de periode tussen 22 juni en 5 juli 2007 zijn verkocht en die een houdbaarheidsdatum hebben van augustus 2008 en met serienummer L07152. Consumenten kunnen hun geld terugkrijgen.

Matrassen worden teruggehaald
21 augustus 2007 – terughaalactie
Matrassen van het type Slowfoam 300 worden teruggehaald. Uit onderzoek van een recente levering van deze matrassen vanuit China is gebleken dat de matrassen giftige stoffen bevatten. Uit voorzorg is besloten om een eerder geleverde partij ook te laten testen op deze giftige stoffen. Hebt u een Slowfoam 300-matras gekocht, dan kunt u deze terugbrengen naar de winkel, waar u het aankoopbedrag terugkrijgt.

Advies bittere amandelen en pitten van abrikozen
26 september 2006 – nieuwsbericht
Op 23 augustus 2006 waarschuwde de Voedsel en Waren Autoriteit (VWA) voor de consumptie van bittere pitten van abrikozen. Het bureau Risicobeoordeling van de VWA heeft nadien onderzoek laten doen naar de risico's van deze producten.
Bittere abrikozenpitten kunnen hoge gehalten cyanide (blauwzuur) bevatten. Dit is een zeer giftige stof. Uit het advies van bureau Risicobeoordeling blijkt dat voor een volwassene de consumptie van circa 30 gram abrikozenpitkernen of bittere amandelen al dodelijk kan zijn. Indien kinderen meerdere pitten opeten, kan dit zeer ernstige gevolgen hebben. Let wel: voor de gangbare zoete amandelen geldt deze waarschuwing niet. >>

>> Bittere amandelen en de goedkopere abrikozenpitkernen worden ook als smaakversterker naast de niet-giftige zoete amandelen in onder andere bitterkoekjes verwerkt. Dit gebeurt echter in kleine hoeveelheden en onder goed gecontroleerde omstandigheden waarbij het gif wordt verwijderd.
Abrikozenpitkernen en bittere amandelen zijn in consumentenverpakkingen in de handel verkrijgbaar. De VWA zal nagaan welke aanbiedingsvormen in de handel zijn en of de noodzakelijke waarschuwingen op de consumentenverpakkingen zijn aangebracht.

Luchtverontreiniging

De verontreiniging van de lucht buitenshuis wordt bijgehouden door het *Landelijk Meetnet Luchtkwaliteit* van het RIVM. Twee soorten meetresultaten staan op de voorgrond: die voor fijn stof en die voor ozon. Fijn stof is een graadmeter voor deeltjesvormige luchtverontreiniging, ozon voor fotochemische luchtverontreiniging.

Blootstelling aan *deeltjesvormige luchtverontreiniging* kan de levensduur met enkele maanden tot enkele jaren verkorten. Fijn stof bestaat uit zwevende deeltjes in de lucht waarvan in diverse epidemiologische onderzoeken is aangetoond dat ze een gevaar voor de gezondheid vormen (zie paragraaf 2.4.2). Het grootste deel (65-70%) van deze vorm van luchtverontreiniging is afkomstig van buitenlandse bronnen. Daarom zijn Europese normen voor fijn stof vastgesteld. Het betreft hier immers een internationaal probleem. De Nederlandse normen voor fijn stof zijn overgenomen uit de Europese richtlijn voor fijn stof en staan in het Besluit luchtkwaliteit. Deze normen voor fijn stof zijn vanaf 1 januari 2005 van kracht. Bronnen van fijn stof zijn verkeer, landbouw en industrie.

Ook voor ozon is een Europese richtlijn geformuleerd, die in 2003 in Nederland van kracht is geworden. Ozon is de meest reactieve en toxische component van zomersmog. Zomersmog ontwikkelt zich op mooie zomerdagen onder invloed van zonlicht uit stikstofoxiden (belangrijkste bron is het verkeer) en koolwaterstoffen (met name afkomstig van het verkeer en de industrie). Voor de concentratie van ozon geldt dat 80-95% uit het buitenland afkomstig is.

Zowel de kort- als langdurende *blootstelling* aan fijn stof neemt sinds 1996 tot 2004 af. Dit komt waarschijnlijk door het ingezette beleid, dat aangrijpt op zowel luchtkwaliteit als op uitstoot van stoffen. Ook lokaal verkeersbeleid (snelheidsbeperkingen) en beleid op het gebied van ruimtelijke ordening (scheiding woon- en verkeersfuncties) worden benut om de blootstelling aan luchtverontreiniging te verminderen. Helaas laten de laatste meetresultaten voor het jaar 2006 gemiddeld over alle Nederlandse meetlocaties een kleine verhoging ten opzichte van 2004 en 2005 zien.

Luchtverontreiniging is ook binnenshuis een probleem. Roken en gebrekkige ventilatie spelen daarbij een rol. Het streven naar goede warmte- en geluidsisolatie van huizen vergroot de noodzaak van goede ventilatie. Roken en ventilatie zijn echter gedragsgebonden factoren die meer op het terrein van de gezondheidsbevordering dan dat van de gezondheidsbescherming liggen.

Geluidshinder

De fysieke factor geluid krijgt misschien nog steeds niet de aandacht die deze verdient. Blootstelling aan geluid kan hinder en slaapverstoring veroorzaken en kan leiden tot een verminderd prestatievermogen. Zo zijn er aanwijzingen dat de blootstelling aan geluid van vliegverkeer de leesprestaties van kinderen beïnvloedt. Blootstelling aan geluid kan via lichamelijke stressreacties leiden tot een verhoogde bloeddruk en hart- en vaatziekten (zie paragraaf 2.4.2).

Er zijn in Nederland steeds minder stille gebieden. De *geluidsbelasting* zal de komende jaren verder toenemen door de toenemende bevolkingsdichtheid, de voortgaande verstedelijking en de groei van het verkeer. Uiteraard speelt het eigen gedrag ook een rol bij het lopen van risico's. Zo kan gehoorschade ontstaan door het beluisteren van harde muziek, tijdens een concert of feest, of via individuele geluidsdragers zoals MP3-spelers.

In de sfeer van gezondheidsbescherming kan men denken aan maatregelen aan de bron (bijvoorbeeld normering van maximaal toelaatbare productie van geluid, snelheidsbeperkingen, verbod van nachtvluchten) of ter bescherming (bijvoorbeeld het opwerpen van geluidswallen, dubbele beglazing).

Geneesmiddelen

Geneesmiddelengebruik kan met veiligheidsrisico's gepaard gaan waartegen gezondheidsbeschermingsmaatregelen moeten worden genomen. Bij het voorschrijven van geneesmiddelen die het reactievermogen beïnvloeden (met de gele sticker), moet de arts inschatten of de patiënt bijvoorbeeld wel zal afzien van het autorijden, of dat hij daarmee zal doorgaan en daardoor een gevaar zal vormen voor andere weggebruikers.

Een heel ander probleem vormen in het milieu terechtgekomen geneesmiddelen. Apotheken geven daarom voorlichting over en bieden de mogelijkheid tot het inleveren van overtollige/ongebruikte geneesmiddelen. Voor een deel is de vervuiling van het milieu door geneesmiddelen overigens niet te vermijden. Ingenomen geneesmiddelen worden onveranderd of soms omgezet in nog steeds werkzame stoffen gedeeltelijk weer uitgescheiden. Als de indicatie voor het gebruik juist was, is daar verder weinig aan te doen, tenzij tegen zeer hoge kosten.

Geneesmiddelen moeten buiten het bereik van jonge kinderen blijven. Het afleveren van geneesmiddelen in kindveilige verpakkingen kan bijdragen aan de preventie van ongelukken. Daarbij kan overigens een vervelend dilemma ontstaan. Een kindveilige verpakking met daarin bijvoorbeeld een NSAID is door een reumapatiënt haast niet te openen. Het verschijnsel dat gezondheidsbeschermende maatregelen voor de ene groep negatieve consequenties hebben voor een andere groep, komt vaker voor.

Vraag
Noem enkele concrete maatregelen die zijn genomen op het gebied van gezondheidsbescherming.

4.6 ZIEKTEPREVENTIE

4.6.1 Inleiding

Zoals de naam al zegt, wordt met de term *ziektepreventie* gedoeld op de preventie die gericht is op specifieke ziekten. Dit staat in tegenstelling tot gezondheidsbescherming, die gericht is op specifieke omgevingsrisico's, en de gezondheidsbevordering, die meestal gericht is op gedragsgebonden risico's die vaak voor meerdere ziekten van belang zijn. In deze paragraaf wordt een overzicht gegeven van de belangrijkste ziektepreventieactiviteiten voor een aantal grote ziektecategorieën. Daarbij zullen de aspecten van vroege opsporing (secundaire preventie) in hoofdstuk 5 uitvoeriger aan de orde komen.

4.6.2 Vaccinatie en preventie van infectieziekten

De *bestrijding* van infectieziekten doorloopt in grote lijnen het patroon zoals weergegeven in figuur 4.2. Wanneer de volksgezondheid door een infectieziekte wordt bedreigd, probeert men zo snel mogelijk de oorzaken van de infectie te achterhalen en in kaart te brengen welk gedrag of welke omgevingsfactoren (vaak beide) de kans op verspreiding van de infectie vergroten of juist verkleinen. Vervolgens tracht men door een gerichte interventie die met behulp van communicatie, voorzieningen en/of regelgeving wordt geïmplementeerd, de kans op verspreiding te verkleinen. Behalve op het voorkómen van een besmetting kan zo'n gerichte interventie ook gericht zijn op het voorkómen van de gevolgen van besmetting, bijvoorbeeld door vaccinatie of door het geven van antivirale middelen.

Van oudsher was preventie van infectieziekten gericht op isolatie van geïnfecteerde personen. Een voorbeeld hiervan is de afsluiting van de stad Kinshasa (Congo) in het begin van de jaren negentig van de vorige eeuw. Door die afsluiting (regelgeving) probeerde men te voorkomen dat mensen die besmet waren met het ebolavirus, de stad binnenkwamen. Zoals in paragraaf 4.1 is beschreven, is het identificeren en vervolgens wegnemen van besmettingsbronnen in de fysieke omgeving (Snow's waterpomp) ook een al oude preventiemethode. Tabel 4.2 geeft een overzicht van de methoden van *infectieziektebestrijding*. Belangrijker dan alle andere vormen van infectieziektebestrijding zijn maatregelen op het gebied van de gezondheidsbescherming, zoals de zorg voor veilig voedsel en drinkwater, goede riolering en ongediertebestrijding. Binnen de gezondheidszorg zijn er ook belangrijke vormen van gezondheidsbescherming tegen infectieziekten, zoals de levering van veilig bloed en bloedproducten voor de bloedbanken en het treffen van hygiënische maatregelen, bijvoorbeeld ter voorkoming van ziekenhuisinfecties en prikaccidenten. Gezondheidsvoorlichting en -opvoeding speelt ook een belangrijke rol, bijvoorbeeld via de jeugdgezondheidszorg en zeker ook op het gebied van seksueel overdraagbare aandoeningen. In deze paragraaf bespreken we de overige belangrijkste bestrijdingsmethoden van dit moment: immunisatie, bron- en contactopsporing en *outbreak management*.

Immunisatie

Bij immunisatie is het primaire doel niet meer om besmetting te voorkomen, maar om ervoor te zorgen dat mensen bij besmetting niet ziek worden. Indirect neemt daardoor de besmettingskans in de bevolking overigens ook vaak af. Voor sommige infectieziekten kunnen mensen ook immuun worden na een eerder doorgemaakte besmetting of (tijdelijk) door toediening van immunoglobuline. Bij vaccinatie wordt een vaccin, meestal een bewerkte en daardoor onschuldige variant van het ziekteveroorzakende virus of de bacterie, ingebracht, waardoor een duurzame of tijdelijke immuniteit ontstaat. De meeste vaccinaties worden in Nederland uitgevoerd binnen het *Rijksvaccinatieprogramma*, dat al sinds 1955 bestaat (zie hoofdstuk 6). De programmatische aanpak staat garant voor een hoge en uniforme kwaliteit, en voor een hoge dekkingsgraad, die op dit moment 97% bedraagt. Nederland heeft daarmee de hoogste dekking ter wereld, maar een volledige dekking wordt niet bereikt. Deelname aan het vaccinatieprogramma is niet wettelijk verplicht, en bepaalde groeperingen in de Nederlandse samenleving (zoals sommige protestants-christelijke stromingen en aanhangers van antroposofie en homeopathie) hebben principiële bezwaren tegen vaccinatie. Ook is het zo dat bepaalde groepen minder goed worden bereikt. In het verleden was dit bijvoorbeeld het geval voor kinderen van buitenlandse afkomst. Tegenwoordig geldt het waarschijnlijk voor kinderen van illegaal in Nederland verblijvende mensen.

Dat niet ieder kind in Nederland wordt gevaccineerd, hoeft niet te betekenen dat de niet-gevaccineerde kinderen ernstig gevaar lopen om een van de desbetreffende ziekten te krijgen. Meestal is een hoge maar niet volledige immunisatiegraad van de bevolking

Tabel 4.2 Methoden van infectieziektebestrijding

vormen van gezondheidsbescherming, bijvoorbeeld zorg voor schoon drinkwater
gezondheidsvoorlichting, bijvoorbeeld inzake hygiëne
passieve en actieve immunisatie, bijvoorbeeld tegen tetanus
bron- en contactopsporing, bijvoorbeeld bij seksueel overdraagbare aandoeningen (soa) en tuberculose
melding van bepaalde infectieziekten (zie paragraaf 6.5.5)
secundaire preventie (screening), bijvoorbeeld bij *Chlamydia*

voldoende om de ziekte zo goed als uit te bannen. Dit komt door zogenoemde *kudde-* of *groepsimmuniteit*. Een infectieziekte kan zich alleen verspreiden als er voldoende mensen zijn die niet immuun zijn voor de ziekteverwekker, en de kans dat deze mensen met de ziekteverwekker in aanraking komen, moet ook voldoende groot zijn. Wanneer de niet-geïmmuniseerde mensen gelijkmatig verspreid leven door de hele bevolking, is de kans niet groot dat zij in aanraking zullen komen met veel andere niet-geïmmuniseerden, en zal een infectieziekte zich niet snel kunnen verspreiden. Wanneer echter de niet-geïmmuniseerden te vinden zijn in een bepaalde subgroep van de populatie, die onderling juist veel contact heeft, kan een infectieziekte zich in die groep wel snel verspreiden (zie figuur 4.5). Aangezien in Nederland kinderen die niet meedoen aan het Rijksvaccinatieprogramma vooral komen uit religieuze gemeenschappen die dezelfde kerken en scholen bezoeken, en soms ook in dezelfde dorpen of wijken wonen, is kudde-immuniteit niet vanzelfsprekend en kwamen tot voor kort in Nederland bijvoorbeeld nog af en toe kleine polio-epidemieën voor.

Naast het Rijksvaccinatieprogramma zijn er ook nog andere belangrijke vormen van immunisatie. Een voorbeeld daarvan is de influenzavaccinatie van alle 65-plussers en van personen uit risicogroepen, zoals lijders aan hart-, long- en nierziekten en diabetes mellitus. Immunisatie van reizigers tegen een of meer ziekten, afhankelijk van hun reisdoel, is ook van groot belang. Actuele informatie daarover is te vinden op www.lcr.nl. Ten slotte is er de BCG-vaccinatie (Bacille Calmette Guérin) tegen tuberculose van kinderen van immigranten uit endemische gebieden door de GGD.

Figuur 4.5 Besmettingskans en kudde-immuniteit

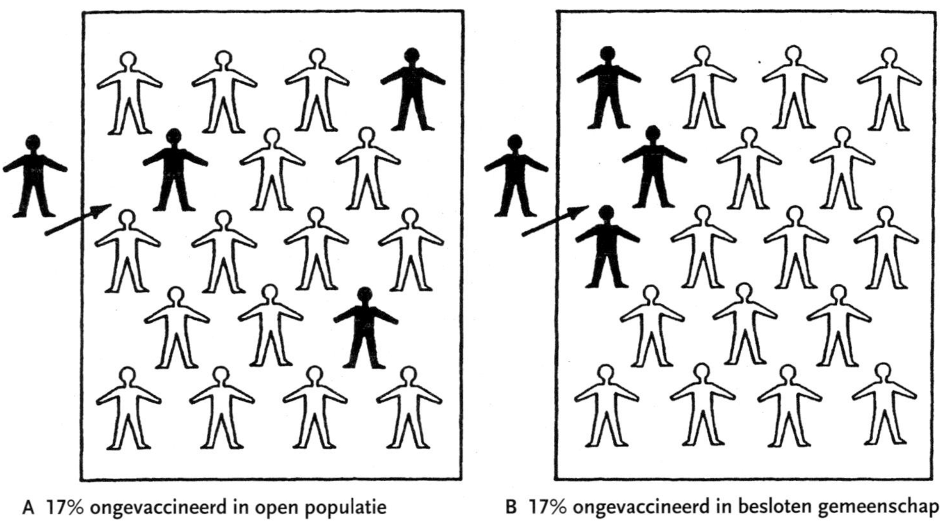

Bron- en contactopsporing en outbreak management

Bij de bestrijding van infectieziekten wordt verder veel gebruikgemaakt van bron- en contactopsporing (BCO) en *outbreak management*. BCO wordt uitgevoerd naar aanleiding van meldingen van individuele gevallen van bepaalde infectieziekten, zoals tbc of hepatitis A of B. Hierbij worden directe contacten, zoals huisgenoten, collega's, onderwijzers en kinderen in dezelfde klas of hetzelfde dagverblijf, onderzocht met als doel erachter te komen of ook anderen geïnfecteerd zijn geraakt. Als dit het geval blijkt te zijn, kunnen deze contacten worden gevaccineerd of, eventueel profylactisch, behandeld.

Outbreak management vindt plaats als er sprake is van een (mogelijke) epidemische verheffing van een infectieziekte, dus van een onverwacht groot aantal gevallen van een infectieziekte in de bevolking. Soms is het nodig epidemiologisch onderzoek te doen om vast te stellen wat de besmettingsbron is, en hoe de infectie zich in de populatie verspreidt, bijvoorbeeld door middel van case-control- of cohortonderzoek. Afhankelijk van besmettingsbron en verspreidingswijze kunnen vervolgens maatregelen worden genomen om de epidemie in te dammen. Vaak wordt een speciaal outbreakmanagementteam gevormd dat de verschillende bestrijdingsmaatregelen coördineert.

Implementatiemethoden van preventie en bestrijding van infectieziekten

Het Nederlandse Rijksvaccinatieprogramma is een goed voorbeeld van de inzet van een mix van implementatiemethoden voor het bereiken van een hoge vaccinatiegraad. Ouders krijgen informatie over het programma om hen te stimuleren hun kinderen te laten inenten, en worden hiertoe actief uitgenodigd (communicatie). Om deelname aan het programma zo eenvoudig mogelijk te maken worden de vaccinaties in alle regionale thuiszorgorganisaties en de gemeentelijke (of regionale) gezondheidsdiensten (GGD) aangeboden, en kunnen ouders er ook voor kiezen de immunisatie door de eigen huisarts te laten doen (voorzieningen). Deelname aan het Rijksvaccinatieprogramma is niet verplicht (regelgeving), omdat dit naar verwachting niet tot een hogere immunisatiegraad zou leiden dan wat nu door de combinatie van voorlichting en voorzieningen wordt bereikt. Ook bij niet op vaccinatie gebaseerde preventie van infectieziekten wordt vaak een combinatie van communicatie, regelgeving en voorzieningen gebruikt. In de preventie van hiv wordt, bijvoorbeeld, voorlichting over veilig vrijen (via massamedia, scholen of ontmoetingsplaatsen voor homoseksuelen) gecombineerd met het uitdelen van condooms op meerdaagse popconcerten, of het ter beschikking stellen van steriele naalden aan intraveneuzedrugsgebruikers. Regelgeving is er bijvoorbeeld met betrekking tot het testen van donorbloed op hiv.

Vraag

Waarom is het uit het oogpunt van volksgezondheid niet noodzakelijk om met het rijksvaccinatieprogramma 100% inentingsgraad te bereiken?

4.6.3 Hart- en vaatziekten

Hart- en vaatziekten (HVZ) vormen de *belangrijkste doodsoorzaak* in de westerse wereld. Coronaire hartziekte is vooral geassocieerd met roken en verder met verhoogd cholesterolgehalte, hypertensie, gebrek aan lichaamsbeweging, overgewicht, diabetes mellitus en stress. Voor cerebrovasculaire aandoeningen gelden dezelfde risicofactoren, maar hier speelt hypertensie de hoofdrol en is er nauwelijks of geen relatie met hypercholesterolemie. De rol van voeding bij het ontstaan van HVZ is gecompliceerd: er zijn bestanddelen die HVZ bevorderen (bijvoorbeeld verzadigd vet en zout), en bestanddelen die tegen HVZ beschermen (bijvoorbeeld linolzuur en andere onverzadigde vetzuren, matig alcoholgebruik en mogelijk foliumzuur). Daarnaast zijn er zeker nog onbekende factoren in het spel. Hypertensie komt zeer veel voor. Indien men – zoals meestal wordt gedaan – een diastolische bloeddruk van ≥ 95 mm Hg en/of een systolische druk van ≥ 160 mmHg als criterium neemt, gaat het om ruim een miljoen mensen in Nederland. Een verhoogd serumcholesterolgehalte komt in Nederland voor bij ongeveer anderhalf miljoen mensen indien de grenswaarde bij 6,5 mmol/l wordt gelegd. Daarnaast hebben tienduizenden mensen een familiaire (erfelijke) vorm van hyperlipidemie, waarvan familiaire hypercholesterolemie (ongeveer 30.000 patiënten) de bekendste is. In tabel 2.7 is de huidige prevalentie van een aantal ongezonde leefwijzen en enkele andere risicofactoren in Nederland weergegeven, die niet alleen voor hart- en vaatziekten gelden, maar ook voor andere belangrijke gezondheidsproblemen.

Primaire en secundaire preventie van HVZ berusten op beïnvloeding van de bekende risicofactoren. Primaire preventie bestaat vooral uit publiekscampagnes en andere vormen van gezondheidsbevordering, gericht op niet roken, gezonde voeding en lichaamsbeweging. Een mooi praktijkvoorbeeld is het project Hartslag Limburg (zie paragraaf 4.7.1). Primaire preventie van HVZ door gebruik van antioxydantia, zoals vitamine C of E, of van de 'polypil', moet als experimenteel worden beschouwd. Secundaire preventie is gericht op opsporing en behandeling van de risicofactoren hypertensie en hypercholesterolemie, hoewel dit ook als primaire preventie van ischemische hartziekte kan worden beschouwd (zie paragraaf 5.4.2).

4.6.4 Kanker

In het algemeen gesproken is kanker minder goed te voorkomen dan hart- en vaatziekten, omdat de determinanten minder goed bekend zijn en er minder mogelijkheden zijn voor screening. Eén methode van kankerpreventie is van veel groter belang dan alle andere tezamen: het tegengaan van tabaksgebruik, dat verantwoordelijk is voor het grootste deel van de longkankersterfte. Voedingsgewoonten, lichaamsbeweging en overgewicht zijn vrijwel zeker ook determinanten van kanker, maar hierover is nog zo weinig bekend dat er weinig concrete adviezen zijn te geven. Sommige adviezen ter voorkoming van hart- en vaatziekten dienen ook de preventie van kanker, zoals antirookadviezen. Andere preventieve activiteiten tegen kanker zijn het vermijden van overmatig zonlicht en van bepaalde carcinogenen bij de arbeid en in het milieu. Een bekende vorm van gezondheidsbescherming tegen kanker (mesothelioom) is het verbod op gebruik van asbest, en verwijdering van asbest waar dit in het verleden is toegepast. In de industrie wordt met verschillende soorten carcinogenen gewerkt, waarbij blootstelling van werknemers en omwonenden via sluitende preventieve maatregelen moet worden voorkomen. Aangezien er voor de meeste vormen van kanker nog geen effectieve primaire preventie mogelijk is, wordt hard gezocht naar goede mogelijkheden voor vroege opsporing en tijdige behandeling. Deze worden besproken in paragraaf 5.4.3.

4.6.5 Psychische ongezondheid en verslaving

Psychische ongezondheid levert een grote bijdrage aan de ziektelast in de Nederlandse bevolking, zo niet de belangrijkste. Psychische ongezondheid is een breed begrip waaronder een scala van diagnosen valt, van depressie tot schizofrenie en van verslaving tot posttraumatische stressstoornis. Het is logisch dat voor dergelijke veelvoorkomende en vaak ernstige problemen uitgebreid wordt gezocht naar oorzaken en risicofactoren als ingang voor preventieprogramma's.

In de geestelijke gezondheidszorg worden zeer uiteenlopende preventieprogramma's uitgevoerd, waarvan de effectiviteit niet altijd vaststaat. Voorbeelden van preventieprogramma's zijn:

- het geven van steun aan recentelijk verweduwden ter voorkoming van depressie;
- psychologische ondersteuning bij mensen die recentelijk een schokkende gebeurtenis (bijvoorbeeld gijzeling, oorlogssituatie of verkrachting) hebben meegemaakt ter voorkoming van een posttraumatische stressstoornis;
- schoolprogramma's tegen pesten ter voorkoming van schade bij gepeste leerlingen;
- voorlichting tegen kindermishandeling en opsporing van bedreigende gezinssituaties die tot kindermishandeling zouden kunnen leiden;
- stresspreventie in het werk.

Voorbeelden van bewezen effectieve interventies zijn de cursus 'Grip op je dip' en 'In de put, uit de put', die gericht zijn op mensen met milde depressiviteitsklachten om te voorkomen dat deze chronisch worden of verergeren tot een depressieve stoornis. Het bereik van deze preventieprogramma's is echter nog beperkt. Een manier om het bereik te vergroten is het aanbieden van interventies via internet. Voorbeelden hiervan zijn: 'www.kleurjeleven.nl' en 'e-mailservice depressie'. Internetgebaseerde interventies en andere zelfhulpcursussen voor depressie zijn goedkoper en doen het niet slechter dan groepscursussen onder professionele begeleiding.

Veel preventieprogramma's in de geestelijke gezondheidszorg zijn gericht op het voorkómen van verergering of recidivering van psychische stoornissen of het voorkómen van recidiefopnamen in psychiatrische ziekenhuizen. Dit zijn vormen van tertiaire preventie die hier verder buiten beschouwing blijven.

Vraag
Waarom is primaire preventie van hart- en vaatziekten gemakkelijker dan primaire preventie van kanker of psychische ongezondheid?

4.7 INTERSECTORAAL PREVENTIEBELEID

4.7.1 Theorie en methoden van intersectoraal preventiebeleid

Theorie

Verschillende gezondheidsproblemen zijn zo complex in oorzaken en aangrijpingspunten voor preventie dat een *eendimensionale gezondheidszorgbenadering niet voldoende* is. De overgewichtproblematiek is een goed voorbeeld. Overgewicht en extreem overgewicht of obesitas wordt een steeds belangrijkere oorzaak van vermijdbare ziekte en sterfte. Obesitas gaat gepaard met een verhoogd risico van diabetes mellitus type 2, hart- en vaatziekten, verschillende vormen van kanker, aandoeningen aan het bewegingsapparaat en ook psychosociale problematiek. Overgewicht wordt veroorzaakt door te veel eten en/of te weinig bewegen. Uit onderzoek blijkt echter dat niemand graag dikker, en zeker niet te dik wil worden. Toch worden Nederlandse volwassenen gemiddeld per jaar tussen 0,5 en 1 kg zwaarder, en neemt het aantal mensen met overgewicht en met obesitas toe. Deze 'epidemie van overgewicht' wordt toegeschreven aan allerlei maatschappelijke veranderingen, zoals de verregaande mechanisering van arbeid en vervoer, de toename van lichamelijk passieve recreatie, het vrijwel altijd en overal beschikbaar zijn van smakelijke zoete en vette voedingsmiddelen, de toename in gebruik van frisdrank en tussendoortjes, de intensieve marketing van vette en zoete voedingsmiddelen, met name richting kinderen, de vermindering van onderwijs in lichamelijke opvoeding, enzovoort.

De aanpak van overgewicht vergt dus een verandering van een *complex van determinanten.* Volgens de Wereldgezondheidsorganisatie (WHO) – en dit is onderschreven door alle landen in de Europese regio van de WHO – vraagt een effectieve aanpak van overgewicht dan ook verandering in voorlichting over voeding en lichamelijke activiteit, samenstelling van voedingsmiddelen, marketing van voedingsmiddelen, de omvang en intensiteit van de lichamelijke opvoeding in het basis- en voortgezet onderwijs, en de infrastructuur (zodat wandelen en fietsen aantrekkelijker wordt). Een dergelijk complex van maatregelen behoeft inspanningen van onder andere verschillende departementen/afdelingen binnen nationale, regionale en lokale overheden, de gezondheidszorg, het bedrijfsleven, de massamedia en consumentenorganisaties. Het vergt dus inspanningen van verschillende sectoren en verschillende disciplines, zowel op het gebied van de gezondheidsbevordering als gezondheidsbescherming. Om een dergelijk complex geheel van maatregelen en inspanningen te realiseren werkt een sterk top-down gestuurde aanpak van bijvoorbeeld (alleen) weten regelgeving of een overheidsvoorlichtingscampagne vaak niet. De aanpak vergt een proces van goed gecoördineerde samenwerking en afstemming. Die coördinatie en samenwerking vereisen een intersectoraal gezondheidsbeleid, ook wel facetbeleid genoemd.

De gedachte dat gezondheid alleen een resultaat zou zijn van inspanningen in de gezondheidszorg, is al lang achterhaald. Met name de in hoofdstuk 2 beschreven analyses van de determinanten van de daling in sterfte aan enkele belangrijke infectieziekten vanaf de tweede helft van de negentiende eeuw lieten zien dat interventies buiten de gezondheidszorg (verbetering van voedingstoestand en aanleg waterleiding en riolering) van grotere invloed zijn geweest dan interventies binnen de gezondheidszorg (vaccinaties, antibiotica), hoewel die ook zeer effectief zijn. Een belangrijk markeringspunt in de ontwikkeling omtrent het denken over intersectoraal gezondheidsbeleid is het *Ottawa Charter for Health Promotion*. Dit handvest, dat door de Wereldgezondheidsorganisatie is aangenomen en nog steeds van kracht is, stelt dat gezondheidsbevordering een proces moet zijn dat mensen, organisaties en gemeenschappen in staat stelt controle te verwerven over determinanten die hun gezondheid beïnvloeden, zodat zij hun gezondheidstoestand kunnen verbeteren. Het Charter stelt dat het opstellen van een gezond overheidsbeleid en het creëren van een omgeving die gezondheid en gezond gedrag ondersteunt, hiervoor essentieel zijn.

De notie dat gezondheid vaak wordt beïnvloed door andere sectoren dan de gezondheidszorg, vraagt ook om rekening houden met de mogelijke gezondheidseffecten van veranderingen in die andere sectoren. De aanleg of verbreding van een snelweg kan bijvoorbeeld helpen om een verkeersprobleem op te lossen, maar kan ook negatieve gezondheidsconsequenties hebben voor mensen die nabij die (geplande) snelweg wonen. Bij dergelijke infrastructurele projecten, zoals de aanleg van wegen, maar ook bijvoorbeeld stadsvernieuwingsprojecten of de aanleg van bedrijventerreinen, is het belangrijk dat een zogenoemde *Gezondheidseffectsscreening* wordt uitgevoerd waarmee het effect van (voorgenomen) beleid op de volksgezondheid op een betrouwbare wijze kan worden geschat. Daarmee kan dit beleid in een voor de volksgezondheid gunstigere richting worden beïnvloed.

Vraag

Leg uit wat facetbeleid is, en geef mogelijke voorbeelden van facetbeleid op het terrein van de bevordering van voldoende fruit- en groenteconsumptie.

Methoden

De totstandkoming van intersectorale samenwerking verloopt via drie opeenvolgende fasen: probleemvaststelling, richtinggeving en structurering. Bij de *probleemvaststelling* moeten eerst de voor het desbetreffende probleem belangrijke sectoren van overheid en samenleving worden benoemd. Deze moeten vervolgens overeenstemming bereiken over de definitie van het gezondheidsprobleem en erkennen dat zij voor de oplossing gezamenlijk verantwoordelijk zijn. In de *richtinggevende* fase moeten deze belanghebbenden het eens worden over een gezamenlijke set van waarden of uitgangspunten als basis voor het zoeken naar mogelijke oplossingen. Tevens dient er in deze fase een evenwichtige verdeling te ontstaan van macht en zeggenschap. In de derde fase, die *structurering* heet, wordt een mechanisme ontwikkeld dat de gezamenlijke activiteiten reguleert. Zo worden onder meer specifieke doelen vastgesteld, taken en rollen verdeeld en procedures vastgelegd. Een voorwaarde daarvoor is dat de *stakeholders* erkennen dat zij sterk afhankelijk zijn van elkaar bij het vinden van een oplossing voor het gedefinieerde probleem. Deze procesbeschrijving laat zien dat intersectorale samenwerking niet als vanzelf ontstaat als de verschillende belanghebbenden bij elkaar aan tafel plaatsnemen.

Er zijn verschillende instrumenten om integraal gezondheidsbeleid te stimuleren en tot stand te brengen, zoals de Gezondheidseffectsscreening, het Quick Scan Facetbeleid, en de Determinantenbeleidsscreening. Dit zijn methoden om na te gaan welke invloed verschillende beleidsterreinen hebben op gezondheid, om zo de noodzaak voor een intersectoraal gezondheidsbeleid te onderbouwen en te identificeren welke beleidsterreinen daarbij betrokken moeten zijn.

Evidentie

De *effecten* van intersectoraal gezondheidsbeleid zijn vaak niet gemakkelijk vast te stellen, vanwege de complexiteit van dit soort beleid, de vaak landelijke of internationale uitstraling, en de tijd die nodig is om intersectoraal beleid te plannen en daarna werkelijk uit te voeren. Het terugdringen van infectieziekten in de vorige eeuwen is een aansprekend voorbeeld van succesvol intersectoraal gezondheidsbeleid voordat het zo werd genoemd. De daling in de prevalentie van roken is, zoals eerder al in dit hoofdstuk werd aangegeven, ook een gevolg van intersectoraal beleid waarbij een combinatie van gezondheidsbeschermings- en gezondheidbevorderingsmaatregelen is genomen.

Kleinschaligere intersectorale preventie-initiatieven, zoals lokale gezondheidsprojecten, of gezondheidsbevordering op de werkplek of op scholen, zijn wel geëvalueerd. Een aansprekend voorbeeld is de evaluatie van Hartslag Limburg, een integraal gezondheidsproject in zuidelijk Zuid-Limburg, gericht op de preventie van hart- en vaatziekten. Dit project werd gecoördineerd door de GGD Zuidelijk Zuid-Limburg, maar er werd samengewerkt met andere gemeentelijke diensten, met andere gezondheidsdiensten, maar ook met private instellingen, zoals de voedingsdetailhandel. Activiteiten bestonden voor een groot deel uit massamediale, interpersoonlijke en advies-op-maat-gezondheidsvoorlichting. Daarnaast waren er bijvoorbeeld acties van het bedrijfsleven om voedingsmiddelen met minder verzadigd vet beter beschikbaar te maken, en werden er wandeltochten georganiseerd om mensen in beweging te krijgen. De evaluatie van dit project gebeurde door middel van een *community intervention trial.* Daarin werden ontwikkelingen in gezondheidsgedrag zoals roken, te weinig bewegen en consumptie van verzadigd vet, maar ook in biologische gezondheidsrisicoparameters zoals overgewicht, bloeddruk en serumcholesterol in de regio Zuid-Limburg vergeleken met een 'controle-regio', waarvoor de Achterhoek werd gekozen. Het evaluatieonderzoek wees op positieve ontwikkelingen op het gebied van voeding, beweging en de genoemde biomarkers in zuidelijk Limburg in vergelijking tot de Achterhoek.

4.7.2 Concrete maatregelen op het terrein van intersectoraal beleid

Gestimuleerd door het Ottowa Charter is een aantal initiatieven voor integrale gezondheidsbevordering tot stand gekomen, zoals het wereldwijde Gezonde Steden (*Healthy Cities*)project van de WHO, waarin steden integraal beleid ontwikkelen dat gezondheid en gezond gedrag beoogt te bevorderen. Ook in Nederland bestaat er een netwerk Gezonde Steden. In vervolg op het Healthy Citiesinitiatief zijn er onder meer ook *Health Promoting Schools, Workplaces, Hospitals* en *Islands* ontstaan.

Een recent voorbeeld van bevordering van internationaal integraal gezondheidsbeleid is het *Charter for Counteracting Obesity* van de WHO. Daarin wordt beargumenteerd dat de 'obesitasepidemie' oorzaken en oplossingsmogelijkheden heeft binnen en buiten de invloedssferen van de gezondheidszorg, en wordt integrale afstemming en coördinatie van (overheids)beleid en publiek-private samenwerking gepropageerd. Een ander voorbeeld van internationaal intersectoraal gezondheidsbeleid is het European Environment and Health Action Plan 2004-2010. Een uitvloeisel hiervan is dat ook de Nederlandse rijksoverheid een nationaal actieplan voor gezondheid en milieu heeft opgesteld, waarin een intersectorale aanpak van milieugerelateerde gezondheidsrisico's wordt voorgesteld. Ook in de zogenoemde preventienota's van het ministerie van Volksgezondheid, Welzijn en Sport wordt afstemming met andere ministeries en publiek-private samenwerking gezocht. Voor de aanpak van bijvoorbeeld overgewicht is het de bedoeling de voedingssector, de infrastructuur en het onderwijs daarbij te betrekken.

De *voedselveiligheid* is een onderwerp dat al vanouds intersectoraal wordt bewaakt en bevorderd. De wet- en regelgeving voor voedselveiligheid is een gezamenlijke verantwoordelijkheid van de ministeries van Volksgezondheid, Welzijn en Sport en van Landbouw, Natuur en Voedselkwaliteit, waarbij wetgeving over productie, verpakking, vervoer en verkoop van voedingsmiddelen en grondstoffen voor voedingsmiddelen bestaat. Het Voedingscentrum speelt daarnaast een belangrijke rol in de voorlichting over voedselveiligheid. Door de grootschalige import en export van voedingsmiddelen en grondstoffen voor voedingsmiddelen is de bewaking en de bevordering van veilig voedsel een zaak van internationale regelgeving, en de Nederlandse regels zijn dan ook steeds vaker een direct gevolg van Europese regels.

Een ander voorbeeld van intersectoraal gezondheidsbeleid is de aanpak van sociaaleconomische gezondheidsverschillen. Zoals in paragraaf 2.5 werd beschreven, hebben mensen met een lagere sociaaleconomische positie een lagere levensverwachting en een hoger risico van vele aandoeningen. Deze oorzaken van deze gezondheidsverschillen zijn velerlei, zoals verschillen in leefstijl, woon- en werkomstandigheden en toegang tot de gezondheidszorg. Het *grotestedenbeleid* is een voorbeeld van intersectorale samenwerking waarbij verkleining van de sociaaleconomische verschillen een belangrijke doelstelling is. In het kader van het terugdringen van sociaaleconomische gezondheidsverschillen is in 2005 een convenant gesloten tussen de Vereniging van Nederlandse Gemeenten, het NIGZ en de vereniging van GGD's (GGD-Nederland): *Gezondheidsbevordering in lokaal perspectief.*

Integraal gezondheidsbeleid is in Nederland vooral ook op lokaal niveau verankerd. Gemeenten zijn verplicht om iedere vier jaar een nota voor lokaal gezondheidsbeleid op te stellen, en op lokaal niveau bestaan enkele goede voorbeelden van (pogingen tot) implementatie van intersectorale coördinatie en afstemming ter bestrijding van specifieke gezondheidsproblemen. Een goed voorbeeld is te vinden in Rotterdam, waar afstemming is gevonden tussen de GGD, de diensten Stedelijk Onderwijs en Sport en Recreatie, en een groot aantal scholen om de aanpak van bewegingsarmoede en het toenemend overgewicht bij schooljeugd integraal aan te pakken. Een goed regionaal voorbeeld is het eerder besproken project Hartslag Limburg. Dat neemt niet weg dat uit oogpunt van nog te bereiken gezondheidswinst krachtiger intersectoraal beleid op veel plaatsen wenselijk is.

4.8 UITDAGINGEN EN KANSEN VOOR PRIMAIRE PREVENTIE

In paragraaf 1.2.4 worden de grote uitdagingen waar de public health zich in de komende decennia voor gesteld ziet, kort besproken. Die uitdagingen zijn enerzijds te vinden in een aantal grote ziektecategorieën, zoals infectieziekten, de psychische stoornissen en letsels door ongevallen en geweld, en anderzijds in zeer uiteenlopende categorieën determinanten van de volksgezondheid (zie ook tabel 1.3). Daarbij vinden we de 'vertrouwde' gedragsdeterminanten zoals roken, overgewicht en overmatig alcoholgebruik, demografische determinanten (vergrijzing), sociaaleconomische en etnische gezondheidsverschillen en milieufactoren zoals klimaatverandering, het schaars worden van drinkwater en landbouwgronden en het opgebruiken van grondstoffen, alle met grote economische en politieke gevolgen, en daarmee ook indirect grote gezondheidsgevolgen. In deze paragraaf bekijken we enkele van deze uitdagingen nader vanuit het perspectief van primaire preventie.

Voor al deze determinanten en gezondheidsproblemen geldt dat de belangrijkste krachten die hierop van invloed zijn, buiten de gezondheidszorg liggen. Dat onderstreept nog eens het belang van het in de vorige paragraaf besproken intersectorale beleid.

Om een dergelijke intersectorale benadering echt mogelijk te maken is het allereerst noodzakelijk dat primaire preventie meer prioriteit krijgt in het volksgezondheidsbeleid. Hoewel (primaire) preventie en met name verandering van leefstijl is aangewezen als belangrijkste aangrijpingspunt voor volksgezondheidswinst in Nederland, beperkt het budget voor preventie zich namelijk tot maximaal enkele procenten van de totale volksgezondheidsbegroting. Dit heeft waarschijnlijk vooral te maken met het feit dat primaire preventie meestal pas gezondheidswinst oplevert op de lange termijn, maar ook omdat er vaak geen *evidence-based* preventie-interventies beschikbaar zijn.

Deze meer algemene uitdaging om primaire preventie een prominentere plaats te geven in het volksgezondheidsbeleid, en afstemming en samenwerking te vinden met andere beleidsterreinen en sectoren, werkt door in de meeste van de meer specifieke uitdagingen die hieronder worden vermeld.

Vraag
Liggen de uitdagingen voor primaire preventie in Nederland vooral bij gezondheidsbevordering, gezondheidsbescherming, ziektepreventie of intersectoraal gezondheidsbeleid?

Leefstijl

Volgens de rapportages van het RIVM is in Nederland de meeste gezondheidswinst te halen door *verandering van ongezond gedrag*. Roken, overgewicht en overmatig alcoholgebruik zijn de belangrijkste beïnvloedbare determinanten van ziektelast in Nederland. In het terugdringen van roken zijn in de afgelopen decennia grote successen behaald, waardoor het aandeel van de rokers in de Nederlandse volwassen bevolking is gedaald tot 28%. Dit succes is een gevolg van een intensieve en integrale aanpak van roken, waarbij gezondheidsbevordering (voorlichting) werd gecombineerd met gezondheidsbeschermingsmaatregelen (rookvrije ruimten, belastingmaatregelen). Echter, het aantal rokers onder jongeren tussen 17 en 19 jaar is een stuk hoger, tot 40%, en het percentage rokers in lagere sociaaleconomische status groepen en bij sommige etnische minderheden is ook veel hoger dan gemiddeld. In andere landen zoals in Scandinavië en ook in de Verenigde Staten is het percentage rokers lager. Verdergaande maatregelen om het roken verder terug te dringen zijn nodig, waarin aandacht binnen de gezondheidszorg voor stoppen met roken weer moet worden gecombineerd met nog krachtigere gezondheidsbeschermingsmaatregelen. De minister van Volksgezondheid, Welzijn en Sport heeft aangekondigd dat per 1 juli 2008 de horeca in Nederland rookvrij moet zijn.

De nog steeds groeiende prevalentie van overgewicht en obesitas (ernstig overgewicht) wordt beschouwd als een van de grootste volksgezondheidsproblemen. Evidence-based preventiemaatregelen ontbreken nog grotendeels. Een werkelijk integraal gezondheidsbeleid met een combinatie van gezondheidbevorderings- en gezondheidbeschermingsmaatregelen is noodzakelijk om de obesitasepidemie te stoppen en terug te dringen. In Frankrijk is een belangrijk *bottom-up* initiatief van integraal gezondheidsbeleid in de strijd tegen obesitas tot ontwikkeling gekomen. Dit *Ville Santé*-initiatief laat zien dat intersectorale samenwerking in de strijd tegen overgewicht op lokaal niveau goed mogelijk is, en de eerste resultaten laten zien dat de prevalentie van overgewicht in deze 'gezonde' steden en dorpen tot 50% lager ligt dan die in andere gemeenten.

In het kader van de bevordering van gezonde leefstijl wordt aan de zorgverzekeraars ook een belangrijke rol toebedeeld, en verschillende van deze verzekeraars bieden inmiddels leefstijlprogramma's aan.

Doelgroepen

Het wordt steeds duidelijker dat veel determinanten van gezondheid en ziekte op latere leeftijd al in de jeugd, van (voor de) conceptie tot adolescentie, worden bepaald of beïnvloed. Een verdere versterking van de preventieve jeugdgezondheidszorg is nodig, waarbij een levensloopperspectief wordt gehanteerd, met niet alleen aandacht voor preventie van gezondheidsproblemen die op jonge leeftijd kunnen optreden, maar ook voor preventie van determinanten die van invloed zijn op risico van ziekten en aandoeningen op latere leeftijd. Hierbij is een goede afstemming nodig tussen gezondheidsvoorlichting en gezondheidsbescherming voor (aanstaande) ouders, wellicht al vanaf voor de conceptie, tijdens de zwangerschap, in het schoolgezondheidsbeleid, enzovoort.

In het kader van de verouderende samenleving wordt het steeds belangrijker voortijdige arbeidsuitval te voorkomen: gezondheidsbevordering en gezondheidsbescherming op de werkplek ter preventie van arbeidsuitval wordt daarom in de toekomst nog belangrijker.

In Nederland bestaan grote gezondheidsverschillen naar sociaaleconomische status (zie paragraaf 2.5). Hoewel het inzicht in de determinanten van deze verschillen de afgelopen jaren steeds groter is geworden, ontbreekt het grotendeels aan effectieve interventies en maatregelen om deze gezondheidsverschillen te verkleinen. Een belangrijke uitdaging in de primaire preventie is om interventies en beleid te ontwikkelen en te evalueren die kunnen bijdragen aan het verkleinen van de gezondheidsverschillen.

Implementatie van bewezen kosteneffectieve preventie-interventies

Het RIVM heeft in zijn *Volksgezondheid Toekomst Verkenning 2006* een overzicht opgenomen van twintig preventieve interventies die bij systematische invoering op korte termijn kosteneffectief zouden zijn. Dit betreft interventies op het gebied van de ziektepreventie (bijvoorbeeld griepvaccinatie voor werknemers en pneumokokkenvaccinatie van ouderen), gezondheidsbescherming (fietshelmen voor kinderen) en gezondheidsbevordering (preventie van accidentele val bij ouderen en stoppen met roken via de huisarts). Veel van deze interventies zijn gericht op hoogrisicogroepen, zoals intensieve bloedglucose- en bloeddrukcontrole bij diabetespatiënten in het kader van preventie van hart- en vaatziekten. Systematische implementatie en disseminatie van effectieve interventies kunnen zeker bijdragen aan de verdere verbetering van de volksgezondheid.

Onderzoek

In dit hoofdstuk is herhaaldelijk aangegeven dat goed evaluatieonderzoek op het gebied van gezondheidsbevordering, gezondheidsbescherming en intersectoraal beleid vaak niet eenvoudig is omdat er vaak verschillende determinanten tegelijk optreden en de gezondheidseffecten vaak pas op langere termijn zichtbaar worden. Aangezien primaire preventie vaak grote praktische en bestuurlijke inspanningen vraagt en vaak belangrijke economische implicaties heeft, is het toch van het grootste belang om de effecten en kosteneffectiviteit van maatregelen goed te schatten. Hier liggen dus enerzijds grote uitdagingen voor het ontwikkelen van goede onderzoeksmethoden en het opzetten van studies van voldoende omvang en duur, en aan de andere kant voor onderzoeksfinanciers en beleidsmakers om dergelijke studies financieel mogelijk te maken.

Tot slot

Primaire preventie is een hoeksteen van volksgezondheidsbeleid. Voor een effectieve primaire preventie van ziekte is inzicht nodig in de oorzaken van de aandoening en in hoe die oorzaken kunnen worden weggenomen of verminderd. Wellicht de belangrijkste oorzaak van vermijdbare ziekte in Nederland is een ongezonde leefstijl. Dit komt mede omdat effectief preventiebeleid is gevoerd en maatregelen zijn genomen om bijvoorbeeld infectieziekten te bestrijden en om de verkeers- en voedselveiligheid te bevorderen. De belangrijke preventie-uitdagingen, zoals het bevorderen van een gezondere leefstijl, maar ook het terugdringen van gezondheidsverschillen, vereisen een intersectorale aanpak en maatregelen op elk van de drie terreinen gezondheidsbevordering, gezondheidsbescherming en ziektepreventie.

Oefenvragen

4.1
Waarom wordt wetgeving als instrument vaker gehanteerd bij gezondheidsbescherming dan bij gezondheidsbevordering?

4.2
Waarom was de EU jarenlang onwillig om de voedselveiligheid krachtig te reguleren en kwam die regeling er de laatste jaren opeens wel?

4.3
Bij het minder gezondheidsbedreigend maken van de omgeving worden vaak kosten noch moeite gespaard. Voorbeelden van zeer kostbare saneringen van gebouwen zijn het verwijderen van asbest en het zodanig aanpassen van de warmwaterleidingen dat het Legionellarisico afneemt. Waarom heeft men vaak veel geld over voor het verkleinen van deze toch al verhoudingsgewijs kleine risico's?

>>

>> 4.4
In de preventie van overgewicht wordt meestal gebruikgemaakt van gezondheidsbevordering, meer specifiek gezondheidsvoorlichting. Deskundigen denken dat daarnaast gezondheidsbeschermingsmaatregelen nodig zijn om de epidemie van overgewicht effectief aan te pakken. Welke gezondheidsbeschermingsmaatregelen zouden hiertoe kunnen worden getroffen?

4.5
Er is een vaccin ontwikkeld tegen hiv/aids. Vaccinatie wordt gratis aangeboden via de huisartsen, alleen aan mensen met een verhoogd risico van besmetting. Twee belangrijke doelgroepen zijn intraveneuzedrugsgebruikers en homoseksuele mannen met wisselende sekscontacten. Vaccinatie is in 98% van de gevallen succesvol.
Een jaar na de introductie van de vaccinatie blijkt dat 98% van de homomannen op de hoogte is van de mogelijkheid tot vaccinatie. Van die 98% heeft 60% zich laten vaccineren. Aanvullend onderzoek wijst uit dat de gevaccineerde mensen inderdaad met name de homomannen met wisselende contacten zijn; in deze specifieke groep heeft 95% van degenen die bekend zijn met de mogelijkheid tot vaccinatie, zich laten vaccineren. De niet-gevaccineerde mannen blijken verspreid over Nederland te wonen. De homomannen zijn op de hoogte van de mogelijkheid tot vaccinatie via een voorlichtingscampagne in het uitgaanscircuit.
Een jaar na de introductie blijkt echter dat maar 60% van de drugsgebruikers op de hoogte is van de mogelijkheid tot vaccinatie. Van degenen die op de hoogte zijn, heeft de helft zich niet laten vaccineren, vooral omdat ze geen huisarts hebben.

a Hoe hoog is de immunisatiegraad bij homomannen en bij drugsgebruikers?
b Wat is groeps- of 'kudde'-immuniteit?
c Is groepsimmuniteit te verwachten in de groep homomannen? En in de groep drugsgebruikers? Waarom wel of niet?
d Noem de drie implementatiemethoden voor preventieve interventies/groepen van methoden om preventieve interventies in te voeren en te verspreiden.
e Geef aan hoe de vaccinatie- en dus immunisatiegraad onder drugsgebruikers zou kunnen worden verhoogd. Denk daarbij aan alle drie implementatiemethoden uit vraag d.

AANBEVOLEN LITERATUUR

Brug J, Assema P van, Lechner L (red). Gezondheidsvoorlichting en gedragsverandering: een planmatige aanpak. Assen: Van Gorcum, 2007. ISBN 978 90 232 4336 6.

Detels R, McEwen J, Beaglehole R, et al. Oxford textbook of public health. 4th edition. New York/Oxford: Oxford University Press, 2002. ISBN 978 01 926 3041 4.

Maxcy K, Rosenau MJ, Last JM, et al. Last public health and preventive medicine. 14th edition. Stanford, Conn.: Appleton & Lange, 1998. ISBN 978 08 385 6185 0.

Rose G. The Strategy of preventive medicine. Oxford: Oxford Medical Publications, 1993. ISBN 978 01 926 2486 4.

Storm I, Zoest F, Broeder L den. Integraal gezondheidsbeleid: theorie en praktijk. Bilthoven: RIVM, 2007. RIVM rapportnummer:270851003.

US Preventive Services Task Force. The guide to clinical preventive services. Baltimore: Williams & Wilkins, 2006. ISBN 978 07 817 6399 8.

Internetsites

Volksgezondheid Toekomst Verkenning	www.rivm.nl/vtv
Voedsel- en Warenautoriteit	www.vwa.nl
Rijksvaccinatieprogramma	www.rivm.nl/rvp
Waterleidingwet	www.wetten.nl/waterleidingwet
wetgeving omtrent roken	www.rokenendewet.nl
Voedingscentrum	www.voedingscentrum.nl
Gezondheidsraad	www.gr.nl
grotestedenbeleid	www.grotestedenbeleid.nl

5 Secundaire preventie

P.J. van der Maas, J.D.F. Habbema
met medewerking van H. Raat (5.4.2)

Leerdoelen

- Verwerven van kennis van de principes van systematische vroege opsporing, het bepalen van de mogelijke gezondheidswinst en gezondheidsschade van screening, het bepalen van testeigenschappen en hun relatie met de prevalentie van de gezochte ziekte. Het voldoende kunnen toepassen van deze principes en begrippen om de rationale van huidige programma's te kunnen begrijpen en de afweging bij de invoering van nieuw voorgestelde programma's te kunnen maken.
- Verwerven van kennis van een aantal nu lopende programma's voor vroege opsporing in de curatieve en de preventieve gezondheidszorg, en van mogelijk op afzienbare termijn in te voeren programma's.
- Verwerven van kennis van enige ethische aspecten van primaire en secundaire preventie en in staat zijn deze toe te passen bij de afweging over het al dan niet invoeren van preventieprogramma's.

5.1 INLEIDING

Dankzij de enorme technologische innovatie van de afgelopen decennia neemt ons inzicht in het ontstaan en de ontwikkeling van ziekten tot op moleculair niveau nog vrijwel dagelijks toe. Tegelijkertijd wordt het daardoor mogelijk om ziekten en de kans op het ontstaan van ziekten vaak in een zeer vroeg stadium vast te stellen. Moleculaire technieken om afwijkingen in het erfelijk materiaal en in de stofwisseling vast te stellen, en beeldvormende technieken, gebaseerd op een variatie aan fysische principes (verschillende vormen van straling, ultrageluid, kernspinresonantie), lenen zich steeds meer voor grootschalige en relatief ongevaarlijke toepassing. Daarmee zijn ze niet alleen voor geschikt voor toepassing in de klinische geneeskunde, maar ook voor grootschalige toepassing in de populatie, en deels ook voor 'doe-het-zelfdiagnostiek'. Deze ontwikkeling zal misschien wel de grootste omwenteling in de geneeskunde van de komende decennia betekenen. Het begrippenkader dat nodig is om de toepassing van deze technieken te kunnen beoordelen op hun effecten en doelmatigheid, is zowel bruikbaar voor de klinische situatie als voor de preventieve setting.

In dit hoofdstuk bespreken we eerst dit begrippenkader (paragrafen 5.2 en 5.3) en vervolgens de toepassing van vroege opsporing bij een aantal ziektecategorieën. Tot slot gaan we in op mogelijke toekomstige ontwikkelingen.

5.2 BEGRIPPENKADER

Als iemand met bepaalde klachten, zoals onverklaard gewichtsverlies, bloed in de ontlasting, pijn of een sinds kort gevoeld knobbeltje, naar de huisarts gaat, zal dit leiden tot verder onderzoek waarbij soms kanker wordt gediagnosticeerd. Afhankelijk van de mate van verspreiding van de kankercellen (lokaal, regionaal of op afstand verspreid) zal de prognose van de patiënt variëren van gunstig tot zeer ongunstig. Het ligt voor de hand hier aan mogelijkheden voor vervroeging van het tijdstip van diagnose te denken. Immers, als een kankergezwel vroeg wordt gevonden en behandeld, zal de prognose vaak gunstiger zijn.

Het actief zoeken naar aandoeningen, voorstadia of risicofactoren om deze in een zo vroeg mogelijk stadium te ontdekken zodat vroege interventie mogelijk is, hebben we in paragraaf 4.2 omschreven als 'secundaire preventie'. Indien deze 'vroege opsporing' aan grote groepen mensen in de bevolking actief wordt aangeboden, spreken we van 'bevolkingsonderzoek'. Aangezien de diagnostische tests die voor vroege opsporing aanvaardbaar zijn, veelal relatief eenvoudig en daardoor zelden feilloos zijn, worden ze gebruikt om op grond van de testuitslag vast te stellen wie wel en wie niet een hoge kans op aanwezigheid van de op te sporen ziekte (respectievelijk voorstadium of risicofactor) heeft. We spreken daarom ook wel van 'screening' en van een 'screeningstest'. Met behulp van uitvoerigere diagnostiek kan vervolgens worden nagegaan of de ziekte (voorstadium, risicofactor) echt aanwezig is.

Vraag

Waarom moet bij beslissingen over bevolkingsonderzoek altijd rekening worden gehouden met zowel de screeningstest zelf als met de vervolgdiagnostiek?

Screening is mogelijk voor een toenemend aantal ziekten, en wordt zowel binnen als buiten het kader van bevolkingsonderzoeken toegepast. Voor de geboorte wordt bij de zwangerschapscontrole onder andere gekeken naar het risico van resusantagonisme, waarbij resusnegatieve zwangeren antiresusimmunoglobuline krijgen toegediend, en wordt de vrouw geïnformeerd over prenatale screening. Direct na de geboorte is er de hielprik en het gehooronderzoek, terwijl de jeugdgezondheidszorg in de jaren daarop verschillende screeningen uitvoert. Werknemers kunnen een periodiek medisch onderzoek krijgen, de periodieke gebitscontrole door de tandarts is een vorm van screening, en het merendeel van de vrouwen maakt gebruik van de bevolkingsonderzoeken naar borstkanker en baarmoederhalskanker.

In de meeste gevallen heeft systematische vroege opsporing als doel de ziektelast en sterfte ten gevolge van de desbetreffende ziekte omlaag te brengen. Echter, dat geldt niet in alle gevallen. Vooral sommige vormen van genetische screening kunnen ook andere doeleinden dienen. Zo kan het testen op dragerschap voor genetische ziekten tot doel hebben mensen geïnformeerd te laten beslissen over wel of niet kinderen krijgen. Ook kan bijvoorbeeld prenatale screening op het syndroom van Down of neuralebuisdefecten de aanstaande ouders in de gelegenheid stellen te beslissen over het voortzetten dan wel laten afbreken van de zwangerschap.

Bij kanker betekent vroege opsporing in de eerste plaats dat de kanker zo vroeg mogelijk moet worden ontdekt, omdat deze dan meestal nog klein en lokaal is. Daarnaast wordt – indien technisch mogelijk – geprobeerd om te screenen op steeds vroegere voorstadia van de ziekte. Dat is bij kanker het *in-situ*stadium, en voor sommige kankers daar weer aan voorafgaande condities zoals darmpoliepen bij dikkedarmkanker en epitheelafwijkingen bij baarmoederhalskanker. Bij baarmoederhalskanker gaan de mogelijkheden voor screening zelfs nog een stap verder, nu is aangetoond dat in de causale keten naar baarmoederhalskanker de epitheelafwijkingen (meestal) worden voorafgegaan door een infectie met het humaan papillomavirus (HPV). In de toekomst zullen ook de mogelijkheden voor screening op genetische predispositie voor kanker toenemen.

Vraag
Bedenk enkele voor- en nadelen van het testen op voorstadia van de ziekte in vergelijking met het testen op de aanwezigheid van de ziekte zelf.

Om met een screeningsprogramma een redelijke gezondheidswinst te bereiken moet er op het tijdstip van screening een voldoende hoge prevalentie van de ziekte zijn, en is dus een zorgvuldige keuze van de doelgroep nodig (hoogrisicopopulatie). Aangezien voor de meeste kankers het risico toeneemt met de leeftijd, betekent dat bij kankerscreening doorgaans: niet op te jonge leeftijd en niet te frequent. Zo bestaat de doelgroep van het huidige Nederlandse bevolkingsonderzoek naar borstkanker uit vrouwen van 50 tot 75 jaar, en voor baarmoederhalskanker uit vrouwen van 30 tot 60 jaar. Het interval tussen screeningen is vijf jaar voor bevolkingsonderzoek op baarmoederhalskanker en twee jaar voor bevolkingsonderzoek naar borstkanker. Het screeningsinterval is voor borstkanker onder meer korter omdat borstkanker sneller groeit en het 'preklinisch detecteerbaar stadium' korter is (zie figuur 4.1). Daarnaast speelt een rol dat de incidentie van borstkanker veel hoger is dan die van baarmoederhalskanker.

Vraag
Noem een voor de hand liggende reden waarom het preklinisch detecteerbaar stadium voor baarmoederhalskanker veel langer is dan dat van borstkanker.

5.3 BEOORDELINGSKADER VOOR SCREENING

5.3.1 Voor- en nadelen van screening: nettogezondheidswinst

De uitspraak van Sir Muir Gray 'All screening programmes do harm; some do good as well' treft de kern van de zaak. Bij screening gaat het altijd om een balans tussen positieve en negatieve gezondheidseffecten. Tabel 5.1 geeft een overzicht van de voor- en nadelen van screening. Bij screening, bijvoorbeeld in het kader van een bevolkingsonderzoek op kanker, wordt eerst een screeningsaanbod gedaan aan alle personen van de doelpopulatie. Dit aanbod kan tot ongerustheid leiden door de confrontatie met de mogelijkheid van het hebben van een ernstige ziekte. Vervolgens wordt, bij acceptatie van het aanbod, een screeningstest uitgevoerd die belasting en risico's met zich mee kan brengen. Het maken van een uitstrijkje of mammografie kan bijvoor-

Tabel 5.1 Schema van voor- en nadelen van screening. Dit algemene schema dient voor specifieke bevolkingsonderzoeken nader te worden uitgewerkt. De voor- en nadelen zijn gekoppeld aan de in de linkerkolom in de tijd geordende fasen in een screeningsproces.

Fase	Voordelen	Nadelen
screeningsaanbod		(lichte) ongerustheid
screeningsonderzoek		belasting en risico's
test negatief/geen afwijkingen	gerustgesteld	
test positief/afwijkingen		sterkere ongerustheid
verder onderzoek negatief	gerustgesteld	
verder onderzoek positief		vervroegde diagnose/labeling als ziek
behandeling en controle	langer leven door: - vroegere behandeling; - betere kwaliteit van leven - eenvoudiger behandeling - voorkomen van ernstige ziekte	belasting, risico van complicaties, risico van overbehandeling

beeld vervelend en pijnlijk zijn, en mammografie heeft een (zeer klein) risico van tumorinductie door stralingsbelasting. Als vervolgens de screeningstest negatief (niet afwijkend) blijkt te zijn, wordt de ongerustheid weggenomen. Bij een positieve test zal er echter sprake zijn van sterkere ongerustheid. De positieve uitslag geeft immers aan dat er een grote(re) kans op de ziekte is.

Verder onderzoek zal óf een gunstige uitslag hebben, en daarmee tot geruststelling leiden, óf een ongunstige wanneer de ziekte of een voorstadium inderdaad wordt gediagnosticeerd. Dit leidt uiteraard vaak tot ongerustheid en zorgen over behandeling en prognose. Ook impliceert vroege opsporing dat de diagnose eerder wordt gesteld, zodat de persoon vanaf een eerder tijdstip moet leven met de wetenschap een ernstige ziekte te hebben. De daarop volgende behandeling geeft belasting en risico's, zoals operatierisico's, de belasting van bijvoorbeeld een chemokuur of bestraling, en het herstelproces. Bovendien zal na de behandeling sprake zijn van controlebezoeken die tot spanningen en ongerustheid aanleiding kunnen geven en daarmee een negatieve invloed kunnen hebben op de kwaliteit van leven.

Tegenover deze nadelen staat het voordeel en primaire doel van de screening: bij een aantal personen wordt de ziekte ontdekt in een goed te genezen stadium, waarbij vaak een lichtere of effectievere behandeling mogelijk is, terwijl zonder screening de aandoening (te) laat zou zijn gediagnosticeerd.

Het is overigens niet zo dat vroege opsporing en vroege behandeling per definitie tot een langere levensduur leiden. Er zijn patiënten die ook zonder de vroege opsporing tijdig behandeld en genezen zouden zijn, patiënten met voorstadia die zich nooit tot de ziekte zouden hebben ontwikkeld, patiënten die toch aan de ziekte overlijden omdat ze bij de screening al een ongeneeslijk stadium van de ziekte bleken te hebben, en patiën-

Tabel 5.2 Schatting van aantallen vrouwen die voor- en nadelen van bevolkingsonderzoek naar borstkanker ondervinden

Per 100.000 gescreende vrouwen zullen:	
verder onderzoek ondergaan	circa 1000
bij verder onderzoek toch geen borstkanker blijken te hebben	circa 500
niet aan borstkanker overlijden, omdat therapie zonder bevolkingsonderzoek ook al voldoende zou zijn om de vrouw te genezen	circa 240
overlijden aan borstkanker ondanks de vroege opsporing	circa 90
overlijden aan een andere oorzaak terwijl ze zonder bevolkingsonderzoek niet op de hoogte zou zijn geweest van de diagnose borstkanker, omdat die nog geen klachten zou hebben gegeven	circa 30
niet ten gevolge van borstkanker overlijden dankzij de vroege opsporing en interventie	circa 140

Bron: Landelijk Evaluatie Team Bevolkingsonderzoek naar Borstkanker. Evaluatierapport 1995. Rotterdam: Instituut Maatschappelijke Gezondheidszorg, Erasmus Universiteit Rotterdam, 1995.

ten bij wie de ziekte wel degelijk tot sterfte geleid zou kunnen hebben, maar die al eerder aan een andere ziekte overlijden. Dat zal zich vooral op oudere leeftijd voordoen. Het is daarom van belang ook altijd een bovenste leeftijdsgrens voor bevolkingsonderzoek vast te stellen.

Als de balans wordt opgemaakt, moet veelal worden geconcludeerd dat een goed screeningsprogramma leidt tot grote voordelen voor een beperkt aantal personen (een langer leven door de vroege behandeling, en een betere kwaliteit van leven door het voorkomen van ernstige ziekte en de daarbij behorende zorg), en tot in omvang en ernst beperkte nadelen voor een (veel) grotere groep personen. In tabel 5.2 wordt tabel 5.1 nader geïllustreerd met de prevalenties van voordelige en nadelige gevolgen van het bevolkingsonderzoek naar borstkanker in Nederland. Tegenover de 140 vrouwen die 'gered' worden door het bevolkingsonderzoek, staan nogal wat vrouwen die van deelname aan het bevolkingsonderzoek uitsluitend last ondervinden. Overigens is dat onderscheid in de meeste individuele gevallen niet te maken. Van de circa 380 vrouwen per 100.000 in tabel 5.2 bij wie na het bevolkingsonderzoek borstkanker is vastgesteld en die dankzij tijdige therapie niet overlijden, valt nooit vast te stellen welke 140 dankzij bevolkingsonderzoek overleven en welke 240 ook zonder bevolkingsonderzoek nog tijdig zouden zijn behandeld.

5.3.2 Testeigenschappen

De screeningstest brengt een scheiding aan tussen personen die verder moeten worden onderzocht vanwege de hoge kans op de aandoening waarop wordt gescreend (de testpositieven) en zij die niet verder hoeven te worden onderzocht (de testnegatieven). Screening heeft alleen zin als de screeningstest van goede kwaliteit is. Feilloze tests zijn helaas zeldzaam. De kwaliteit van een test wordt afgemeten aan de betrouwbaarheid en de validiteit. Bij een goede betrouwbaarheid leidt herhaald testen (onder dezelfde omstandigheden) tot eenzelfde uitslag (test-hertestbetrouwbaarheid), en leiden meer be-

Tabel 5.3 Overeenstemming of verschil tussen screeningsuitslag en (werkelijke) aan- of afwezigheid van de aandoening, en daaruit af te leiden testeigenschappen

	Aandoening		
Testuitslag	Aanwezig	Afwezig	Totaal
afwijkend/ positief	A (terecht positief)	B (fout-positief)	A+B (test positief)
normaal/ negatief	C (fout-negatief)	D (terecht negatief)	C+D (test negatief)
totaal	A+C (aandoening)	B+D (geen aandoening)	A+B+C+D (totale populatie)

De symbolen A, B, C, D staan voor aantallen personen.
Prevalentie = (A+C)/(A+B+C+D).
Sensitiviteit = A/(A+C).
Specificiteit = D/(B+D).
Positief voorspellende waarde = A/(A+B).
Negatief voorspellende waarde = D/(C+D).
Fractie vervolgonderzoek = (A+B)/(A+B+C+D).

oordelingen van dezelfde test door één beoordelaar (intrabeoordelaarsbetrouwbaarheid) of door verschillende beoordelaars (interbeoordelaarsbetrouwbaarheid) tot dezelfde uitslag. De validiteit van een test geeft aan of de test ook werkelijk een bepaalde ziekte of een voorstadium daarvan kan aantonen. De validiteit van een test kan worden beschreven aan de hand van de sensitiviteit, de specificiteit, en de positieve en negatieve predictieve waarde van de test. Hoe sensitiever of gevoeliger een test is, des te beter zal deze in staat zijn mensen die (een preklinisch stadium van) een ziekte hebben, te identificeren. De specificiteit van een test geeft de mate aan waarin een test mensen die niet (een preklinisch stadium van) de ziekte hebben, deze ook als zodanig aanwijst, zodat ze geen overbodig vervolgonderzoek hoeven te ondergaan (zie tabel 5.3).

Vraag
Hoe zou figuur 5.1 eruit moeten zien om te kunnen spreken van een feilloze test?

Overigens zijn er maar weinig tests waarvan de uitslag van nature een ondubbelzinnige tweedeling heeft. Zo zal bij afwijkingen op een mammogram moeten worden bepaald wat als een 'positieve' uitslag (verhoogde kans op aanwezigheid van de ziekte) en wat als een 'negatieve' uitslag (kleine kans op aanwezigheid van de ziekte) wordt aangemerkt. En bij een screeningstest die een continue meetwaarde oplevert, zoals de serumbepaling van prostaatspecifiek antigeen (PSA), is er een continuüm van mogelijkheden om een scheidslijn aan te brengen tussen 'positief' en 'negatief'. Elk afkappunt heeft zijn eigen sensitiviteit en specificiteit. Hoe strenger de criteria om een afwijkend mammogram als 'positief' aan te merken, en hoe hoger de PSA-waarde die als afkappunt wordt genomen, des te lager zal de sensitiviteit en des te hoger de specificiteit zijn. Met andere woorden: er zullen meer fout-negatieven en minder fout-positieven worden gevonden. Figuur 5.1 is daarvan een illustratie. Een grote groep mannen van 35 tot 64 jaar zonder klinische verschijnselen van coronaire hartziekten werd onderzocht, waarbij onder andere het serumcholesterol werd bepaald. Na een aantal jaren werd gekeken welke mannen waren overleden aan coronaire hartziekte en welke niet. Figuur 5.1 geeft de verdeling van het serumcholesterol in de groep mannen die wel was overleden en in de groep mannen die niet was overleden. Het is duidelijk dat over de hele linie het serumcholesterol bij mannen die later aan coronaire hartziekten overleden, iets hoger was dan bij de overige mannen, maar dat de curven elkaar sterk overlappen. Om serumcholesterol als screeningsinstrument voor toekomstig overlijden aan coronaire hartziekten te gebruiken, zal bij een afkappunt van 8,2 millimol per liter slechts 15% van de mannen zijn geïdentificeerd, tegen 5% van de mannen die later niet overleden aan coronaire hartziekten. Door allerlei mogelijke afkappunten en de daarbij behorende sensitiviteit en specificiteit in een figuur weer te geven, de zogenoemde ROC-curve (figuur 5.2), wordt de keuze van een geschikte combinatie van sensitiviteit en specificiteit vergemakkelijkt. De relatieve ernst van een fout-positieve testuitslag in vergelijking met een fout-negatieve testuitslag, en de prevalentie van de aandoening bepalen samen wat een optimale keuze is voor een afkappunt tussen positief en negatief.

Figuur 5.1 Relatieve frequentieverdeling van serumcholesterol bij mannen die later wel respectievelijk niet overleden aan coronaire hartziekte (CHD). Duidelijk is te zien dat de verdelingen bijna samenvallen, waardoor de testeigenschappen matig zijn.

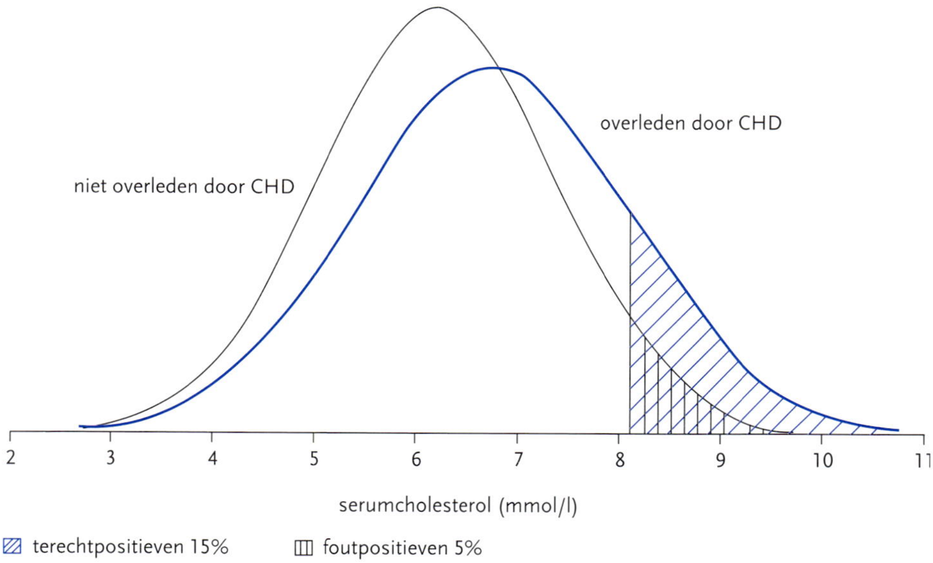

Bron: Wald NJ, Law MR. Screening for future coronary heart disease. In: Marmot M, Elliott P (eds). Coronary heart disease epidemiology. From aetiology to public health. 2nd ed. Oxford: Oxford University Press, 2005.

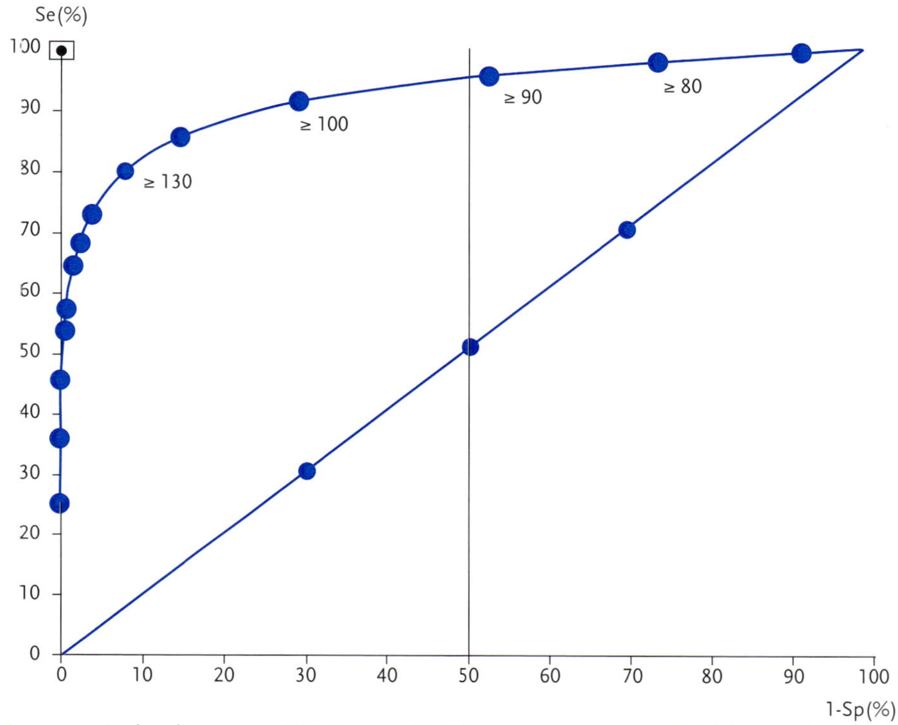

Figuur 5.2 Verband tussen sensitiviteit en specificiteit, weergegeven in een ROC (Receiver Operator Characteristic)-curve. De test is het bloedglucosegehalte twee uur na de maaltijd als indicator voor de kans op aanwezigheid van diabetes mellitus type 1.
Bron: Bouter LM, et al. Epidemiologisch onderzoek. Houten, 2005.

Vraag
Waarom is een fout-positieve testuitslag over het algemeen minder ernstig dan een fout-negatieve testuitslag?

Tabel 5.4 geeft de sensitiviteit en specificiteit van een aantal tests voor kankerscreening weer. Deze testeigenschappen zijn overigens afhankelijk van waar de afkappunten worden gelegd, dus van welke testuitslag nog als positief wordt beschouwd en welke als negatief. Daarnaast hangen de testeigenschappen af van het stadium van de aandoening. Bij mammografie zal de sensitiviteit bijvoorbeeld toenemen naarmate de primaire tumor een grotere diameter heeft. De sensitiviteit kan bij screening overigens niet direct worden bepaald, omdat dat zou vereisen dat alle personen met een negatieve testuitslag toch verder worden onderzocht om te bepalen hoeveel gemiste kankers er zijn. Pragmatische schattingen van sensitiviteit zijn daarom gebaseerd op het aantal kankers dat in een bepaalde periode ná de screening wordt gediagnosticeerd. Door gericht beleid en kwaliteitsbewaking is de specificiteit

Tabel 5.4 Sensitiviteit en specificiteit van een aantal screeningstests.

Aandoening	Test	Sensitiviteit (range)	Specificiteit (range)
borstkanker	mammografie	80% (60-85%)	99% (96-99,5%)
baarmoederhalskanker	uitstrijkje	80% (60-90%)	98% (90-98%)
dikkedarmkanker	occult bloed	60%	98%
prostaatkanker	PSA	90%	95%

Voor borstkanker en baarmoederhalskanker zijn de waarden voor het Nederlandse bevolkingsonderzoek geschat, met tussen haakjes de range van waarden die in diverse buitenlandse screeningsprogramma's zijn gevonden. De waarden voor baarmoederhalskanker en dikkedarmkanker betreffen invasieve kankers en niet voorstadia.

Tabel 5.5 Prevalenties van aandoeningen in doelpopulaties voor screeningsonderzoek

Screening op	Doelgroep	Prevalentie
borstkanker, eerste screening	vrouwen van 40 jaar	1 op 1.000
borstkanker, eerste screening	vrouwen van 60 jaar	1 op 400
borstkanker, vervolgscreening	vrouwen van 60 jaar	1 op 1.000
baarmoederhalskanker, eerste screening	vrouwen van 30 jaar	1 op 4.000
baarmoederhalskanker, eerste screening	vrouwen van 50 jaar	1 op 500
baarmoederhalskanker, vervolgscreening	vrouwen van 50 jaar	1 op 2.000
syndroom van Down bij ongeboren kind	vrouwen 30 jaar	1 op 1.000
syndroom van Down bij ongeboren kind	vrouwen 40 jaar	1 op 100
fenylketonurie (PKU)	pasgeboren kinderen	1 op 18.000
congenitale hypothyreoïdie (CHT)	pasgeboren kinderen	1 op 3.000

van de Nederlandse bevolkingsonderzoeken op borstkanker en baarmoederhalskanker heel gunstig in vergelijking met die in veel andere landen.

Vraag
Wat is het merkbare gevolg van de hoge specificiteit van het Nederlandse bevolkingsonderzoek op borstkanker?

5.3.3 Screening en de prevalentie van de aandoening

Aangezien screening erop is gericht om voor- of beginstadia van een aandoening op te sporen bij mensen die geen klachten hebben, zal de prevalentie van de aandoening in die doelpopulatie doorgaans klein zijn. Voor de meeste aandoeningen waarop wordt gescreend is de prevalentie tussen 1:100 en 1:10.000. In tabel 5.5 staan enkele voorbeelden van de prevalentie van aandoeningen waarvoor wordt gescreend.

De prevalenties in tabel 5.5 betreffen bij screening op borst- en baarmoederhalskanker invasieve carcinomen. Bij een eerste screening is de prevalentie hoger dan bij vervolgscreeningen omdat de eerste screening plaatsvindt in een in het verleden opgebouwd 'prevalentiestuwmeer' (*prevalence pool*), terwijl bij vervolgscreeningen alleen de cumulatieve incidentie sinds de voorafgaande screening wordt gevonden. Bij de nog experimentele screening op prostaatkanker bij mannen van 55-74 jaar en ouder worden veel hogere prevalenties dan de in de tabel genoemde soorten kanker gevonden: 5% in de eerste ronde en 2% in een tweede ronde. Deze hoge prevalenties zijn consistent met de zeer hoge prevalentie van prostaatkanker in autopsiestudies van oudere mannen. Of screening op prostaatkanker leidt tot het voorkómen van veel sterfgevallen of juist tot veel zinloze behandelingen, moet nog blijken uit lopend wetenschappelijk onderzoek.

Als niet uitsluitend op de aandoening wordt gescreend, maar op voorstadia of risicofactoren, zal het aantal positieve screeningsuitslagen vaak veel groter zijn dan de (toekomstige) prevalentie van de te voorkómen of vroeg te behandelen aandoening. Zo is de prevalentie van dikkedarmpoliepen (een voorstadium van dikkedarmkanker) bij 50-jarige mannen 25%, terwijl de prevalentie van darmkanker zelf slechts rond 0,5% bedraagt. Een vergelijkbare situatie bestaat bij screening op baarmoederhalskanker: de kans op epitheelafwijkingen of de aanwezigheid van HPV is relatief groot, terwijl de kans op baarmoederhalskanker zeer klein is.

Aangezien de aandoening waarop wordt gescreend, doorgaans een lage prevalentie heeft, is de specificiteit van de test bepalend voor het aantal testpositieven, en dus voor het aantal patiënten dat nader moet worden onderzocht. Bij aandoeningen met een heel lage prevalentie kan echter zelfs bij een hoge specificiteit nog sprake zijn van een lage positief voorspellende waarde. Toepassing van een screeningstest met een sensitiviteit van 80% en een specificiteit van 98% in een populatie waar 1 op de 100 personen de ziekte heeft, leidt tot een positief voorspellende waarde van ongeveer 1 op 3. Bij toepassing in een populatie met een prevalentie van 1 per 10.000 zal die slechts ongeveer 1 op 250 zijn. Dit is direct na te rekenen aan de hand van tabel 5.3. De positief voorspellende waarde is voor borstkankerscreening in Nederland bijvoorbeeld hoog (30% à 40%) door de hoge specificiteit van de mammografie.

5.3.4 Voorwaarden voor screeningsprogramma's

De twee voorwaarden waaraan moet worden voldaan om screening, bijvoorbeeld in de vorm van een bevolkingsonderzoek op kanker, te kunnen aanbevelen, zijn niet anders dan die voor elke andere interventie in de geneeskunde en gezondheidszorg (zie ook kader 5.1).

- De nettogezondheidseffecten moeten positief zijn, dat wil zeggen de gunstige gezondheidseffecten moeten de eventuele bijkomende ongunstige gezondheidseffecten duidelijk overtreffen.
- De kosteneffectiviteitsverhouding moet gunstig zijn, dat wil zeggen de investeringen en inspanningen die moeten worden gedaan, moeten in redelijke verhouding staan tot de (netto)gezondheidseffecten.

Kader 5.1 Criteria van Wilson en Jungner

Bij berekeningen van effectiviteit en kosteneffectiviteit van screening wordt een groot aantal aspecten geïntegreerd. Tien van de belangrijkste aspecten zijn al in 1968 geformuleerd door Wilson en Jungner, in de vorm van criteria. Het oorspronkelijke idee was dat een bevolkingsonderzoek aan deze tien criteria zou moeten voldoen om aanvaardbaar te zijn. Inmiddels is duidelijk dat dit niet het geval hoeft te zijn. De aspecten moeten in onderling verband worden bekeken, en alleen de totaalbalans in termen van effectiviteit en kosteneffectiviteit doet ter zake.

De nog steeds zeer relevante criteria van Wilson en Jungner worden hier als vragen gepresenteerd.

- In welke mate vormt de ziekte een volksgezondheidsprobleem?
- Is er een algemeen aanvaarde behandelwijze van de ziekte?
- Zijn er voldoende voorzieningen voor diagnose en behandeling van de ziekte beschikbaar?
- Is er een herkenbaar latent stadium van de ziekte (zie figuur 4.1)?
- Wat zijn de eigenschappen van de voorgestelde test of onderzoeksmethode voor het bevolkingsonderzoek?
- Hoe aanvaardbaar is de test voor de bevolking?
- Wat is er bekend over het natuurlijk beloop van de ziekte?
- Wat is het beleid ten aanzien van wie er als patiënt moet worden behandeld?
- Hoe zijn de kosten van bevolkingsonderzoek (inclusief behandeling van ontdekte patiënten) in verhouding tot de beschikbare middelen voor de volksgezondheid?
- Is het bevolkingsonderzoek georganiseerd als continu proces, en niet als eenmalig project?

Dit zijn vanzelfsprekende voorwaarden, maar het moet wel worden aangetoond dat ook echt aan die voorwaarden wordt voldaan. Wanneer een bevolkingsonderzoek naar kanker wordt ingevoerd, lijkt de prognose al snel beter voor de opgespoorde gevallen. Als een bepaalde aandoening door bevolkingsonderzoek eerder wordt opgespoord, is de kans groot dat de overlevingsduur na diagnose groter is dan zonder bevolkingsonderzoek het geval zou zijn. De diagnose is immers vroeger gesteld. De begrippen *lead time bias* en *length bias* zijn hierbij van belang. *Lead time* ('diagnosevervroeging') is de periode tussen het moment van opsporen door bevolkingsonderzoek en het moment waarop anders, naar aanleiding van symptomen en klachten bij de patiënt, de diagnose zou zijn gesteld (figuur 4.1). Wanneer bij een bevolkingsonderzoek de lead time bijvoorbeeld drie jaar is en vervolgens blijkt dat patiënten die via bevolkingsonderzoek worden ontdekt, gemiddeld drie jaar langer leven na diagnose, heeft het bevolkingsonderzoek geen winst opgeleverd in termen van werkelijke levensduur. De patiënten zijn zich alleen drie jaar langer bewust van hun ziekte geweest, waardoor ze wellicht een lagere kwaliteit van leven hebben gehad. Daarnaast kan het zo zijn dat met een bevolkingsonderzoek, bijvoorbeeld naar borstkanker, een aantal zeer langzaam groeiende tumoren wordt ontdekt, die bij een natuurlijk beloop slechts na lange tijd of zelfs in het geheel niet tot een klinisch ziektebeeld zouden leiden. Deze gevallen zullen een vertekend beeld geven van de toegenomen overlevingsduur na screening. Dit wordt *length bias* genoemd.

De gouden standaard voor onderzoek om evidentie over gezondheidseffecten van bevolkingsonderzoek te verkrijgen is het gerandomiseerd onderzoek (*randomized controlled trial*; RCT). Daarin wordt de doelgroep voor het bevolkingsonderzoek door loting ingedeeld in twee groepen, waarvan de ene wel bevolkingsonderzoek krijgt aangeboden en de andere niet. Aan een goede opzet, uitvoering en interpretatie van een RCT voor screening zitten veel haken en ogen, maar het is vrijwel onmogelijk om zonder RCT de basisvraag naar de omvang van de positieve en negatieve effecten betrouwbaar te beantwoorden. Verderop in dit hoofdstuk wordt voor een aantal ziekten de evidentie voor de gezondheidseffecten van screening kort besproken.

Om na te gaan of de kosten en inspanningen die voor bevolkingsonderzoek nodig zijn, opwegen tegen de gezondheidswinst die wordt behaald, moet de zogenoemde kosteneffectiveitsverhouding worden bepaald: de kosten per (voor kwaliteit gecorrigeerd) gewonnen levensjaar (quality-adjusted life year; QALY, zie thema A). Over wat een acceptabele kosteneffectiviteitsverhouding is, lopen de meningen uiteen. Voor curatieve behandelingen worden in Nederland maxima van 30.000 tot 80.000 euro per gewonnen levensjaar als acceptabel genoemd. De schattingen van de kosteneffectiveitsverhouding voor de huidige bevolkingsonderzoeken op borstkanker en baarmoederhalskanker in Nederland liggen daar ver onder, namelijk rond 5.000 respectievelijk 10.000 euro per gewonnen levensjaar. Voor borstkanker is er dus een gunstigere verhouding dan voor baarmoederhalskanker.

Bevolkingsonderzoek kan niet zomaar worden aangeboden. De Wet op het bevolkingsonderzoek (WBO) van 1992 maakt screeningsonderzoek dat gebruikmaakt van ioniserende stralen of dat gericht is op kanker of op ernstige ziekten waarvoor geen genezing mogelijk is, vergunningsplichtig. De bedoeling hiervan is uiteraard de bevolking te beschermen tegen onnodig stralingsgevaar, maar ook tegen valse verwachtingen of overbodige vrees. Doordat de wet slechts op de drie genoemde categorieën betrekking heeft, blijft er veel ruimte voor het aanbieden van andersoortig bevolkingonderzoek, waarvan niet vaststaat dat de mogelijke gezondheidswinst echt opweegt tegen de mogelijke schade. Gezien de snelle nieuwe ontwikkelingen op het gebied van vroege diagnostiek is modernisering van de wet dringend gewenst. Overigens is dat niet alleen nodig vanuit het oogpunt van de bescherming van de volksgezondheid, maar ook uit het oogpunt van kostenbeheersing. Immers, de grootste kosten van vroege opsporing worden niet veroorzaakt door het toepassen van het screeningsonderzoek zelf, maar door de kosten van vervolgdiagnostiek en -behandeling. Preventief bedoeld onderzoek dat heel veel fout-positieve testuitslagen oplevert, die vervolgens tot veel kostbare vervolgdiagnostiek leiden, veroorzaakt niet alleen veel ongerustheid bij de deelnemers, maar ook hoge collectieve kosten. Een voorbeeld daarvan zijn de preventieve *total body scans* die in Nederland niet mogen worden aangeboden, maar vlak over de grens in Duitsland wel.

5.3.5 Organisatie van en opkomst bij bevolkingsonderzoek

Wanneer screening in de vorm van een bevolkingsonderzoek wordt aangeboden, impliceert dat veel werk voor gespecialiseerd personeel, zowel voor de uitvoering van de screening zelf als voor vervolgonderzoek en behandeling, bijvoorbeeld in ziekenhuizen. Deze menskracht is niet zo maar beschikbaar. Daarom is een geleidelijke invoering van een screeningsprogramma, gekoppeld aan opleiding van benodigd personeel, meestal noodzakelijk. Zo is het bevolkingsonderzoek naar borstkanker geleidelijk in een aantal jaren opgebouwd, volgens een vooraf opgesteld schema. Een belangrijk voordeel van een geleidelijke invoering is ook dat de grote aantallen positieve testresultaten, die bij een eerste screening worden gevonden, over de tijd worden gespreid. Op deze wijze wordt overbelasting van de gezondheidszorg voorkomen. Soms is gebrek aan screeningscapaciteit prohibitief. Op dit moment is een landelijk bevolkingsonderzoek naar dikkedarmkanker met behulp van endoscopische screening bijvoorbeeld nog onmogelijk, omdat de benodigde capaciteit niet voorhanden is. Vooral voor colonoscopie zal dat capaciteitsprobleem ook niet snel kunnen worden opgelost, omdat het gebruik van deze techniek vooralsnog aan artsen is voorbehouden. Voor sigmoïdoscopie zijn de vooruitzichten om de capaciteit op korte termijn uit te breiden gunstiger, omdat internationaal al grote, en gunstige, ervaring is opgedaan met uitvoering door paramedisch personeel. Overigens gaat het hierbij wel om vrij ingrijpende screeningstests, waar ook risico's aan zijn verbonden.

In Nederland wordt, evenals in een aantal Scandinavische landen en Engeland, maar in tegenstelling tot landen zoals Duitsland en Frankrijk, veel geïnvesteerd in organisatie, uitnodigen, registratie, kwaliteitsbewaking en monitoring bij screening op borstkanker en baarmoederhalskanker. Daar staat tegenover dat de screening door een dergelijke inspanning kwalitatief beter wordt. Er zijn minder fout-positieven, het follow-upbeleid wordt beter bewaakt, er zijn corrigerende maatregelen mogelijk bij gebleken problemen, enzovoort. In het kader van de Wet op het bevolkingsonderzoek (WBO) worden voorstellen voor bevolkingsonderzoek getoetst door een speciaal hiervoor benoemde commissie van de Gezondheidsraad. Deze kan voor vergunningsplichtig bevolkingsonderzoek eisen stellen aan de organisatie, het opleidingsniveau, de inrichting en de kwaliteitscontrole van het bevolkingsonderzoek, alvorens de minister te adviseren vergunning voor dat onderzoek te verlenen.

Deelname aan bevolkingsonderzoek dient vrijwillig te zijn, op grond van *informed consent*. Het is daarom noodzakelijk dat een bevolkingsonderzoek gepaard gaat met goede voorlichting. Daarnaast moet deelname voor zo veel mogelijk mensen in de doelpopulatie zo goed mogelijk worden gefaciliteerd. Daarom is een goede organisatie van een uitnodigingssysteem, inclusief herinneringsuitnodiging, nodig. Bij de bevolkingsonderzoeken naar borstkanker en baarmoederhalskanker neemt de meerderheid van de uitgenodigde vrouwen deel. Niet-deelname aan screening is meestal wat groter bij mensen uit de lagere sociaaleconomische groepen.

Vraag
Waarom is een goede informed-consentprocedure bij een bevolkingsonderzoek zo belangrijk en zo moeilijk?

De huisarts speelt een belangrijke rol bij verschillende bevolkingsonderzoeken. Allereerst kan de huisarts helpen om patiënten zo goed mogelijk te informeren en zo de keuze om wel of niet deel te nemen aan bevolkingsonderzoek te ondersteunen. Ook kan de huisarts gemiste screeningen alsnog 'invullen', bijvoorbeeld door zelf een mammogram te laten maken. Bovendien worden screenpositieven eerst naar de huisarts verwezen. Bij het bevolkingsonderzoek naar baarmoederhalskanker neemt de huisarts het uitstrijkje af en kan deze dus deelname desgewenst rechtstreeks stimuleren.

5.4 VROEGE OPSPORING IN NEDERLAND

5.4.1 Preconceptionele, prenatale en neonatale screening

Door toenemende kennis over het verband tussen erfelijke factoren en ziekte of het risico op ziekte, kunnen dergelijke ziekten en risico's steeds vaker worden vastgesteld op het moment dat ze nog geen verdere gezondheidsschade hebben veroorzaakt. Een algemeen bekend voorbeeld is de ziekte fenylketonurie. Mensen met die afwijking kunnen niet effectief fenylalanine omzetten in tyrosine. Zonder dieet leidt de ziekte tot ernstige hersenbeschadiging en mentale retardatie. Door van jongs af aan een fenylalaninearm dieet te geven worden deze ernstige handicap en zorgafhankelijkheid voorkomen. Dankzij de hielprik waarmee bij alle pasgeborenen in Nederland bloed wordt afgenomen voor onderzoek op PKU, worden jaarlijks alle (ongeveer vijftien) pasgeboren kinderen met deze afwijking opgespoord en in staat gesteld een vrijwel normaal bestaan te leiden.

Vraag
Hoe zou de kosteneffectiviteitverhouding van de screening op PKU zijn?

Naast PKU wordt het hielprikbloed ook onderzocht op congenitale hypothyreoïdie (CHT), sikkelcelanemie en andrenogenitaal syndroom (AGS). Vanaf 1 januari 2007 wordt het hielprikbloed daarnaast op dertien andere stofwisselingsziekten onderzocht. Deze aandoeningen zijn bijna allemaal zeer zeldzaam (het hielprikprogramma zal in totaal ongeveer 180 zuigelingen met een van de in totaal zeventien gezochte afwijkingen opsporen), maar kunnen ernstige gezondheidsschade veroorzaken. De mogelijkheden om met behandeling, dieet of ander gedragsadvies die gezondheidsschade te beperken of te voorkomen variëren per ziekte, maar zijn altijd de moeite waard. Het is in principe mogelijk om het hielprikbloed op nog ongeveer 45 andere zeldzame stofwisselingsziekten te onderzoeken. Voor die ziekten zijn echter geen behandelingsmogelijkheden bekend, en er is een discussie gaande of het aanbieden van een dergelijke screening dan verantwoord is.

Vraag
Waarom zou vroege opsporing van onbehandelbare stofwisselingsziekten toch wenselijk kunnen zijn?

Naast het onderzoek van de pasgeborenen op de aanwezigheid van ernstige behandelbare stofwisselingsziekten bestaat ook de mogelijkheid om al tijdens de zwangerschap de aanwezigheid van belangrijke ziekten en afwijkingen vast te stellen. De vroege opsporing van het syndroom van Down bij de ongeboren vrucht kan in eerste instantie gebeuren door de combinatietest bestaande uit de nekplooimeting met behulp van echografie en serumonderzoek. Wanneer die combinatietest aanwijzing geeft voor een verhoogde kans op de aanwezigheid van het syndroom van Down, kan door middel van de vlokkentest of de vruchtwaterpunctie de aan- of afwezigheid van het syndroom van Down definitief worden vastgesteld. In Nederland moeten alle zwangere vrouwen worden geïnformeerd over het bestaan van de combinatietest, maar alleen vrouwen van 36 jaar en ouder krijgen deze combinatietest vergoed.

Alle zwangere vrouwen krijgen bij twintig weken zwangerschapsduur echo-onderzoek aangeboden. Daarmee kunnen neuralebuisdefecten ('open ruggetje') en andere structurele aandoeningen worden vastgesteld. Prenataal onderzoek naar het syndroom van Down is niet gericht op tijdige behandeling, maar om de ouders in staat te stellen te beslissen over het al dan niet voortzetten van de zwangerschap of zich voor te bereiden op de geboorte van een kind met een aandoening. Dat geldt grotendeels ook voor het onderzoek naar neuralebuisdefecten en andere structurele aandoeningen. Wanneer ouders ervoor kiezen de zwangerschap voort te zetten, kan tijdige informatie over aanwezigheid van dergelijke afwijkingen ook bijdragen aan gerichte obstetrische begeleiding en snelle therapeutische interventie direct na de geboorte.

In Nederland bestaat toenemende belangstelling voor preconceptionele advisering. Daarbij kunnen paren met kinderwens advies krijgen over leefstijl, gedrag en geneesmiddelgebruik bij chronische ziekte van de moeder, en ook over mogelijk onderzoek naar dragerschap van autosomaal recessieve genetische afwijkingen, zoals cystic fibrose en hemoglobinopathieën. Een dergelijke screening op dragerschap is niet gericht op de gezondheid van de aanstaande ouders zelf, maar dient om hen in staat te stellen zo geïnformeerd mogelijk te kiezen over al dan niet zwanger worden, of over het tijdens de zwangerschap tijdig laten doen van prenataal onderzoek naar de aanwezigheid van deze ziekten, zodat alsnog zwangerschapsafbreking kan worden overwogen.

5.4.2 Vroege opsporing tijdens groei en ontwikkeling[1]

Nederland kent een goed functionerend systeem van jeugdgezondheidszorg dat contact onderhoudt met het merendeel van de kinderen en adolescenten in Nederland (zie paragraaf 6.3). In het takenpakket van de jeugdgezondheidszorg zijn monitoring, signalering en screening belangrijke onderwerpen. De belangrijkste vorm van 'monitoring' is het periodiek meten van lengte en gewicht. Wanneer de aldus vastgelegde groeicurve te ver afwijkt van de voor het desbetreffende kind geldende standaard, kan dit een mogelijk signaal zijn van medische of psychosociale problemen bij het kind. Voorbeelden zijn bepaalde aangeboren afwijkingen (bijvoorbeeld hartafwijkingen), complexe, al dan niet zeldzame syndromen (bijvoorbeeld syndroom van Down), chronische aandoeningen (bijvoorbeeld coeliakie/glutenallergie) of verwaarlozing en kindermishandeling. Tegenwoordig worden de meting, registratie en beoordeling van lengte en gewicht van kinderen boven de leeftijd van 2 jaar ook gebruikt voor de *signalering van overgewicht en adipositas* (vetzucht). Daarbij wordt gebruikgemaakt van geslachts- en leeftijdsspecifieke afkappunten van de *body mass index* (BMI; gewicht in kg/lengte in m^2).

Een tweede bekend voorbeeld van monitoring en signalering in de jeugdgezondheidszorg is het beoordelen van de *algemene ontwikkeling* van baby's en peuters gebruikmakend van het *Van Wiechenschema*. In dat schema wordt de voortgang naar leeftijd op basis van een range voor de normale ontwikkeling beoordeeld op het vlak van 'de fijne motoriek, adaptatie en gedrag', 'de grove motoriek' en 'communicatie'. Net als bij de monitoring van de groei kunnen daarmee zowel aangeboren als verworven problemen worden gesignaleerd, variërend van gehoor- of gezichtsbeperkingen, zeldzame syndromen tot (ook hier) verwaarlozing en kindermishandeling.

Bij monitoring en signalering is in het algemeen sprake van het regelmatig (niet eenmalig) beoordelen van bepaalde uitkomsten en situaties en het attent zijn op diverse negatieve uitkomsten tegelijk (niet één omschreven aandoening). Soms is een strak en helder omschreven protocol voor signalering, verwijzing en behandeling, zoals bij een screening gebruikelijk is, afwezig.

In de jeugdgezondheidszorg worden echter ook specifieke aandoeningen of probleemsituaties in een vroeg stadium opgespoord volgens een vast protocol op een bepaalde leeftijd. In die gevallen wordt gesproken van (formele) *screening*. Voorbeelden zijn:

- neonatale gehoorscreening;
- screening op visusafwijkingen (met name amblyopie, 'lui oog');
- neonatale screening op aangeboren hartafwijkingen;
- screening op aangeboren (congenitale) heupdysplasie;
- screening op idiopathische scoliose (zijwaartse verkromming van de wervelkolom in de adolescentie zonder bekende oorzaak).

1 met medewerking van H. Raat.

Welke screeningen worden uitgevoerd in de jeugdgezondheidszorg en de manier waarop dat gebeurt, wordt regelmatig heroverwogen op basis van nieuwe technologische mogelijkheden en wetenschappelijke inzichten in de effectiviteit en kosteneffectiviteit. Een voorbeeld van een relatief nieuwe technische aanpak is de huidige *neonatale gehoorscreening* gebruikmakend van de techniek van *automated auditory brainstem response* (A-ABR) of oto-akoestische emissies (OAE). Deze screening is bedoeld om ernstig, aangeboren perceptief gehoorverlies (door een afwijking van het binnenoor of van de gehoorzenuw) zo vroeg op te sporen (in het eerste jaar) dat ouders via intensieve begeleiding van jongs af aan rekening kunnen houden met de beperking van hun baby en dat – indien van toepassing – vroeg gebruik kan worden gemaakt van een cochleair implantaat (een relatief nieuw hulpmiddel). Ernstig aangeboren perceptief gehoorverlies komt bij ongeveer 1:1000 pasgeborenen voor.

Na de geboorte wordt een of meer keer via observatie en een handgreep onderzocht of er aangeboren heupdysplasie is die vroegtijdig zonder operatie kan worden behandeld.

Bij de screening op visusafwijkingen gaat het om een reeks van gestandaardiseerde testen die op vaste tijdstippen worden uitgevoerd met het doel om zeldzame aangeboren oogafwijkingen op te sporen en om tijdig te interveniëren bij een dreigend 'lui oog' (amblyopie).

Soms is in het verleden in de jeugdgezondheidszorg een screening toegepast maar is deze gestopt omdat bleek dat er geen wetenschappelijk bewijs was voor de effectiviteit ervan. Zo werd circa twintig jaar geleden gestopt met screening op suikerziekte en nierafwijkingen bij schoolkinderen via urineonderzoek; er was geen bewijs voor de effectiviteit ervan. Op dit moment (2007) staat het nut van de screening op idiopathische scoliose die sinds lang door de jeugdgezondheidszorg bij adolescenten wordt (of werd) toegepast ter discussie. Het doel van de screening is het vroegtijdig opsporen van ernstige vormen van deze rugafwijking (in lichte mate komt deze voor bij circa 2-3% van de 16-jarigen) in een zodanig vroeg stadium dat behandeling met een speciaal korset (brace) mogelijk is in plaats van een ingrijpende operatie. Er is echter geen bewijs in de vorm van een gerandomiseerde studie dat via het dragen van een korset een operatie kan worden voorkomen. Er is ook, wereldwijd, geen gerandomiseerd onderzoek gedaan naar deze screening. Retrospectief onderzoek bij adolescenten met behandelde scoliose leverde in Nederland ook geen bewijzen op die pleiten voor het effect van deze screening.

Er worden regelmatig nieuwe screeningen in de jeugdgezondheidszorg geprobeerd en geëvalueerd. Op dit moment (2007) wordt bijvoorbeeld geëvalueerd of systematische vroege opsporing van chronische luchtwegklachten (*astma-achtige symptomen*) bij jonge kinderen in de jeugdgezondheidszorg kan bijdragen tot een verhoogde kwaliteit van leven en tot een lagere incidentie van klinisch astma op de schoolleeftijd. Ook wordt in verschillende onderzoeksprojecten onderzocht of (en hoe) een effectieve *systematische opsporing van psychosociale problemen* in de jeugdgezondheidszorg kan worden gerealiseerd.

5.4.3 Vroege opsporing van hart- en vaatziekten

Hart- en vaatziekten zijn nog steeds de belangrijkste doodsoorzaak in Nederland, en een bron van zorgafhankelijkheid op hogere leeftijd (CVA, vasculaire dementie). Naast primaire preventie (zie paragraaf 4.5 en 4.6) is het ontwikkelen van effectieve vroege opsporing en behandeling een grote uitdaging. Daarbij maken we onderscheid tussen de vroege opsporing en behandeling van risicofactoren en de vroege opsporing en behandeling van manifeste afwijkingen aan de bloedvaten. Overigens wijzen we hier op twee verschillende manieren waarop de term secundaire preventie in verband met hart- en vaatziekten wordt gebruikt. In de preventieve gezondheidszorg worden daarmee alle vormen van systematische vroege opsporing bedoeld, terwijl in de kliniek daarmee de preventie van een recidief na een hartinfarct wordt bedoeld.

Het bepalen van de bloeddruk is een van de meest uitgevoerde medische handelingen. Daardoor is bloeddrukbepaling bijna een vorm van screening, zij het dat de testeigenschappen nogal zullen variëren tussen verschillende artsen. Indien na herhaalde meting bij iemand een te *hoge bloeddruk* is aangetoond, is aanvullende diagnostiek nodig. De interventie kan bestaan uit dieet (minder calorieën, zout en drop), lichaamsbeweging, beperking van overmatig alcoholgebruik, medicamenten en beïnvloeding van de overige risicofactoren voor hart- en vaatziekten. Voor de opsporing, aanvullende diagnostiek en interventie bestaan gedetailleerde richtlijnen, beschreven in de Standaard *Cardiovasculair risicomanagement* van het Nederlands Huisartsengenootschap (NHG) van 2006 (zie tabel 5.6).

De secundaire preventie van *hypercholesterolemie* bestaat uit het herhaald bepalen van het serumcholesterolgehalte bij personen met een of meer andere risicofactoren voor hart- en vaatziekten, gevolgd door interventie boven bepaalde grenswaarden. De interventie kan bestaan uit dieet, cholesterolverlagende medicamenten en beïnvloeding van de overige risicofactoren voor hart- en vaatziekten. Hiervoor bestaan eveneens gedetailleerde richtlijnen in de Standaard *Cardiovasculair risicomanagement* van het NHG.

Hoewel verhoogde bloeddruk en hypercholesterolemie belangrijke risicofactoren voor het optreden van hart- en vaatziekten (HVZ) zijn, is niet goed te voorspellen op welke uiting van HVZ iemand een verhoogd risico heeft. Zo is de voorspellende waarde van verhoogde bloeddruk of hypercholesterolemie voor het optreden van bijvoorbeeld coronaire hartdood beperkt (figuur 5.1). In veel gevallen zal het vaststellen van verhoogde bloeddruk of serumcholesterol dan ook niet worden gevolgd door uitvoerige nadere diagnostiek, maar na het eenvoudig vaststellen van een risicoprofiel direct tot behandeling leiden. Aan de andere kant is aangetoond dat een goede behandeling van hoge bloeddruk en hypercholesterolemie het sterfterisico aan een cardiovasculaire gebeurtenis verlaagt. Weliswaar is niet te voorspellen welke individuen zullen profiteren van een dergelijke preventieve medicatie- en leefstijladvisering, maar in de totale groep zal de incidentie van manifeste hart- en vaatziekten toch lager zijn dan zonder interventie.

Tabel 5.6 Hoofdpunten van NHG-Standaard Cardiovasculair risicomanagement (alleen de onderdelen voor patiënten zonder manifeste hart- en vaatziekten en diabetes mellitus type 2)

Het doel van de standaard is het bevorderen van een optimaal beleid ten aanzien van de behandeling van patiënten met een verhoogd risico van HVZ	
stap 1	voor iedere patiënt met ten minste een van de volgende kenmerken: - systolische bloeddruk ≥ 140 mmHg; - totaal cholesterol ≥ 6,5 mmol/l; - roken (man ≥ 50 jaar, vrouw ≥ 55 jaar); wordt een risicoprofiel opgesteld
Stap 2	opstellen van risicoprofiel bestaande uit een overzicht van: leeftijd, geslacht, roken, systolische bloeddruk, glucosegehalte, lipidenspectrum, cholesterolgehalte, familieanamnese, voedingspatroon, lichamelijke activiteit, BMI, middelomtrek
Stap 3	risicoschatting, met behulp van risicotabel: - hoogte tienjaarsrisico op sterfte van HVZ ≥ 10%: leefstijladviezen en medicamenteuze behandeling - hoogte tienjaarsrisico op sterfte van HVZ 5-9%: leefstijladviezen, overwegen medicamenteuze behandeling bij additionele risicofactoren (BMI, positieve familieanamnese, voeding, enzovoort) niet-medicamenteuze behandeling kan omvatten: - niet roken - voldoende bewegen - gezond eten - beperken van alcohol - goed gewicht

Sterfterisico voor patiënten zonder HVZ en zonder diabetes mellitus

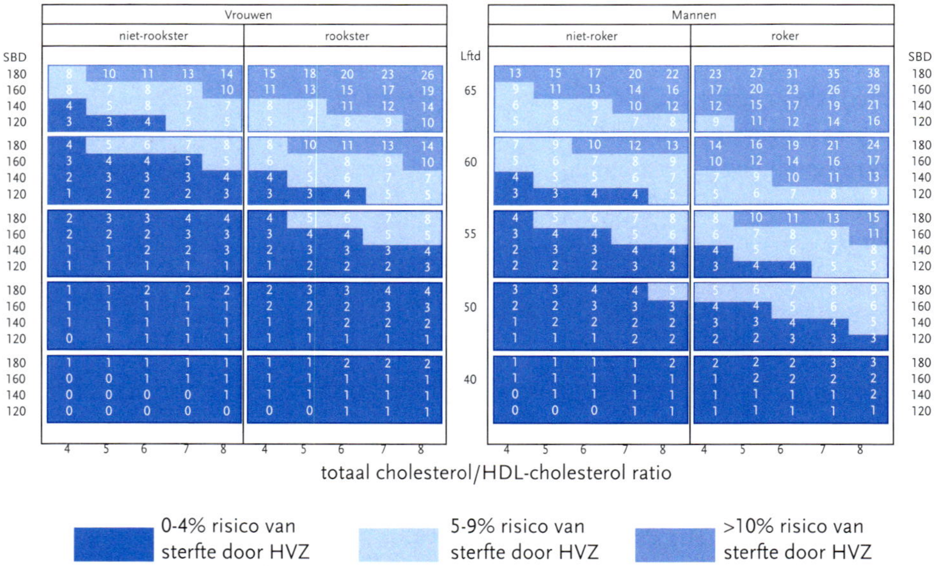

Bron: NHG-Standaarden voor de huisarts, versie 2007.

Voor de vroege opsporing van bestaande vaatafwijkingen wordt gezocht naar nieuwe toepassingen van de steeds verfijndere beeldvormende diagnostiek. Daarbij is het meeste onderzoek gedaan naar screening op aneurysma van de aorta abdominalis (AAA). De grootte van de aortadiameter is tegenwoordig betrekkelijk eenvoudig en betrouwbaar vast te stellen met echografie. De mate van verwijding heeft echter een beperkte voorspellende waarde voor het barsten van het aneurysma. De test is niet belastend, maar er zijn twee zwaarwegende redenen om hem toch niet in een screeningsprogramma toe te passen. De eerste is dat de mogelijke winst aan gezonde levensjaren slechts beperkt kan zijn, omdat AAA meestal geen klachten veroorzaakt en vaak gepaard gaat met andere hart- en vaatziekten en omdat mensen er op hoge leeftijd aan overlijden. De tweede is dat de van oudsher toegepaste operatie, waarbij de buik moet worden opengelegd, heel belastend en riskant is. Inmiddels is er een nieuwe endovasculaire operatietechniek, die veel minder ingrijpend is. Wanneer deze techniek verder geperfectioneerd is en op grote schaal beschikbaar komt, kan screening op AAA alsnog worden heroverwogen.

5.4.4 Vroege opsporing van kanker

Bevolkingsonderzoek naar kanker heeft een lange historie. Papanicolaou ontwikkelde al in 1946 zijn techniek om in een uitstrijkje van de baarmoedermond vroege (voor)stadia van kanker vast te stellen. In de jaren vijftig werden daarmee de eerste grote bevolkingsonderzoeken in Canada uitgevoerd en tot op heden is het nog steeds de belangrijkste test in het *bevolkingsonderzoek naar baarmoederhalskanker*. Er zijn nooit RCT's uitgevoerd naar de effecten van dit bevolkingsonderzoek. Op basis van een groot aantal observationele onderzoeken (kijken naar sterftedaling na invoering van het bevolkingsonderzoek) staat inmiddels wel vast dat er een gunstig effect is, maar dat er een groot risico is van overdiagnostiek en -behandeling. Daarom is in Nederland gekozen voor een ruim screeningsinterval en wordt het maken van uitstrijkjes buiten het bevolkingsonderzoek ontmoedigd. In Nederland worden alle vrouwen tussen de 30 en 60 om de vijf jaar uitgenodigd om de huisarts te bezoeken voor een uitstrijkje. Ongeveer 65% van de vrouwen geeft gehoor aan de uitnodiging, terwijl nog eens 15% buiten het bevolkingsonderzoek om af en toe een preventief uitstrijkje laat maken. De sterfte aan cervixcarcinoom daalt nog steeds, waarschijnlijk mede dankzij het bevolkingsonderzoek. Zie verder tabel 5.7. Daarnaast zijn er op het gebied van de preventie van baarmoederhalskanker twee belangrijke nieuwe ontwikkelingen, die beide te maken hebben met HPV (humaan papillomavirus, het virus dat baarmoederhalskanker veroorzaakt). De eerste betreft het testen op de aanwezigheid van HPV als mogelijk alternatief voor het momenteel in bevolkingsonderzoek gebruikte uitstrijkje. Deze test heeft een lagere specificiteit dan de cytologische test, maar een hogere sensitiviteit. Daarnaast bestaan er inmiddels twee vaccins tegen HPV. Beide vaccins bieden bescherming tegen HPV type 16 en 18, die samen ongeveer 75% van de baarmoederhalskankergevallen veroorzaken. Wanneer vaccinatie

Tabel 5.7 Vergelijking bevolkingsonderzoek cervix- en mammacarcinoom (afgeronde getallen)

	Cervixcarcinoom	Mammacarcinoom
jaarlijkse incidentie (absolute aantallen)	600	11.700
jaarlijkse sterfte	200	3.300
test	uitstrijkje	mammografie
leeftijd	30-60	50-75
huidig bereik doelgroep	65% (+15% opportunistische screening)	80%
theoretisch haalbare sterftedaling bij 100% deelname met de voorgeschreven intervallen	90%	25%
interval	vijf jaar	twee jaar
kosten bevolkingsonderzoek per jaar	24 miljoen euro (1999)	42 miljoen euro (2003)
directe kosten per gewonnen levensjaar	ongeveer 9000 euro	ongeveer 3.500 euro
organisatie	speciale organisatie (IKC, GGD, huisarts, RIVM); uitstrijkjes worden door huisarts gemaakt	speciale organisatie (IKC, GGD, RIVM); mammogrammen worden in afzonderlijke screeningscentra gemaakt

Bronnen: Landelijke Evaluatie Team Bevolkingsonderzoek naar Borstkanker. Evaluatierapport 1995. Rotterdam: Instituut Maatschappelijke Gezondheidszorg, Erasmus Universiteit Rotterdam, 1995. Ballegooijen M. et al. De effecten en kosten van het bevolkingsonderzoek naar baarmoederhalskanker in Nederland na de herstructurering. Rotterdam, afd. Maatschappelijke Gezondheidszorg, Erasmus MC, 2006. www.ikcnet.nl en www.nationaalkompas.nl.

tegen HPV op grote schaal zou worden toegepast, verschuift daarmee het accent van de preventie van baarmoederhalskanker van secundaire naar primaire preventie.

Borstkanker komt veel frequenter voor dan baarmoederhalskanker. Er werden in 2003 ongeveer 11.700 nieuwe gevallen geconstateerd. In 2005 overleden er 3300 vrouwen aan de ziekte. Voor *bevolkingsonderzoek naar borstkanker* zijn er wel verschillende RCT's uitgevoerd. Op grond daarvan mag voor vrouwen tussen de 50 en 70 jaar als gevolg van screening een sterftedaling aan deze ziekte worden verwacht van ongeveer 25%. Dat geldt helaas niet voor jongere vrouwen, bij wie de incidentie lager is en de testeigenschappen van de mammografie slechter zijn. In Nederland worden vrouwen tussen de 50 en 75 jaar tweejaarlijks uitgenodigd om zich in een van de ongeveer zestig speciale screeningseenheden te laten onderzoeken. Ongeveer 80% van de uitgenodigde vrouwen neemt deel aan het onderzoek. Jaarlijks worden ruim 900.000 mammogrammen beoordeeld. Slechts bij een uiterst precieze instelling van de mammografische apparatuur en alleen bij een deskundige beoordeling van foto's en van verdere diagnostiek is een hoog rendement, zonder te veel fout-positieve en fout-negatieve uitslagen, te verwachten. Zie verder tabel 5.7. Belangrijke ontwikkelingen in het bevolkingsonderzoek naar borstkanker betreffen de onderste leeftijdsgrens en de invoering van de digitale mammografie. Vanaf het begin van het bevolkingsonderzoek is gezocht naar mogelijkheden om de onderste leeftijdsgrens naar beneden te brengen, bijvoorbeeld naar 40 jaar. Bij premenopauzale vrouwen is de mammografie echter veel minder sensitief, en tot op heden hebben goed gerandomiseerde studies nog geen significante daling van de borstkankersterfte van vrouwen tussen de 40 en 50 jaar laten zien. Digitale screeningsmammografie biedt de mogelijkheid van computerondersteunde beoordeling van de mammogrammen en heeft bovendien grote logistieke voordelen: geen transport en opslag van grote aantallen foto's en de mogelijkheid van snelle gegevensuitwisseling. De eerste ervaring in proefprojecten wijst op een toename van het verwijscijfer. Of deze toename ook tot een hogere borstkankerdetectie zal leiden, zal in de komende jaren blijken.

Prostaatkanker is de meest voorkomende vorm van kanker bij mannen. Het natuurlijk beloop van prostaatkanker is grillig en niet goed te voorspellen. Veel mannen worden er oud mee en sterven aan iets anders, terwijl anderen overlijden kort nadat de ziekte werd vastgesteld. Er is een bloedtest op prostaatspecifiek antigeen (PSA) met een hoge sensitiviteit, maar lage specificiteit. Dat leidt tot veel fout-positieve testuitslagen. De PSA-test wordt op grote schaal in de medische praktijk toegepast, en daarnaast aangeboden als zelftest bij de apotheek en op internet. Of en hoe de PSA-test als bevolkingsonderzoek moet worden aangeboden, kan pas worden vastgesteld nadat de resultaten van de grote Europese gerandomiseerde studie bekend zijn.

Vraag
Waarom zal de bovenste leeftijdsgrens voor een eventueel bevolkingsonderzoek naar prostaatkanker vrij laag liggen?

Kanker van de dikke darm (colon) of endeldarm (rectum) komt eveneens veel voor. Het staat vast dat screening op onzichtbare sporen bloed in de ontlasting met de feces-occultbloedtest (FOBT) de sterfte aan darmkanker met mogelijk 15% kan reduceren. Veel commissies en deskundigen bevelen aan om een landelijk onderzoek in te voeren voor mensen van 50 of 55 jaar en ouder. De FOBT-test heeft echter een beperkte sensitiviteit. Er wordt inmiddels ook onderzoek gedaan naar methoden met betere testeigenschappen, zoals immunochemische varianten van de FOBT-test, sigmoïdiscopie, colonoscopie en virtuele colonoscopie.

Naar de *vroege opsporing van longkanker* is al decennialang onderzoek gedaan. Screening op longkanker leek de logische opvolger van het oudste bevolkingsonderzoek, de screening op tuberculose, die tot de jaren tachtig in Nederland op grote schaal werd toegepast. Het bleek dat met behulp van thoraxfoto's de longkanker wel in een vroeger stadium kon worden opgespoord, en de zo opgespoorde patiënten leefden na de diagnose langer dan de patiënten die op grond van klachten klinisch werden gediagnosticeerd. Bij RCT's bleek echter dat de genezingskans niet werd verhoogd, en dat het overlevingsverschil moest worden toegeschreven aan lead time bias. Inmiddels zijn er twee grote trials gaande waarin moderne en veel gevoeligere computertomografische (CT)-technieken worden toegepast voor periodieke screening van rokers en ex-rokers. De resultaten daarvan zullen pas rond 2010 bekend zijn.

5.5 NIEUWE ONTWIKKELINGEN: MEER VROEGE OPSPORING EN RISICOSCHATTING

De voortschrijdende verbetering van moleculaire en beeldvormende technieken waarmee ziekten en risicofactoren in een zeer vroeg stadium kunnen worden vastgesteld, is nog lang niet ten einde. Dat zal grote gevolgen hebben voor de hele gezondheidszorg. In de preventieve gezondheidszorg zal de vraag naar en het aanbod van systematische vroege opsporing toenemen. Echter, omdat diezelfde mogelijkheden ook in de curatieve gezondheidszorg ter beschikking staan, zal de grens tussen secundaire preventie en curatie vervagen. De geneeskunde zal steeds vaker in termen van risico's en risicoreductie worden uitgeoefend. In dit verband wordt wel gesproken van 'voorspellende geneeskunde'. Veel tests zijn inmiddels zo eenvoudig en betaalbaar dat ze als doe-het-zelftests worden aangeboden. Het resultaat van een toenemend screeningsaanbod en een toenemend gebruik van doe-het-zelftests zal ook zijn dat naar aanleiding van een twijfelachtige of ongunstige uitslag de vraag naar vervolgdiagnostiek sterk zal toenemen, hetgeen uiteraard ook aanzienlijke gevolgen voor de kosten van de zorg kan hebben. Vragen over veiligheid, de verhouding tussen mogelijke gezondheidswinst en gezondheidsschade en over kosten maken het ook belangrijk te bezien in hoeverre verdere regulering wenselijk en mogelijk is.

Doe-het-zelftests

Doe-het-zelftests zijn al op grote schaal beschikbaar. De eerste zelftest was de zwangerschapstest (Predictor) die in 1971 op de markt kwam. Inmiddels worden in Nederland jaarlijks 880.000 zwangerschapstest verkocht. Daarnaast kunnen we inmiddels bij de drogist de cholesteroltest, de pfeiffertest en een menopauzetest kopen. Via internet worden ruim honderd verschillende zelftests aangeboden voor 24 verschillende condities, variërend van darmkanker (test op occult bloed bij de feces), prostaatkanker (test op prostaatspecifiek antigeen), diabetes, cardiovasculaire aandoeningen, seksueel overdraagbare aandoeningen en hiv. Niet alleen voor diagnostiek, maar ook voor monitoring van een bestaande aandoening door de patiënt zelf bestaan allerlei mogelijkheden. Een bekend voorbeeld daarvan is de inmiddels veel gebruikte bloedglucosemeter die diabetespatiënten zelf kunnen toepassen, en die zeker bijdraagt aan een effectieve bewaking van de bloedsuikerspiegel.

De testeigenschappen van de meeste diagnostische zelftests zijn twijfelachtig wanneer ze door leken worden uitgevoerd. Zo heeft de inmiddels vertrouwde zwangerschapstest in het laboratorium een sensitiviteit van 91%, maar daalt deze tot 75% in handen van de vrouw die hem thuis toepast. Fout-positieve en fout-negatieve testresultaten van thuis uitgevoerde tests kunnen beide ernstige consequenties hebben. Fout-positieve resultaten zullen vaak tot een bezoek aan de huisarts of specialist leiden, maar kunnen mensen er ook toe brengen op eigen houtje een behandeling te zoeken voor een aandoening. Een fout-negatief testresultaat kan leiden tot het te lang doorlopen met een aandoening, waardoor later de behandeling kan worden bemoeilijkt.

Genetische screening

Belangrijke verdere ontwikkelingen zijn ook te verwachten op het gebied van de genetische screening (zie ook paragraaf 2.4.4). Pasgeborenen worden inmiddels al op de aanwezigheid van zeventien erfelijke stofwisselingsziekten onderzocht. Het al lang bestaande onderzoek naar het risico van resusantagonisme tijdens de zwangerschap is ook een vorm van screening op erfelijke kenmerken, en de geleidelijk groeiende vraag naar preconceptioneel onderzoek op dragerschap kan ook als zodanig worden gezien.

Genetische screening biedt ook perspectieven voor de preventie van kanker. Bekende overerfbare vormen van kanker zijn sommige vormen van borstkanker (BCRA1- en BRCA2-mutaties) en dikkedarmkanker. Mensen met dergelijke mutaties hebben een heel hoog risico om kanker te krijgen, tot 80%. Als de mutatie eenmaal is gediagnosticeerd, kunnen via familieonderzoek andere personen met de mutatie worden opgespoord. Bij hen kan een frequente screening op vroege ziekteverschijnselen worden uitgevoerd, of een radicale vorm van (primaire) preventie worden toegepast door het orgaan waarin de kanker zou optreden chirurgisch te verwijderen (bijvoorbeeld preventieve borstamputatie). Overigens betreffen deze mutaties maar een paar procent van de totale incidentie van borstkanker en dikkedarmkanker.

Naast de klassieke ééngenmutaties worden steeds meer genetische risicofactoren in kaart gebracht die alleen in combinatie met elkaar en/of met omgevingsfactoren tot een verhoogd risico leiden. Sommige van deze genetische risicofactoren (zogenoemde polymorfismen) komen bij een veel groter deel van de bevolking voor dan de risicoverhogende ééngenmutaties. Verwacht wordt dat op basis van het onderzoek naar deze polymorfismen de genetische predispositie voor kanker in de (verre) toekomst op een continuüm, van sterk verlaagd risico tot sterk verhoogd risico, kan worden aangegeven. Welke gevolgen dit zal hebben voor de praktijk van vroege opsporing van kanker is nog niet zeker, maar het is denkbaar dat het in de toekomst mogelijk zal worden mensen een op het eigen genetisch risicoprofiel afgestemd geïndividualiseerd screeningsschema (en leefstijladvies) te geven.

> **Vraag**
> Op genetisch risicoprofiel afgestemde leefstijladviezen en screeningsschema's roepen ook grote vragen op. Noem er een paar.

Gezien de grote implicaties voor de volksgezondheid, de gezondheidszorg en de kosten daarvan is de vraag naar de wenselijkheid en mogelijkheid van regulering op dit gebied steeds actueel. De Wet op het bevolkingsonderzoek (WBO 1992) maakt screeningsonderzoek dat gebruikmaakt van ioniserende stralen of dat gericht is op kanker of op andere ziekten waarvoor geen behandeling mogelijk is, vergunningsplichtig. Dat laat nog veel ruimte voor het aanbieden van allerlei tests waarvan de testeigenschappen en de gezondheidseffecten twijfelachtig zijn. Voor de zelftest bestaat in Nederland een besluit 'in-vitrodiagnostica', dat voorziet in kwaliteitseisen en een kwaliteitscertificering. De consument kan echter via internet met gemak tests bestellen die niet over een dergelijke kwaliteitscertificering beschikken. Bovendien gaat het bij deze certificering om de technische kwaliteiten van de test zelf, en niet om de volksgezondheidsgevolgen.

5.6 ETHISCHE ASPECTEN VAN PREVENTIE

Preventie lijkt vaak op het eerste gezicht een voor de hand liggende en 'juiste' manier om gezondheidsproblemen te bestrijden. Als de mogelijkheden bestaan om te voorkomen dat ziekten ontstaan of tot klachten leiden, lijkt het moreel juist die mogelijkheden ook te benutten. Aan pogingen tot preventie zitten echter ook ethische dilemma's. Bij primaire preventie gaat het er vooral om dat preventieve interventies soms inbreuk maken op de autonomie van mensen. Bij secundaire preventie zijn ook andere ethische aspecten in het geding.

Individuele vrijheid en zelfbeschikkingsrecht zijn centrale waarden in de Nederlandse samenleving, en in de Nederlandse gezondheidszorg is de autonomie van de patiënt dan ook een belangrijk uitgangspunt. Dit geldt ook voor de preventieve gezondheidszorg: deelname aan het Rijksvaccinatieprogramma of aan bevolkingsonderzoek naar kanker is niet verplicht, en gezond gedrag, zoals voldoende lichaamsbeweging en niet-roken, wordt in het algemeen niet wettelijk en dus dwingend opgelegd. Toch zijn er vele preventieve interventies die de autonomie van de Nederlandse burger wel degelijk in meerdere of mindere mate beperken, zoals de verplichting van motor- en bromfietsrijders tot het dragen van een valhelm, het rookvrij maken van publieke ruimten, enzovoort. Een belangrijke vraag is wanneer en in hoeverre een dergelijke inbreuk op de autonomie met een beroep op het voorkomen van gezondheidsproblemen gerechtvaardigd is.

Er zijn enkele omstandigheden waarbij een 'paternalistische' benadering die inbreuk maakt op de autonomie, breed wordt geaccepteerd. In de eerste plaats vinden wij individuele vrijheidsbeperking gerechtvaardigd als daarmee gezondheidsschade bij anderen wordt voorkomen. Regelgeving rond passief roken wordt op basis van dit argument door de meeste mensen geaccepteerd. Een tweede omstandigheid waarin een paternalistische aanpak algemeen wordt geaccepteerd, is wanneer de betrokkenen niet in staat worden geacht om rationeel en in vrijheid te beslissen. De verplichting van bromfietsrijders tot het dragen van een valhelm wordt deels, namelijk voor zo ver het gaat om minderjarigen, met dit argument gerechtvaardigd. Niet altijd is de situatie echter zo eenduidig, en er is soms een intensieve maatschappelijke discussie nodig voordat al dan niet tot een bepaalde preventieve interventie die een zekere mate van 'drang' of zelfs 'dwang' met zich meebrengt, wordt besloten. Een goede illustratie vormt de fluoridering van het drinkwater, die in de jaren zestig tot een enorme reductie van cariës leidde. In 1970 is deze fluoridering afgeschaft, op grond van het argument dat deze de keuzevrijheid van individuen beperkte. Inmiddels zijn vrijwel alle tandpasta's gefluorideerd, waarbij voor degenen die dat wensen, ook niet-gefluorideerde tandpasta te koop is.

Het niet competent zijn om zelf beslissingen te nemen kan het gevolg zijn van een gebrek aan kennis. Gezondheidsvoorlichting en -opvoeding is, zoals al eerder in dit hoofdstuk werd aangegeven, gericht op het vergroten van kennis, inzicht en vaardigheden. Het doel is dan om mensen beter in staat te stellen tot een afgewogen keuze over gezond gedrag, en daarmee om de autonomie te vergroten. Waar GVO zich echter richt op overtuigen, past deze benadering meer in een paternalistische aanpak en kunnen vergelijkbare ethische vragen worden gesteld als in de voorbeelden hierboven.

Nadruk op de autonomie van het individu kan er, in samenhang met het toegenomen inzicht in de relatie tussen leefstijl en gezondheid, toe leiden dat de verantwoordelijkheid voor de eigen gezondheid voor een groot deel bij het individu wordt gelegd. Dit impliceert niet alleen een maatschappelijke voorkeur voor individugerichte interventies ten koste van meer collectieve maatregelen, maar kan ook tot gevolg hebben dat het individu de 'schuld' krijgt van de eigen ongezondheid. In het verlengde hiervan ligt de discussie of mensen met een ongezonde leefstijl zelf moeten opdraaien voor de eventuele gevolgen daarvan, bijvoorbeeld door rokers hogere ziektekostenverzekeringspremies te laten betalen.

Bij secundaire preventie in de vorm van een screeningsaanbod zijn verschillende ethische aspecten aan de orde, waarvan we er hier een aantal kort zullen noemen. Bij ieder screeningsaanbod moet voor de individuele leden van de doelgroep duidelijk zijn dat het een aanbod is, en dat de persoon zelf kan beslissen of hij wel of niet wil deelnemen. Met andere woorden, de autonomie van het individu moet volledig worden gerespecteerd. Toch kan aan dat uitgangspunt niet altijd worden vastgehouden, bijvoorbeeld bij neonatale screening waar de ouders over het belang van de pasgeborene moeten beslissen. Bij de afweging of een test voor een bepaalde stofwisselingsziekte in het hielprikprogramma moet worden opgenomen, geldt dan ook als belangrijk criterium dat het van belang moet zijn om de behandeling voor die ziekte kort na de geboorte te starten, en dat uitstel van de screening tot het kind daar zelf over kan beslissen tot gezondheidsschade zal leiden.

Er is zelfs discussie mogelijk over de vraag of het doen van een aanbod voor bevolkingsonderzoek zelf de autonomie van het individu al niet aantast. Voordat het bevolkingsonderzoek naar borstkanker in 1988 werd ingevoerd, is door sommigen bezwaar aangetekend omdat een dergelijk aanbod ongewenste angst bij vrouwen zou veroorzaken. Het niet-aanbieden van een vrijwel zeker effectieve preventiemethode vormt echter een grotere inbreuk op de keuzevrijheid. Nu inmiddels ruim 80% van de vrouwen tussen de 50 en 75 jaar aan het bevolkingsonderzoek deelneemt, is die discussie verstomd. Nu komt juist vaak de vraag aan de orde waarom uit oogpunt van keuzevrijheid ook oudere en jongere vrouwen niet aan het bevolkingsonderzoek zouden kunnen deelnemen, ook al zijn daar uit volksgezondheidsoogpunt meer nadelen dan voordelen aan verbonden.

Bij genetische screening is de uitslag van het onderzoek vaak niet alleen van belang voor de deelnemer zelf, maar ook voor diens mogelijke nageslacht en familieleden. Dat betekent dat de vrije keuze om aan het onderzoek deel te nemen van de betrokkene belangrijke consequenties kan hebben voor de keuzevrijheid van anderen.

In de discussie over prenatale screening voor een onbehandelbare aandoening, zoals het syndroom van Down, is wel geopperd dat de beschikbaarheid van dergelijke diagnostiek zou kunnen leiden tot discriminatie van ouders van kinderen met een syndroom van Down die ervoor hebben gekozen geen prenatale diagnostiek te laten uitvoeren of die na het vaststellen van de aanwezigheid van het syndroom van Down bij het ongeboren kind niet tot een abortus provocatus hebben besloten. Helaas komt het inderdaad wel voor dat ouders erop worden aangekeken dat ze een 'onnodig' kind met het syndroom van Down hebben gekregen. Ook zou het kunnen leiden tot een afnemende bereidheid in de samenleving om collectief een goede zorg voor kinderen met het syndroom van Down te financieren. Deze laatste vrees is echter niet bewaarheid, en de zorg voor kinderen met het syndroom van Down is de laatste decennia juist verbeterd.

Oefenvragen

5.1

In een bevolkingsonderzoek naar borstkanker doen 100.000 vrouwen mee. Op basis van het bevolkingsonderzoek waarbij gebruik wordt gemaakt van mammografie, wordt bij 1000 vrouwen een tumor geconstateerd. Echter, 50 van deze 1000 vrouwen blijken na aanvullend onderzoek geen borstkanker te hebben, terwijl bij 250 vrouwen zonder positieve testuitslag, wel borstkanker aanwezig is.

a Wat is de prevalentie van borstkanker in deze groep vrouwen?
b Wat is sensitiviteit van de test die tijdens het bevolkingsonderzoek is gebruikt?
c Wat is de specificiteit van deze test?
d Wat is de positief voorspellende waarde van de test?
e Wat is de negatief voorspellende waarde van de test?

5.2

Van de 100.000 vrouwen uit vraag 1 blijken maar 40.000 vrouwen in te gaan op de uitnodiging voor het bevolkingsonderzoek. Zestig procent van de vrouwen kwam dus niet opdagen. Onder een steekproef van de deelnemers en de niet-deelnemers werd een onderzoek uitgevoerd naar de redenen om wel of niet mee >>

>> te doen aan het bevolkingsonderzoek. Dit onderzoek resulteerde onder andere in de volgende bevindingen. De kans dat een vrouw die zich door haar partner, vriendinnen en/of moeder gestimuleerd voelde om aan het bevolkingsonderzoek mee te doen, ook werkelijk kwam opdagen, bleek vijf keer groter te zijn dan die voor een vrouw die zich niet door een of meer van deze personen gestimuleerd voelde. Daarnaast bleek dat vrouwen die uitleg van hun huisarts hadden gehad over hoe, waar en door wie het bevolkingsonderzoek precies werd uitgevoerd, veel meer zelfvertrouwen hadden om mee te doen. De kans op deelname onder vrouwen met een hoog zelfvertrouwen ten aanzien van deelname was vier keer groter dan onder vrouwen met een laag zelfvertrouwen. Zowel deelnemers als niet-deelnemers verwachten meer voor- dan nadelen van het bevolkingsonderzoek.
Benoem de (sociaalpsychologische) determinanten van deelname aan het bevolkingsonderzoek, zoals die uit dit onderzoek blijken.

AANBEVOLEN LITERATUUR

Morrison AS. Screening in chronic disease. New York/Oxford: Oxford University Press, 1992. ISBN 978 01 950 6390 5.

Hakama M. Screening. In: Oxford Textbook of Public Health. 2nd Edition, Volume 3 Applications in Public Health. WW Holland, R Detels, G Knox eds. Oxford University Press, Oxford 1991. Pp 91-106.

Internetsites

National Cancer Institute:	www.cancer.gov
Bevolkingsonderzoek borstkanker:	www.bevolkingsonderzoekborstkanker.nl
Integrale kankercentra:	www.ikcnet.nl
Nationaal Kompas Volksgezondheid	www.nationaalkompas.nl

6 Uitvoering en organisatie van de preventieve gezondheidszorg

S.A. Reijneveld, W. van Mechelen, B. Middelkoop
met medewerking van P. Verloove (6.3), D. Bruinvels, F.J. van Dijk, G.A.H. Ariens (6.4)

Leerdoelen

- Verwerven van een breed overzicht van de uitvoering van preventieve activiteiten in Nederland en de daarbij betrokken belangrijkste organisaties en beroepsgroepen.
- Verwerven van kennis van de gezondheidstoestand van de Nederlandse jeugd en de vormgeving van en activiteiten binnen de jeugdgezondheidszorg.
- Verwerven van kennis van het verband tussen arbeid en gezondheid en van de vormgeving van en activiteiten binnen de arbeidsgezondheidszorg.
- Verwerven van kennis van de belangrijkste GGD-taken en de wijze waarop die worden uitgevoerd.
- Krijgen van begrip van het grote belang van samenwerking, zowel tussen bij preventie betrokken beroepsgroepen en organisaties als tussen preventief en curatief werkzame professionals.

6.1 INLEIDING

Preventieve gezondheidszorg is gezondheidszorg die als doel heeft gezondheidsproblemen te voorkomen of vroegtijdig op te sporen en de gezondheid te handhaven. Jeugdgezondheidszorg en bedrijfsgezondheidszorg zijn voorbeelden van gezondheidszorg waarbij preventie de belangrijkste, hoewel zeker niet de enige taak is. Ook professionals in andere delen van de gezondheidszorg leveren preventieve zorg, maar daar is deze taak relatief minder belangrijk. Huisartsen hebben bijvoorbeeld een belangrijke rol bij het vroegtijdig opsporen van hypertensie. Tijdige behandeling van deze hypertensie verlaagt de kans op cardiovasculaire problemen zoals hartinfarcten en hersenbloedingen. Als de huisarts er niet in slaagt de tensie te normaliseren, verwijst de arts naar een cardioloog voor verdere behandeling. Ook bij de cardioloog is dan preventie van de gevolgen van een te hoge bloeddruk het primaire doel.

Jeugdgezondheidszorg, bedrijfsgezondheidszorg en andere vormen van preventieve gezondheidszorg die in dit hoofdstuk worden besproken, hebben veelal hun oorsprong aan het einde van de negentiende en begin van de twintigste eeuw. Sociaaleconomische (gezondheids)verschillen werden toen meer zichtbaar, in samenhang met toenemende urbanisatie en industrialisatie. Dit motiveerde sociaal betrokken artsen tot zorg voor achtergestelden en tot actie om hun gezondheidsproblemen te voorkomen. Deze verbinding tussen zorg voor mensen in achterstandsposities en preventieve zorg is een rode draad die is blijven bestaan in de preventieve zorg zoals die bestaat in Nederland aan het begin van de eenentwintigste eeuw. Dit is bijvoorbeeld nog heel duidelijk in het takenpakket dat GGD's in Nederland hebben.

Dit hoofdstuk beschrijft ten eerste de uitvoering en verschillende vormen van preventieve gezondheidszorg in Nederland. Vervolgens komen twee belangrijke vormen van preventieve gezondheidszorg aan bod: jeugdgezondheidszorg en arbeidsgezondheidszorg, in de paragrafen 6.3 en 6.4. GGD's zijn belangrijke aanbieders van preventieve gezondheidszorg, vaak ingebed in andere taken gericht op groepen in een achterstandspositie. Hun belangrijkste taken komen in paragraaf 6.5 aan bod, voor zo ver ze al niet besproken zijn in paragraaf 6.3. Verschillende landelijke organisaties en instellingen ondersteunen preventieve gezondheidszorg. Deze komen in paragraaf 6.6 aan de orde, gevolgd door de belangrijkste internationale organisaties in paragraaf 6.7.

6.2 PRINCIPES VAN UITVOERING EN ORGANISATIE

6.2.1 Principes van de uitvoering van preventieve gezondheidszorg

Preventie betreft het voorkómen van iets onwenselijks, in de gezondheidszorg dus van een gezondheidsprobleem. Daarmee gaat het om het verminderen van risico's op ziekte en om het schatten van de kans dat iemand een ziekte krijgt. Iemand laten stoppen met roken verkleint immers diens kans op een hartinfarct, maar die kans wordt niet nul. En een afwijkende beenstand van een zuigeling is niet altijd een uiting van een heupluxatie. Uitvoering van preventieve gezondheidszorg is dan ook denken vanuit kansen binnen groepen met bepaalde kenmerken, met het oog op het optimaliseren van de gezondheid van die groep in de toekomst. Dat wordt ook wel het *populatieperspectief* van preventieve gezondheidszorg genoemd: kijken naar groepen en steeds afwegen van mogelijke gezondheidswinst en de daarvoor te maken kosten (zie thema F). Soms leidt dat tot een aanbod aan de totale populatie. Zo worden alle ouders in Nederland in de gelegenheid gesteld om via de hielprik aangeboren aandoeningen bij hun kind te laten opsporen en om hun kind te laten vaccineren. In andere gevallen worden alleen groepen met een hoog risico benaderd. Zo worden in Nederland alleen werknemers die vanwege hun werk extra risico lopen, bijvoorbeeld in ziekenhuizen, gevaccineerd tegen hepatitis B. In preventietermen is dat enerzijds de aanpak van de totale populatie, anderzijds van hoogrisicogroepen.

De kosten van preventieve gezondheidszorg zijn niet goed toe te rekenen aan patiënten, want als preventie goed werkt, wordt iemand juist geen patiënt. Om die reden wordt primaire preventie grotendeels gefinancierd uit *collectieve middelen*. Ook de kosten van vroegtijdige opsporing van ziekten worden veelal collectief gefinancierd. De kosten van de behandeling van de opgespoorde ziekten of risicofactoren worden vervolgens veelal wel toegerekend aan het individu. Een voorbeeld daarvan is de behandeling van een opgespoorde heupluxatie bij een zuigeling. In de praktijk worden deze kosten dan gedragen door de zorgverzekeraar.

6.2.2 Principes van de organisatie van preventieve gezondheidszorg in Nederland

Preventieve gezondheidszorg wordt veelal ongevraagd aangeboden; alle ouders krijgen bijvoorbeeld het verzoek om toe te staan dat van hun pasgeboren kind met een hielprik bloed wordt afgenomen en vervolgens onderzocht op aangeboren aandoeningen. De cliënt heeft meestal geen gezondheidsklacht of -vraag als reden voor het contact met de zorgverlener, terwijl dat bij een bezoek aan de huisarts of specialist meestal wel het geval is. Zorgvormen waarin preventie centraal staat, worden daarom aangeboden vanuit afzonderlijke organisaties: alleen de arbodienst biedt arbeidsgezondheidszorg aan, en alleen de GGD en de thuiszorgorganisatie bieden jeugdgezondheidszorg aan. Deze laatste leveren overigens ook andere vormen van zorg.

Het populatieperspectief van preventieve gezondheidszorg maakt ook dat deze vorm van gezondheidszorg sterk raakt aan maatschappelijke belangen en afwegingen. Wat is het risico dat Nederland wordt platgelegd door een grootschalige epidemie of dat een ramp veel slachtoffers maakt? Hoeveel willen we als land investeren in het verkleinen van risico's en in een sterke opvangstructuur? Hoeveel willen we investeren om een moeilijk bereikbare groep te bereiken met preventie, bijvoorbeeld heroïneprostituees voor het maken van uitstrijkjes om cervixcarcinoom vroegtijdig op te sporen? En hoe ver mag een overheid gaan om dit te bereiken? Dergelijke vragen laten zien dat een goede afweging nodig is en dat planmatig moet worden gewerkt. Binnen Nederland is daarvoor een ondersteunings- en coördinatiestructuur opgezet; hetzelfde geldt op internationaal niveau (zie paragrafen 6.6 en 6.7).

Vraag
Economische implicaties van preventie hebben niet alleen betrekking op collectieve middelen, maar soms ook op belangen van het bedrijfsleven. Bedenk daar een paar voorbeelden van.

6.3 JEUGDGEZONDHEIDSZORG[1]

6.3.1 Inleiding

Jeugdgezondheidszorg is het deel van de gezondheidszorg dat gericht is op het bevorderen, beschermen en beveiligen van gezondheid, groei en lichamelijke en geestelijke ontwikkeling van kinderen en jeugdigen, en omvat aspecten van gezondheidsbescherming, gezondheidsbevordering en ziektepreventie. De doelgroep van de jeugdgezondheidszorg bestaat uit 0-19-jarigen, in Nederland ongeveer vier miljoen kinderen en adolescenten. Door het actief benaderen van deze totale doelgroep en veelal hun ouders, met waar mogelijk extra aandacht voor achterstandsgroepen, wordt beoogd iedereen gelijke kansen op gezondheid te bieden en verschillen in gezondheid te verkleinen.

De vroegst gedocumenteerde historische wortels van de jeugdgezondheidszorg liggen in de zeventiende eeuw. Johan van Beverwijk beschreef in zijn boeken *Schat der gesondheydt* (1637) en *Schat der ongesontheydt* (1642) reeds een groot aantal preventieve maatregelen die ouders konden nemen ter preventie van ziekte en bevordering van de gezondheid van hun kinderen. De slechte gezondheidstoestand en leefomstandighe-

1 met medewerking van P. Verloove-Vanhorick.

den van een groot deel van de Nederlandse jeugd in de negentiende en het begin van de twintigste eeuw was aanleiding voor *formalisering van de preventieve zorg voor kinderen*. In 1863 hield Aletta Jacobs in Amsterdam al preventieve spreekuren voor moeder en kind. In 1901 opende de kinderarts Plantenga het eerste consultatiebureau voor zuigelingen. Twee jaar later was Amsterdam de eerste gemeente die zich richtte op zuigelingenzorg. In dezelfde periode kwam ook jeugdgezondheidszorg voor schoolgaande kinderen tot ontwikkeling, in de vorm van schoolartsendiensten. Deze scheiding in de uitvoering van jeugdgezondheidszorg voor schoolgaande en jongere kinderen is lang blijven bestaan. Schoolartsendiensten gingen op in GGD's, terwijl kruisverenigingen (later thuiszorgorganisaties) consultatiebureaus aanboden voor zuigelingen en peuters. Hierdoor ontstonden gemakkelijk afstemmingsproblemen. Sinds 2003 zijn gemeenten verantwoordelijk geworden voor de jeugdgezondheidszorg voor alle 0-19-jarigen. Dit zal moeten leiden tot meer integratie van de zorg voor de verschillende leeftijdsgroepen, en soms ook tot integrale uitvoering door één organisatie.

6.3.2 Gezondheidstoestand van de Nederlandse jeugd

Sterfte en ziektelast per leeftijdsgroep

In de afgelopen anderhalve eeuw is de gezondheidstoestand van de Nederlandse jeugd sterk verbeterd, met een indrukwekkende daling in de sterfte (zie figuren 6.1 en 6.2).

Figuur 6.1A Zuigelingensterfte en perinatale sterfte in Nederland 1920-2005

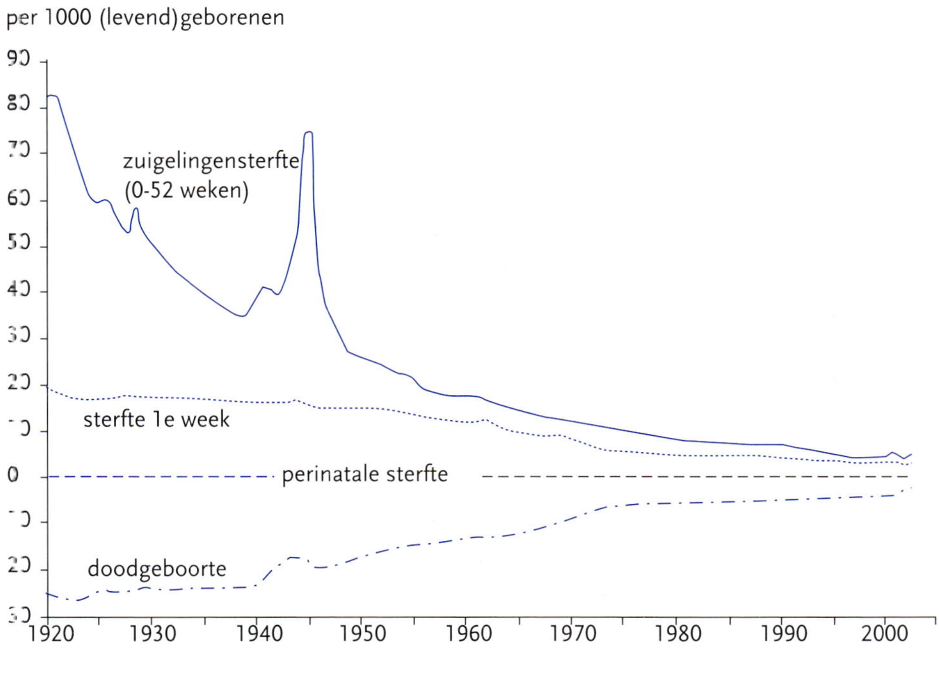

Bron: TNO/CBS.

Figuur 6.1B Sterfte van jeugdigen in Nederland naar leeftijdsgroep (1840-2005)

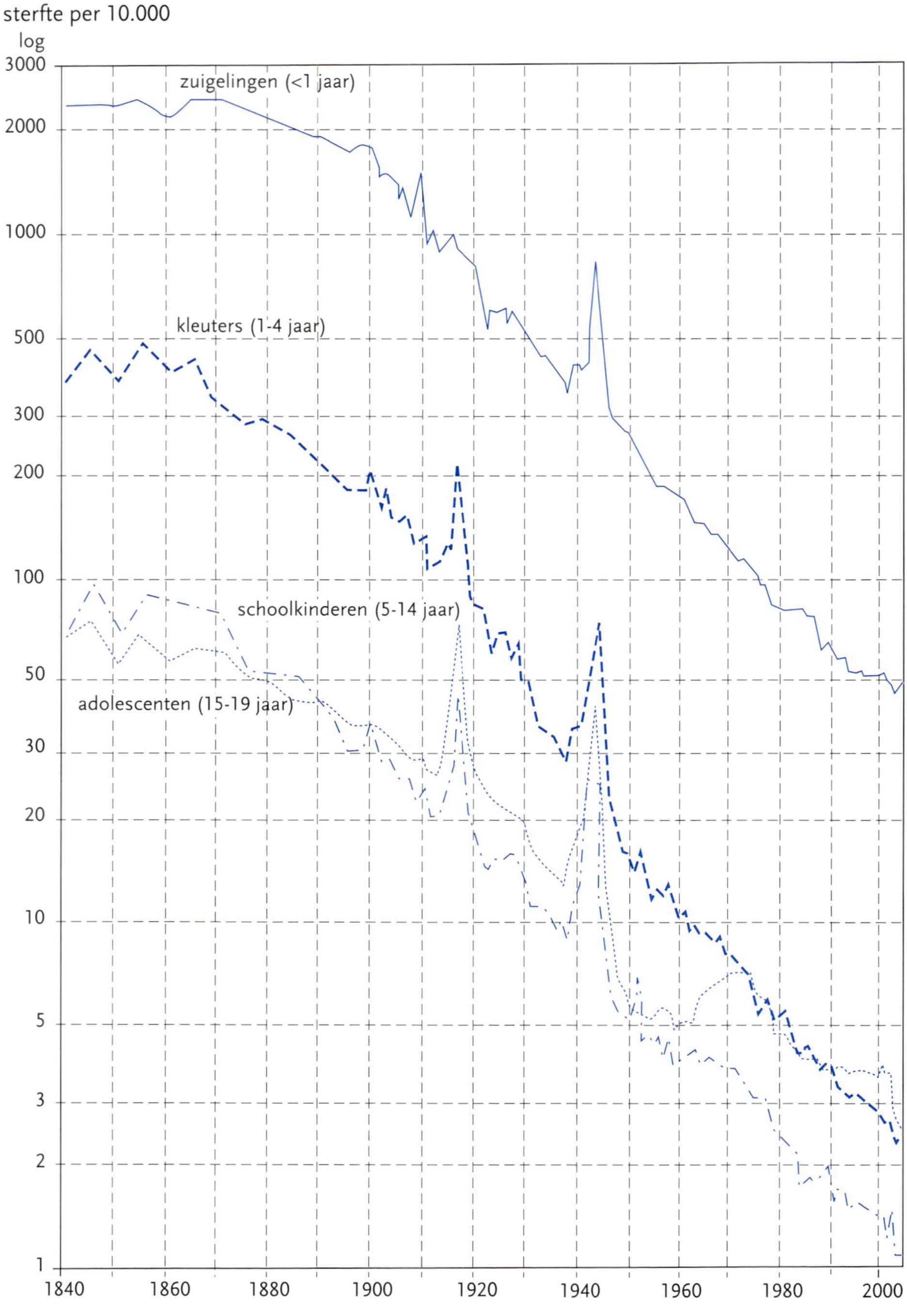

Bron: TNO/CBS.

Nederlandse kinderen behoren internationaal tot de gezondste, hoewel Nederland, afgemeten aan de perinatale- en zuigelingensterfte, niet meer tot de absolute wereldtop behoort. De belangrijkste *oorzaken van sterfte* bij nuljarigen zijn problemen rond de geboorte en aangeboren afwijkingen (vooral van hartvaatstelsel en zenuwstelsel). In de leeftijdscategorie 1-15 jaar is de sterfte zeer veel lager. De belangrijkste doodsoorzaken zijn hier kanker, verkeersongevallen en aangeboren afwijkingen. Bij 15-24-jarigen zijn de belangrijkste doodsoorzaken verkeersongevallen en suïcide. Kijkt men naar ziektelast uitgedrukt in DALY's (zie thema A), dan geldt voor 0-15-jarigen dat defecten voor of tijdens de geboorte en ongevallen het belangrijkst zijn. Daarnaast leveren aandoeningen van de luchtwegen een relatief grote ziektelast op. Bij 15-24-jarigen zijn vooral psychische stoornissen zoals alcoholafhankelijkheid, depressie en angststoornissen belangrijk, en daarnaast ongevallen.

Determinanten van gezondheid

De gezondheid van de Nederlandse jeugd wordt grotendeels bepaald door dezelfde typen determinanten als de gezondheid van de volwassen Nederlandse bevolking: naast endogene (bijvoorbeeld erfelijke) factoren spelen vooral *leefstijl* en *sociale* en *fysieke omgeving* een rol (zie ook hoofdstuk 2). Dat betekent onder meer dat kinderen met een sociaaleconomische achterstand veelal meer gezondheidsproblemen hebben dan andere kinderen. Dit geldt ook voor kinderen uit etnische minderheden, die een groeiend deel vormen van alle kinderen in Nederland. In de grote steden behoort momenteel meer dan de helft van de kinderen tot dergelijke migrantengroepen. Een belangrijk verschil is echter dat vooral jonge kinderen zelf nauwelijks invloed hebben op deze determinanten, maar afhankelijk zijn van hun ouders of verzorgers. Het inkomen van ouders bepaalt de financiële mogelijkheden voor het kind; ouders bepalen grotendeels de fysieke omgeving van het kind, van speelmogelijkheden buitenshuis tot blootstelling aan sigarettenrook; ouders hebben een grote invloed op de voeding van het kind; en de opvoedingscapaciteiten van ouders en verzorgers hebben grote invloed op de psychosociale ontwikkeling van kinderen. Naarmate een kind ouder wordt, wordt de eigen invloed groter.

Voor kinderen tot 4 jaar geldt het bovenstaande het sterkst. Het type melkvoeding dat een kind na de geboorte krijgt, is van invloed op de gezondheid. Borstvoeding leidt tot minder allergieën, minder middenoorontstekingen en een betere cognitieve ontwikkeling bij het kind, vooral als een zuigeling minstens zes maanden borstvoeding krijgt. Ongeveer 80% van de zuigelingen start met volledige borstvoeding, maar na drie maanden is dit al gedaald tot 35% en na zes maanden tot 25% van de zuigelingen. Deze percentages zijn overigens hoger dan enkele jaren geleden, mede door gerichte voorlichting aan ouders vanuit vele instanties, waaronder de jeugdgezondheidszorg. Een ander voorbeeld is blootstelling aan sigarettenrook. Deze levert een belangrijk risico op gezondheidsproblemen bij kleine kinderen, variërend van luchtweginfecties tot wiegendood. Het percentage zuigelingen in wier bijzijn wordt gerookt, is tussen 1996 en 1999 ruim gehalveerd, waarschijnlijk door gerichte voorlichting, met name door de consultatiebureaus voor zuigelingen. Sindsdien blijft dit percentage overigens relatief stabiel rond 18%, wat laat zien dat nieuwe inspanningen nodig zijn om een verdere reductie te bereiken. Deze voorbeelden illustreren dat de gezondheid van jonge kinderen sterk wordt bepaald door hun *directe omgeving*. De jeugdgezondheidszorg richt zich in die leeftijdsfase dan ook met voorlichting voornamelijk tot de ouders. In de toekomst zullen inspanningen ook moeten worden gericht op kinderopvang, gastouders en andere voorzieningen voor jonge kinderen buiten het ouderlijk huis.

Na de vierde verjaardag brengen kinderen een belangrijk deel van hun tijd door op school. Leerkrachten en klasgenoten hebben vanaf deze leeftijd ook invloed op de gezondheid van kinderen. Dit geldt vooral voor hun gedragsmatige en emotionele ontwikkeling, inclusief hun *gezondheidsgedrag*. Vanaf de overgangsperiode tussen het basisonderwijs en het voortgezet onderwijs (rond 12 jaar) gaan bij jongeren ook problemen in gezondheidsgedrag spelen die vergelijkbaar zijn met die bij volwassenen. Ze gaan experimenteren met gebruik van verschillende middelen zoals alcohol, tabak en drugs, seksualiteit wordt belangrijk en voedings- en beweeggedrag worden verder gevormd. Het gezondheidsgedrag van Nederlandse jongeren is daarbij veelal niet gunstig en ontwikkelt zich deels ook in een ongunstige richting. Het alcoholgebruik in deze leeftijdsgroep behoort tot de hoogste binnen Europa en stijgt nog. Minder dan een op de tien jongeren eet voldoende groente. Het percentage kinderen met overgewicht stijgt. Het percentage rokers daalt bij jongeren veel minder dan bij volwassenen. Daar staat overigens tegenover dat drugsgebruik en onveilig vrijen dalen en dat het percentage tienerzwangerschappen laag is. Ook zijn jongeren meer gaan bewegen, hoewel het percentage jongeren dat voldoende beweegt, nog steeds veel te laag is.

Vraag

Het advies van de WHO is dat zuigelingen minimaal de eerste zes levensmaanden volledige borstvoeding krijgen. Noem minstens drie zorgverleners die hierover voorlichting kunnen geven, naast verpleegkundigen en artsen die werken binnen de jeugdgezondheidszorg.

Kader 6.1 Een gezonde zuigeling

Een jongetje van 4 weken oud, eerste kind, geboren in stuitligging vaginaal na een ongestoorde zwangerschap van 40 weken, geboortegewicht 3700 gram, komt met zijn moeder voor het eerst op het zuigelingenconsultatiebureau (JGZ) voor een consult bij de CB-arts. De moeder vertelt dat alles goed gaat. De baby krijgt borstvoeding, zes à zeven keer per dag, slaapt daartussendoor meestal goed. De CB-arts informeert of de moeder vitamine K-druppels geeft en vitamine D. Het laatste blijkt niet het geval, zodat de CB-arts uitleg geeft over het belang daarvan (preventie van rachitis) en een voorschrift meegeeft.

>>

>> Bij lichamelijk onderzoek ziet de CB-arts een gezonde zuigeling die alert is, contact maakt en bij neurologisch onderzoek geen afwijkingen toont. Alleen valt op dat er een dubbele bilplooi rechts is, en dat de heupen bij passieve abductie een lichte asymmetrie laten zien. De CB-arts verwijst de zuigeling naar de huisarts met de vraag: 'Aangeboren heupdysplasie? Gaarne doorverwijzing naar orthopedie voor echo-onderzoek'. Nadere diagnostiek aldaar laat inderdaad een lichte heupdysplasie zien, die wordt behandeld met een spreidbroek gedurende enkele maanden. Het jongetje maakt daarna een normale ontwikkeling door, gaat op tijd staan en lopen, en heeft verder geen klachten of verschijnselen overgehouden aan zijn aangeboren afwijking.

6.3.3 Jeugdgezondheidszorg: aanbod en activiteiten

Wijze van aanbieding

Jeugdgezondheidszorg is multidisciplinaire preventieve zorg die systematisch wordt aangeboden aan de gehele jeugd, zowel individueel als groepsgewijs. Aangezien de zorg zich richt op de totale doelgroep, is het een vorm van collectieve preventie, ook waar het onderdelen betreft die individuele benadering vereisen zoals vaccinaties en voorlichting. De zorg is laagdrempelig, volgt kinderen door de tijd en heeft een hoog bereik.

Jeugdgezondheidszorg voor 0-4-jarigen wordt aangeboden via consultatiebureaus (CB). Veelal is dit CB onderdeel van een thuiszorgorganisatie (in 2006: 56 aanbieders), soms van een organisatie die de hele leeftijdsgroep 0-19 jaar verzorgt (in 2006: 4 aanbieders, bijvoorbeeld regio's Amsterdam en Nijmegen). Op een CB werkt een team van jeugdartsen, verpleegkundigen en assistenten, soms ondersteund door diëtisten en logopedisten. In een aantal regio's houden ook huisartsen met hun praktijkassistenten nog CB's. Centraal in de aanbieding van de zorg staat het actieve, ongevraagde aanbod. Zodra de geboorte van een kind is aangegeven bij het bevolkingsregister, neemt het CB-team in de regio contact op met de ouders. Een verpleegkundige bezoekt het kind dan thuis, geeft voorlichting aan de ouders, neemt bloed af ('hielprik', tenzij dat al door de verloskundige is gedaan) voor onderzoek op aangeboren aandoeningen en maakt verdere afspraken. De verdere zorg ontvangen ouders bij bezoeken aan een CB bij hen in de buurt, zo nodig ondersteund door huisbezoek van een verpleegkundige. Gepland zijn minstens vijftien contactmomenten met kinderen tot 4 jaar, deels met de arts en deels met de verpleegkundige. De meeste bezoeken vinden plaats in het eerste jaar. Een grote meerderheid van de ouders (> 90%) maakt gebruik van jeugdgezondheidszorg via het consultatiebureau.

Jeugdgezondheidszorg voor 4-19-jarigen wordt aangeboden door GGD's. In 2007 boden 36 GGD's jeugdgezondheidszorg aan, waarvan er vier de hele leeftijdsgroep 0-19 jaar verzorgen (zie hiervoor). Zij bieden zorg aan met teams die bestaan uit artsen, verpleegkundigen en assistenten, ondersteund door functionarissen Gezondheidsvoorlichting en -opvoeding (GVO) en epidemiologen, en soms diëtisten, logopedisten, psychologen en (ortho)pedagogen. Kinderen en hun ouders worden tijdens hun schoolloopbaan minstens drie keer uitgenodigd voor een individueel contact, en daarnaast voor screening op spraaktaalstoornissen en voor vaccinatie. Ook biedt de jeugdgezondheidszorg activiteiten aan die zijn gericht op groepen (zie hieronder). Ook de deelname aan deze preventieve zorg is hoog. Alleen de groep voortijdig schoolverlaters en frequente spijbelaars vereist een andere benadering.

Kader 6.2 Een meisje met buikpijn

Een meisje van 8 jaar verzuimt regelmatig een dag van school. Zij zit in groep 5 van het gewone basisonderwijs en kon tot voor kort goed meekomen. De laatste weken gaat het minder goed, ze is vaak kort ziek en maakt een lusteloze ongeïnteresseerde indruk. Op verzoek van de school en na overleg tussen de school en de moeder maakt de JGZ-arts een afspraak voor een consult op de GGD. Het meisje vertelt dan dat ze vaak buikpijn heeft, zich moe en hangerig voelt en nergens zin in heeft. De moeder vult aan dat ze ook slecht slaapt en weinig eetlust heeft. Ze neemt wel drinkyoghurt en vruchtensap.
Bij lichamelijk onderzoek vindt de jeugdarts geen bijzonderheden. Bij doorvragen vertelt de moeder dat zij sinds enkele jaren gescheiden is en een voltijds baan heeft om in het onderhoud van haar dochter en zichzelf te voorzien. Het meisje zit op een sportclub en enkele middagen naschoolse opvang. De andere middagen is zij na school enkele uren alleen thuis of gaat naar een vriendinnetje.
De jeugdarts spreekt met de moeder af dat ze zal overleggen met de huisarts over eventueel verder onderzoek en maakt een vervolgafspraak binnen een termijn van drie weken. Na overleg met de huisarts verwijst deze het meisje naar het huisartsenlab voor oriënterend bloed- en urineonderzoek. De uitslagen hiervan kunnen leiden tot een aantal scenario's.

- *Scenario 1.* Uit het labonderzoek blijkt dat het meisje beginnende diabetes mellitus type 1 heeft. Zij wordt door de huisarts verwezen naar de kinderarts voor verdere diagnostiek en behandeling.
- *Scenario 2.* Het labonderzoek toont geen afwijkingen. Uit het tweede gesprek met moeder en dochter blijkt dat het meisje nog steeds tobt over de scheiding van haar ouders. Zij ziet haar vader geregeld, maar heeft moeite met de twee 'thuissituaties' waarin ze in zit. Na overleg met de school (ter uitsluiting van andere problematiek, zie scenario 3) wordt het meisje door de ingeschakelde huisarts verwezen naar de eerstelijns psycholoog, die haar behandelt onder de diagnose 'reactieve depressie'. Zij herstelt uiteindelijk volledig en functioneert verder goed.

>>

>> - *Scenario 3.* Het labonderzoek toont geen afwijkingen. De scheidingsproblematiek wordt onderkend. Echter, uit overleg met de school blijkt dat er mogelijk toch ook leermoeilijkheden zijn. De school schakelt daarom de schoolbegeleidingsdienst in, die nader onderzoek uitvoert. Het leerniveau van het meisje blijkt lager te zijn dan aanvankelijk was geschat. Besloten wordt dat de school *remedial teaching* zal inzetten in de hoop dat het meisje het gewoon onderwijs kan blijven volgen. De JGZ-arts zal na een halfjaar het meisje en haar moeder oproepen voor een consult om te bezien of dit het gewenste resultaat heeft.
- *Scenario 4.* Het labonderzoek toont geen afwijkingen. Voor het tweede gesprek komen moeder en dochter niet opdagen. Op verzoek van de jeugdarts gaat de jeugdverpleegkundige van de GGD op huisbezoek. Zij treft het meisje na schooltijd thuis in gezelschap van de nieuwe vriend van haar moeder. Deze lijkt niet blij met het huisbezoek. De jeugdverpleegkundige weet de moeder later te overtuigen van het belang van een vervolggesprek. In de loop van meer dergelijke gesprekken op de GGD komt aan het licht dat het meisje door de vriend enkele malen seksueel is benaderd (handtastelijkheden). Zij heeft hem sindsdien kunnen ontlopen, maar maakt zich er veel zorgen over. Het meisje is erg bang voor hem. Ze heeft daarover een keer met haar moeder proberen te praten, maar die wuifde het weg als onzin. Enkele gesprekken met moeder en dochter en inschakeling van maatschappelijk werk leiden uiteindelijk tot een breuk tussen moeder en vriend en volledig herstel van het meisje, dat ook op school weer goed functioneert.

Belangrijkste activiteiten

De activiteiten van de jeugdgezondheidszorg worden in het landelijk afgesproken Basistakenpakket Jeugdgezondheidszorg ingedeeld in zes groepen.

Groep I: monitoring en signalering – periodiek bepalen van de gezondheidstoestand

Deze groep activiteiten vormt een belangrijk onderdeel van de contacten die artsen en verpleegkundigen in de jeugdgezondheidszorg hebben met kinderen. Het volgen van de groei en de ontwikkeling staan hierbij centraal. De groei wordt gevolgd door het periodiek bepalen van lengte, gewicht, hoofdomvang en andere lichamelijke kenmerken. Een belangrijk hulpmiddel hierbij zijn groeidiagrammen. Hiermee worden nagegaan of lengte en gewicht zich redelijk volgens het voor het desbetreffende kind toepasselijke groeidiagram ontwikkelen (figuur 6.2). Diagrammen voor verschillende aspecten van de groei zijn beschikbaar voor Nederlandse, Turkse en Marokkaanse jongens en meisjes. Uit deze monitoring is onder meer gebleken dat overgewicht bij kinderen en jeugdigen in de afgelopen vijftien jaar sterk is toegenomen.

Figuur 6.2 Groeidiagram 1-21 jaar, Nederlandse jongens

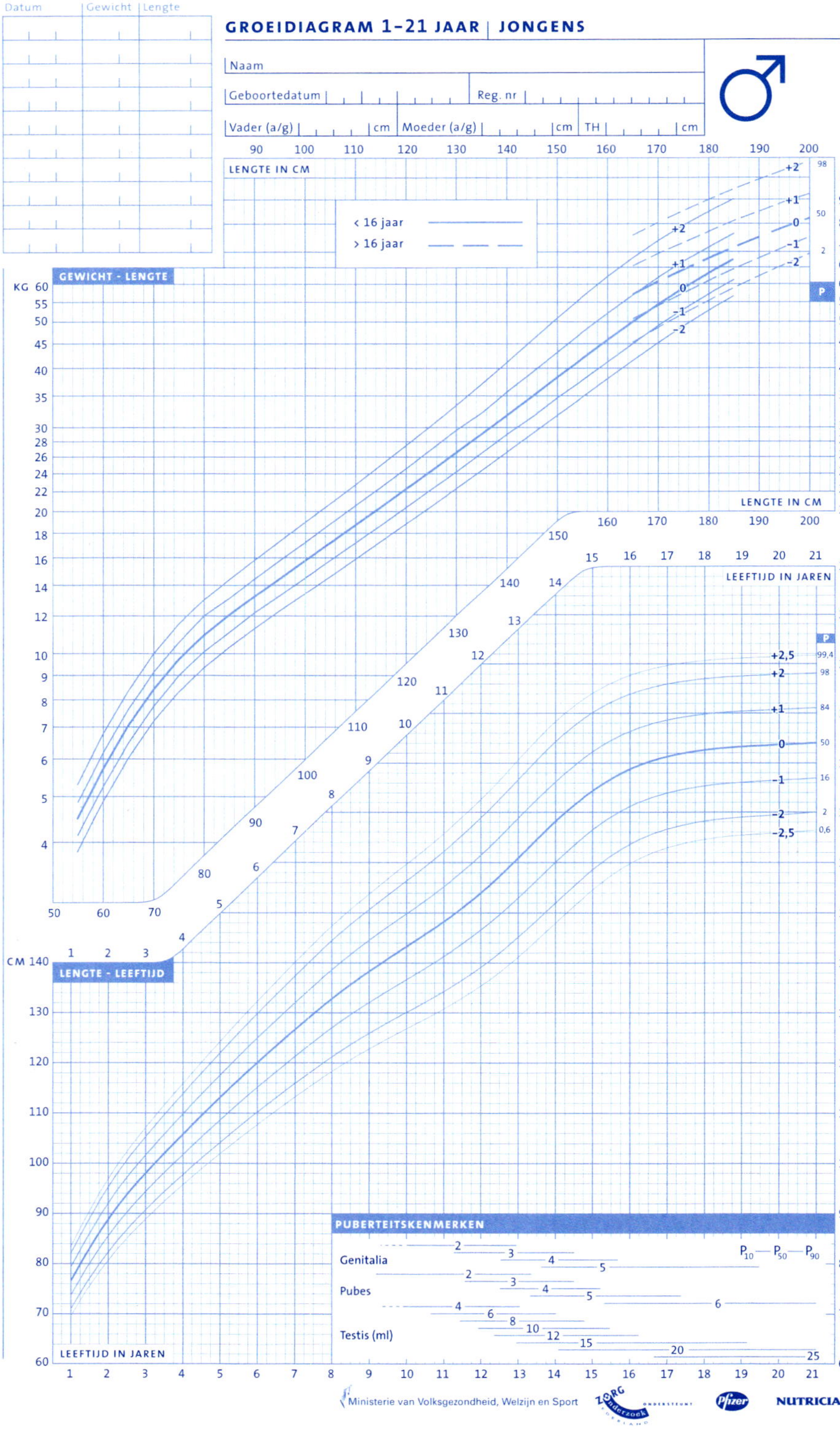

Bron: Fredriks AM, et al. Groeidiagrammen: handleiding bij het meten en wegen van kinderen en het invullen van groeidiagrammen. Tweede herziene druk. Houten: Bohn Stafleu van Loghum, 2002, p. 45.

Daarnaast gaat de jeugdgezondheidszorg na in hoeverre de ontwikkeling van kinderen op lichamelijk, psychisch en sociaal terrein volgens het gangbare patroon verloopt. Bij mogelijke stoornissen in deze ontwikkeling kan daardoor tijdig worden ingegrepen. Een hulpmiddel hierbij is het Van Wiechenschema. Daarin wordt voor kinderen tot en met 4 jaar per leeftijdsgroep aangegeven welke vaardigheden een kind behoort te hebben. Door navraag bij de ouders of door observatie bij het kind wordt bij elk contactmoment tot de leeftijd van 4 jaar vastgesteld of de ontwikkeling goed verloopt. Zo nodig kan het kind voor nadere diagnostiek worden verwezen.

Groep II: beoordelen van de zorgbehoefte

Sommige kinderen hebben meer *zorg* nodig dan andere en sommige ouders kunnen meer zorgtaken aan dan andere. De jeugdgezondheidszorg kan hiervan een inschatting maken en zo nodig ouders ondersteunen met adviezen of hen verwijzen naar extra zorg in de zin van bijvoorbeeld (extra) opvoedingsondersteuning of voorlichting. Dit geldt in het bijzonder voor kinderen in achterstandssituaties ('zorg op maat').

Groep III: screeningen en vaccinaties – opsporen en voorkómen van bepaalde ziekten

De contacten die de jeugdgezondheidszorg heeft met elk kind, bieden een ideale gelegenheid om een scala van problemen *vroegtijdig* op te sporen. Direct na de geboorte gebeurt dit door middel van de hielprik bij de pasgeborenen. Het bloed dat via deze prik wordt afgenomen, wordt onderzocht op zeventien erfelijke aandoeningen. Dit betreft congenitale hypothyreoïdie (CHT), het adrenogenitaal syndroom (AGS), sikkelcelanemie, fenylketonurie (PKU) en dertien andere stofwisselingsziekten. Met screening op cystic fibrose wordt waarschijnlijk in 2008 gestart. Daarnaast verricht de jeugdgezondheidszorg screeningen voor de volgende problemen: gehoor- en visusproblemen, niet goed ingedaalde testis, aangeboren hartafwijkingen, dysplastische heupontwikkeling en stoornissen in de spraaktaalontwikkeling.

Vaccinaties maken deel uit van het Rijksvaccinatieprogramma (RVP) Dit programma is erop gericht een groot aantal ziekten te voorkomen die in het verleden vooral bij kinderen optraden en hoge sterfte en vooral veel restverschijnselen veroorzaakten. De jeugdgezondheidszorg draagt zorg voor een zeer hoge vaccinatiegraad van rond 95% van in Nederland woonachtige kinderen voor de ziekten die onderdeel uitmaken van het RVP (tabel 6.1). Elk kind dat in Nederland woont, kan gratis deze vaccinaties gericht tegen elf ziekten krijgen. Dankzij dit goed lopende programma komen de ziekten waar nu geruime tijd tegen wordt gevaccineerd, niet of nauwelijks meer voor in Nederland. Uitzonderingen betreffen hier groepen die zich om principiële – bijvoorbeeld religieuze – redenen niet laten vaccineren. Daarnaast was de bescherming door de vaccinatie tegen kinkhoest in het verleden niet volledig, maar dit probleem is door aanpassingen in het vaccin inmiddels vrijwel opgelost.

Tabel 6.1 Onderdelen van en vaccinatiemomenten in het Rijksvaccinatieprogramma

Leeftijd	Vaccinatie[1]
2 maanden	DaKTP-Hib 1 + Pneumo 1[2]
3 maanden	DaKTP-Hib 2 + Pneumo 2[2]
4 maanden	DaKTP-Hib 3 + Pneumo 3[2]
11 maanden	DaKTP-Hib 4 + Pneumo 4[2]
14 maanden	BMR 1 + Men C
4 jaar	DTP 5 + aK 5
9 jaar	DTP 6 + BMR 2

1 D = difterievaccin; aK = accellulair kinkhoestvaccin; T = tetanusvaccin; P = poliomyelitisvaccin; Hib = vaccin tegen Haemophilus influenzae serotype b; Pneumo = pneumokokkenvaccin; B = bofvaccin; M = mazelenvaccin; R = rodehondvaccin; Men C = vaccin tegen meningokokken groep C.
2 Kinderen van moeders die draagster zijn van hepatitis B-virus (HBV; bekend uit de screening tijdens de zwangerschap), krijgen postexpositieprofylaxe: direct na de geboorte hepatitis B-immunoglobuline en een solitaire hepatitis B-vaccinatie en daarna viermaal vaccinatie tegen het hepatitis B-virus door middel van een DaKTP-HBV-Hib-vaccin op de aangegeven leeftijden. Kinderen waarvan ten minste een ouder afkomstig is uit een land waar > 2% drager is van het HBV (waaronder Turkije en Marokko; dit betreft ongeveer 15% van alle in Nederland geboren kinderen) en kinderen met een syndroom van Down worden alleen op de vier laatstgenoemde momenten gevaccineerd tegen hepatitis B met het DaKTP-HBV-Hib-vaccin.

Groep IV: voorlichting, advies, instructie en begeleiding geven ter verbetering van het gezondheidsgedrag

Het hoge bereik maakt de jeugdgezondheidszorg uitermate geschikt om door *voorlichting* de gezondheid van kinderen te beïnvloeden, naast andere kanalen die daarvoor worden gebruikt. Activiteiten van de jeugdgezondheidszorg richten zich bijvoorbeeld op het stimuleren van het geven van borstvoeding en van vitamine D en K, tegengaan van blootstelling aan sigarettenrook en van buikligging van zuigelingen (ter preventie van wiegendood), en stimuleren van tandenpoetsen met fluoridehoudende tandpasta. Andere belangrijke activiteiten binnen deze groep zijn het geven van advies aan ouders bij opvoedingsproblemen en bij psychosociale problemen bij het kind, mede ter preventie van kindermishandeling, en het geven van voorlichting over veiligheid en preventie van ongevallen in en rond het huis (Stichting Consument en Veiligheid: 'veilig groot worden') en over zindelijkheid. Ook over voeding en bewegen wordt geadviseerd.

Bij de oudere jeugd zijn de activiteiten gericht op het gezondheidsgedrag van de jongere zelf, bijvoorbeeld om beginnen met roken te voorkomen en veilig vrijen te stimuleren. Het betreft vaak groepsgerichte activiteiten, die soms worden geïntegreerd in schoolgezondheidsbeleid. Ook het voorkomen en bestrijden van pesten vergt toenemende aandacht.

Groep V: onderkenning en beïnvloeding van gezondheidsbedreigende factoren in de sociale en fysieke omgeving

Mishandeling door ouders of opvoeders vormt een belangrijke bedreiging voor de gezondheid van kinderen. Ten minste 1% van de kinderen wordt hieraan blootgesteld, wat tot minstens veertig sterfgevallen per jaar leidt. Het oplossen van een dergelijke situatie is complex en vereist inzet van medische, maatschappelijke en justitiële deskundigheid. Verder zijn ongevallen een belangrijke oorzaak van sterfte bij kinderen. De oorzaken liggen deels in het gedrag van kind en ouders, maar vaak ook in onveilige (verkeers)situaties. De jeugdgezondheidszorg draagt bij aan de verbetering van dergelijke situaties, onder meer door intensieve samenwerking met de jeugdzorg (zie verder) en advisering aan gemeentebesturen.

Groep VI: ondersteuning van het zorgsysteem

De hiervoor genoemde activiteiten leiden veelal tot het inschakelen van andere zorgverleners binnen de curatieve gezondheidszorg, jeugdhulpverlening en/of jeugdbescherming. Daar kunnen veel zorgverleners bij betrokken zijn, zoals kinderartsen en psychiaters, jeugdzorg en opvoedingsondersteuning, en de kinderbescherming. In complexe situaties kan de jeugdgezondheidszorg ook optreden als *zorgcoördinator*. Vaak zijn bij probleemgezinnen dermate veel instanties betrokken dat anders langs elkaar heen wordt gewerkt. De jeugdgezondheidszorg is immers altijd een van de betrokken instanties. Vooral bij jonge kinderen is de jeugdgezondheidszorg de enige instantie die regelmatig contact heeft met vrijwel alle kinderen en hun ouders, meestal tijdens bezoek aan het consultatiebureau, maar zo nodig door huisbezoek. Bij oudere kinderen speelt daarnaast de school hierin een belangrijke rol.

De effectiviteit van veel van de bovengenoemde activiteiten is in onderzoek aangetoond. In tabel 6.2 staat hiervan een overzicht. Het is aannemelijk dat de combinatie van deze activiteiten in het totale programma van jeugdgezondheidszorg ook doelmatig is, in termen van kosten per gewonnen levensjaar.

Vraag

Waarom is de combinatie van de onder I tot en met VI genoemde activiteiten in de jeugdgezondheidszorg van belang?

Contactmomenten

Bovenstaande activiteiten vinden plaats tijdens een aantal contacten van de jeugdgezondheidszorg met *individuele* kinderen en hun ouders, en daarnaast via *groepsgewijze* activiteiten. Het initiatief voor deze contacten ligt vrijwel steeds bij de jeugdgezondheidszorg. Hierin onderscheidt deze zich van de curatieve zorg, waar de vraag meestal uitgaat van de patiënt of de ouders. De aanbevolen contactmomenten zijn weergegeven in tabel 6.3. Systematische voorlichting over bijvoorbeeld voeding, hygiëne en veiligheid wordt niet genoemd, omdat dit wordt gerekend tot het 'maatwerk' dat al naar behoefte wordt opgehangen aan de vaste contactmomenten. De activiteiten zoals aangegeven in het schema vormen een minimumpakket dat uniform moet worden aangeboden (het uniforme deel van het Basistakenpakket Jeugdgezondheidszorg; daarnaast omvat dit pakket enkele taken die betrekking hebben op slechts een deel van alle

Tabel 6.2 Activiteiten van jeugdgezondheidszorg waarvan effectiviteit is aangetoond

Vaccinaties
- vaccinaties zoals opgenomen in RVP (elf ziekten)
Screeningen
- screeningen op CHT, AGS, PKU, dertien andere stofwisselingsziekten en sikkelcelanemie (via hielprik)
- onderkenning van aangeboren perceptieve gehoorstoornis
- onderkenning van aangeboren hartafwijkingen
- onderkenning van dysplastische heupontwikkeling
- vroege vaststelling van testisindaling
Voorlichting en advisering
- voorlichting over preventie van passief roken door zuigelingen en kinderen
- voorlichting over vitamine D en K
- zindelijkheidsvoorlichting
- voorlichting ter preventie van cariës (gebruik van fluoride)
- voorlichting over slaaphouding (rug) ter preventie van wiegendood

kinderen, het zogeheten maatwerkdeel, zie verder). Eventuele uitbreiding van het aanbod, bijvoorbeeld met screening op cystic fibrose en vaccinatie tegen waterpokken en HPV (humaan papillomavirus), is onderwerp van wetenschappelijk onderzoek. Onderdelen die niet effectief blijken te zijn, zullen alsnog worden afgeschaft; in dit kader is bijvoorbeeld de opsporing en behandeling van scoliose onderwerp van onderzoek.

Om goede preventieve gezondheidszorg aan kinderen, jeugdigen en hun ouders te kunnen geven zijn naast de gestructureerde inhoud van een contact ook voldoende kennis en vaardigheden en een goede attitude van belang. Bij de uitvoering van de basistaken per contactmoment is steeds de vraag aan de orde welk *deskundigheidsniveau* nodig is om die taken goed te kunnen uitvoeren. Is een jeugdarts noodzakelijk, een verpleegkundige, een doktersassistente of juist een gedragswetenschapper of een relatief nieuwe professional zoals de *nurse practitioner*? Voor contacten met een 'brede' inhoud, van het opsporen van ontwikkelingsstoornissen tot voorlichting over de wijze waarop de privacy wordt beschermd of met voorbehouden taken zoals vaccinaties, is een hoger deskundigheidsniveau nodig dan voor andere contacten. Verder spelen bij de keuze voor een bepaald deskundigheidsniveau kostenoverwegingen een belangrijke rol. Deze keuze moet zich nog verder uitkristalliseren.

Naast de vastgelegde contactmomenten levert de jeugdgezondheidszorg veel individuele zorg aan kinderen die gericht is op lokaal verschillende omstandigheden waarin de jeugd opgroeit. Bovendien verricht de jeugdgezondheidszorg activiteiten die gericht zijn op groepen kinderen, vooral in de schoolgaande leeftijd. Onder dit 'maatwerk' valt ook de groepsgewijze voorlichting over leefstijl, het programma *Schoolgezondheidsbeleid* dat GGD's aan scholen aanbieden, de groepsgewijze signalering van problemen via monitoring van de jeugdgezondheid en vele andere activiteiten.

Tabel 6.3 Aanbevolen leeftijdsmomenten voor en inhoud van individuele contacten van jeugdgezondheidszorg met kinderen

Leeftijd	Inhoud	Groep[1]
4-7 dagen	screeningen op zeventien ziekten via hielprik en op perceptief gehoorverlies	III
1-2 weken	algemene anamnese, inschatten van risico, voorlichting over privacy, dossiervorming	I, II, IV, VI
1 maand	medische anamnese, groei, autorisatie RVP	I, III
2 maanden	groei, RVP (DaKTP-Hib, pneumokok)	I, III
3 maanden	groei, ontwikkelingsonderzoek, RVP (DaKTP-Hib, pneumokok)	I, III
4 maanden	groei, RVP (DaKTP-Hib, pneumokok)	I, III
6 maanden	groei, ontwikkelingsonderzoek	I
7,5 maanden	monitoren van functies (voeding, mondgedrag) en ontwikkeling (motoriek, spraak/taal)	I
9 maanden	groei, ontwikkelingsonderzoek, screening visusstoornissen (VOV)	I, III
11 maanden	groei, RVP (DaKTP-Hib, pneumokok)	I, III
14 maanden	groei, ontwikkelingsonderzoek, inschatting zorg peuterperiode, RVP (BMR, Men C)	I, II, III
18 maanden	monitoring van opvoeding en gezondheidsgedrag	I
2 jaar	groei, monitoren van opvoeding en spraak-/taalontwikkeling	I
3 jaar	monitoren van opvoeding en spraak-/taalontwikkeling en opsporing van visuele stoornissen	I, III
3¾ jaar	groei, bepalen ontvangen zorg, RVP (DTP, aK) en opsporing van visuele stoornissen (overdracht dossier)	I, II, III, VI
5 jaar	screening op spraak- en taalstoornissen	III
5 jaar / groep 2 BO	groei, motorische en sociale ontwikkeling, emotioneel en sociaal functioneren, opsporing van visuele stoornissen	I, III
9 jaar	RVP (DTP, BMR)	III
10 jaar / groep 7 BO	groei (houding), ontwikkeling (algemeen en psychosociaal), emotioneel en sociaal functioneren, pesten	I
13 jaar / klas 2 VO	groei (houding), ontwikkeling (puberteit), schoolverzuim	I

1 Groep zoals hiervoor genoemd waaronder de activiteit valt.

BO = Basisonderwijs, VO = Voortgezet onderwijs

6.3.4 Organisatie van de jeugdgezondheidszorg

Verantwoordelijkheden

Vanaf 2003 zijn *gemeenten* verantwoordelijk voor de uitvoering van de jeugdgezondheidszorg aan 0-19-jarigen (daarvoor waren ze dat alleen voor de zorg voor 4-19-jarigen). Het wettelijke kader hiervoor is de Wet collectieve preventie volksgezondheid (WCPV). De kosten van deze zorg worden vergoed via het gemeentefonds. Uitzonderingen zijn het Rijksvaccinatieprogramma en de screeningen direct na de geboorte (zie hoofdstuk

5), waarvoor de landelijke overheid rechtstreeks verantwoordelijk is. Deze worden gefinancierd uit de Algemene wet bijzondere ziektekosten (AWBZ). Voor het overige is de landelijke overheid wat betreft jeugdgezondheidszorg alleen verantwoordelijk voor de afstemming van zorg, tussen regio's en tussen zorgvormen, en voor de ontwikkeling en evaluatie van activiteiten. Het RIVM (zie paragraaf 6.6) is de belangrijkste uitvoerder van deze taak. Daarnaast valt de jeugdgezondheidszorg onder de Kwaliteitswet en daarmee onder het toezicht van de landelijke Inspectie voor de Gezondheidszorg.

In de jeugdgezondheidszorg is tot nu toe (2007) geen sprake van aanbesteding van zorg waarbij zorgaanbieders met elkaar concurreren via het uitbrengen van offertes om opdrachten te verwerven (zie hoofdstuk 7), maar mogelijk gaat dit de toekomst wel op beperkte schaal plaatsvinden. Jeugdartsen verwezen in het verleden niet rechtstreeks naar de tweedelijns gezondheidszorg, zoals een kinderarts of orthopedisch chirurg, maar deden dit altijd via de huisarts. In verschillende regio's wordt inmiddels wel geëxperimenteerd met rechtstreeks verwijzen, met name op grond van een afwijkende screeningsuitslag of voor (verdenkingen op) specifieke diagnosen zoals heupluxatie of een perceptieve gehoorstoornis. De in 2006 ingevoerde Zorgverzekeringswet (zie hoofdstuk 7) maakt dit mogelijk op basis van afspraken met zorgverzekeraars.

Kader 6.3 Luchtwegproblemen in de buurt

Van medewerkers van jeugdgezondheidszorg hoort de jeugdarts dat op de drie basisscholen in wijk Langhorst veel kinderen last lijken te hebben van hoesten en 'allergische klachten'. Bij navraag zeggen ook de leerkrachten dat het hen was opgevallen dat zo veel kinderen luchtwegproblemen leken te hebben. De jeugdarts besluit dit verder uit te zoeken.

Als eerste gaat zij voor meer informatie naar de afdeling Epidemiologie. Deze houdt elke vier jaar een gezondheidsenquête en vraagt daarbij ook naar luchtwegklachten. Deze enquête wordt zowel onder volwassenen als jongeren (vanaf 9 jaar) gehouden. Uit die gegevens blijkt dat vergeleken met de rest van de stad, in Langhorst inderdaad sprake is van een hoger percentage luchtwegklachten bij kinderen. Bij volwassenen is dit percentage niet afwijkend. De laatste gegevens dateren van twee jaar terug.

Hoewel het vanwege de afwezigheid van klachten onder volwassenen minder waarschijnlijk is, gaat de jeugdarts voor de zekerheid toch even langs bij de afdeling Medische milieukunde om te vragen of er fabrieken in de omgeving zijn die mogelijk vanwege uitstoot van schadelijke stoffen deze klachten kunnen hebben veroorzaakt. Dat blijkt niet het geval te zijn en ook zijn er in de omgeving geen grote verkeerswegen die de klachten kunnen veroorzaken.

De jeugdarts maakt vervolgens een afspraak met de directies van de basisscholen om met hen te overleggen.

>>

>> Uit de gesprekken blijkt dat – onafhankelijk van het seizoen – niet alleen de kinderen, maar ook de leerkrachten meer luchtwegklachten lijken te hebben. Het ziekteverzuim lag de afgelopen jaren boven het gemiddelde en de bedrijfsgezondheidszorg had hier al eens met de directies over gesproken. Geconcludeerd wordt dat het verstandig zou zijn een en ander eens goed uit te zoeken. De resultaten van het overleg worden besproken met de afdeling Onderwijs van de gemeente. De ouderraden van de scholen krijgen hierover bericht en tijdens daaropvolgende ouderavonden geeft de jeugdarts samen met de Medisch milieukundige voorlichting over het belang van een goed binnenmilieu. Daar wordt ook afgesproken dat er via de schoolkrant regelmatig verdere informatie zal worden verstrekt.
Om na te gaan wat de precieze omvang van de problemen is, wordt in samenwerking met de afdeling Epidemiologie eerst een speciaal op luchtwegklachten gerichte vragenlijst afgenomen onder leerlingen en/of hun ouders. Ook de leerkrachten wordt gevraagd de vragenlijst in te vullen. Uit analyse van de gegevens blijkt dat er in vergelijking met landelijke cijfers sprake is van een duidelijk verhoogd percentage luchtwegklachten, niet alleen bij de kinderen maar ook bij een groot deel van de leerkrachten.
Uit contact met de bedrijfsarts van de scholen blijkt dat er in het verleden als eens opmerkingen zijn gemaakt over het tekort aan ventilatiemogelijkheden in de scholen. Langhorst is een oude wijk, gebouwd in de jaren dertig van de vorige eeuw en ook de schoolgebouwen dateren uit die tijd.
De afdeling Medische milieukunde wordt gevraagd het CO_2-gehalte in de lokalen te meten. Dit blijkt inderdaad te hoog, wat een teken is van een slecht binnenmilieu vanwege onvoldoende ventilatie. Met de afdeling Onderwijs van de gemeente wordt overlegd wat de volgende stappen moeten zijn. Besloten wordt een en ander grondig aan te pakken. De ramen die waren dichtgeverfd, worden weer gangbaar gemaakt en er worden extra ventilatiemogelijkheden aangebracht. Ter controle wordt er in elke school een aantal CO_2-meters ingezet. De leerkrachten krijgen instructie over hoe ze kunnen zorgen voor een goede ventilatie, zowel in de zomer als in de winter. De bedrijfsarts wordt op de hoogte gesteld van de activiteiten en gevraagd speciaal op het ziekteverzuim bij de leerkrachten te letten.
De CO_2-meters laten na een korte periode een normalisatie van de waarden zien. Om na te gaan of de klachten daarmee ook verdwijnen wordt na drie maanden de enquête herhaald. Hieruit blijkt inderdaad dat het percentage leerkrachten en leerlingen met luchtwegklachten is gedaald tot bijna normale waarden. Ook de CO_2-meters laten nu continu normale waarden zien en worden uit de scholen verwijderd. Afgesproken wordt ter controle de enquête over een halfjaar nog eens te herhalen. Na een halfjaar is het percentage luchtwegklachten vergelijkbaar met de landelijke cijfers en rapporteert de bedrijfsarts een genormaliseerd ziekteverzuim.

Bijzondere doelgroepen

De jeugdgezondheidszorg besteedt meer aandacht aan groepen die meer zorg nodig hebben. Voor een aantal groepen is deze extra zorg ook formeel vastgelegd. Dit betreft ten eerste de zorg voor kinderen die vanwege problemen in hun ontwikkeling terechtkomen in het speciaal onderwijs. Deze groep heeft relatief veel gezondheidsproblemen. De jeugdgezondheidszorg speelt een rol bij hun toelating tot het speciaal onderwijs. Daarnaast vindt elke twee tot drie jaar een contact plaats. Ook allochtone kinderen en hun ouders hebben veelal meer aandacht nodig, vanwege taal- en cultuurproblemen. In nog sterkere mate geldt dit voor kinderen van asielzoekers. In de jeugdgezondheidszorg voor deze groep is ook extra aandacht voor infectieziekten uit het land van herkomst en voor de gevolgen van geweld. Illegaal in Nederland verblijvende kinderen ontvangen standaard jeugdgezondheidszorg indien zij worden bereikt.

Vraag

Welke overheid is sinds 2003 verantwoordelijk voor de organisatie van de jeugdgezondheidszorg? Hoe worden de activiteiten van de gezondheidszorg gefinancierd?

6.4 ARBEIDSGEZONDHEIDSZORG[1]

6.4.1 Inleiding

De arbeidsgezondheidszorg richt zich op de bescherming en bevordering van de gezondheid van *werkenden*, voor zo ver deze in verband staat met arbeid. Onder werkenden worden niet alleen werknemers gerekend, maar ook toekomstige werknemers, zoals studenten en stagiaires, zelfstandige ondernemers, vrijwilligers en oud-werknemers. Evenals de jeugdgezondheidszorg omvat de arbeidsgezondheidszorg aspecten van gezondheidsbescherming, gezondheidsbevordering en ziektepreventie. Daarnaast is er ook veel aandacht voor verzuimbegeleiding, een activiteit die niet zonder meer tot preventie kan worden gerekend. Dit werkterrein zal in deze paragraaf worden beschreven vanuit het perspectief van de arbeids- en bedrijfsgeneeskunde.

Rond 1900 werden de eerste zogenoemde fabrieksartsen in Nederland door bedrijven aangesteld. Dit was toen de Ongevallenwet van kracht werd, die ondernemers aansprakelijk stelde voor de inkomensderving en de kosten van de behandeling van ziekten en ongevallen die het gevolg waren van werk. Na verdere ontwikkeling van de arbeidsgezondheidszorg is in de jaren vijftig van de twintigste eeuw de *arbeids- en bedrijfsgeneeskunde* als sociaalgeneeskundige discipline ontstaan. In de jaren zestig en zeventig blijft het arbeidsverzuim in Nederland steeds maar toenemen, ondanks de in omvang groeiende arbeidsgezondheidszorg. Van de zijde van werkgevers- en werknemersorganisaties groeit de kritiek op het handelen van bedrijfsartsen. Dit is de voorbode van de Arbeidsomstandighedenwet (1980), waarin de primaire verantwoordelijkheid voor veiligheid, gezondheid en welzijn van de werknemers wordt opgedragen aan de werkgever, in

1 met medewerking van D. Bruinvels, F.J. van Dijk, G.A.M. Ariens.

samenwerking met de werknemer. Indien nodig kan hierbij ondersteuning van deskundigen worden gevraagd. Een 'model arbeidsgezondheidszorg' wordt ontwikkeld voor professionele zorg, en mede daarop gebaseerd ontstaat een pakket van standaardverrichtingen door wat nu een arbodienst gaat heten. Bijstand door een arbodienst is sinds 1998 verplicht voor alle werkgevers en deze richt zich in toenemende mate op verzuimbegeleiding. In 2001 wordt de Wet verbetering poortwachter geïntroduceerd, met als doel de WAO-instroom van werknemers met langdurig verzuim te beperken. Een belangrijk element van deze wet is het benadrukken van de verantwoordelijkheid van werkgever en werknemer bij de terugkeer naar werk. Het effect van de wet is in de daaropvolgende jaren duidelijk merkbaar en zowel het arbeidsverzuim als de WAO-instroom nemen fors af. Arbodiensten verplaatsen hun aandachtsgebied van verzuimbegeleiding naar verzuimpreventie en gaan samenwerkingsverbanden met verzekeraars aan. Als sluitstuk van de arbeidsongeschiktheidswetgeving doet in 2004 de Wet werk en inkomen naar arbeidsvermogen (WIA) haar intrede, waarbij de nadruk van arbeidsongeschiktheid wordt verlegd naar arbeidsgeschiktheid en wordt gestreefd naar een optimale re-integratie van langdurig arbeidsongeschikten.

6.4.2 Gezondheidstoestand van de Nederlandse werkende bevolking

Cijfers over ziekteverzuim

In Nederland worden cijfers over ziekteverzuim centraal verzameld door het CBS. In 2005 verzuimden werknemers gemiddeld 1,0 keer. Deze frequentie is gelijk voor vrouwen en mannen. Een periode van arbeidsverzuim duurde in 2005 gemiddeld 18,4 dagen. De gemiddelde duur van het verzuim voor vrouwen was iets langer (19,2 dagen) dan voor mannen (18,0 dagen).

Overzicht van veelvoorkomende beroepsziekten

Er is sprake van een zogenoemde *klassieke beroepsziekte* wanneer er een duidelijk, vaak min of meer monocausaal, verband bestaat tussen de arbeidsgebonden oorzaak en de aandoening. Het kenmerkendste voorbeeld is de relatie tussen werken met asbest en mesothelioom. Wanneer het verband tussen oorzaak en aandoening minder duidelijk is en wanneer meer oorzaken een rol spelen bij het ontstaan van een aandoening, spreekt men wel van een *arbeidsgebonden aandoening.* Voorbeelden van arbeidsgebonden aandoeningen zijn overspanning door stress op het werk en rugklachten bij zwaar tillen. In beide gevallen kunnen omstandigheden buiten het werk en een verminderde belastbaarheid een belangrijke rol spelen bij het ontstaan van deze aandoeningen. Een derde groep bestaat uit aandoeningen waarbij uit epidemiologisch onderzoek is gebleken dat deze vaker voorkomen bij bepaalde beroepsgroepen of in bepaalde arbeidsomstandigheden, terwijl nog erg weinig bekend is over mogelijke causale mechanismen. Een voorbeeld hiervan is het vaker optreden van borstkanker bij vrouwen die langdurig werken in nachtdiensten. Er is dan mogelijk sprake van een arbeidsgebonden aandoening.

Het Nederlands Centrum voor Beroepsziekten (NCvB) verzorgt de registratie van beroepsziekten in Nederland. Voor registratie komen zowel klassieke beroepsziekten als arbeidsgebonden aandoeningen in aanmerking. Hoewel de deelname van arbodiensten en bedrijfsartsen aan de registratie nog verre van volledig is, kunnen wel enkele indicaties aan deze registratie worden ontleend. In 2006 werden 5480 meldingen van beroepsziekten door het NCvB geregistreerd. Een groot deel van alle meldingen betrof aandoeningen aan het houdings- en bewegingsapparaat (39%). Beroepsslechthorendheid betrof 28% van alle meldingen en in 22% van alle meldingen ging het om psychische aandoeningen en gedragsstoornissen. Naast deze drie categorieën werd tevens melding gemaakt van huidaandoeningen (3%, met name contacteczeem), neurologische aandoeningen (2%) en long- en luchtwegaandoeningen (1%).

Aandoeningen van het houdings- en bewegingsapparaat komen in Nederland vaak voor en vormen een belangrijk volksgezondheidsprobleem dat via arbeidsverzuim en arbeidsongeschiktheid ook grote economische consequenties heeft. Een belangrijk deel van deze klachten hangt samen met het werk. Door het werk veroorzaakte aandoeningen van de bovenste ledematen werden tot voor kort vaak *repetitive strain injury* (RSI) en tegenwoordig *complaints of arm, neck and shoulders* (CANS) genoemd. Verschillende factoren kunnen leiden tot klachten en aandoeningen van het houdings- en bewegingsapparaat, bijvoorbeeld tillen of een statische werkhouding (*fysieke factoren*), en een hoge werkdruk of weinig controle over het werk (*psychosociale factoren*). Individugebonden factoren zijn eveneens van invloed, zoals de leeftijd en eerder doorgemaakte perioden van ernstige klachten. Uitgaande van de bestaande (maar nog steeds beperkte) wetenschappelijke inzichten worden wel preventieve maatregelen getroffen. Zo heeft de Gezondheidsraad de Amerikaanse richtlijn van maximaal 23 kg tillen ook voor Nederland aanbevolen als grenswaarde.

De problematiek van *psychische aandoeningen* in relatie tot het werk geeft aanleiding tot veel maatschappelijke en politieke discussie. Dit komt door de hoge verzuimcijfers en door het grote risico van arbeidsongeschiktheid. De belangrijkste werkgebonden psychische aandoeningen zijn overspanning en burn-out. Het onderscheid wordt wel gebaseerd op de duur, waarbij de voorgeschiedenis van overbelasting bij burn-out langduriger is. De diagnose 'burn-out' wordt vooral gegeven wanneer werknemers chronisch vermoeid of uitgeput zijn en daarbij een cynische houding hebben ten aanzien van hun omgeving (bijvoorbeeld ten aanzien van patiënten die moeten worden verzorgd). Tevens bestaat vaak het gevoel dat men geen goede vakman of vakvrouw meer is. Werkdruk en werktempo worden beschouwd als mogelijke oorzaken, en de sociale verhoudingen spelen vaak een rol. Meestal is er een combinatie van werkgerelateerde factoren en andere in de persoonlijkheid of de thuissituatie gelegen oorzaken.

Vraag
Wat is het verschil tussen een arbeidsgebonden aandoening en een klassieke beroepsziekte? Geef van beide een voorbeeld.

6.4.3 Werkwijze van de bedrijfsarts

Model belasting-belastbaarheid

De hedendaagse arbeids- en bedrijfsgeneeskunde is in sterke mate gebaseerd op het model belasting-belastbaarheid, dat vier componenten onderscheidt (figuur 6.3).

- *Belastende factoren en regelmogelijkheden.* Belastende factoren zijn alle uitwendige kenmerken van het werk en van de omgeving die reacties veroorzaken bij het individu. Met regelmogelijkheden worden de mogelijkheden bedoeld die aanwezig zijn om zelfstandig veranderingen aan te kunnen brengen in het werk.
- *Belastingsverschijnselen.* Dit zijn alle op korte termijn waarneembare reacties van het individu op de belastende factoren. De reacties verdwijnen weer na een herstelperiode, of cumuleren wanneer er geen volledig herstel optreedt.
- *Belastingsgevolgen.* Dit zijn de meer permanente effecten van belasting op het individu. Dit kunnen zowel positieve als negatieve effecten op de gezondheid zijn. Belastingsgevolgen zoals langdurige vermoeidheid en bijvoorbeeld astma hebben een negatieve invloed op het verwerkingsvermogen en daarmee op de belasting door het werk en op de geschiktheid voor bepaalde taken.
- *Verwerkingsvermogen.* Hiermee wordt het totale lichamelijke en geestelijke vermogen om belasting te verwerken bedoeld. Dit vermogen kan worden beperkt door ziekte. Het bepaalt in hoeverre belastende factoren negatieve gevolgen zullen hebben.

De relatie tussen werk en gezondheid is complex. Enerzijds heeft werk een positieve invloed die het welzijn van personen vergroot. Anderzijds zijn er belastende factoren (risicofactoren) op het werk die kunnen leiden tot klachten, ziekte, arbeidsverzuim en arbeidsongeschiktheid. Belastende factoren op het werk worden vaak in de volgende vier categorieën ingedeeld.

- *Arbeidsinhoud.* De arbeidsinhoud omvat de belasting op lichamelijk of geestelijk terrein als gevolg van het uitvoeren van voorgeschreven taken. Denk bijvoorbeeld aan zwaar tillen of aan emotioneel belastend werk.

Figuur 6.3 Model belasting-belastbaarheid

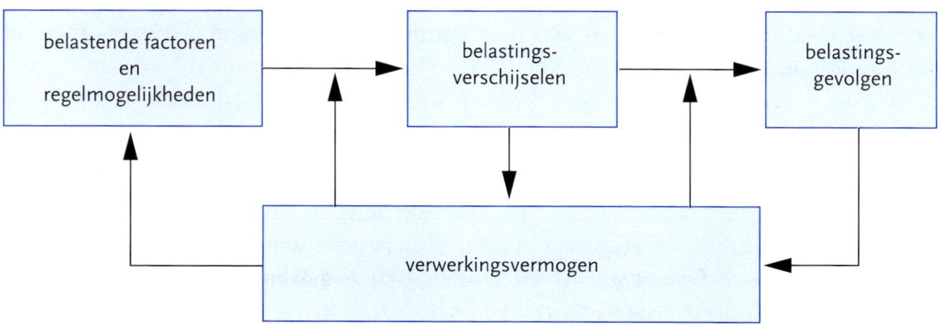

- *Arbeidsomstandigheden.* Hierbij gaat het vooral om de omstandigheden waaronder het werk wordt uitgevoerd. Het kan gaan om fysische (bijvoorbeeld lawaai of trillingen), chemische (bijvoorbeeld vloeistoffen of dampen) of biologische omstandigheden (bijvoorbeeld virussen of bacteriën).
- *Arbeidsverhoudingen.* Bij arbeidsverhoudingen moet men denken aan belastende factoren zoals het werken onder autoritaire leiding, gebrek aan ondersteuning door collega's of pesterijen op het werk.
- *Arbeidsvoorwaarden.* Dit zijn factoren die te maken hebben met de organisatie van het werk, zoals het werken in ploegendiensten, lange werktijden, de beloning voor het werk, of de onzekerheid bij een tijdelijke aanstelling.

Vraag
Wat is de samenhang tussen de componenten uit het model belasting-belastbaarheid?

Arbeidsomstandighedenwet (Arbowet)

De Arbeidsomstandighedenwet in Nederland wordt regelmatig gewijzigd. De laatste wijziging van de *Arbowet* dateert van 1 januari 2007 en betekent ten opzichte van de voorgaande versie meer vrijheid en tevens verantwoordelijkheid voor werkgevers en werknemers, minder regels, minder administratieve lasten, een harder optreden door de Arbeidsinspectie bij misstanden, met als uiteindelijk doel een veiliger en gezonder werkklimaat. Werkgevers en werknemers krijgen door de nieuwe Arbowet meer mogelijkheden om zelf invulling te geven aan de wijze waarop ze in de eigen sector aan de wetgeving voldoen. Een arbobeleid op maat dat in samenspraak tussen werkgever en werknemers tot stand is gekomen, kan rekenen op meer draagvlak in een onderneming. Samen gemaakte afspraken over de wijze waarop zij aan de door de overheid gestelde voorschriften willen voldoen, worden vastgelegd in zogenoemde arbocatalogi.

De werkgever is volgens de Arbowet verplicht zich te laten bijstaan door een gecertificeerde deskundige of een gecertificeerde arbodienst voor vier expliciet genoemde taken:

- het uitvoeren van de aanstellingskeuring, indien de werkgever deze laat verrichten;
- het toetsen van de risico-inventarisatie en -evaluatie, en daarover adviseren;
- het uitvoeren van het arbeidsgezondheidskundig onderzoek;
- de begeleiding van werknemers die door ziekte niet in staat zijn hun arbeid te verrichten.

Starten met een nieuwe baan: aanstellingskeuring

Voordat een werknemer start met een nieuwe functie, zal in sommige gevallen een aanstellingskeuring worden uitgevoerd. Het doel van een aanstellingkeuring is na te gaan of de kandidaat *medisch gezien* in staat is de functie te vervullen, gelet op de bijzondere eisen die de functie aan de medische geschiktheid stelt. De werknemer moet in staat zijn de functie te vervullen zonder de veiligheid en gezondheid van hem of haar zelf of die van anderen op het spel te zetten. In de Wet op de medische keuringen en het Besluit aanstellingskeuringen is vastgelegd dat een aanstellingskeuring alleen dan mag worden verricht, als de functie bijzondere risico's met zich meebrengt die niet op een andere manier, zoals door preventieve maatregelen, te beheersen zijn. Alleen een arts die werkzaam is bij een gecertificeerde arbodienst, mag een aanstellingskeuring uitvoeren. Op basis van op schrift vastgelegde bijzondere functie-eisen worden vervolgens gezondheidscriteria geformuleerd, die de inhoud van de keuring bepalen. Een belangrijke voorwaarde is dat een valide medische test beschikbaar is. Bij de uitvoering van de keuring handelt de bedrijfsarts volgens de in opdracht van het ministeries van Sociale Zaken en Werkgelegenheid (SZW) en Volksgezondheid, Welzijn en Sport (VWS) opgestelde Leidraad aanstellingskeuringen.

Hier volgt ter verduidelijking een voorbeeld. Een ziekenhuis is op zoek naar een operatieassistent. Er wordt een geschikte kandidaat gevonden, die voor een aanstellingskeuring naar de bedrijfsarts moet. Tevoren is namelijk vastgesteld dat het gaat om een functie met bijzondere functie-eisen. Een operatieassistent moet een groot deel van de dag met operatiehandschoenen werken en loopt een verhoogde kans op het ontwikkelen van een irritatief contacteczeem. De keuring zou dan kunnen bestaan uit een vragenlijst gericht op een voorgeschiedenis van endogene eczeemvormen of het veranderen van de werkomgeving vanwege (contact)eczeem, en aanwijzingen voor manifest eczeem. Bij manifest eczeem zou vervolgens een inspectie van de huid kunnen plaatsvinden. Kandidaten met matig tot ernstig atopisch (constitutioneel) eczeem met handeczeem, chronisch handeczeem of verandering van werk vanwege een irritatieve dermatitis zijn niet geschikt voor de functie. De kandidaat heeft het recht om als eerste de uitslag van de keuring te horen en kan eventueel besluiten af te zien van de sollicitatie. Met toestemming van de kandidaat ontvangt de werkgever vervolgens de uitslag van de keuring, uitsluitend in termen van geschikt, ongeschikt of beperkt geschikt.

Indien een aanstellingskeuring niet noodzakelijk is, kan men eventueel besluiten een *intredeonderzoek* uit te voeren. Dit onderzoek vindt plaats op vrijwillige basis en de werkgever ontvangt geen uitslag van dit onderzoek. Het intredeonderzoek is namelijk geen selectie-instrument, en wordt pas uitgevoerd na indiensttreding. Het intredeonderzoek kan dienen als nulmeting voor het preventief medisch onderzoek.

Risico's op de werkplek: risico-inventarisatie en -evaluatie

Volgens de Arbowet is elk bedrijf verplicht een risico-inventarisatie en -evaluatie (RI&E) te verrichten voor alle werkplekken, in nauwe samenwerking met een gecertificeerde deskundige of een gecertificeerde arbodienst. Het algemene doel van een RI&E is de gezondheidsbewaking van werknemers, en is gericht op werkgerelateerde risico's. Meestal wordt in het kader van een RI&E een werkplekonderzoek uitgevoerd. Nadat de risico's op de werkplek in kaart zijn gebracht, worden deze geëvalueerd. Deze evaluatie zegt iets over de kans op gezondheidsschade die men loopt bij het voortduren van de blootstelling van de risico's. Op deze wijze moeten alle mogelijke risico's op het gebied van veiligheid, gezondheid en welzijn in kaart worden gebracht. Een aantal risico's moet echter specifiek worden beschreven, namelijk risico's van toxische stoffen, asbest, lood, ioniserende straling, geluid, fysieke belasting en beeldschermen. Naast deze specifieke risico's dient er ook aandacht te zijn voor risicogroepen zoals jongeren, ouderen, zwangere vrouwen en gehandicapten. Er bestaan instrumenten voor het uitvoeren van een RI&E in specifieke branches, zoals de RI&E voor de bouwsector en voor de gezondheidszorg. Ook moet het bedrijf een plan van aanpak opstellen waarin de met de RI&E gesignaleerde knelpunten worden opgelost. Binnen een arbodienst zijn overigens vooral de arbeidshygiënist en veiligheidskundige belast met de RI&E, en levert de bedrijfsarts vooral een bijdrage op het terrein van de gezondheidsrisico's. Naar aanleiding van de resultaten kunnen door een bedrijf plannen worden gemaakt voor het arbeidsomstandighedenbeleid. Voorts kan voorlichting worden gegeven aan werknemers over risico's en mogelijke preventieve maatregelen.

Arbeidsomstandighedenspreekuur voor werknemers

Het arbeidsomstandighedenspreekuur wordt ook wel arbeidsgezondheidkundig of open spreekuur genoemd en afspraken over de toegang tot het spreekuur zijn in de regel opgenomen in het plan van aanpak van een RI&E. Sinds de wijzigingen in de Arbowet van 2007 is een werkgever echter niet meer verplicht een werknemer in de gelegenheid te stellen gebruik te maken van dit spreekuur. Dit spreekuur van de bedrijfsarts of andere arbodeskundige is bedoeld voor werknemers met klachten of problemen waarvan wordt vermoed dat die betrekking hebben op het werk. Bij een consult worden verschillende fasen onderscheiden. In de *probleemverhelderende fase* is het van belang vast te stellen of het inderdaad gaat om een gezondheidsprobleem, en of er mogelijk een relatie is met het werk. Vervolgens volgt de *probleembeoordelende fase*, waarin de bedrijfsarts probeert vast te stellen of het gezondheidsprobleem inderdaad wordt veroorzaakt door het werk. Het kan ook gaan om gevolgen van een ziekte voor het werk. In de *interventie- en evaluatiefase* maakt de bedrijfsarts afspraken met de werknemer en wordt, indien de vorige fasen daar aanleiding toe geven, een plan van aanpak vastgesteld. Over de uitvoering van dit plan wordt na toestemming van de werknemer ook overleg gevoerd met de directe baas of leidinggevende van de werknemer, en vindt eventueel afstemming plaats met de huisarts of andere hulpverleners.

Hoe stelt de bedrijfsarts in de probleembeoordelende fase bijvoorbeeld vast of de gezondheidsklacht of aandoening wordt veroorzaakt door het werk? Hiervoor kan de bedrijfsarts de zogenoemde vijfstappen methodiek van het Nederlands Centrum voor Beroepsziekten (NCvB) gebruiken.

- *Stap 1.* Is het gezondheidsprobleem voldoende duidelijk omschreven en uitgezocht? Is er overleg met de curatieve sector (bijvoorbeeld de huisarts) nodig of is nadere medische diagnostiek gewenst?
- *Stap 2.* Is een oorzakelijke relatie tussen de arbeidsomstandigheden en het gezondheidsprobleem beschreven in de literatuur?
- *Stap 3.* Bestaan in deze concrete situatie voldoende aanwijzingen voor een causale relatie? Is de blootstelling voldoende hoog of lang geweest? Werden of worden de klachten door blootstelling geprovoceerd?
- *Stap 4.* Zijn er andere invloeden of factoren bekend, zoals privéomstandigheden, leefstijl of hobby's die de aandoening kunnen veroorzaken?
- *Stap 5.* Wat is de conclusie over de arbeidsgebondenheid van de klachten?

Kader 6.4 Werkgerelateerde aspecifieke nekklachten

De heer Bakker werkt als programmeur bij een automatiseringsbedrijf. Hij werkt daar met name achter de computer, die in een klein kamertje zonder ramen staat. Het bedrijf waar de heer Bakker werkt, heeft net een grote opdracht gekregen, waardoor iedereen op het werk het momenteel erg druk heeft. De heer Bakker werkt hierdoor tijdelijk 40 uur per week, in plaats van zijn normale 32-urige werkweek. Daarbij komt nog dat de directe collega van de heer Bakker momenteel twee maanden op vakantie is. De heer Bakker staat er dus alleen voor.

Sinds een aantal weken heeft de heer Bakker last van nekklachten. In eerste instantie kreeg hij last van een stijve en pijnlijke nek, maar na een nacht goed slapen ging dat weer over. Echter, na twee weken werden de klachten erger. De stijfheid in de nek ging niet meer weg, en de heer Bakker heeft last van hevige hoofdpijn. Omdat de heer Bakker door zijn klachten fysiek niet meer in staat is om te werken, heeft hij zich ziek gemeld en contact gezocht met zijn bedrijfsarts. Op basis van de anamnese en het lichamelijk onderzoek stelt de bedrijfsarts vast dat het werkgerelateerde aspecifieke nekklachten betreft. De bedrijfsarts stelt een probleemanalyse op en adviseert een werkplekonderzoek. Verder adviseert de bedrijfsarts de heer Bakker in afwachting van het werkplekonderzoek alvast samen met zijn leidinggevende naar een tijdelijke oplossing op de werkplek te zoeken. De leidinggevende schrikt erg van de klachten en zorgt dat de heer Bakker per direct op een andere werkplek kan werken en het werk kan onderbreken als de klachten te erg worden. Er wordt verder een andere medewerker vrijgemaakt die met de opdracht komt helpen. Zes maanden later is de opdracht naar grote tevredenheid van de klant afgerond. De heer Bakker heeft inmiddels een nieuwe werkplek met een groot raam. De stijfheid van zijn nek is nagenoeg verdwenen. De bedrijfsarts heeft de arbeidsgebonden aandoening bij het NCvB gemeld.

Gezondheid van de werknemer: arbeidsgezondheidskundig onderzoek

Een andere belangrijke taak van de bedrijfsarts is de preventieve gezondheidsbewaking van de individuele werknemer. Deze taak kan de bedrijfsarts onder andere vormgeven door middel van een arbeidsgezondheidskundig onderzoek. Deze vorm van medisch onderzoek gericht op primaire en secundaire preventie en de daarop aansluitende acties (interventies) wordt preventief medisch onderzoek (PMO) genoemd. Dit onderzoek wordt internationaal aangeduid met de termen workers' health surveillance en workplace health promotion. Behalve op werkgerelateerde risico's richt een PMO zich ook op persoonsgebonden risico's, zoals een ongezonde leefstijl. Een PMO streeft naar het bereiken van drie kerndoelen, te weten:

- preventie van beroepsziekten en arbeidsgebonden aandoeningen bij individuele en groepen werknemers;
- bewaken en bevorderen van de gezondheid van individuele en groepen werknemers in relatie tot het werk;
- bewaken en verbeteren van het functioneren en de inzetbaarheid van individuele werknemers.

De drie kerndoelen gelden voor elk PMO. Afhankelijk van de bedrijfssituatie en de gezondheidsrisico's kan een bepaald kerndoel in een gegeven situatie een hogere prioriteit krijgen. Het hanteren van de kerndoelen bij de opzet en de uitvoering van het PMO is daarmee een essentieel kwaliteitscriterium geworden. De gekozen onderzoeksmethoden en interventies moeten gebaseerd zijn op ten minste een van de drie kerndoelen. Het wordt hierdoor mogelijk de effectiviteit van een PMO te bepalen, doordat bij de evaluatie kan worden nagegaan in hoeverre de kerndoelen zijn bereikt.

De verzuimende werknemer: verzuimbegeleiding

De vierde volgens de Arbowet verplichte taak van een werkgever waarvoor deze zich moet laten bijstaan door een gecertificeerde deskundige of een gecertificeerde arbodienst, is de verzuimbegeleiding. Dit wordt ook wel de *sociaalmedische begeleiding* genoemd en gebeurt aan de hand van de recentelijk ingevoerde Wet verbetering poortwachter. Werknemers die door ziekte niet in staat zijn hun werk uit te voeren, moeten worden begeleid door de werkgever die hierbij de hulp van een deskundige of arbodienst kan inroepen. Als een werknemer zes weken ziek is, en men voorziet dat het arbeidsverzuim lang zal gaan duren, zal de werkgever volgens de Wet verbetering poortwachter samen met de werknemer een plan van aanpak opstellen om werkhervatting mogelijk te maken. Dit plan wordt opgesteld na een probleemanalyse van de bedrijfsarts. Na dertien weken arbeidsverzuim informeert de werkgever het Uitvoeringsinstituut Werknemersverzekeringen (UWV). Gedurende het gehele verzuim houdt de werknemer een re-integratiedossier bij, waarin alle afspraken en activiteiten gericht op de werkhervatting staan vermeld. Bij een langdurig verzuim vindt na 52 weken een einde-eerstejaarsevaluatie tussen werkgever en de werknemer plaats. Vervolgens stellen zij rond 84 weken arbeidsverzuim samen een re-integratieverslag op aan de hand van het re-integratiedossier. Dit verslag wordt samen met drie evaluatieformulieren van werkgever, werknemer en bedrijfsarts ingediend bij het UWV. Het UWV beoordeelt op basis hiervan of recht bestaat op een WIA-uitkering. Daarnaast wordt een oordeel gegeven over de inspanning die de werkgever heeft geleverd om de werknemer te re-integreren en over de medewerking van de werknemer. Na twee jaar arbeidsverzuim met functionele beperkingen heeft de werknemer volgens de Wet werk en inkomen naar arbeidsvermogen (WIA) recht op een loonvervangende uitkering verstrekt door de UWV. De hoogte en duur van deze uitkering hangen onder andere af van het aantal jaren dat gewerkt is en de mate van arbeidsongeschiktheid. Het laatste is gebaseerd op het verlies van verdiencapaciteit, dat wordt berekend via het loon dat men als 'gezond persoon' verdiende en het loon dat men theoretisch nog met de arbeidshandicap zou kunnen verdienen.

Het werken van de bedrijfsarts volgens richtlijnen

Het Kwaliteitsbureau van de Nederlandse Vereniging voor Arbeids- en Bedrijfsgeneeskunde (www.nvab-online.nl) stelt richtlijnen op voor de behandeling of preventie van veelvoorkomende klachten in de bedrijfsartsenpraktijk, waaronder richtlijnen voor de behandeling van lagerugklachten, klachten van de arm, schouder en nek, en psychische aandoeningen. De richtlijnen zijn niet alleen van belang voor de zieke werknemer die sneller – wellicht op een aangepaste manier – weer aan het werk kan. Ook de werkgever is erbij gebaat wanneer de werknemer eerder beter wordt en het werk eerder kan hervatten.

Het werken met richtlijnen zal aan de hand van de in 2003 gepubliceerde richtlijn voor het handelen van de bedrijfsarts bij werknemers met klachten aan arm, schouder of nek worden geïllustreerd. Deze richtlijn geeft bedrijfsartsen steun in hun beleid en handelen bij preventie en diagnostiek van klachten aan arm, schouder en nek en bij re-integratie van werknemers met deze klachten. De richtlijn bestaat grofweg uit drie onderdelen.

Het eerste deel vormt de *probleemoriëntatie en diagnose*. Tijdens de anamnese vraagt de bedrijfsarts volgens de richtlijn aan de werknemer met klachten aan de arm, schouder of nek naar de aard van de klachten, naar andere of elders gelokaliseerde klachten, naar blootstelling aan hand-armtrillingen of andere belastende werkomstandigheden, naar irreële cognities over de klachten en naar stressoren op het werk. Volgens de richtlijn wordt een algemeen of lokaal lichamelijk onderzoek verricht, of een gericht neurologisch onderzoek, afhankelijk van de klachten. Vervolgens moet de bedrijfsarts volgens de richtlijn de diagnose stellen, aan de hand van in de richtlijn beschreven diagnosen (bijvoorbeeld aspecifieke klachten, carpaletunnelsyndroom, hand-armvibratiesyndroom of cervicale radiculopathie).

Het tweede onderdeel van de richtlijn is de *interventie*. Er wordt in dit deel van de richtlijn advies gegeven over de te volgen behandeling (adviseren over bijvoorbeeld een operatie, eventueel verwijzen naar een manueel therapeut en samenwerken met de huisarts), en over hoe de patiënt moet worden geadviseerd met betrekking tot werkfactoren, persoonsgebonden factoren en werkhervatting.

Het derde en laatste onderdeel van de richtlijn is de *evaluatie*. De richtlijn adviseert de bedrijfsarts om binnen drie weken te evalueren of de interventie succesvol is. Bij twijfel over de diagnose adviseert de richtlijn om het lichamelijk onderzoek te herhalen, om met de huisarts te overleggen over verwijzing, en om een minder frequent voorkomende medische diagnose te overwegen (focale dystonie of *nerve entrapment*). Tot slot vermeldt de richtlijn dat bij aspecifieke pijnklachten en geen werkhervatting na drie maanden verzuim moet worden doorverwezen naar een centrum voor multidisciplinaire behandeling.

Vraag
Waarom dragen richtlijnen bij aan de kwaliteit van de preventieve en curatieve zorg?

6.4.4 Organisatie van de bedrijfsgezondheidszorg

Organisatie van de arbodienst

Wat vroeger de bedrijfsgezondheidsdienst heette, heet tegenwoordig de arbodienst. De arbodienst is bedoeld om werkgevers te helpen bij het opstellen en uitvoeren van een goed *arbeidsomstandigheden- en verzuimbeleid*. Werknemers zijn belangrijke cliënten en het uitgangspunt is dat iedere werknemer recht heeft op een gezonde en veilige werkplek. De wettelijke arboverplichtingen vereisen een specifieke deskundigheid binnen een bedrijf, waar de werkgever zelf niet altijd over beschikt. Om de werkgever te helpen die wettelijke taken optimaal uit te voeren biedt een arbodienst tegen betaling professionele deskundigheid. Sinds 1998 moeten alle bedrijven met personeel in loondienst zich laten bijstaan door een gecertificeerde deskundige of een gecertificeerde arbodienst. Een bedrijf mag zelf een keuze maken voor een bepaalde arbodienst.

Voor een effectieve dienstverlening door een arbodienst is de aanwezigheid van deskundigen met voldoende opleiding en ervaring van groot belang. In het Arbeidsomstandighedenbesluit is voorgeschreven dat iedere arbodienst moet beschikken over ten minste een gecertificeerde deskundige op elk van de volgende vier vakgebieden:

- arbeids- en bedrijfsgeneeskunde (een bedrijfsarts);
- arbeidshygiëne (een arbeidshygiënist);
- veiligheidskunde (een veiligheidskundige);
- arbeids- en organisatiekunde (een arbeids- en organisatiedeskundige).

Bedrijfsartsen en overige arbodisciplines

De bedrijfsarts werkt binnen de arbodienst vaak in *teamverband* met andere arbodeskundigen. Binnen dit team brengen zij hun specifieke medische deskundigheid in. Naast de eerder genoemde professionals zijn nog andere deskundigen werkzaam in de arbodiensten, zoals arboverpleegkundigen, arbeidsdeskundigen, klinisch psychologen, ergonomen, bedrijfsmaatschappelijk werkers, fysiotherapeuten en personeels- en organisatiefunctionarissen. Uit de opsomming blijkt het multidisciplinaire karakter van de werkzaamheden. Hieronder volgen twee voorbeelden van samenwerking.

In veel opzichten raken de werkgebieden van de *bedrijfsarts* en de *arbeidshygiënist* elkaar. Beide professionals bewegen zich op het terrein van het voorkómen van gezondheidsschade als gevolg van blootstelling aan omgevingsfactoren. Een voorbeeld is het vaststellen van de blootstelling aan straling op de werkplek. De bedrijfsarts verricht metingen aan het lichaam van een werknemer (stelt de blootstelling vast aan of dicht bij de mens), terwijl de arbeidshygiënist metingen verricht op de werkplek. Samen geven de metingen een goed beeld van de feitelijke blootstelling en vormen ze de basis voor een advies over het beperken van de risico's. Vooral bij de risico-inventarisatie en -evaluatie (zie paragraaf 6.4.3) werken de bedrijfsarts en arbeidshygiënist veel samen.

Ook de *arbeids- en organisatiedeskundige* (A&O-deskundige) werkt vaak samen met de *bedrijfsarts*. Als multidisciplinair team geven ze samen advies over arbeidsomstandigheden. Een voorbeeld van een raakvlak zijn vragen over werkstress. De bedrijfsarts maakt een inschatting van directe medische en psychische risico's op de afdeling, begeleidt werknemers die (tijdelijk) uitvallen met overspanning en verwijst werknemers indien nodig door. De A&O-deskundige onderzoekt de taakinhoud en doet voorstellen om deze te veranderen. Hierbij wordt tevens gekeken naar de consequenties voor de inrichting van het werkproces en de organisatie van het werk.

Bedrijfsgezondheidszorg en andere medische disciplines

Het nut van samenwerking tussen bedrijfsartsen enerzijds en verzekeringsartsen, huisartsen, revalidatieartsen en de geestelijke gezondheidszorg anderzijds (de arbocuratieve samenwerking), bij de preventie van langdurig ziekteverzuim en bij het re-integratieproces, staat op dit moment nauwelijks ter discussie. Bovendien wordt door arbodiensten samengewerkt met instellingen in de zogenoemde tweedelijns arbozorg, waartoe re-integratiebedrijven behoren.

Wanneer het ziekteverzuim langdurig wordt, komt de verzekeringsarts in beeld. De verzekeringsgeneeskunde vindt haar toepassing bij de uitvoering van *loondervingswetten*, waarbij een verzekeringsgeneeskundig oordeel van belang is bij het vaststellen van ziekten en gebreken, het arbeidsvermogen en hun onderlinge samenhang. De verzekeringsarts doet de claimbeoordeling voor de arbeidsongeschiktheidsuitkering. Daarbij zal worden nagegaan of er nog re-integratiemogelijkheden zijn. Het werk van de bedrijfsarts en het werk van de verzekeringsarts vormen een continuüm.

De bedrijfsarts is de specialist op het gebied van arbeid en gezondheid. Een aanzienlijk deel van het patiëntenbestand van de huisarts bestaat uit werknemers. Daarom is het bij de diagnostiek en behandeling van een patiënt nuttig om de expertise van een bedrijfsarts te gebruiken wanneer een oorzaak in het werk wordt vermoed. De bedrijfsarts heeft op zijn beurt behoefte aan overleg met de huisarts bij onduidelijkheid over de diagnose en bijvoorbeeld in het geval van verschil van inzicht bij de begeleiding van chronisch zieke werknemers die langdurig of frequent verzuimen. Samenwerking tussen bedrijfsarts en huisarts kan de kwaliteit van de zorg verbeteren. Daarnaast kunnen bedrijfsarts en huisarts elkaar werk uit handen nemen. Natuurlijk is altijd toestemming van de patiënt nodig voordat de bedrijfsarts en de huisarts informatie uitwisselen.

6.5 GEMEENTELIJKE GEZONDHEIDSDIENSTEN

6.5.1 Inleiding

In Nederland heeft de overheid de taak om de gezondheid van haar burgers te *beschermen*, te *bewaken* en te *bevorderen*. De grote steden, met hun specifieke gezondheidsproblematiek, stelden hiervoor reeds eind negentiende (Amsterdam) en begin twintigste eeuw (Rotterdam, Den Haag en Utrecht) gezondheidsdiensten in. Het duurde tot het eind van de jaren tachtig van de vorige eeuw voordat er vrijwel in het gehele land een dekkend netwerk van deze diensten bestond. Deze ontwikkeling vond haar bekroning in 1990 met de Wet collectieve preventie volksgezondheid (WCPV). De WCPV stelt de gemeenten verantwoordelijk voor de totstandkoming en continuïteit van de collectieve preventie en van de samenhang tussen preventieve en curatieve zorg. Hiertoe dienen de gemeenten een GGD in stand te houden. De afkorting GGD staat in beginsel voor 'Gemeentelijke Gezondheidsdienst'. In de meeste gevallen hebben meerdere gemeenten gezamenlijk een GGD. Daarom wordt vaak de naam Gemeenschappelijke Gezondheidsdienst gebruikt. Na 1990 is door verdergaande samenwerking tussen gemeenten het aantal GGD's sterk gedaald, tot 36 per 1 januari 2007. Het bestuur van een Gemeenschappelijke Gezondheidsdienst bestaat uit vertegenwoordigers van de deelnemende gemeenten, meestal leden van de Colleges van burgemeester en wethouders. De grote steden hebben verhoudingsgewijs meer gezondheidsproblemen die tot het aandachtsgebied van de GGD behoren. Geslachtsziekten, drugs- en gokverslaving en thuis- en dakloosheid (bij psychiatrische patiënten en verslaafden) zijn oververtegenwoordigd. De taal- en cultuurbarrière waarmee allochtonen te maken hebben, kan in de grote steden ook tot een minder adequaat gebruik van preventieve en curatieve voorzieningen leiden.

Vergeleken met de meeste Europese landen is de situatie in Nederland bijzonder in die zin dat de lokale overheid een belangrijke rol speelt op het terrein van de public health. Alleen in enkele Scandinavische landen hebben gemeenten ook een taak en verantwoordelijkheid die enigszins vergelijkbaar is met de situatie in Nederland. In de landen die tot het voormalige Oostblok behoren, heeft de overheid ook een belangrijke rol, maar dan is dit gewoonlijk de landelijke overheid. Weliswaar worden de taken veelal uitgevoerd door lokale instituten en gezondheidsdiensten, maar deze vallen rechtstreeks onder het gezag van de centrale overheid. Ook in de meeste West-Europese landen speelt de landelijke overheid de belangrijkste rol, zij het dat taken ook vaak zijn gedelegeerd aan deelstaten, departementen of regio's. Veel landen hebben een minder strikte scheiding tussen curatieve en preventieve zorg. Belangrijke delen van de public health worden dan bijvoorbeeld aangeboden vanuit gezondheidscentra.

6.5.2 Taken van de GGD

De belangrijkste taken van de GGD liggen op het terrein van de *preventie* en volgen rechtstreeks uit de WCPV (zie tabel 6.4). Daarnaast dragen gemeenten vaak ook andere taken op aan de GGD, bijvoorbeeld omdat de GGD de vereiste deskundigheid bezit. Voorbeelden zijn de ambulancezorg, de sociaalmedische indicatiestelling en advisering (zie onder) en de Openbare Geestelijke Gezondheidszorg. Met dit laatste wordt gedoeld op de preventie op het gebied van en de zorg voor de geestelijke gezondheid van kwetsbare personen en risicogroepen zoals dak- en thuislozen en harddrugsverslaafden. Deze laatste, deels preventieve taak maakte tot 1 januari 2007 deel uit van de WCPV, maar is nu opgenomen in de Wet maatschappelijke ondersteuning (WMO, zie paragraaf 6.5.6).

6.5.3 Preventieve taken

De gemeenten kunnen eigen accenten aanbrengen in de in tabel 6.4 genoemde taken, afhankelijk van lokale behoeften. Deze behoeften worden voor een belangrijk deel zichtbaar door de eerste taak: *het verwerven van inzicht in de gezondheidssituatie van de bevolking*. Deze epidemiologische taak wordt op uiteenlopende wijze vormgegeven. Voorbeelden zijn het raadplegen van bestaande registraties en statistieken, het uitvoeren van onderzoek naar een specifiek gezondheidsprobleem bij een bepaalde subgroep binnen de bevolking, en het in de breedte verkennen van de gezondheidssituatie via een enquête onder de algemene bevolking. De GGD's in Nederland dienen ten minste eenmaal per vier jaar op een landelijk gelijkvormige wijze gegevens te verzamelen en te analyseren, zodat onderlinge vergelijkbaarheid en spiegeling aan de landelijke situatie mogelijk is.

Tabel 6.4 Gemeentelijke gezondheidstaken volgens Wet collectieve preventie volksgezondheid

1	verwerven van inzicht in de gezondheidssituatie van de bevolking
2	bewaken van gezondheidsaspecten van bestuurlijke beslissingen
3	bijdragen aan opzet, uitvoering en afstemming van preventieprogramma's
4	bevorderen van medisch-milieukundige zorg
5	bevorderen van technische hygiënezorg
6	bieden van psychosociale hulp bij rampen
7	uitvoeren van de infectieziektebestrijding
8	uitvoeren van de jeugdgezondheidszorg (zie paragraaf 6.3)

De tweede taak die in tabel 6.5 wordt genoemd, draagt de GGD op om het gemeentebestuur te a*dviseren over gemeentelijke ontwerpbesluiten* die gevolgen kunnen hebben voor de volksgezondheid. Het gemeentebestuur is verplicht bij dergelijke besluiten het advies van de GGD in te winnen. De stedelijke inrichting kan wijken toegankelijker maken of juist in een isolement dringen en kan gevolgen hebben voor veiligheid en milieubelasting (bijvoorbeeld lawaai of fijn stof). Een politieverordening tegen overlast door drugsgebruikers kan de communicatie met deze groep over aidspreventie bemoeilijken. Het onderwijs kan ruimte creëren voor gezondheidsvoorlichting of deze juist belemmeren. De lijst met voorbeelden waar het gemeentelijk beleid gevolgen kan hebben voor de volksgezondheid, is vrijwel onbeperkt.

Bij de derde taak, de gemeentelijke *bijdrage aan preventieprogramma's*, kan men denken aan de verschillende vormen van primaire en secundaire preventie die in de hoofdstukken 4 en 5 zijn besproken. De GGD voert programma's voor primaire preventie in veel gevallen zelf uit, bijvoorbeeld in de vorm van Gezondheidsvoorlichting en -opvoeding (GVO), of bevordert dat anderen ('intermediairen', zoals leerkrachten en zorgaanbieders) voorlichting geven over bijvoorbeeld gezond gedrag. Bij de bevolkingsonderzoeken naar borstkanker en baarmoederhalskanker (secundaire preventie) kan de GGD de deelname verhogen door gerichte activiteiten voor groepen met een lage opkomst.

Het bevorderen van technische hygiënezorg betekent om te beginnen het bijhouden van een lijst met instellingen waar, gezien de aard van de doelgroep en de omstandigheden waaronder de activiteiten worden verricht, een verhoogd risico bestaat op verspreiding van pathogene micro-organismen. Voorbeelden daarvan zijn zwembaden, sauna's, tatoeëerinrichtingen, sportcomplexen, verzorgingshuizen en peuterspeelzalen. Ook adviseert de GGD deze instellingen over mogelijkheden op het gebied van bouw, inrichting en organisatie van de activiteiten om risico's te verkleinen. De GGD dient ongewenste situaties te signaleren, beantwoordt vragen uit de bevolking en geeft voorlichting.

De medisch-milieukundige zorg en de infectieziektebestrijding worden hieronder besproken. Op de hulpverlening bij rampen wordt in subparagraaf 6.5.6 'Niet-preventieve taken' ingegaan. De jeugdgezondheidszorg kwam aan de orde in paragraaf 6.3.

Vraag
Noem de eerste drie taken van de GGD en geef voor iedere taak een concreet voorbeeld.

Kader 6.5 Diabetes bij Hindoestanen

Begin jaren negentig van de vorige eeuw werd de GGD Den Haag benaderd door enkele artsen met de vraag of er iets bekend was over het mogelijk verhoogd voorkomen van diabetes onder Hindoestanen. Hindoestanen, mensen van wie de voorouders afkomstig zijn van het Indiase subcontinent (Hindostan), waren in de jaren ervoor in vrij groten getale in Den Haag komen wonen, vooral uit Suriname.

>>

>> Verschillende Haagse artsen vonden dat ze opvallend vaak Hindoestaanse diabetespatiënten op het spreekuur zagen. Zij vroegen zich af of dit gewoon een weerspiegeling was van het toegenomen aantal Hindoestaanse inwoners van Den Haag, of dat diabetes echt vaker voorkomt in deze groep. Naar aanleiding van deze vraag raadpleegde de GGD de sterftestatistieken van het CBS en vond in de achterliggende jaren inderdaad een verhoogde diabetessterfte in Den Haag. Voorts liet literatuuronderzoek zien dat in het Verenigd Koninkrijk, waar sedert de onafhankelijkheid van India (1947) grote aantallen Hindoestanen zijn gaan wonen, al enkele jaren bekend was dat bij hen diabetes en ook hart- en vaatziekten zeer veelvuldig voorkomen. Hierop besloot de GGD een enquête uit te voeren onder Haagse Hindoestanen. De resultaten gaven aanleiding tot enige commotie in Den Haag: de prevalentie van zelfgerapporteerde diabetes bleek op te lopen van circa 6,5% in de leeftijdsgroep 30-49 jaar tot ruim 37% in de leeftijdsgroep van 60 jaar en ouder.
Naar aanleiding van deze resultaten besloot de GGD Den Haag de zorg voor Hindoestaanse diabetespatiënten en de preventie van diabetes in deze groep te bevorderen. Diabeteszorg bestaat naast medicatie vooral uit adviezen op het gebied van voeding en beweging. De voorlichting over deze onderwerpen was niet aangepast aan de Hindoestaanse cultuur. Er was bijvoorbeeld geen voorlichtingsmateriaal over voeding beschikbaar dat uitging van de Hindoestaanse keuken. De GGD Den Haag en de thuiszorgorganisatie in Den Haag stelden twee Hindoestaanse voedingskundigen aan om in deze lacunes te voorzien. Zij organiseerden workshops voor deskundigheidsbevordering voor zorgverleners en ontwikkelden materialen voor de begeleiding van diabetespatiënten.
Preventie van diabetes in deze groep hoopte de GGD te bereiken door het verstrekken van goede informatie over het hogere risico voor Hindoestanen, in combinatie met voorlichting over een gezonde leefstijl. Er werd een voorlichtingsprogramma ontwikkeld, inclusief een Hindoestaans gesproken video, dat door Voorlichters in Eigen Taal en Cultuur (VETC'ers) in groepsvoorlichtingen werd ingezet. Dit programma bereikte slechts weinigen, en dan vooral nog oudere Hindoestanen waarvan een groot deel al diabetes had. Om een ruime doelgroep te bereiken maakte de GGD gebruik van massamedia (Hindoestaanse radio- en televisieuitzendingen) en werd de gemeenschap benaderd op plaatsen waar drukbezochte activiteiten plaatsvonden, zoals bij populaire Hindoestaanse toneelvoorstellingen en op het jaarlijkse driedaagse Hindoestaanse festival in het Haagse Zuiderpark. Tijdens deze festivals gaven VETC'ers voorlichting aan alle geïnteresseerde bezoekers. Tweemaal (in 2003 en 2004) kregen de bezoekers de mogelijkheid hun bloed te laten onderzoeken op een eventueel verhoogd glucosegehalte, of zelfs een volledig cardiovasculair risicoprofiel te laten bepalen. Hier werd massaal gebruik van gemaakt. >>

>> Op verzoek van de GGD vlocht een populaire Hindoestaanse toneelschrijfster in een van haar voorstellingen uitgebreide scènes in waarin voorlichting werd gegeven over uiteenlopende aspecten zoals een gezonde leefstijl, maar ook over de noodzaak voor diabetespatiënten om hun ziekte zeer serieus te nemen en adviezen over medicatie en leefstijl strikt te volgen. In dezelfde periode kwam in Den Haag het project 'Bewegen op recept' op gang. Hierin kregen zorgverleners (vooral huisartsen) de mogelijkheid om mensen met een verhoogd risico van diabetes en hart- en vaatziekten te verwijzen naar bewegingsactiviteiten, die met grote korting werden aangeboden. Voor de Hindoestanen betekende dit een aantrekkelijke manier om meer te doen aan lichamelijke activiteit.
De activiteiten van de GGD leidden tot een vergroting van de kennis onder Hindoestanen over het grote diabetesprobleem van deze bevolkingsgroep.
De ontwikkelingen in Den Haag staan niet op zichzelf. Het verhoogde risico van diabetes bij verschillende allochtone bevolkingsgroepen is inmiddels algemeen erkend, hetgeen de financiering van initiatieven voor de verbetering van de preventie en zorg vereenvoudigt. Het onderwerp heeft een plaats gekregen in de huisartsenrichtlijn over diabetes, die ook aangeeft hoe preventie en zorg dienen te worden aangepast voor de allochtone bevolking.

6.5.4 Medische milieukunde

De medisch-milieukundige taak van de GGD heeft betrekking op het buitenmilieu (bodem-, lucht- of waterverontreiniging), maar ook op het binnenmilieu, vooral in huizen, scholen en kinderdagverblijven. Vaak zal het gaan om de mogelijke aanwezigheid van toxische stoffen; bekende bijvoorbeelden zijn asbest, dioxinen, PCB's en bestrijdingsmiddelen. Echter, de leefkwaliteit kan ook op andere wijze worden verstoord: stank, geluidshinder, (angst voor) straling.

GGD's dienen ongewenste situaties te signaleren, dat wil zeggen situaties waarbij inwoners van het werkgebied van de GGD (kunnen) worden blootgesteld aan schadelijke milieufactoren. Zo nodig voert de GGD onderzoek uit om de grootte van het desbetreffende risico vast te stellen. Signalering van ongewenste situaties kan leiden tot adviezen aan de betrokken gemeente. In andere gevallen zal de GGD zich richten tot bewoners of de leiding van een school of kinderdagverblijf met adviezen die erop gericht zijn het binnenmilieu te verbeteren.

GGD's adviseren gemeenten bij hun beleid op het gebied van milieu, ruimtelijke ordening en vervoer en kunnen gemeentelijke beleidsplannen toetsen op mogelijke gezondheidsrisico's. Een bijzondere adviestaak heeft betrekking op risico's in geval van (dreiging van) rampen of andere ernstige milieu-incidenten. Deze adviestaak wordt uitgevoerd in nauwe samenwerking met andere instanties, met name de Geneeskundige Hulpverlening bij Ongevallen en Rampen (GHOR; zie subparagraaf 6.5.6 'Niet-preventieve taken').

GGD's worden regelmatig benaderd door ongeruste inwoners van hun werkgebied. Algemeen gesproken kunnen daarbij twee soorten situaties aan de orde zijn.

- Bewoners (of soms zorgverleners) denken dat er een ongewoon hoog aantal ziekte- of sterfgevallen is en vragen zich af of iets in het milieu daar de oorzaak van is.
- Bewoners denken, al dan niet terecht, dat er een milieuprobleem is en maken zich zorgen over mogelijke gevolgen voor hun gezondheid.

In de eerste soort situaties gaat het dus om een veronderstelde verhoging van de morbiditeit en/of mortaliteit en een vermoeden van een gemeenschappelijke, in het milieu gelegen oorzaak. De medisch milieukundige spreekt in zo'n geval van een ziektecluster. De werkwijze zal altijd bestaan uit een tweesporenbeleid, waarbij het eerste spoor gericht is op de ziektegevallen ('gezondheidsspoor') en het tweede spoor op een mogelijke milieufactor ('milieuspoor'). Bij het gezondheidsspoor zijn vragen aan de orde zoals: is het aantal ziekte- of sterfgevallen inderdaad hoger dan op grond van toevalsfluctuatie mag worden verwacht, mede gelet op demografische kenmerken van de populatie waarbinnen de ziekte- of sterfgevallen zich voordoen? Is er een plausibel etiologisch verband tussen de ziektegevallen? Bij het milieuspoor gaat het om vragen zoals: is de door de betrokken bewoners genoemde milieufactor inderdaad een potentiële bedreiging voor de gezondheid? Kan er ook nog een andere mogelijke (milieu)factor in het spel zijn? Zijn er reële mogelijkheden dat mensen daadwerkelijk worden blootgesteld aan deze milieufactor? Als een gemeenschappelijke etiologie van de ziekte- of sterfgevallen denkbaar is, past de als 'verdacht' aangewezen milieufactor daarbij? Ook indien de beantwoording van deze vragen tot de conclusie leidt dat er geen door een milieufactor veroorzaakte gezondheidsschade is, zal de GGD dienen in te gaan op de onrust die is ontstaan. Op zijn minst is immers de geestelijke gezondheid van een aantal inwoners in het geding, en ook daar zal aandacht aan moeten worden besteed. Serieus nemen van het probleem en het geven van duidelijke voorlichting kan in zulke situaties de onrust vaak wegnemen.

In de tweede soort situaties wenden bewoners zich tot de GGD in verband met een veronderstelde aanwezigheid van een vorm van milieuvervuiling (of ander verondersteld gezondheidsrisico zoals zendmasten), zonder dat daarbij sprake is van een ongewoon hoog aantal ziekte- of sterfgevallen. Bewoners willen voorkomen dat ze ziek worden en vragen de GGD om hulp of advies. In deze situatie dient het bovenbeschreven milieuspoor te worden bewandeld. Indien het risico reëel is, leidt dit tot een advies van de GGD aan de betrokken gemeente. Indien er geen reëel risico is, geeft de GGD voorlichting aan de ongeruste bewoners.

De medisch-milieukundige taak is vaak niet eenvoudig. Het kan bijvoorbeeld gaan om langdurige blootstelling aan lage concentraties toxische stoffen en lange latentietijden tussen blootstelling en mogelijke gezondheidsgevolgen. De wetenschappelijke literatuur geeft dan lang niet altijd eenduidige antwoorden op vragen met betrekking tot gezondheidsrisico's. In zulke gevallen is voor het werk van de medisch-milieukundige de term 'risicocommunicatie' zeer op zijn plaats. Het gaat dan om het bespreken van vermoedelijk geringe, maar niet volledig uit te sluiten risico's.

6.5.5 Infectieziektebestrijding

De GGD-taak op het gebied van de infectieziektebestrijding omvat in beginsel alle infectieziekten waarbij de volksgezondheid in het geding is. De *Infectieziektenwet* (1998) kent 26 ziekten die door artsen moeten worden gemeld (de groepen A en B) en een groep C die door laboratoria moeten worden gemeld. Tabel 6.5 geeft een overzicht van deze ziekten. Een A-ziekte dient reeds bij vermoeden door de arts te worden aangegeven bij de GGD, een B-ziekte pas nadat de diagnose is gesteld. Indien de patiënt weigert mee te werken aan de diagnostiek en de arts een B-ziekte vermoedt en een ernstig gevaar voor de volksgezondheid kan ontstaan, dient de arts ook deze B-ziekte te melden. Bij melding van zowel A- als B-ziekten moeten naam en adres van de patiënt worden vermeld. In uitzonderlijke gevallen kan iemand in quarantaine worden geplaatst.

Aangifteplichtige ziekten moeten worden gemeld bij de GGD, die de melding geanonimiseerd doorgeleidt naar de Inspectie voor de Gezondheidszorg en tevens de burgemeester op de hoogte stelt dat er een melding is. De GGD onderneemt onmiddellijk actie als daar aanleiding toe is, en uiteraard ook indien een ziekte wordt gemeld waarvoor geen aangifteplicht is. Bij vermoeden van een epidemie zal de GGD trachten om zowel de 'bron' als de 'contacten' op te sporen. De bron is in de meeste gevallen een levend wezen; bij ziekten die van mens tot mens worden overgedragen, is het de persoon bij wie de besmetting is opgelopen. Contacten zijn de mensen die mogelijk besmet zijn door de persoon op wie de aangifte betrekking heeft. De GGD kan extra hygiënische maatregelen adviseren en/of actieve of passieve immunisatie van contacten van de zieke persoon. Bij een aantal infectieziekten kan de GGD adviseren dat besmettelijke personen tijdelijk thuisblijven van werk, school of kinderdagverblijf.

Bij onrust onder de bevolking naar aanleiding van een (veronderstelde) epidemie geeft de GGD voorlichting en beantwoordt vragen vanuit de bevolking. Vooral ziek-

Tabel 6.5 Meldingsplichtige ziekten

groep A	poliomyelitis, pokken, SARS (*severe acute respiratory syndrome*)
groep B	bacillaire dysenterie, botulisme, buiktyfus, cholera, de ziekte van Creutzfeldt-Jakob, difterie, febris recurrens, hepatitis A, B en C, rabies, pertussis, legionellose, morbilli, meningokokkose, paratyfus A, B en C, pest, tuberculose, virale hemorragische koorts, vlektyfus, acute voedselvergiftiging of -infectie (indien vastgesteld bij een persoon werkzaam in de levensmiddelensector of in de verpleging/verzorging; dan wel vastgesteld bij minimaal twee personen die hetzelfde hebben gegeten of gedronken)
groep C	brucellose, gele koorts, leptospirose, malaria, miltvuur, ornithose/psittacose, Q-koorts, rode hond, trichinose, ziekte veroorzaakt door enterohemorragische *E. coli*

ten waarvan het grote publiek de indruk heeft dat ze onvoorspelbaar zijn, maar potentieel zeer gevaarlijk (zoals vogelgriep), leiden vaak tot grote ongerustheid.

Een bijzondere plaats nemen de *seksueel overdraagbare aandoeningen* (soa's) in, waaronder aids. Hoewel de beginselen van de bestrijding niet anders zijn dan bij andere infectieziekten, spelen hier privacyaspecten een grotere rol dan anders. Daarom bestaan op veel plaatsen voorzieningen die gratis en anoniem testen mogelijk maken en spreekuren waar men naartoe kan indien men niet naar de eigen huisarts wil, bijvoorbeeld omdat deze ook de huisarts is van de partner of de ouders. Ook bij deze ziekten is opsporing van contacten van groot belang. Dit geldt des te sterker indien men vermoedt dat de 'bron' van de besmetting veel meer mensen zal besmetten. Behandeling van een besmet individu is immers tevens preventie van besmetting van andere individuen.

Specifiek voor de *tuberculosebestrijding* is dat groepen die een verhoogd risico op besmetting hebben, systematisch worden gescreend. Dit betreft bijvoorbeeld de mensen die zich minimaal drie maanden in Nederland willen vestigen en die afkomstig zijn uit een land met een hoge prevalentie van tuberculose. Andere groepen met een verhoogd risico zijn zeevarenden, drugsverslaafden, dak- en thuislozen en gedetineerden. Screening gebeurt soms met de tuberculinereactie, maar in veel gevallen met een röntgenfoto. De sociaalgeneeskundige die belast is met de tuberculosebestrijding, is voor de beoordeling van longfoto's opgeleid.

Bij de tuberculosebestrijding heeft de GGD, anders dan bij de eerder besproken infectieziekten, ook een curatieve taak, namelijk de behandeling van deze patiënten. In de tijd dat tuberculose nog een ware volksziekte was, zijn overal consultatiebureaus voor de tuberculosebestrijding opgericht, waar patiënten werden begeleid en behandeld. In de tweede helft van de twintigste eeuw zijn deze bureaus ondergebracht bij de GGD's, omdat tuberculose zodanig was teruggedrongen dat het niet logisch meer was om voor de bestrijding een aparte organisatie in stand te houden. Onderbrengen van deze (hoewel deels curatieve) taak bij de GGD's lag voor de hand gezien de gelijkenis met de infectieziektebestrijding wat betreft bron- en contactopsporing.

Besmettelijk zijn patiënten met een *open longtuberculose*. Indien deze diagnose wordt gesteld, vindt onderzoek plaats onder de contacten van deze 'indexpatiënt'. Alle personen bij wie tijdens dit 'ringonderzoek' een besmetting wordt gevonden, worden zo nodig behandeld. Indien een van de contacten besmettelijk blijkt, wordt de kring uitgebreid tot de contacten van deze patiënt ('tweede ring'). Indien er aanwijzingen zijn dat de indexpatiënt nog niet lang geleden besmet is (bijvoorbeeld omdat het om een kind gaat), wordt gericht naar de bron van deze besmetting gezocht.

Tuberculosepatiënten zijn vaak mensen met een niet-westerse achtergrond, die slecht bekend zijn met de Nederlandse gezondheidszorg en die daarnaast vaak moeilijkheden ondervinden in de communicatie. In dit opzicht heeft de GGD veelal betere mogelijkheden voor begeleiding en behandeling dan de gemiddelde zorgverlener in de curatieve sector. De moeilijkst behandelbare tuberculosepatiënten behoren tot groepen waar GGD's al veel contact mee hebben, zoals dak- en thuislozen en harddrugsverslaafden. Vaak hebben deze mensen moeite met de therapietrouw die vereist is tijdens de behandeling. Met grote discipline moeten grote hoeveelheden medicijnen worden geslikt volgens strenge schema's en gedurende vele maanden. Deze overwegingen, gevoegd bij het gebleken succes van het in één hand houden van preventie en curatie, hebben ertoe geleid dat de tuberculosebestrijding integraal tot het takenpakket van de GGD's behoort.

Vraag
Leg uit waarom tuberculose een 'apart geval' is in de infectieziektebestrijding en beschrijf hoe dat komt.

6.5.6 Niet-preventieve taken

In de meeste gevallen behoeven de niet-preventieve taken niet per se door de GGD te worden uitgevoerd, ook niet als de desbetreffende taak een gemeentelijke verantwoordelijkheid is. Zo hebben de gemeenten op grond van de Wet maatschappelijke ondersteuning (WMO) een groot aantal taken, ook op het gebied van de gezondheid, die ook door andere instanties kunnen worden uitgevoerd, zowel binnen als buiten de gemeentelijke organisatie.

Een voorbeeld betreft de aan het begin van deze paragraaf genoemde *Openbare Geestelijke Gezondheidszorg* (OGGZ). Deze WMO-taak kan de gemeente onderbrengen bij de GGD, maar ze kan hiervoor ook andere instanties contracteren.

Van oudsher had de GGD, zeker in de grote steden, een belangrijke taak op het gebied van de OGGZ, onder tot de verbeelding sprekende namen als 'de rijdende psychiater', de 'crisisdienst' of 'de afdeling Geestelijke Hygiëne'. Deze GGD-functionarissen verzorgden onder meer de indicatiestelling voor een acute psychiatrische opname, wat nu tot de verantwoordelijkheid van de GGZ-instellingen behoort.

De GGD biedt zorg aan mensen die onvoldoende in staat zijn voor zichzelf te zorgen. Aangezien dit vaak ongevraagde zorg is, spreekt men wel van 'bemoeizorg'. GGD's geven met name bemoeizorg aan dak- en thuislozen, verslaafden en (heroïne)prostituees. Dat gebeurt vaak onder de term 'Vangnet Zorg en Advies'. Dit betreft overigens niet alleen geestelijke, maar evenzeer somatische zorg, waaronder spreekuren voor dak- en thuislozen, huiskamerprojecten voor (straat)prostituees, spuitomruilprojecten, projecten ter stimulering van condoomgebruik door prostituees en prostituanten, enzovoort. Bemoeizorg wordt voorts geboden aan mensen die weliswaar niet verslaafd of dakloos zijn, maar reden tot zorg geven omdat zij zichzelf en/of hun woning verwaarlozen en laten vervuilen ('hygiënische probleemsituaties').

Door veel GGD's worden *forensische taken* uitgevoerd (zie thema H over forensische geneeskunde).

Bij veel GGD's verzorgt de afdeling Infectieziektebestrijding een spreekuur voor *reizigersadvisering*. Hier kunnen mensen die (verre) reizen gaan maken zich laten adviseren over hygiënische maatregelen en de aanbevolen of verplichte vaccinaties krijgen. Voor steeds actuele informatie over aanbevolen en verplichte vaccinaties zie www.lcr.nl.

Het publiek kent de GGD vaak het beste van de *ambulancezorg*. Inderdaad behoort deze in veel regio's tot de taken van de GGD, zij het dat de GGD meestal niet de enige aanbieder is. Ambulanceritten worden verdeeld naar de mate van urgentie in A1-, A2- en B-ritten. A1-ritten zijn de ritten met de hoogste urgentie (binnen 15 minuten ter plaatse: zwaailicht en sirene), A2-ritten zijn urgent (binnen 30 minuten ter plaatse: geen zwaailicht of sirene) en B-ritten betreffen het bestelde vervoer (bijvoorbeeld vervoer van het ene ziekenhuis naar het andere ziekenhuis voor gespecialiseerde diagnostiek).

Voor de hulpverlening bij grote ongevallen en rampen is in Nederland een aparte organisatie in het leven geroepen, de *Geneeskundige Hulpverlening bij Ongevallen en Rampen* (GHOR). Nederland is opgedeeld in 24 GHOR-regio's die over het algemeen groter zijn dan de schaal van de GGD's. Op een enkele uitzondering na valt de GHOR-regio samen met de politieregio. Binnen de rampenbestrijding spreekt men van de rode (brandweer), de blauwe (politie) en de witte kolom, de geneeskundige hulpverlening. De witte kolom wordt vormgegeven in nauwe samenwerking met de GGD's in de desbetreffende GHOR-regio. In elke GHOR-regio is er een Regionaal Geneeskundig Functionaris (RGF), meestal verbonden aan een GGD, die verantwoordelijk is voor de voorbereiding, uitvoering en nazorg van de geneeskundige hulpverlening bij ongevallen en rampen. Tijdens de ramp geeft de RGF leiding aan de witte kolom.

Ten slotte wordt de GGD vaak ingeschakeld door de gemeenten voor *indicatie en advies* bij de uitvoering van wetten en regelingen. Voorbeelden zijn de indicatiestelling voor Bijzondere Bijstand (verstrekking van extra voorzieningen voor mensen die een bijstandsuitkering krijgen) en regelingen op het gebied van mobiliteit en huisvesting zoals invalidenparkeerkaarten, gemarkeerde parkeerplaatsen, medische huisvestingsurgentie en woningaanpassing.

6.5.7 GGD-deskundigen

De werkzaamheden van een GGD worden uitgevoerd door heel *uiteenlopende deskundigen*. Op grond van de WCPV dient de GGD in ieder geval te beschikken over deskundigheid op de volgende terreinen: geneeskunde, epidemiologie, verpleegkunde, gezondheidsvoorlichting en -opvoeding, tandzorg, gedragswetenschappen en informatica. GGD-artsen zijn vaak geregistreerd als sociaalgeneeskundige, specialisme Maatschappij & Gezondheid. Daaronder vallen jeugdgezondheidszorg, infectieziektebestrijding, tuberculosebestrijding, medische milieukunde, forensische geneeskunde, sociaalmedische indicatiestelling en advisering, en beleidsadvisering. Verpleegkundigen zijn gespecialiseerd in de jeugdgezondheidszorg, infectieziektebestrijding, tuberculosebestrijding, sociaalmedische advisering, dak- en thuislozenzorg of verslavingszorg. De preventieve tandzorg wordt veelal verzorgd door speciaal opgeleide mondhygiënisten.

6.6 ORGANISATIE VAN PREVENTIE

Het ministerie van Volksgezondheid, Welzijn en Sport is bestuurlijk verantwoordelijk voor preventie in Nederland. Voor belangrijke onderdelen van het preventiebeleid, bijvoorbeeld voor de verkeersveiligheid (Verkeer en Waterstaat) of voedselveiligheid (Landbouw, Natuur en Voedselkwaliteit), spelen ook andere ministeries een belangrijke rol. Delen van het preventiebeleid worden landelijk gecoördineerd, met name via het Rijksinstituut voor Volksgezondheid en Milieu (RIVM). De uitvoering van de preventieve gezondheidszorg wordt ondersteund door een scala van organisaties. Ten eerste zijn er organisaties die de *inhoud van het werk ondersteunen*. In Nederland spelen de zogenoemde Gezondheidsbevorderingsinstituten (GBI's) een belangrijke rol in de landelijk georganiseerde gezondheidsbevordering. Er zijn zes GBI's (zie tabel 6.6) die door de Rijksoverheid worden gesubsidieerd. Enkele daarvan zijn gericht op de bevordering van een specifiek belangrijk gezondheidsgedrag. Andere bestrijken een breder terrein. De doelstellingen van de GBI's zijn niet beperkt tot gezondheidsbevordering alleen. Zo richt Soa Aids Nederland zich ook op zorg en belangenbehartiging van patiënten, en heeft het Voedingscentrum ook een rol in de gezondheidsbescherming. Per 1 juni 2007 vindt de coördinatie van de gezondheidsbevordering plaats vanuit het Centrum Gezond Leven, een samenwerking tussen het RIVM en de GBI's.

Ten tweede zijn er organisaties die *nieuwe kennis ontwikkelen* en verzamelen om preventieve gezondheidszorg te verbeteren. Voorbeelden daarvan zijn universitair medische centra (UMC's) die onderzoek doen naar de ontwikkeling van nieuwe preventiemethoden en de effectiviteit van preventie. Dergelijk onderzoek leidt bijvoorbeeld tot uitbreiding van het aantal ziekten dat via de hielprik bij pasgeborenen wordt opgespoord doordat de onderzoeksmethode van het afgenomen bloed is verbeterd en de behandelmogelijkheden zijn toegenomen. En onderzoek gericht op preventie van chronische lagerugpijn heeft geleid tot normen voor fysieke belasting en andere risicofactoren. Naast UMC's richten ook verschillende grote buitenuniversitaire instituten zich op het ontwikkelen van nieuwe kennis voor en over preventie. Voorbeelden daarvan zijn TNO, dat een grote afdeling heeft die is gericht op preventie van gezondheidsproblemen en evaluatie van de toegepaste programma's, en het Trimbos Instituut, dat niet alleen ondersteunt (zie hierboven) maar ook onderzoek doet.

Om nieuwe kennis sneller in de praktijk te kunnen inzetten wordt gewerkt aan *academisering* van het veld: professionals die werkzaam zijn in de praktijk, doen daarbij ook onderzoek. Dit gebeurt veelal in 'academische werkplaatsen'. Dergelijke werkplaatsen zijn vaste samenwerkingsverbanden tussen onderzoeksgroepen, meestal in universitair medische centra en praktijkorganisaties zoals GGD's, waarin onderwijs, onderzoek en ontwikkeling worden vormgegeven. Ze functioneren onder andere op het terrein van jeugdgezondheidszorg en arbeidsgezondheidszorg.

Ten derde zijn er organisaties die de *kennisontwikkeling* en de toepassing van ontwikkelde kennis in de preventieve gezondheidszorg *ondersteunen en coördineren*. Deze organisaties hebben sterke banden met de landelijke overheid en zijn daarvan

Tabel 6.6 Landelijke GezondheidsBevorderingsInstituten (GBI)

GBI	Doelstelling of missie
Trimbos Instituut (www.trimbos.nl)	bevordering van de kwaliteit van leven door het ontwikkelen en toepassen van kennis over geestelijke gezondheid, verslaving en lichamelijke ziekten die daarmee samenhangen
StiVoRo voor een rookvrije toekomst (www.stivoro.nl)	bevordering van de volksgezondheid door het structureel terugdringen van het roken in de maatschappij door het inzetten van een breed arsenaal van middelen en intermediairen
Consument en Veiligheid (www.veiligheid.nl)	het verbeteren van de veiligheid van de leefomgeving van de Nederlandse bevolking en daarmee aan het terugdringen van de omvang en ernst van letsels
Soa Aids Nederland (www.soaaids.nl)	de verspreiding van hiv en andere soa's tegengaan, het bevorderen van de kwaliteit en effectiviteit van zowel de hiv- als soabestrijding en het ondersteunen van mensen met hiv en andere soa's
Nederlands Instituut voor Gezondheidsbevordering en Ziektepreventie (NIGZ) (www.nigz.nl)	- het helpen van de samenleving om succesvol te investeren in gezondheid - het helpen van met name gemeenten, lokale gezondheidsorganisaties en bedrijven met het ontwikkelen, implementeren en evalueren van gezondheidsbeleid - het bieden aan gezondheidsprofessionals van praktische ondersteuning in de vorm van informatievoorziening, training, voorlichtingsmethodieken en -materialen, advisering en coaching - het bieden van informatie over gezondheid aan het algemene publiek
Voedingscentrum (www.voedingscentrum.nl)	- consumenten wetenschappelijk verantwoorde, eerlijke informatie geven over gezonde en veilige voeding en voedselkwaliteit - het bevorderen van gezond eetgedrag met projecten en campagnes en proberen te bewerkstelligen dat producenten, detailhandel en horeca bij de productsamenstelling, portiegrootte en promotie rekening houden met de gezondheidseffecten

soms ook onderdeel. Het belangrijkste is het Rijksinstituut voor Volksgezondheid en Milieu (RIVM). De rol van het RIVM betreft daarbij de preventieve zorgtaken die onder de verantwoordelijkheid van gemeenten vallen. Formeel betreft dit de taken die worden genoemde in de WCPV. Voor elk van die taken bestaat binnen het RIVM een centrum. Zo beoogt het Centrum Jeugdgezondheid de inhoud van het Basistakenpakket Jeugdgezondheidszorg actueel te houden en een agenda te maken voor verder onderzoek- en ontwikkelwerk.

Het Centrum voor Infectieziekten van het RIVM heeft als taak de preventie en bestrijding van infectieziekten te coördineren. De achterliggende gedachte daarbij is dat de GGD's de feitelijke preventie en bestrijding uitvoeren, maar dat versnippering daarvan, als gevolg van het feit dat er 36 GGD's en meer dan 400 gemeenten bestaan, moet worden voorkomen. Bij (voorbereiding op) grootschalige epidemieën zoals vogelpest, SARS en een influenzapandemie wil de landelijke overheid een sterkere, landelijke, coördinatie. Vooral in geval van calamiteiten hebben ook sommige andere instellingen sterk regisserende bevoegdheden. Dat betreft bijvoorbeeld de Voedsel en Waren Autoriteit als de veiligheid van voeding in het geding is, bijvoorbeeld vanwege toxinen, of de veiligheid van consumentenproducten. Hetzelfde geldt voor de Inspectie voor de Gezondheidszorg indien de kwaliteit van de preventieve zorg in het geding is, en de Arbeidsinspectie indien de gezondheid van werknemers bedreigd wordt.

Tot slot zijn er organisaties die de *belangen behartigen* van instellingen en professionals binnen de preventieve gezondheidszorg. Ten eerste betreft dit koepelorganisaties van instellingen die actief zijn in dit veld. Bijvoorbeeld behartigt GGD Nederland de belangen van alle GGD's. Het onderhoudt daartoe contact met het ministerie van VWS, organiseert platforms waarin professionals kennis uitwisselen, enzovoort. BOA (Branche Organisatie Arbodiensten) heeft een vergelijkbare functie binnen de bedrijfsgezondheidszorg. Daarnaast zijn er beroepsorganisaties van professionals. Vrijwel elke groep professionals van enige omvang binnen de preventieve gezondheidszorg heeft een eigen beroepsvereniging. Deze behartigt belangen en bevordert de kwaliteit van zorg, onder andere door het maken van landelijke richtlijnen en protocollen en andere middelen ter ondersteuning van de beroepspraktijk.

De financiering van deze landelijke organisaties is divers. Globaal worden de ondersteunende organisaties en de kennisinfrastructuur voor een aanzienlijk deel betaald uit subsidies voor afzonderlijke projecten, naast een relatief beperkte structurele financiering vanuit verschillende ministeries. Koepel- en beroepsorganisaties worden voor een groot deel gefinancierd door contributies van hun leden. Het RIVM wordt voor een groot deel gefinancierd via de rijksbegroting.

6.7 INTERNATIONALE ORGANISATIES

Internationalisering wordt ook in de preventieve gezondheidszorg steeds belangrijker. Infectieziekten zoals SARS en vogelpest verspreiden zich mondiaal door internationaal verkeer van mensen en andere vectoren. Ook producenten van bijvoorbeeld voedingsmiddelen en transportmiddelen opereren steeds meer op mondiaal niveau. Bij ziektepreventie op internationaal niveau speelt de Wereldgezondheidsorganisatie (World Health Organization; WHO) een belangrijke rol. Voorbeelden van die rol zijn het monitoren van de verspreiding van infectieziekten en het maken van protocollen voor preventie en bestrijding van die ziekten. Daarnaast heeft de WHO een belangrijke rol bij de uniformering en standaardisering binnen de gehele gezondheidszorg, waarmee ook de preventieve zorg wordt ondersteund. De WHO doet dit onder andere door het maken van classificatiesystemen voor gezondheidsproblemen. Een bekend voorbeeld daarvan is de International Classification of Diseases and Causes of Death, waarmee vrijwel elk land de doodsoorzaken van zijn overledenen indeelt (zie thema A). De WHO heeft haar hoofdkantoor in Genève en zes regionale kantoren. Het regionale kantoor voor Europa staat in Kopenhagen. Globaal is de verdeling tussen die beide dat WHO Europe zich richt op de problemen in het (relatief welvarende) Europa, terwijl in de aandacht van de gehele WHO de gezondheidsproblemen van niet-geïndustrialiseerde landen veel centraler staan.

De Europese Unie (EU) heeft een belangrijke en nog steeds groeiende rol in het scheppen van een wettelijk kader voor gezondheidsbescherming voor haar lidstaten, vooral in het kader van afstemming op economisch terrein. De EU vaardigt regels uit voor zeer veel producten, van melk tot auto's, die de productveiligheid moeten garanderen of vergroten. Daarnaast heeft de EU een rol bij het afstemmen van initiatieven op terrein van preventie binnen Europa en bij monitoring. De inrichting van het gezondheidszorgstelsel is het terrein van de lidstaten zelf. Europese mededingingsregels hebben echter in de praktijk veel invloed op die inrichting. Ook de onderzoeksprogrammering vindt in toenemende mate op Europees niveau plaats. De binnen afzienbare tijd in werking tredende Europese Research Council zal dit nog versterken.

Oefenvragen

6.1

De jeugdgezondheidszorg biedt kinderen in het eerste levensjaar een scala van preventieactiviteiten aan. Centraal daarbij staan monitoring/signalering, screening, vaccinaties en voorlichting. Noem voor elk van deze activiteiten twee gezondheidsproblemen waarop deze zijn gericht.

6.2

Lees kader 6.2 nog eens goed door.

Gezondheidsklachten bij kinderen (buikpijn, moeheid, hangerigheid, slaapstoornis, eetprobleem) kunnen een somatische oorzaak dan wel een psychosociale achtergrond hebben, of een combinatie van beide. Noem een aantal aandoeningen waar de jeugdarts aan moet denken als een kind bij het periodiek gezondheidsonderzoek dergelijke klachten blijkt te hebben zonder afwijkingen bij het lichamelijk onderzoek.

6.3

Lees kader 6.3 nog eens goed door.

Welke mogelijkheden heeft de GGD als een school niet bereid is maatregelen te nemen vanwege het slechte binnenmilieu?

6.4

Lees kader 6.4 nog eens goed door en beantwoord de volgende vragen.

>>

>> 6.4.1

Het model belasting-belastbaarheid, waarop de arbeids- en bedrijfsgeneeskunde gebaseerd is, kent vier componenten, te weten belastende factoren en regelmogelijkheden, belastingsverschijnselen, belastingsgevolgen, en het verwerkingsvermogen.

a Wat is de samenhang tussen deze componenten?
b Bespreek het model aan de hand van casus de heer Bakker.

6.4.2

Belastende factoren op het werk worden vaak in vier categorieën ingedeeld. Welke categorieën zijn dit? Geef naar aanleiding van casus de heer Bakker per categorie een voorbeeld.

6.4.3

De nekklachten van de heer Bakker uit de casus vallen ook wel onder het begrip arbeidsgebonden aandoeningen.

a Wat zijn arbeidsgebonden aandoeningen, en wat is het verschil tussen een arbeidsgebonden aandoening en een klassieke beroepsziekte?
b Wie registreert in Nederland de meldingen van dit soort aandoeningen, en welke twee groepen aandoeningen worden in Nederland het vaakst gemeld?

6.4.4

De heer Bakker uit de casus is inmiddels bij de bedrijfsarts van de arbodienst geweest. Wie is primair verantwoordelijk voor de veiligheid, gezondheid en welzijn van de werknemer?

6.4.5

De werkgever is volgens de Arbowet verplicht zich te laten bijstaan door een gecertificeerde deskundige of een gecertificeerde arbodienst voor vier taken. Welke taken zijn dit?

6.4.6

Bedrijfsartsen werken vaak volgens richtlijnen. Hoe zou, volgens de richtlijn, de behandeling van de heer Bakker uit de casus door de bedrijfsarts eruitzien?

6.4.7

Naast een bedrijfsarts werken er nog meer professionals bij de arbodienst. Met welke andere professionals kan de heer Bakker uit de casus nog meer te maken krijgen? >>

>> 6.5

Met welke preventieprogramma's heeft een (echt)paar te maken vanaf het ogenblik dat het heeft besloten om te proberen een kind te krijgen tot het ogenblik dat het kind zes maanden oud is? Welke beroepskrachten zijn bij die preventieprogramma's betrokken?

6.6

Leg uit wat elke arts moet weten van de melding van infectieziekten.

6.7

Noem voorbeelden van preventieprogramma's die een huisarts zelf moet of mag uitvoeren. Geef ook voorbeelden van preventieprogramma's die een huisarts niet zelf uitvoert, maar waarvan hij of zij wel op de hoogte dient te zijn.

6.8

Lees kader 6.5 nog eens door en ga na hoe de verschillende stappen uit figuur 4.4 in dit geval zijn doorlopen.

AANBEVOLEN LITERATUUR

Verbeek JHAM (red). Inleiding in de bedrijfsgezondheidszorg: problemen met werk en gezondheid. 3e herziene druk. Houten/Diegem: Bohn Stafleu van Loghum, 2005. ISBN 978 90 313 4580 9.

Buijs PC, Eek WH van, Pal TM, et al (red). Handboek bedrijfsgezondheidszorg. Maarssen: Elsevier Gezondheidszorg, 1997. Losbladig handboek, aanvullingen verschijnen tweemaal per jaar. ISBN 978 90 6348 355 5.

Laan G van der, Pal TM, Bruynzeel DP (red). Beroepsziekten in de praktijk. Maarssen: Elsevier Gezondheidszorg, 2001. ISBN 978 90 352 2414 8.

Ministerie van VWS. Basistakenpakket jeugdgezondheidszorg. Den Haag: Ministerie van VWS, 2002.

Hollander AEM de, Hoeymans N, Melse JM (red). Zorg voor gezondheid – Volksgezondheid Toekomst Verkenning 2006. Bilthoven: RIVM/Bohn Stafleu van Loghum, 2006. ISBN 978 90 696 0148 9.

Verloove-Vanhorick SP, Reijneveld SA. Jeugdgezondheidszorg: meer preventie voor weinig geld. Tijdschrift voor Gezondheidswetenschappen (TSG) 2007;85 (7:371-3.

Internetsite

Rijksinstituut voor Volksgezondheid en Milieu www.rivm.nl

Thema E Effectevaluatie

G.J. Bonsel

Inleiding

De vraag naar het nut van medische ingrepen is al zo oud als de geneeskunde zelf, maar goede methoden om het effect van medisch handelen vast te stellen zijn van veel recentere datum. De waarschijnlijk oudste vergelijkende studie op basis van systematisch verzamelde waarnemingen is die van de scheepsarts James Lind. Deze publiceerde in 1753 zijn bevindingen over twaalf scheepslieden lijdend aan scheurbuik, waarvan er steeds twee werden blootgesteld aan een van zes verschillende diëten, waaronder een dieet van twee sinaasappels en een limoen dagelijks. Dit laatste dieet, gegeven aan de twee zwaarste gevallen van scheurbuik (het was een open studie zonder randomisatie en *informed consent*), bleek superieur. Overigens duurde het nog meer dan veertig jaar voordat deze bevindingen werden vertaald in voedingsadviezen van de Britse Royal Navy.

Het uitgangspunt dat alle preventieve, diagnostische en curatieve interventies in de gezondheidszorg maar ook veranderingen in de zorgorganisatie of financieringsvorm op hun effecten zouden moeten worden geëvalueerd, is pas de laatste decennia gemeengoed geworden. Er liggen verschillende motieven aan ten grondslag, die ook de inrichting van het effectevaluatieonderzoek beïnvloeden, zoals de toenemende expliciete verantwoordingsplicht van de zorgprofessional, en de bemoeienis van overheid en verzekeraars met de samenstelling van het basispakket van de zorgverzekering. Voor alles was het echter een interne cultuuromslag binnen de medische professie die vanaf circa 1980 het uitvoeren van effectevaluaties en het benutten van bestaande wetenschappelijke bewijzen tot norm verhief in zorg, opleiding en praktijkvoering. Deze cultuuromslag wordt gesymboliseerd door de *Cochrane Collaboration* (www.cochrane.org), een netwerk van inmiddels tienduizenden artsen en medisch onderzoekers die op basis van vrijwillige en onbetaalde samenwerking *evidence-based* medicine vorm en inhoud hebben gegeven (zie hoofdstuk 7). Het was de Engelse militaire arts, epidemioloog en visionair Archie Cochrane die in 1972 in een wereldberoemd geworden essay *Effectiveness and efficiency* een lans brak voor dit wetenschappelijk en maatschappelijk 'bezint voor gij begint', voorafgaande aan de introductie van nieuwe medische interventies in de zorg.

In dit thema worden de verschillende stappen van effectevaluatie besproken, waarbij we gemakshalve uitgaan van de evaluatie van een bepaalde nieuwe therapie bij een specifieke groep patiënten. Voor de evaluatie van preventieve en diagnostische interventies gelden deels dezelfde, deels andere regels. De kernvraag bij de evaluatie van curatieve interventies is: werkt bij deze groep patiënten de nieuwe therapie beter dan de reeds beschikbare, op dit moment als beste beschouwde behandeling (de zogenoemde zorgstandaard)? Soms is de vraag iets anders: werkt de nieuwe, minder belastende of goedkopere behandeling toch in essentie net zo goed als de bestaande aanpak? Deze vragen kunnen in aangepaste vorm ook op het niveau van de populatie worden gesteld wanneer het gaat om grootschalige organisatorische veranderingen in de gezondheidszorg, zoals de invoering van vormen van ketenzorg.

Stap I: bepalen van het doel van de interventie

Elke effectevaluatie richt zich primair op de vraag wat het beste werkt (in ruime zin gedacht), of meer abstract gesteld, *of* en zo ja, *hoe goed* een gedefinieerd doel van zorg wordt bereikt. De precieze formulering van het doel is van belang omdat hiervan de *te meten uitkomsten* worden afgeleid. Medische zorg heeft vaak tot doel de verstoorde gezondheid te verbeteren of erger te voorkomen, maar ook andere doelen zijn in het geding. Zo gaat het in de in de fertiliteitsgeneeskunde om het krijgen van een gezond kind, terwijl het anticonceptiespreekuur en andere voorlichtingscampagnes juist om het voorkomen van zwangerschap gaan. Bij palliatieve zorg gaat het nadrukkelijk niet om levensverlenging, maar om vermindering van het lijden. Bij organisatorische veranderingen gaat het (mede) om verbeterde patiënt- en hulpverlenerssatisfactie, verhoogde toegankelijkheid, vollediger bereik (bijvoorbeeld van griepvaccinatie), enzovoort.

Aangezien er meestal meer doelen in het geding zijn, is het noodzakelijk een primair doel te bepalen. Hiervan wordt de primaire uitkomstmaat afgeleid, dat wil zeggen het meetbare doel bij de patiënt op grond waarvan de conclusie over effectiviteit wordt getrokken. Sommige doelen zijn niet gemakkelijk meetbaar te maken of moeilijk te benoemen. Denk bijvoorbeeld aan genetische zorg, aan zorg verleend in zwakzinnigeninrichtingen, en aan zorg voor het uiterlijk waar de grens tussen 'mooi' en 'medisch' soms lastig is. Wanneer er geen doel kan worden geformuleerd in termen van 'hoe meer, hoe beter voor de patiënt/persoon', dan is evaluatie feitelijk onmogelijk. Tegenwoordig hebben ook de gebruiker en/of de opdrachtgever een rol bij het bepalen van het doel: patiëntengroeperingen, subsidiegevers, en soms ook andere belanghebbenden spreken in toenemende mate een woordje mee. Zo lang het gaat om medische effectevaluatie, staan de gezondheidsgevolgen in ieder geval centraal. In thema F zullen we zien dat een zogenoemde economische evaluatie hieraan kosten toevoegt.

Stap II: meten van de mate waarin het doel wordt bereikt

Welk doel ook wordt gekozen, steeds moet dit worden vertaald in meetbare uitkomsten. De ziektestatus kan men bijvoorbeeld observeren, via anamnese vaststellen, of via laboratoriumtests in kaart brengen. De gezondheidstoestand kan men door de patiënt laten scoren op een vragenlijst. Als de patiënt door ziekte, hoge of juist zeer lage leeftijd, taal of technische problemen niet zelf zo'n lijst kan invullen, kan men hiervoor een *proxy* inschakelen (iemand die de situatie van de patiënt goed kent, zoals zijn of haar partner). Er bestaan inmiddels allerlei goede (valide) vragenlijsten met referentiewaarden voor normale en gestoorde gezondheid. Soms kan men voor diagnosen en uitkomsten bij registraties te rade gaan. Ook voor het bepalen van de satisfactie van de patiënt en zorgverlener bestaan vragenlijsten. Bij effectevaluatie van screening wordt met speciale instrumenten onderzocht hoe ongerust men is door de screening en ook of aan de voorwaarden van informatieverstrekking en vrije, geïnformeerde besluitvorming wordt voldaan.

Steeds zal bij gebruik in evaluatieonderzoek een eis zijn dat uitkomsten die met het meetinstrument zijn verkregen, eenduidig zijn. Dan kan namelijk worden vastgesteld hoe vaak en hoe goed het doel wordt bereikt, en hoe vaak niet of onvoldoende. Soms worden, ter ondersteuning van de interpretatie, kwalitatieve (interview)methoden toegevoegd. Zo kan men onder specifieke subgroepen (bijvoorbeeld personen met een andere culturele achtergrond of specifieke medische voorgeschiedenis) controleren of de resultaten ook voor hen geldig en toepasbaar zijn. In situaties waarin de interventie meer doelen tegelijk heeft, wordt vaak gebruikgemaakt van combinatiematen. Zo worden preventie en therapie bij hart- en vaatziekten vaak geëvalueerd aan de hand van het optreden van de optelsom van een aantal relevante *events*, zoals een myocardinfarct, een beroerte, sterfte, of een invasieve behandeling (bijvoorbeeld percutane transluminale coronaire angioplastiek (PTCA) of *coronary-artery bypass graft* (CABG). Een bijzondere combinatiemaat vormen QALY's en DALY's (zie thema A).

Onderdeel van het meten is het goed representeren van het tijdsperspectief. De evaluatiehorizon kan één of vijftig jaar zijn, en als het uiteindelijke doel ver in de toekomst is gelegen, kan men ook geïnteresseerd zijn in de gezondheid in de tussenliggende periode. Bij preventieonderzoek is de tijdas om echte gezondheidsuitkomsten waar te nemen vaak lang, reden waarom men noodgedwongen vaak genoegen moet nemen met 'benaderende' uitkomstmaten die om die reden ook wel *proxymaten* heten. Zo heeft men de gevolgen van spuitinwisselprogramma's voor drugsgebruikers en vaccinatieprogramma's voor het voorkómen van hepatitis B geëvalueerd aan de hand van het aantal seroconversies: personen die voorheen geen immunologische tekenen (positieve uitslag van HBsAg-bepaling) van hepatitis B hadden, maar die dat bij follow-up wel hadden. Lang niet alle hepatitis B-besmettingen kennen (gelukkig) een slechte afloop, maar het duurt veel te lang (zeker tien jaar) om daarop te wachten, zodat het HBsAg in het serum een nuttige proxymaat is.

Stap III: omschrijven van de te onderzoeken patiëntengroep

Therapeutisch onderzoek begint meestal met proeven op cellen, weefsels of ander biologisch materiaal om uit te vinden of het principe werkt (*proof of principle*). Daarna vinden proefdierexperimenten plaats, en vervolgens toediening aan gezonde vrijwilligers en experimentele toediening aan specifieke groepen patiënten (bijvoorbeeld uitbehandelde patiënten). Pas daarna vindt grootschaliger vergelijkend onderzoek plaats waarbij patiënten zijn betrokken. In geneesmiddelenonderzoek is deze fasering uitgekristalliseerd en spreekt men respectievelijk van fase 1-, 2- en 3-onderzoek.

Meestal is de groep patiënten voor wie men wil bepalen welke interventie het beste is, veel groter dan de groep patiënten die geschikt is voor, en in staat en bereid is tot deelname aan vergelijkend onderzoek. Als patiënten bijkomende ziekten hebben, of door leeftijd of conditie niet goed hun gezondheid kunnen rapporteren, kunnen ze niet meedoen. Een goede omschrijving van de patiënten en van de manier van selecteren is wel noodzakelijk om resultaten van andere onderzoeken te kunnen vergelijken met de voorgenomen effectevaluatie. Sommige categorieën patiënten zijn vaak ondervertegenwoordigd, wat belemmerend werkt bij het beantwoorden van de vraag of de uitkomsten ook voor hen gelden (generalisatievraag).

In Nederland zijn bijvoorbeeld alle patiënten die *wilsonbekwaam* zijn bij wet zeer goed beschermd tegen deelname, met als onvermijdelijk resultaat dat zij zelden deelnemen (bijvoorbeeld kinderen, zwangeren, psychisch gestoorden, personen met dementie). Om reden van onvoldoende taalbeheersing vallen verschillende migrantengroepen ook vaak buiten onderzoek. Een heel bijzondere onderzoekspopulatie is aan de orde bij evaluatie van screening (secundaire preventie): het gaat hier om grote groepen *gezonden* (bijvoorbeeld zuigelingen, zwangeren, vrouwen tussen 50 en 75 jaar). De belangen zijn hier breder dan bij onderzoek onder zieken: de Wet op het bevolkingsonderzoek waarborgt dat de kans op schade voor iedereen geminimaliseerd is en dat ook van werkelijk vrijwillige deelname sprake is. Bij primair preventieonderzoek gaat het meestal ook om gezonden, maar daar is in de regel geen risico voor blootgestelden mee verbonden.

Stap IV: beschrijven van de te onderzoeken (experimentele) interventie en de referentie (controle)-interventie

Bij therapeutisch onderzoek kiest men ter vergelijking vaak een placebo (niet werkzaam geneesmiddel dat uiterlijk niet van echt is te onderscheiden, of een nepoperatie) of, als deze er is, de standaardbehandeling. Het meest relevante alternatief is ook soms niets doen (*watchful waiting*). Om de resultaten goed te kunnen vergelijken wordt vaak de vervolgbehandeling voor een lange periode gestandaardiseerd.

Hoewel het soms de nodige creativiteit vraagt, kan ook preventieonderzoek vaak een zinvolle 'referentiebehandeling' toepassen in de controlegroep. Als een specifieke publiekscampagne in de ene regio wordt gevoerd ter bevordering van foliumzuurgebruik, dan kan in de andere regio een 'placebocampagne' worden geïntroduceerd die in veel algemenere zin gezond eten bepleit. Dergelijke interventies zijn op groepen gericht, en vereisen dat de toewijzing aan de experimentele en de controleinterventie op groepsniveau (bijvoorbeeld op buurt- of wijkniveau) plaatsvindt. In dat geval spreekt men wel van een *community intervention trial.*

Om welke interventie het ook gaat, men probeert het liefst te voorkomen dat de deelnemer weet welke van de twee te vergelijken behandelingen deze krijgt, om selectieve uitval, contaminatie (toepassen van de niet-toegewezen interventie) en vertekening van rapportage te voorkomen. Voor deze *blindering* wordt niet alleen placebobehandeling toegepast, maar ook worden alle deelnemers even vaak onderzocht en met dezelfde meetinstrumenten, zelfs als dat voor een van de interventies minder relevant is. Bij sommige effectevaluaties is blindering echter onmogelijk.

Stap V: toewijzen van de behandeling aan patiënten

Als bij een vergelijkende studie loting bepaalt welke interventie (preventie, behandeling, screeningsoptie) men krijgt aangeboden, is er sprake van een volledig experiment; in plaats van loten spreekt men wel over *randomiseren.* Loting geeft de grootste kans op vergelijkbaarheid van onderzoeks- en controlegroep qua verdeling van ziekteverschijnselen en andere effectmedebepalende kenmerken. Eventuele afwijkingen van die vergelijkbaarheid kunnen alleen door het lot zijn veroorzaakt, hetgeen statistische toetsing van de verschillen mogelijk maakt. Is aan nog een aantal van de eerdergenoemde voorwaarden voldaan, zoals het toepassen van een referentiebehandeling als men niet de experimentele behandeling loot, dan spreekt men van een *randomized controlled (clinical) trial* ofwel een RCT (zie kader E.1).

Kader E.1 Hoofdzaken van een RCT

1. Inclusie en exclusie. Welke patiënten komen in aanmerking (voor beide interventies geschikt), welke patiënten niet (te ziek, te jong, niet handelingsbekwaam)?
2. Toewijzing aan interventie. Een lotingsprocedure (randomisatie) wordt bij voorkeur centraal (onbeïnvloedbaar) elektronisch verricht. Soms gebruikt men weging of stratificatie om een vergelijkbare mix van patiënten in alle behandelgroepen te krijgen. Eenmaal in een groep blijft men bij deze groep, ook al wordt later een andere behandeling toegepast dan oorspronkelijk was toegekend (de *intention-to-treat*benadering).
3. Nauwkeurige beschrijving van de primaire behandelingen (die verschillen) en de standaard begeleidende behandeling voor iedereen.
4. Keuze van het primaire eindpunt. Men kent ziektespecifieke kenmerken en niet-ziektespecifieke kenmerken, waaronder de 'kwaliteit van leven'. Bij preventieonderzoek is het eindpunt vaak de incidentie van een ziekte, bij therapeutisch onderzoek vaak de ernst van ziekte, bij organisatorisch onderzoek vaak cliëntsatisfactie. Naast het primaire eindpunt worden vrijwel altijd ook secundaire uitkomsten gemeten en altijd *adverse events.*

>>

>> 5 De metingsprocedure. Een zogenoemde dubbelblinde meting, dat wil zeggen een meting waarbij noch de beoordelaar noch de beoordeelde weet heeft van welke behandeling is toegepast, heeft de voorkeur.
6 De duur van follow-up en de criteria voor het eventueel voortijdig afbreken (via een interimanalyse) van het onderzoek, omdat het effectverschil te groot is om nog langer te loten.
7 De steekproefgrootte. Daarvoor moet tevoren worden geschat hoe groot de verwachte effecten en het effectverschil ongeveer zijn. Hoe kleiner het verwachte effect, des te groter moet de steekproefgrootte zijn. Vaak zal men in één bepaalde kliniek of regio niet genoeg patiënten of cliënten hebben om een experiment uit te voeren. Dan wordt het onderzoek verbreed tot meer locaties, de zogeheten multicenterstudies. In preventie- en gezondheidszorgonderzoek gaat het vaak om de vraag of een nieuwe aanpak met minder moeite hetzelfde of nauwelijks minder bereikt dan vroeger: dat vraagt een equivalentiedesign met extra proefpersonen.
8 Het analyseplan. Dit is idealiter tevoren al in detail opgesteld. De groepsuitkomst op de primaire eindpunten wordt vergeleken waarbij de patiënten zijn ingedeeld bij de behandelgroep waar ze oorspronkelijk bij werden ingedeeld (intention-to-treatanalyse).
9 De publicatie. De resultaten worden idealiter gepubliceerd, de negatieve resultaten (geen baat bij de nieuwe aanpak) net zo goed als de positieve. De studie dient tegenwoordig vooraf reeds te worden aangemeld bij een zogenoemd trialregister, waardoor het moeilijker wordt negatieve resultaten buiten beeld te houden (door ze niet te publiceren of bij een registratieaanvraag niet te vermelden).
10 De implementatie. Dat betekent niets anders dan dat in overleg met actoren de resultaten worden doorgevoerd in de praktijk, een proces waar een goede studie al tijdens het onderzoek op anticipeert.

Als een RCT niet mogelijk is, wordt bij vergelijkende studies uitgeweken naar observationeel vergelijkend onderzoek of een vergelijking met historische gegevens. Bij observationeel onderzoek vindt de interventiekeuze door patiënt/cliënt en/of de behandelaar plaats. De onderzoeker maakt zo goed mogelijk de groepen vergelijkbaar, hetzij vooraf bij de keuze van de referentiegroep (selectie), hetzij achteraf in de analysefase (correctie). Men zal in het algemeen proberen de meting van uitkomsten zo objectief mogelijk te laten plaatsvinden, maar in observationeel onderzoek zal dat niet altijd geblindeerd zijn. Observationele onderzoeksresultaten zijn ondanks alle voorzorgen vaak aanvechtbaar door twee bronnen van vertekening, *selectiebias* en *informatiebias*. Selectiebias is de onbedoelde, onbewuste selectie van patiënten of cliënten voor een van de onderzochte aanpakken. Daarnaast is de meting van de uitkomst kwetsbaar voor vertekening wanneer bekend is welke van de vergeleken interventies de desbetreffende persoon heeft gehad, de zogeheten informatiebias.

Complexe evaluatievragen in het domein van public health en organisatie van de gezondheidszorg zijn niet altijd gemakkelijk met experimenteel onderzoek, bijvoorbeeld een RCT, te beantwoorden. Uit de literatuur blijkt echter dat dit vaker kan dan men soms aanneemt, soms door hiervoor een community intervention trial in plaats van een RCT te gebruiken. Het succes van een experimentele aanpak hangt vaak af van politieke wil en de inzet van veel middelen. Zonder informatie uit experimenteel onderzoek blijven belangrijke vragen in dit domein soms decennialang onbeslist.

Stap VI: analyseren van de resultaten

We laten de praktische uitvoering van effectevaluatie hier buiten beschouwing, waaronder talrijke kwaliteitsprocedures vallen. Zo dient men uitval zo veel mogelijk tegen te gaan, de kwaliteit van alle behandelingen constant te houden, de veiligheid van de deelnemers te garanderen (adverse event-procedures; interim-analyse) en de integriteit van de verzamelde gegevens te bewaken. Een belangrijke stap is dan vervolgens de analyse van gegevens, en in het bijzonder het presenteren van uitkomsten (in termen van de primaire uitkomstmaat) in relatie tot de verkregen behandeling. De presentatie in de vorm van een zogenoemde 2×2-tabel is meestal behulpzaam (zie tabel E.1).

Om deze tabel te kunnen maken is het nodig de primaire uitkomstmaat te verdelen in twee categorieën (dichotomiseren). Dat is eenvoudig wanneer de uitkomst in termen van aan- of afwezigheid van een diagnose kan worden geformuleerd, of van al dan niet overleven na bijvoorbeeld een jaar follow-up. Ook als er sprake is van een zogenoemde continue uitkomstmaat, zoals bloeddruk of depressiescore, is er meestal wel een zinnige grenswaarde te definiëren die 'normaal' onderscheidt van 'ziek'. Zo definieert men in het aangegeven voorbeeld een te laag geboortegewicht als een gewicht dat meer dan twee standaardafwijkingen minder is dan gemiddeld bij de zwangerschapsduur waarna het kind is geboren. In het gepresenteerde voorbeeld betreft de experimentele interventie een antirookprogramma als onderdeel van de prenatale zorg. Prenatale routinezorg zonder specifieke aandacht voor roken door de zwangere is de referentiebehandeling.

Tabel 1 E.1 Effectiviteit van een antirookprogramma bij zwangeren

	Laag geboortegewicht	Normaal geboortegewicht	Totaal
interventie: antirookprogramma	25	1.475	1.500
referentie: prenatale standaardzorg	50	1.450	1.500
totaal	75	2.925	3.000

In de 2x2-tabel zet men de experimentele behandeling op de bovenste rij, de referentiebehandeling eronder. Men zet de ongunstige uitkomst in de linkerkolom, de gewenste uitkomst in de rechterkolom, en vult vervolgens in hoe vaak deze allemaal voorkomen bij de deelnemers. Men berekent vervolgens het relatieve risico op een ongunstige uitkomst volgens de standaardformule (zie thema B): de ratio van enerzijds de frequentie van ziekte in de experimentele groep en anderzijds die in de referentiegroep. In dit voorbeeld 25/1500 : 50/1500 = 0,5 (95%-betrouwbaarheidsinterval 0,31-0,80. Zie de rekenhulp op www.hutchon.net/ConfidRR.htm). Deze uitkomst wil zeggen dat de kans op een ongunstige uitkomst (kind met te laag geboortegewicht) de helft is van normaal; het betrouwbaarheidsinterval laat zien dat dit significant van 1 (de waarde die duidt op geen effect) verschilt. Bij effectevaluatie worden meestal ook andere, zogenoemde secundaire uitkomstmaten vergeleken. Die zijn van belang als de primaire uitkomstmaat geen verschil laat zien of als meer effecten tegelijk van belang zijn.

De uitkomsten van deze 2x2-tabel kunnen ook in iets andere vorm worden gegoten om de praktische betekenis weer te geven van de gezondheidswinst door de antirookcampagne. Men kan het zogenoemde *number needed to treat* (NNT) uitrekenen dat weergeeft hoeveel personen/patiënten moeten worden behandeld om één keer succes te hebben, dat wil zeggen een gunstige in plaats van een ongunstige uitkomst. Het NNT wordt berekend als 1 / (absolute kans op ongewenste uitkomst in referentiegroep – absolute kans op ongewenste uitkomst in experimentele groep). Dat is hier 1 / [(50/1500) – (25/1500)] = 60. Anders gezegd: men moet zestig zwangeren benaderen om één geval van laag geboortegewicht te voorkomen. Door deze uitdrukking te gebruiken kan vaak gemakkelijker de relatie met andere aspecten (secundaire uitkomstinformatie) worden gelegd om uiteindelijk te bepalen of een effectieve interventie de moeite waard is. Op analoge wijze kan men uitdrukken hoeveel personen moeten worden gescreend om één case te vinden.

Stap VII: interpreteren, generaliseren en implementeren van resultaten

In de voorgaande fase werd het effect geëvalueerd binnen de studie. Om de resultaten toe te kunnen passen moet men zich vervolgens afvragen of de resultaten ook toepasbaar zijn op bredere groepen patiënten dan die in het onderzoek deelnamen, en onder minder 'ideale' omstandigheden dan tijdens het onderzoek. Er blijkt namelijk vaak een groot verschil te zijn tussen de resultaten behaald in sterk gecontroleerde onderzoekssituaties zoals in RCT's (dit heet wel de werkzaamheid of *efficacy*) en die onder praktijkomstandigheden (de doeltreffendheid of *effectiveness*).

Als men een interventie als beste heeft aangewezen en veronderstelt dat deze algemeen bruikbaar is, begint het vaak moeilijke traject van implementatie. Implementeren betekent zorgen dat zorgverleners, patiënten, verzekeraars en andere betrokkenen ook daadwerkelijk hun aanpak aanpassen. We komen hier terug op de eerdergenoemde *Cochrane Collaboration*, die zich niet alleen inspant om informatie te creëren, bijeen te brengen en te beoordelen, maar zich ook richt op het daadwerkelijk gebruik in de praktijk door de vertaling van *evidence* in *richtlijnen* (zie hoofdstuk 8). Steeds vaker ziet men hiervoor ook binnen de public health veel aandacht. Kader E.2 geeft enkele bijzondere kenmerken van de evaluatie van preventie weer.

Kader E.2 Bijzondere kenmerken van de evaluatie van preventie

Algemeen

De evaluatie van preventieve interventies is vaak omslachtiger dan van therapeutische en gewone diagnostische interventies. Daarvoor zijn verschillende redenen, waarbij het zinvol is onderscheid te maken tussen primaire en secundaire preventie.

Preventiedoel is moeilijk te bepalen

Om verschillende redenen kan het moeilijk zijn het preventiedoel goed te bepalen. Vaak zijn er *verschillende typen effecten* te onderscheiden bij *apart te onderscheiden groepen*. Bij therapeutisch onderzoek heeft men alleen van doen met patiënten met een vastgestelde ziekte, bij diagnostiek met patiënten met ten minste een gerede verdenking op ziekte. Bij primaire preventie heeft men echter van doen met gezonden, waarvan de overgrote meerderheid nooit de betreffende ziekte zal krijgen, met of zonder preventie. Naast effecten in termen van ziektevermindering dient men ook te kijken naar de gevolgen voor de groep als geheel: wat is de inbreuk op het gewone leven, zijn er bijwerkingen van de voorgestelde maatregel, leidt de interventie tot een ongewenste gedragsverandering in ander opzicht (minder vet eten en bewegen maar meer roken, of andersom)?

Behalen van het preventiedoel is pas laat te meten

Een ander lastig element is dat gezondheidseffecten *pas na langere tijd* optreden. Over het algemeen ligt het beoogde effect van preventieve interventies veel verder in de toekomst dan van andere interventies. Dat geldt zowel voor primaire preventie, waarbij wordt beoogd het optreden van een bepaalde ziekte te voorkomen, als voor secundaire preventie, die beoogt ziekte in een zo vroeg stadium op te sporen dat behandeling nog tot volledige genezing, of in ieder geval tot prognoseverbetering kan leiden. Voorbeelden van primaire preventie zijn hierbij inentingen op het consultatiebureau voor zuigelingen en antirookcampagnes. Voorbeelden van secundaire preventie zijn de hielprik bij pasgeborenen voor de vroege opsporing van fenylketonurie (PKU), congenitale hypothyreoïdie (CHT) en adrenogenitaal syndroom (AGS) en het bevolkingsonderzoek op borstkanker. Een definitief oordeel of dergelijke vormen van preventie zin hebben, kan vaak pas na vele jaren worden geveld, terwijl beleidsmakers graag binnen enkele jaren hun investeringen in klinkende munt terugbetaald willen zien.

>>

>> Gelukkig is het vaak mogelijk al eerder op grond van 'intermediaire uitkomsten' (stap 1 van de evaluatie) een indruk te krijgen van het mogelijke resultaat. Zo kan bij goed geëvalueerde antirookcampagnes worden vastgesteld of het aantal rokers in de doelgroep afneemt. Pas veel later zal blijken, als deze afname blijvend is, of ook de gewenste gezondheidseffecten zijn opgetreden. Bij bevolkingsonderzoek op borstkanker kan men vaststellen of de tumoren inderdaad in een eerder stadium worden gevonden dan de tumoren bij vrouwen die op grond van klachten naar het ziekenhuis worden verwezen: 'stadiumverschuiving'. Later kan blijken of de sterfte aan borstkanker ook inderdaad is gedaald bij de onderzochte vrouwen.

Er is niet één populatie, maar er zijn meer onderzoekspopulaties
Bij preventie bestaat 'de onderzoekspopulatie' niet op de manier zoals bij klassiek patiëntgebonden onderzoek naar diagnostiek of therapie. De essentie is dat een doelgroep van gezonden wordt benaderd, maar dikwijls gaat het niet om de open populatie maar om subgroepen met een verhoogd risico. Prenatale zorg richt zich op zwangeren, griepvaccinatie op de 65+-groep en chronisch zieken, screening op familiaire hypercholesterolemie op familieleden van bewezen lijders aan deze genetisch bepaalde ziekte. De keuze van de doelpopulatie is vaak zelf voorwerp van studie: de leeftijdsrange waarin borstkankerscreening wordt aangeboden, is bijvoorbeeld voorwerp van tal van studies geweest. Als het gaat om screening, waar meestal een diagnostische test deel van uitmaakt, zijn er meestal meer populaties in het geding. Enerzijds is dat de populatie die primair benaderd is, maar anderzijds zijn er de subpopulaties die hierna ontstaan en die elk weer verbonden zijn met eigen evaluatievragen: de weigeraars, de niet-benaderden, de benaderden met gunstige testuitslag en die met ongunstige uitslag die elk achteraf moeten worden onderverdeeld in correct en incorrect gediagnosticeerden.

Realiseren van gerandomiseerde vergelijkende studieopzet stelt hoge eisen
Bij preventie is het vaak niet eenvoudig een eerlijk vergelijkende opzet te kiezen. Veelal gaat het om grootschalige interventies met een belangrijk communicatie-element: hierdoor zijn alle deelnemers geïnformeerd, waardoor de controlegroep (de groep die niet aan de preventieve maatregel wordt blootgesteld) zich anticiperend kan gedragen. Een evaluatieproject in Zuid-Holland gericht op het vermijden van contact met de kattenbak tijdens de zwangerschap ter voorkoming van *Toxoplasma*-infectie bleek niet in staat het heilzame effect hiervan aan te tonen toen *alle zwangeren* tot dit preventiegedrag overgingen als gevolg van de eerlijke informatie over de opzet van het onderzoek (dit heet ook wel 'contaminatie'). Algemener geldt dat de ethische eis van geïnformeerde onderzoeksdeelname de zuivere evaluatie van gedragsinterventies vaak in de wielen rijdt. >>

>> Op zichzelf is voor de evaluatie van preventie een gerandomiseerde opzet in principe ideaal. Voor de invloed van de vele bekende en onbekende, vaak ook met elkaar verweven, factoren die een rol spelen bij het eindresultaat, valt niet statistisch te corrigeren. Alleen randomisatie levert dan de mogelijkheid van een principieel vertekeningsvrije schatting van het effectverschil. Het is wel vaak een uitdaging randomisatie in de praktijk te verwezenlijken. Nog ingewikkelder ligt de zaak bij secundaire preventie, zoals eerdergenoemd bevolkingsonderzoek op kanker of de screening op het syndroom van Down tijdens de prenatale periode. De crux van het probleem is dat screening altijd een vorm van diagnostiek impliceert. Voor de hand zou liggen alle deelnemers te testen, en te loten bij wie de uitslag bekend wordt gemaakt, en dus alleen in die groep degenen met een mogelijk voorstadium van de ziekte te behandelen. Hoewel dan achteraf vaak ondubbelzinnig kan worden aangetoond bij wie de screening helpt en bij wie niet-screening nadelen oplevert, beschouwen velen deze vorm van onderzoek als onaanvaardbaar omdat de uitgelote personen, met dus mogelijk een voorstadium van de ziekte, behandeling wordt onthouden.

Resultaten zijn lastig statistisch te vergelijken

Bij preventie ligt de verhouding tussen het aantal ziektegevallen en het aantal deelnemers (ook in de groep zonder preventie) vaak in de orde van grootte van 1/500 tot 1/15.000. Dit is het probleem van de *kleine kansen*. Niet alleen is effect statistisch dan veel moeilijker aan te tonen, ook zijn dergelijke onderzoeken vaak kwetsbaar voor neveneffecten die ook de primaire uitkomst kunnen beïnvloeden.

Resultaten zijn moeilijk te verkopen

Een laatste kenmerk dat in deze context van belang is, wordt wel genoemd het probleem van de *onbekende baathebber*. Bij preventie is het per definitie onmogelijk aan te wijzen wie van de preventie profijt heeft gehad. In het ideale geval worden minder personen ziek, maar wie zonder preventie ziek zou zijn geworden is niet te bepalen. Hierdoor is preventie in letterlijke zin vaak 'ondankbaar' en moeilijk te verkopen.

AANBEVOLEN LITERATUUR

Bouter LM, Dongen MCJM van, Zielhuis GA. Epidemiologisch onderzoek. Opzet en interpretatie. 5e druk. Houten: Bohn Stafleu van Loghum, 2005. ISBN 978 90 313 4262 4.

Zielhuis OA, Heyendaal PHJM, Maltha JC, et al. Handleiding medisch wetenschappelijk onderzoek. Maarssen: Reed Business, 2006. ISBN 978 90 352 2863 4.

Internetsites

Nederlands Trial Register	www.trialregister.nl
Current Controlled Trials	www.controlled-trials.com
The Cochrane Collaboration	www.cochrane.org

Thema F Economische evaluatie

G.J. Bonsel

Inleiding

Economische evaluatie laat zich het beste karakteriseren als een uitbreiding van effectevaluatie. In het standaard medische evaluatieonderzoek vergelijkt men de effecten van nieuwe interventies met die van bestaande interventies op grond van indicatoren zoals de aan- of afwezigheid van ziekte, het functioneren en de kwaliteit van leven, en voortijdige sterfte (zie thema E). Het bewijs dat een interventie de meest effectieve is, is echter nog geen garantie voor opname in bijvoorbeeld het basispakket van de zorgverzekering. Besluitvorming over de omvang van het verzekerde pakket ligt uiteindelijk bij de politiek: het College voor zorgverzekeringen (CVZ) is 'pakketbeheerder', en adviseert de minister over wat erin kan komen of eruit moet (zie paragraaf 8.5). Deze adviezen berusten op veel meer informatie dan over effectiviteit alleen, en in toenemende mate gaat aan een dergelijk advies ook economisch evaluatieonderzoek vooraf. Kort gezegd gaat het bij economische evaluatie niet alleen om de vraag of iets effectief is, maar ook om de vraag of, als dat zo is, het effect de moeite (lees: de kosten) waard is, vooral in vergelijking met andere mogelijke inspanningen of bestedingen in de gezondheidszorg. Dit onderzoek kan ook de vraag beantwoorden of de zorg zonder essentieel verlies van effectiviteit goedkoper kan. Economische evaluatie heet ook wel doelmatigheidsonderzoek, omdat een beoordeling van de 'doelmatigheid' of 'efficiëntie' van de zorg hierin centraal staat.

Het uiteindelijke doel van economische evaluatie is de verhouding tussen effecten ('gezondheidswinst') en kosten van de gezondheidszorg zo gunstig mogelijk te maken. Hiervoor is het belangrijk dat waardevolle elementen van de gezondheidszorg worden behouden, dat minder waardevolle elementen worden verwijderd zodat er ruimte komt voor nieuwe effectievere vormen van zorg, en dat nieuwe vormen van zorg zorgvuldig op hun waarde worden getoetst. Een economische evaluatie heeft altijd twee componenten: gekwantificeerde gezondheidseffecten en gekwantificeerde kosten.

Ten opzichte van effectevaluatie voegt economische evaluatie drie nieuwe elementen toe: naast effecten spelen ook kosten een rol; er is een normatief oordeel noodzakelijk (wanneer spreek je van 'de moeite waard'?); en er is een maat van effect nodig die vergelijking met allerlei andere interventies mogelijk maakt (anders is een goede vergelijking met andere inspanningen niet mogelijk). Voor economische evaluatie zijn 'spelregels' opgesteld om ervoor te zorgen dat de resultaten goed vergelijkbaar zijn tussen studies. Economische evaluatie is uitgegroeid tot een eigen wetenschapsgebied dat de laatste jaren internationaal en in Nederland een snelle ontwikkeling heeft doorgemaakt. Economische evaluatie is niet meer weg te denken uit de gezondheidszorg. In dit thema worden dan ook enkele sleutelelementen van economische evaluatie toegelicht.

Bepaling van effecten en kosten

De *gezondheidseffecten* zijn in veel gevallen goed te kwantificeren, zoals in thema A is aangegeven (denk bijvoorbeeld aan voor kwaliteit gecorrigeerde levensjaren, QALY's, die de standaarduitkomstmaat zijn in economische evaluatie). Soms is dat echter moeilijk, zoals in het geval van de verzorging en behandeling van geestelijk en lichamelijk gehandicapten, de zorg voor psychogeriatrische patiënten en de zorg voor de voortplanting. Vanwege een andere reden zijn de effecten van diagnostische interventies ook vaak moeilijk te meten: de uiteindelijke effectiviteit in termen van gezondheidswinst loopt over vele schakels. Gaandeweg worden in het evaluatieonderzoek echter voor al deze situaties meetbare doelstellingen geformuleerd en methoden ontwikkeld waarmee de effectiviteit kan worden gekwantificeerd en vergeleken.

Voor de bepaling van de *kosten* is een uniforme methode geaccepteerd die onderscheid maakt tussen vier kostensoorten, op basis van twee onafhankelijke criteria. Enerzijds onderscheidt men *kosten binnen*, tegenover *kosten buiten de gezondheidszorg*. Er zijn hier weinig grensgevallen, behoudens soms kosten die niet formeel onder de verzekerde zorg of het ministerie van Volksgezondheid, Welzijn en Sport vallen, maar toch van overheidswege worden gefinancierd. Anderzijds onderscheidt men *directe en indirecte kosten*. Dit onderscheid is lastiger. Directe kosten zijn die kosten die rechtstreeks voortvloeien uit de interventie of voorziening die wordt onderzocht. Die worden meestal binnen de gezondheidszorg gemaakt, zoals de kosten van de benodigde menskracht, apparatuur en medicatie. Echter, ook voor patiënten en familie veroorzaakt ziekte en zorg meestal kosten (bijvoorbeeld tijd besteed aan polikliniek- of ziekenhuisbezoek of aan de verzorging van de patiënt), en bovendien worden sommige kosten door de patiënt gedragen (voeding, sommige geneesmiddelen, transport). Dit zijn in deze context ook directe kosten, maar dan buiten de gezondheidszorg. De indirecte kosten binnen de zorg spelen vooral een rol als interventies de levensduur aanmerkelijk verlengen waardoor de zorgkosten toenemen, ook door het optreden van andere ziekten. Buiten de zorg duiden indirecte kosten vooral op de economische effecten van het door ziekte niet in staat zijn gedurende kortere of langere tijd zijn werk te doen. Over de precieze afgrenzing van het begrip indirecte kosten zijn de meningen ook onder economen nog verdeeld, en in veel gevallen spelen indirecte kosten slechts een beperkte rol in de besluitvorming.

In tegenstelling tot wat men misschien zou denken, is het meten van directe kosten binnen de zorg van een interventie niet eenvoudig. In de gezondheidszorg wordt veelal afgerekend op basis van openbare tarieven (bijvoorbeeld een gemiddelde verpleegdagprijs). Tarieven zijn afgesproken bedragen voor bepaalde activiteiten. Tarieven hangen echter vaak beperkt samen met de werkelijke kosten, en kunnen daarom meestal niet worden gebruikt voor de kostenbepaling in economische evaluatie. Gelukkig geven tarieven volgens de recentelijk ingevoerde DBC-methodiek (DBC = diagnosebehandelcombinatie, zie paragraaf 7.7.2) beter inzicht in de werkelijke gemiddelde kosten van vele standaardzorgactiviteiten. Het is daarbij leerzaam vast te stellen dat de zorgkosten vrijwel altijd voor 75-80% bestaan uit personeelskosten.

De directe kosten buiten de zorg zijn soms ook niet eenvoudig te bepalen. Het is gemakkelijk aan te tonen dat huishoudelijke arbeid een belangrijke bijdrage aan de economie levert, hoewel huisvrouwen geen salaris ontvangen. Wanneer nu een huisvrouw een deel van haar huishoudelijke taken laat liggen en een deel van haar vrije tijd opoffert om haar bedlegerige buurvrouw te verzorgen, is dat een belangrijke verschuiving in economische activiteit die echter moeilijk in geld is uit te drukken. Ook hiervoor zijn inmiddels bruikbare methoden en richtlijnen beschikbaar.

Kosteneffectiviteitanalyse

Zijn de effecten en de kosten van een interventie en die van het beste alternatief goed gekwantificeerd, dan zijn de ingrediënten beschikbaar waarmee de doelmatigheid kan worden vastgesteld. Afhankelijk van de maat waarin de effecten worden uitgedrukt, zijn er drie vormen.

Wanneer de effecten worden uitgedrukt in termen van (verminderde) sterfte, ziekte of suboptimale gezondheidstoestand, spreekt men van een *kosteneffectiviteitanalyse*. De kosteneffectiviteitratio is de ratio van het kostenverschil tussen de twee alternatieven enerzijds, en het effectverschil tussen de twee alternatieven anderzijds. We nemen als voorbeeld de economische evaluatie van een opsporingsprogramma voor eerstegraads familieleden van patiënten met erfelijke hypercholesterolemie (zij hebben een kans van 50% op deze stille maar gevaarlijke ziekte). Zonder dit programma zijn er op jonge leeftijd weinig kosten. Pas in een laat stadium openbaren zich hart- en vaatziekten. Met dit programma worden alle opgespoorde patiënten vanaf het moment van ontdekken met dure statinen behandeld. Invoering van het programma zou dus aanzienlijke kosten met zich meebrengen. Uit onderzoek is gebleken dat in Nederland de verschilkosten ruim € 30.000 per symptoomloze patiënt bedragen, wanneer alle opgespoorden ook daadwerkelijk worden behandeld. Uit datzelfde onderzoek bleek dat men hier gemiddeld circa 1 tot 1,5 levensjaar per persoon mee wint. Dan bedraagt de kosteneffectiviteitratio circa € 24.000 per gewonnen levensjaar (€ 30.000 gedeeld door 1,25 = € 24.000). Dit getal vereist voor de interpretatie een zekere norm: als men de grens tussen 'doelmatig' en 'niet-doelmatig' bij ongeveer € 25.000 per gewonnen levensjaar legt, zoals in Nederland de afgelopen jaren vaak gebeurde, dan is het nog net verantwoord deze interventie in te voeren. De Raad voor de Volksgezondheid en Zorg heeft overigens recentelijk geadviseerd de norm twee tot drie keer zo hoog te nemen. Nu het patent op de eerste statinen is verlopen, zullen de genoemde kosteneffectiviteitratio's beduidend gunstiger worden, mits de 'oude' statinen worden voorgeschreven. Zie kader F.1 voor een ander voorbeeld van een kosteneffectiviteitanalyse.

Wanneer de effecten worden uitgedrukt in de universele standaard uitkomstmaat, de QALY, spreekt men van *kostenutiliteitanalyse* en niet van kosteneffectiviteitanalyse. Wanneer de gezondheidseffecten allemaal zouden worden omgerekend in euro's – er zijn economen die in dit verband aan de hand van overheidsbeslissingen de impliciete geldwaarde van een mensenleven hebben geschat – dan spreekt men van *kosten-batenanalyse*. Dit laatste is in de gezondheidszorg omstreden, en kostenbatenanalysen spelen bij pakketbeslissingen tot nu toe nauwelijks een rol. Bij investeringsbeslissingen in het bedrijfsleven, waarbij de opbrengst ook op een vanzelfsprekende manier in euro's kan worden uitgedrukt, is dit juist de gangbaarste methode. In een enkel geval zou overigens een kosten-batenanalyse – die ook de kosten buiten de zorg in de berekeningen opneemt – positief uitvallen voor een gezondheidszorginterventie. Denk vooral aan preventieve programma's en therapeutische interventies op jonge leeftijd die bepalend zijn voor de vraag of een kind volkomen zorgbehoevend is, dan wel zich min of meer normaal kan ontplooien (bijvoorbeeld screening op fenylketonurie door middel van de hielprik bij pasgeborenen, sommige vaccinaties, keizersnede bij ernstige foetale nood, chirurgische interventies bij diverse aangeboren afwijkingen). In die gevallen overtreffen de 'baten' (de kostenbesparingen in het latere leven) de kosten. Een positieve kostenbaten-verhouding is echter binnen de gezondheidszorg uitzonderlijk, althans wanneer aan de gezondheidsopbrengsten geen financiële waarde wordt toegekend.

Bijzondere kenmerken van economische evaluatie

Ofschoon het basisconcept van de kosteneffectiviteitanalyse eenvoudig is en de richtlijnen duidelijk zijn, zijn er enkele terugkerende problemen die bij (medische) effectevaluatie niet of veel minder van belang zijn.

Hoewel de vier kostensoorten in theorie alle moeten worden meegenomen – vanuit het perspectief van de samenleving als geheel – blijken de ziektekostenverzekeraar en de overheid als medebepaler van het collectief verzekerde pakket vaak niet geïnteresseerd te zijn in de door de patiënt en familie te maken kosten of de gevolgen van arbeidsongeschiktheid. Dergelijke kosten zullen ook geen rol spelen in de beslissing van een ziekenhuis om een kostbaar apparaat aan te schaffen. Deze verschillen in perspectief vormen een handicap bij de standaardisatie van kosteneffectiviteitanalyse, en bij de vergelijking van kosteneffectiviteitratio's die zijn opgesteld voor verschillende opdrachtgevers.

Bepalen wat de te vergelijken alternatieven zijn kan lastig zijn, vooral als er geen echt alternatief voor de te evalueren interventie is, of als er ook alternatieven in een

Kader F.1 Kosteneffectiviteitanalyse van longtransplantatie

In 1998 werden de resultaten gepubliceerd van de eerste volledige economische evaluatie van longtransplantatie. Longtransplantatie wordt overwogen wanneer door, al dan niet aangeboren, ziekte de longfunctie zodanig achteruitgaat dat de patiënt zonder transplantatie binnen zes tot twaalf maanden zal overlijden. Wanneer longtransplantatie wordt overwogen, wordt de patiënt verwezen naar een transplantatiecentrum. In deze economische analyse werd gekeken naar het verloop van de gezondheidstoestand van de patiënt en van de kosten, beide vanaf het eerste bezoek aan het transplantatiecentrum. Vergeleken werden enerzijds optimale conservatieve behandeling met intensieve preventieve en palliatieve medicatie, fysiotherapie, aansterkende voeding en directe opname bij complicaties, en anderzijds dezelfde behandeling tot aan het transplantatiemoment gecombineerd met veel diagnostisch onderzoek om de mogelijkheid en aanpak van de transplantatie te bepalen, gevolgd door de transplantatiekosten (chirurgie, intensive care, revalidatie) en de intensieve folllow-upbehandeling met antiafstotingsbehandeling, preventie van infecties, en incidenteel reoperatie.

Voor het bepalen van de effectiviteit van longtransplantatie is nauwkeurig de overleving van patiënten geobserveerd op de wachtlijst en na transplantatie, alsook hun kwaliteit van leven (frequente enquêtering). Met behulp van statistische voorspellingsmodellen kon voor iedere patiënt die werd getransplanteerd, worden geschat wat de overleving nog zou zijn geweest als deze niet zou zijn getransplanteerd, en met welke kwaliteit van leven.

Door de overlevingscijfers te combineren met de waargenomen of geschatte kwaliteit van leven kan voor iedere patiënt het aantal QALY's worden berekend met en zonder longtransplantatie.

Voor iedere behandelfase werden alle soorten kosten (per afdeling, per type activiteit) per patiënt bepaald.

De *directe medische kosten* konden op die manier rechtstreeks worden geschat. Daarbij werd onderscheid gemaakt tussen de kosten die binnen en die buiten het transplantatiecentrum werden gemaakt. In dit soort studies worden de kosten buiten het primaire behandelcentrum vaak over het hoofd gezien, terwijl ze voor de totale kosten van de gezondheidszorg even belangrijk zijn.

De *indirecte medische kosten* die samenhangen met een betere overleving en mogelijke andere ziekten in de gewonnen levensjaren, zijn niet meegeteld, zowel vanwege de grote onzekerheid bij de schatting ervan als vanwege het feit dat ze waarschijnlijk gering zijn in vergelijking met de directe medische kosten.

De *directe niet-medische kosten* zijn aanzienlijk: deze patiënten en hun naasten zijn veel geld kwijt aan voeding, extra fysiotherapie, woonaanpassingen, en vooral reizen naar en soms verblijven in het transplantatiecentrum.

>>

>> De *indirecte niet-medische kosten* hebben betrekking op kosten door ziekteverzuim (of juist herstel en terugkeer tot werk). Bij deze patiënten is daarvan ook bij succes van de transplantatie maar beperkt sprake, maar in de studie is ook gekeken naar het arbeidsverzuim van de zorgende en meereizende familieleden.
Alle gegevens werden geëxtrapoleerd tot het overlijden van de patiënt. Er werd een situatie berekend waarbij honderd patiënten per jaar instroomden, maar waarbij slechts zeventien donoren per jaar ter beschikking kwamen. De kosten van patiënten die wel instroomden maar voortijdig overleden, werden dus wel meegeteld.

Economische evaluatie van longtransplantatie in Nederland (alle kostengegevens in miljoenen euro's)

Component	Longtransplantatie	Conservatieve/palliatieve behandeling
effecten	1.996 QALY's	1.297 QALY's
directe medische kosten	90,1	40,0
directe niet-medische kosten	7,2	5,9
indirecte niet-medische kosten	13,6	13,2
totale kosten	111,8	59,1

De verschilkosten bedragen (111,8 – 59,1)*10⁶ euro = 52,7 × 10⁶ euro.
Het verschil in gezondheidseffecten bedraagt (1.996 –1.297) QALY = 699 QALY.
De kosteneffectiviteitsratio bedraagt derhalve 75.400 euro/QALY.
Het artikel waarin deze cijfers ontleend zijn, beschrijft nauwkeurig de gevolgde procedures wat betreft de aanpak van de verschillende tijdstippen waarop kosten en effecten actueel zijn (disconteren), en geeft ook aan wat de onzekerheidsmarge in de uitkomsten is.
Deze uitkomst was aanzienlijk ondoelmatiger dan de destijds bekende gegevens over andere orgaantransplantatieprogramma's, die op circa 25.000 euro/QALY of minder uitkwamen. De beslissing over deze behandeling is lang uitgesteld maar uiteindelijk is besloten longtransplantatie aan het verzekerde pakket toe te voegen.

Bron: Al MJ, et al. Cost-effectiveness of lung transplantation in the Netherlands: a scenario analysis. Chest 1998;13:124-30.

geheel andere sfeer zijn. Moet men bijvoorbeeld een geneesmiddel ter verbetering van het vetzuurprofiel met als uiteindelijke doel het verminderen van (recidief van) hartinfarct vergelijken met een vettevisdieet, dat letterlijk nauwelijks verteerbaar is, of met een bewegingsprogramma dat beter past bij 30-jarigen dan bij de doelgroep van 60-plussers?

Rationele besluitvorming op grond van gegevens over doelmatigheid wordt gehinderd door het feit dat veel interventies in de gezondheidszorg zijn ingevoerd zonder dat daar adequaat effectiviteitonderzoek aan is voorafgegaan, laat staan dat de kosten zijn bepaald. Het is ook moeilijk van eenmaal ingevoerde interventies alsnog de (kosten)effectiviteit te bepalen, omdat het niet aanbieden van de interventie aan de controlegroep al snel als onethisch zal worden beschouwd. 'Uitdunnen' van het basispakket door verwijdering van niet-bewezen effectieve interventies is daarom niet gemakkelijk. Omgekeerd kunnen nieuwe interventies veel voordeel hebben van het feit dat er reeds een relatief kostbare behandeling in het pakket zit, terwijl kostbare nieuwe interventies zonder alternatief juist vaak in het nadeel zijn. Dit is iets waar innovatieve geneesmiddelfabrikanten, die tegenwoordig verplicht zijn bij elk product een economische evaluatie uit te voeren – in dit geval terecht – over klagen.

Een typisch kenmerk van economische evaluatie is het levenslange perspectief van waaruit zowel effecten als kosten worden vastgesteld, overigens vaak op grond van schattingen omdat de patiënt in evaluatieonderzoek doorgaans niet tot de dood kan worden gevolgd. Er zijn speciale regels ontwikkeld om kosten (en effecten) die op geheel verschillende tijdstippen plaatsvinden, vergelijkbaar te maken, op zodanige wijze dat rekening wordt gehouden met 'tijdvoorkeur'. Bij gelijke effectiviteit en kosten zullen de meeste mensen immers een interventie waarvan de kosten pas over tien jaar aan de orde zijn, prefereren boven een interventie waarvan de kosten nu moeten worden gemaakt. Voor de omgang met de factor tijd zijn voor economische evaluatie spelregels opgesteld die kort gezegd inhouden dat aan gezondheidseffecten en kosten des te minder gewicht wordt toegekend naarmate ze verder in de toekomst liggen. Bij deze zogenoemde discontering is men aanvankelijk uitgegaan van eenzelfde disconteringspercentage voor effecten en kosten (namelijk een 'afwaardering' met 4% per jaar). In de praktijk blijkt de tijdvoorkeur voor gezondheid en geld echter niet dezelfde te zijn, en acht men het nu beter om de gezondheidseffecten minder sterk te disconteren dan de kosten. Een lager disconteringspercentage voor gezondheidseffecten dan voor kosten heeft als effect dat preventieprogramma's bij de jeugd een aanmerkelijk gunstiger kosteneffectiviteitratio krijgen, in overeenstemming met de volkswijsheid: wie de jeugd heeft, heeft de toekomst.

Het is van belang te beseffen dat een kosteneffectiviteitanalyse in het algemeen niets zegt over de verdeling van effecten en kosten over de doelgroep of de hele populatie. Rechtvaardigheidsoverwegingen kunnen er daarom toe leiden dat relatief grote investeringen worden gedaan in preventieprogramma's voor achterstandsgroepen, ook als dat niet de meest kosteneffectieve aanpak is vanuit het oogpunt van verbetering van de totale volksgezondheid.

Besluit

Economische evaluatie heeft zich (inter)nationaal sterk ontwikkeld, en ondanks nog steeds aanwezige weerstanden is er geleidelijk toch een zekere acceptatie ontstaan van deze onderzoeksvorm. Dit blijkt bijvoorbeeld op het terrein van geneesmiddelen, waar in Nederland economisch evaluatieonderzoek inmiddels verplicht is als basis voor besluitvorming over toelating tot het verzekerde pakket, in navolging van enkele Angelsaksische landen. De verwachting is dat economische evaluatie een steeds belangrijkere rol zal gaan spelen in de gezondheidszorg, en er bij zorgvuldige toepassing toe kan bijdragen dat de middelen die aan de gezondheidszorg worden besteed, zo veel mogelijk gezondheidswinst opleveren.

AANBEVOLEN LITERATUUR

Drummond MF, Sculpher MJ, Torrance GW, et al. Methods for the economic evaluation of health care programmes. 3e druk. Oxford: Oxford University Press, 2005. ISBN 978 01 985 2945 3.
Lapré RM, Rutten FFH, Schut FT (red). Algemene economie van de gezondheidszorg. 2e druk. Maarssen: Elsevier Gezondheidszorg, 2001. ISBN 978 90 352 2378 3.
Rutten FFH, Busschbach JJ van, Hout BA van, et al. Economische evaluatie van gezondheidszorg-programma's. Principes en instrumentarium. Tijdschr Gezondheidswet 1998;236:74-82.

Internetsites

Institute for Medical Technology Assessment	www.imta.nl/publications
College voor Zorgverzekeringen	www.cvz.nl
Raad voor de Volksgezondheid en Zorg	www.rvz.net/cgi-bin/index.pl
Rijksinstituut voor Volksgezondheid en Milieu	www.rivm.nl/bibliotheek/rapporten
The University of York	www.york.ac.uk
The Cochrane Collaboration	www.cochrane.org/index.htm

Thema G Sport en gezondheid[1]

W. van Mechelen

Inleiding

Door de toegenomen mechanisering van arbeid, vervoer en huishoudelijk werk zijn mensen tegenwoordig *minder lichamelijk actief* dan vroeger. Samen met de veranderde voedingsgewoonten heeft dit ertoe geleid dat zogenoemde welvaartsziekten een groot gezondheidsprobleem vormen in onze samenleving (zie paragraaf 2.3.1). Lichaamsbeweging, onder andere in de vorm van sportbeoefening, kan een belangrijke rol spelen bij de preventie van welvaartsziekten. In 2006 voldeed slechts 55% van de Nederlandse bevolking aan de Nederlandse Norm Gezond Bewegen (NNGB). Dit percentage is ongeveer gelijk voor mannen en vrouwen (tabel 2.7), en is voor beide geslachten sinds het jaar 2000 geleidelijk toegenomen met 3%. Een deel van deze lichaamsbeweging vindt plaats in de vorm van sportbeoefening. In 2004 waren in Nederland 8,4 miljoen actieve sporters, goed voor 1,5 miljard uren sportbeoefening. Populaire sporten in Nederland zijn veldvoetbal, fitness/conditietraining, tennis, fietsen (geen wielrennen) en zwemmen. De gemiddelde sportparticipatie (uitgedrukt in sporturen) is sinds het jaar 2000 met 19% gestegen, en de sterkste stijging is te vinden voor fitness/conditietraining.

Actief, fit en gezond

Lichamelijke activiteit en cardiovasculaire fitheid hebben beide een onafhankelijke relatie met gezondheid. Beide verlagen de kans op sterfte en op het ontstaan van osteoporose, hoge bloeddruk, oudersdomsdiabetes, kanker van de dikke darm, en angst en depressie.

Lichamelijke activiteit laat zich karakteriseren naar duur, frequentie en intensiteit. Voor iedere vorm van lichaamsbeweging kan men het product van deze drie kenmerken zien als een 'dosis' lichaamsbeweging. Niet voor ieder gezondheidseffect is de optimale dosis lichaamsbeweging bekend. De meest aanbevolen dosis lichaamsbeweging gaat uit van een additioneel (dat wil zeggen in aanvulling op het rustmetabolisme) energieverbruik van ten minste 200 kilocaloriën per dag door het uitvoeren van middelzware lichamelijke activiteiten. Een dergelijk additioneel energieverbruik kan men realiseren door bijvoorbeeld dagelijks gedurende 30 minuten te wandelen

1 met medewerking van E. Verhagen

met een snelheid van ongeveer 5 kilometer per uur. Deze aanbeveling staat bekend als de Nederlandse Norm Gezond Bewegen (NNGB). Het is aannemelijk dat een dergelijke dagelijkse dosis lichaamsbeweging een gunstig effect heeft op sterfte, hart- en vaatziekten, hoge bloeddruk en ouderdomsdiabetes. Echter, voor bijvoorbeeld het bevorderen van de botmassadichtheid zijn regelmatige trek- en drukkrachten op het skelet noodzakelijk. Dergelijke krachten realiseert men niet door wandelen, fietsen of zwemmen, maar door bijvoorbeeld krachttraining. Wat de gewenste dosis moet zijn om de botmassa te bevorderen is niet geheel duidelijk, maar waarschijnlijk zijn enkele gewichtsdragende activiteiten per dag al voldoende.

Lichamelijke activiteit hangt door middel van de energiebalans ook nauw samen met overgewicht en obesitas, waarbij de huidige opvatting is dat het vooral lichamelijke inactiviteit is die dit gezondheidsprobleem veroorzaakt, en niet overmatige calorie-inname. Aanvankelijk was de gedachte dat voor het handhaven van een gezond lichaamsgewicht de eerdergenoemde NNGB afdoende is. Volgens recente inzichten is dit echter niet het geval, en moet men voor het handhaven van de energiebalans 45-60 minuten matig intensief bewegen. Dit komt overeen met een gemiddeld energieverbruik per 24 uur van 1,75 maal het rustmetabolisme.

Bovengenoemde normen zijn bedoeld voor de algemene bevolking. Voor kinderen bestaan specifieke normen. Ook voor specifieke groepen, bijvoorbeeld ouderen en mindervaliden, zouden er specifieke normen moeten zijn. In afwezigheid van wetenschappelijke evidentie zijn dergelijke normen voorlopig echter niet voorhanden.

Andere kant van de medaille

Naast gezondheidsbevorderende aspecten kleven er aan lichamelijke activiteit, en meer specifiek aan sportparticipatie, ook gezondheidsrisico's. De bekendste bewegingsgerelateerde aandoeningen worden in de volksmond wel 'blessures' genoemd. Veelal worden hieronder gezondheidsproblemen verstaan die biomechanisch van aard zijn, zoals letsels aan gewrichten, spieren en/of pezen. Van al deze 'biomechanische' blessures is ongeveer de helft acuut van aard. De andere helft bestaat uit blessures die geleidelijk ontstaan, zogenoemde overbelastingsletsels. Men dient de gezondheidsrisico's van lichamelijke activiteit echter in een breder kader te plaatsen. Zo zijn er ook risico's van cardiovasculaire aard (van een gevoel van onbehagen tot plotselinge hartdood), mogelijke gevolgen voor het respiratoire systeem (zoals astma en anafylaxie), en risico's van complexe aandoeningen zoals de *female triad* (een combinatie van eetstoornissen, amenorroe en osteoporose die soms bij vrouwelijke sporters voorkomt). Het is daarom beter in het kader van volksgezondheid te spreken van *bewegingsgerelateerde gezondheidsproblemen* dan van blessures.

Bewegingsgerelateerde gezondheidsproblemen komen weinig voor in de algemene populatie zo lang lichamelijke activiteiten tot doel hebben de gezondheid en conditie te verbeteren. Het risico van bewegingsgerelateerde aandoeningen stijgt

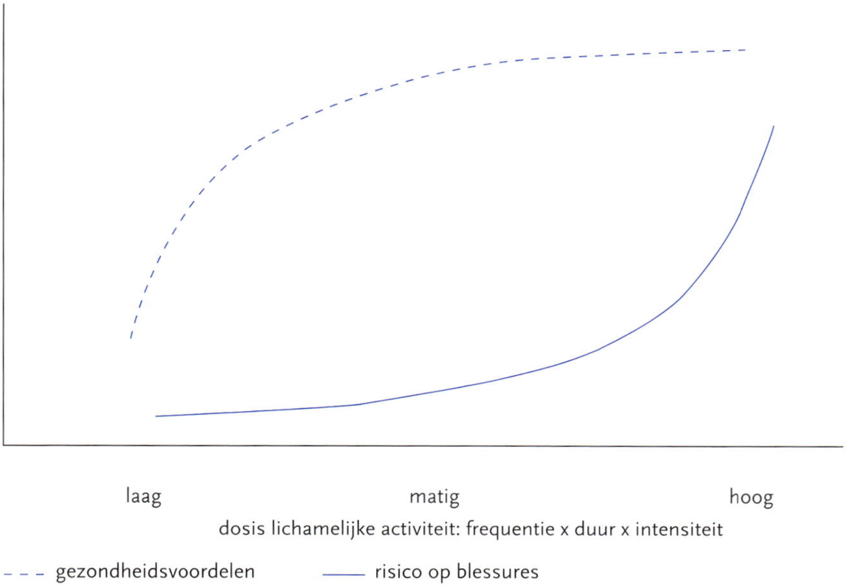

Figuur G.1 Relatie tussen mate van lichamelijke activiteit en risico van bewegingsgerelateerde gezondheidsproblemen

echter met de intensiteit waarmee lichamelijke activiteiten plaatsvinden (figuur G.1). Het risico van negatieve gevolgen neemt zelfs exponentieel toe bij activiteiten waarbij het maximaliseren van de prestatie het doel is.

Sportblessures in Nederland

Helaas omvatten de huidige registraties niet alle bewegingsgerelateerde gezondheidsproblemen, en is er slechts informatie beschikbaar over sportblessures en fatale sportongevallen (inclusief plotselinge hartdood). Tabel G.1 geeft de kerncijfers van de sportblessureproblematiek in Nederland. Er is jaarlijks een geschat aantal van 1,5 miljoen sportblessures in Nederland. Circa de helft van alle sportblessures (760.000) vereist enige vorm van medische behandeling, met een totaal van 3.252.000 behandelingen over verschillende (para)medische disciplines. Dit leidt tot 220 miljoen euro aan geschatte medische kosten. (Sport)fysiotherapeuten voeren jaarlijks de meeste behandelingen ten gevolge van sportblessures uit, met een totaal van 2,3 miljoen behandelingen voor 310.000 blessures op jaarbasis. Daarnaast leiden sportblessures tot 380 miljoen aan geschatte kosten door arbeidsverzuim. Men moet bij de interpretatie van deze directe en indirecte kosten echter niet uit het oog verliezen dat macro-economisch bezien een sporter voor de samenleving nog altijd goedkoper is dan een niet-sporter.

Tabel G.1 Kerncijfers van Nederlandse sportblessureproblematiek, 2000-2005

	Jaarlijks aantal acute sportblessures	*Jaarlijks aantal geleidelijk ontstane sportblessures*	*Totaal per jaar*
medisch behandelde sportblessures	620.000	130.000	750.000
niet-medisch behandelde sportblessures	640.000	110.000	750.000
totaal sportblessures	**1.300.000**	**240.000**	**1.500.000**
	Jaarlijks aantal medisch behandelde sportblessures		*Jaarlijks aantal medische behandelingen voor een sportblessure*
overledenen	12		
ziekenhuisopnamen	12.000		12.000
behandeling op spoedeisendehulpafdeling	160.000		160.000
huisarts	390.000		590.000
(sport)fysiotherapeut	310.000		2.300.000
specialist/poli	140.000		190.000
sportarts	42.000		
andere therapeut/ paramedicus/overig	240.000		
totaal medisch behandelde sportblessures	**760.000**		

Bron: Ormel W, et al. Handboek en kerncijfers epidemiologie sportblessures. Rapport Stichting Consument en Veiligheid, 2007.

Sportzorg in Nederland

Sportzorg is de zorg die specifiek gericht is op het behoud, herstel en bevordering van de gezondheid van de sportende of bewegende populatie. Aan de ene kant richt sportzorg zich op het behoud en de *bevordering van de gezondheid door sporten en bewegen* (preventie). In dit kader gaat de aandacht ook uit naar het *voorkómen van (herhalingen van) blessures.* Aan de andere kant houdt sportzorg zich bezig met het *behandelen van blessures en andere bewegingsgerelateerde aandoeningen,* gericht op het weer gaan sporten of bewegen. Sportzorg is derhalve een veelomvattende vorm van zorg waarin vele (medisch) specialisten en beroepsgroepen actief zijn. De meerwaarde van gespecialiseerde 'sportzorg', boven op de reguliere zorg die bijvoorbeeld huisartsen of specialisten verlenen, is gelegen in de specifieke kennis over sportgerelateerde aandoeningen, over de balans tussen belasting en belastbaarheid en over sporten met een chronische aandoening. Deze gespecialiseerde sportzorg wordt onder andere geboden door sportartsen, sportfysiotherapeuten en sportmasseurs.

Het werkterrein van deze beroepsgroepen overlapt met dat van andere vakgebieden, zoals dat van de huisarts en de orthopeed. Dit komt doordat sportgerelateerde aandoeningen veelal niet specifiek zijn voor sportbeoefening. Hierdoor lijkt sportzorg in Nederland een 'grijs' gebied, hetgeen het werk voor de specifieke beroepsgroepen ondanks de geldende meerwaarde soms lastig maakt. Er liggen in Nederland echter vele kansen om de sportzorg een duidelijker gezicht te geven. In de huidige samenleving is overgewicht een groeiend probleem en worden mensen van alle leeftijden aangespoord om te gaan bewegen. In de landen om ons heen gaat de sportgeneeskunde zich steeds meer bezighouden met deze preventieve kant van sport en bewegen, en spreekt men thans van *sport and exercise medicine*. Ook in Nederland wordt verwacht dat de beroepsgroepen binnen de sportzorg zich hier in de nabije toekomst meer mee gaan bezighouden.

AANBEVOLEN LITERATUUR

Bahr R, Maehlum S (eds). Clinical guide to sports injuries. Champaign: Human Kinetics, 2004. ISBN 978 07 360 4117 6.

Bouchard C, Blair SN, Haskell WL (eds). Physical activity and health. Champaign: Human Kinetics, 2006. ISBN 978 07 360 5092 0.

Kemper HCG, Ooijendijk WTM, Stiggelbout M. Nederlandse Gezonde Beweeg Norm. Tijdschr Soc Gezondheidsz 2000;78(3):180-3.

Ormel W, Stam C, Schoots W, et al. Handboek en kerncijfers epidemiologie sportblessures. Rapport Stichting Consument en Veiligheid, 2007.

Internetsites

Stichting Consument en Veiligheid	www.veiligheid.nl
NOC*NSF	www.sport.nl
Vereniging voor Sportgeneeskunde	www.sportgeneeskunde.com

Thema H Forensische geneeskunde in Nederland

C. Das

Inleiding

Forensische geneeskunde is het vakgebied dat zich bezighoudt met medische expertise ten behoeve van politie en justitie. Ook de medische zorg voor arrestanten en gedetineerden in opdracht van politie en justitie wordt wel tot de forensische geneeskunde gerekend.

In Nederland wordt forensische geneeskunde algemeen gezien als onderdeel van de sociale geneeskunde vanwege de duidelijke relatie met de overheid. De forensisch arts heeft in bijna alle individuele gevallen niet alleen met de patiënt/cliënt en zijn of haar behandelaars te maken, maar ook met de overheid (met name politie, justitie of gemeenten). Er wordt onderscheid gemaakt tussen de eerstelijns forensische geneeskunde en forensisch medische specialismen, zoals forensische psychiatrie en forensische pathologie.

Een *eerstelijns forensisch arts* houdt zich bezig met medische zorg voor arrestanten en gedetineerden, medisch onderzoek ('sporenonderzoek') bij verdachten en bij slachtoffers van geweld en treedt op als gemeentelijk lijkschouwer. De obsolete term 'politiearts' wekt de indruk dat forensisch artsen in dienst van politie of justitie zijn. Dat is niet juist. De meeste forensisch artsen zijn in dienst van een GGD. Het grootste deel (rond 75%) van het werk van een eerstelijns forensisch arts bestaat uit medische zorg voor personen 'onder de hoede' van politie of justitie. Vanwege het specifieke karakter van het werk is ervoor gekozen de curatieve zorg voor arrestanten door forensisch artsen en niet door huisartsen te laten doen. Verslavingsproblematiek (heroïne, methadon, cocaïne en alcohol) en psychiatrische problematiek komen zeer frequent voor. Aangezien medische zorg het belangrijkste onderdeel van de eerstelijns forensische geneeskunde is, is curatieve ervaring zeer wenselijk voor de artsen die dit werk doen.

Cijfers

Tabel H.1 geeft een overzicht van de verrichtingen in het jaar 2006 van de afdeling Forensische geneeskunde van de GGD Amsterdam.

Tabel H.1 Verrichtingen van de afdeling Forensische geneeskunde van de GGD Amsterdam, 2006

medische zorg arrestanten (arts)	4.818
medische zorg arrestanten (verpleegkundige)	4.564
verstrekking methadon	2.805
beoordeling intoxicaties	1.953
bloedafname (wegenverkeerswet)	367
afname DNA-materiaal	104
letselverklaringen	1.500
medisch onderzoek bij zedendelicten	73
lijkschouw (exclusief euthanasie)	838
lijkschouw euthanasie	243
diversen	875
totaal	**18.140**

In Nederland overlijden jaarlijks ongeveer 140.000 mensen, bijna 1% van de bevolking. Ongeveer 5000 mensen per jaar komen op een niet-natuurlijke wijze om het leven. Circa 2500 mensen per jaar overlijden door euthanasie (of hulp bij zelfdoding), waarvan inmiddels circa 80% aan de gemeentelijk lijkschouwer wordt gemeld. De onderliggende doodsoorzaak (de ongeneeslijke aandoening die tot het euthanasieverzoek heeft geleid) wordt door het Centraal Bureau voor de Statistiek (CBS) als (natuurlijke) doodsoorzaak geregistreerd, omdat anders een onderrapportage van met name sterfte aan kanker zou ontstaan. De euthanasiegevallen vindt men dus niet terug in de CBS-statistieken bij de categorie *niet-natuurlijke dood*.

In ruim tienduizend gevallen per jaar wordt de gemeentelijk lijkschouwer ingeschakeld. In tabel H.2 is weergegeven wat de aard van het overlijden is bij de lijkschouwingen verricht door de gemeentelijk lijkschouwer.

Tabel H.2 Aard van het overlijden bij lijkschouwingen verricht door de gemeentelijk lijkschouwer

Aard van het overlijden	%	%
niet-natuurlijke dood	59	
- ongeval		24
- euthanasie		17
- suïcide		14
- misdrijf		2
natuurlijke dood	32	
onverklaard	9	
totaal	**100**	

Bron: Das C. Overlijdensverklaringen en artsen: wet en praktijk [dissertatie]. Amsterdam: VU Amsterdam, 2004.

In 59% van de gevallen besluit de forensisch arts dat er inderdaad sprake was van een niet-natuurlijke dood, terwijl hij in circa 30% van de gevallen alsnog een verklaring van natuurlijk overlijden afgeeft. Het gaat dan veelal om gevallen van plotseling overlijden, waarbij de precieze doodsoorzaak niet met zekerheid kan worden vastgesteld.

Hoeveel gevallen van een niet-natuurlijke dood niet worden gemeld aan de gemeentelijk lijkschouwer, is onbekend. Wel is uit onderzoek gebleken dat 28% van de sterfgevallen die door het CBS (op basis van de informatie vermeld op het doodsoorzaakformulier) als niet-natuurlijk werden beoordeeld, niet waren gemeld aan de gemeentelijk lijkschouwer. Het betreft vooral overlijden na een ongeval. Hoeveel misdrijven niet worden onderkend is onbekend, maar op grond van casuïstiek is duidelijk dat het meer dan eens voorkomt dat bij personen die door een misdrijf om het leven kwamen, in eerste instantie een verklaring van natuurlijk overlijden was afgegeven. De fatale verwondingen werden in een aantal gevallen door de begrafenisverzorger opgemerkt.

Jaarlijks worden in Amsterdam circa 25.000 personen (voor heel Nederland: 160.000) gearresteerd, die gemiddeld één nacht op een politiebureau doorbrengen. Bijna 10.000 van hen worden door een forensisch arts of een forensisch verpleegkundige gezien. Ongeveer een kwart van de arrestanten wordt overgebracht naar een huis van bewaring.

In de periode 2000-2004 onderzocht de Rijksrecherche 37 sterfgevallen van personen 'onder de zorg van de politie' (dat wil zeggen personen die ingesloten waren op een politiebureau of die net gearresteerd waren of die vervoerd werden in een politieauto; ook arrestanten die uiteindelijk in een ziekenhuis overleden, werden meegerekend).

In 34 van de 37 sterfgevallen kon de doodsoorzaak worden vastgesteld: vijftienmaal een intoxicatie (vooral cocaïne), negenmaal suïcide en tienmaal een natuurlijke dood. Deze doodsoorzaken geven duidelijk aan op welke risico's politie en forensisch arts bedacht moeten zijn.

Organisatie

Er zijn in Nederland ruim driehonderd eerstelijns forensisch artsen actief. Zij doen het forensisch werk vooral buiten kantooruren naast ander werk als sociaalgeneeskundige, zoals keuringsarts, jeugdarts of infectieziektearts. Ook sommige huisartsen doen via een contract met een GGD forensische diensten. De meeste forensisch artsen zijn aan een GGD verbonden. De vakgroep Forensische geneeskunde van GGD Nederland (de koepelorganisatie van de GGD's) speelt een belangrijke rol in de eerstelijns forensische geneeskunde. Daarnaast is het Forensisch Medisch Genootschap (FMG) de onafhankelijke beroepsvereniging met circa 350 leden. De rol van de gemeentelijk lijkschouwer is vastgelegd in de Wet op de lijkbezorging. De andere onderdelen van het takenpakket van de forensisch arts berusten niet op een wettelijke regeling.

Uitoefening van forensische geneeskunde

Er kan onderscheid worden gemaakt tussen *curatieve zorg* en *medische advisering*. In het eerste geval vraagt de persoon die vastzit om medische hulp. In het tweede geval wenst de politie of de arrestantenverzorger een medische beoordeling, waarbij het vooral gaat om de vraag of de arrestant ingesloten kan worden of blijven en of medische zorg ter plekke of in het ziekenhuis nodig is. Deze problematiek speelt vooral bij personen die onder invloed van alcohol en/of drugs worden 'opgebracht'. Veel van deze personen zijn dermate 'beneveld' dat communicatie niet mogelijk is. De forensisch arts moet beoordelen of 'verblijf ter ontnuchtering' verantwoord is of dat acute medische hulp of observatie in een ziekenhuis aangewezen is. Ook een beoordeling van personen die 'gestoord gedrag' vertonen of 'verward zijn' en om die reden door de politie zijn opgepakt, hoort bij de medische advisering door een forensisch arts. Deze moet uitmaken of er sprake is van (acute) psychiatrie, een intoxicatie door alcohol, cocaïne, ecstasy of paddo's of dat er sprake is van een persoonlijkheidsstoornis. Vooral het onderkennen van een delier (een psychiatrisch beeld met verwardheid en een verlaagd bewustzijn op basis van een somatisch/organische aandoening) is een belangrijke (en moeilijke) opdracht voor de forensisch arts.

De forensisch arts treedt op als *eerstelijns hulpverlener*, dus als behandelend arts, voor personen die vastzitten op een politiebureau en om een dokter vragen. Relatief vaak zijn verslavingen, infectieziekten (hepatitis, tuberculose, hiv) en persoonlijkheidstoornissen aan de orde. Navraag bij behandelaars (huisarts, verslavingszorg, GGZ) is vaak noodzakelijk. Veel drugsverslaafden, alcoholisten en daklozen blijken overigens nergens (meer) in behandeling te zijn. Via diverse instanties, zoals maatschappelijk werk, Hulp voor Onbehuisden, Leger des Heils, sociaalpsychiatrische diensten en verslaafdenzorg wordt geprobeerd medische en maatschappelijke zorg te organiseren. Ook verwijzing naar de afdeling infectieziekten van de GGD is meer dan eens geïndiceerd. Relatief veel patiënten met (open) tuberculose komen via politiecel en forensisch arts bij de tbc-afdeling terecht. Bij slachtoffers van verkrachting wordt na het sporenonderzoek soa-onderzoek en anticonceptie door de forensisch arts geregeld.

Het *sporenonderzoek* wordt verricht in het kader van opsporingsonderzoek door politie en justitie. Veelvoorkomende vormen zijn: letselverklaringen in het kader van aangifte van mishandeling, bloedonderzoek in het kader van de Wegenverkeerswet ('rijden onder invloed') en het 'zedenonderzoek' na seksuele delicten. Het vergaren van DNA-materiaal (sperma, speeksel, haren, huidcellen) van de dader van het zedendelict speelt een belangrijke rol in het opsporingsonderzoek.

Als de behandelend arts bij twijfel aan een natuurlijke dood of bij aanwijzingen voor een niet-natuurlijke dood de forensisch arts inschakelt, stelt deze eventueel samen met de politie/recherche een onderzoek in. De *deskundigheid* van de forensisch arts ligt in het herkennen van verschijnselen die op een verwonding, verstikking of een intoxicatie kunnen wijzen. Het onderscheid tussen postmortale verschijnselen, zoals lijkvlekken (livores en vibices), blaarvorming (epidermolyse) door ontbinding, rottingsverschijnselen en versterkte vaattekening (marmorisatie) en (premortale) bloeduitstortingen, brandwonden en kneuzingen kan in sommige gevallen erg moeilijk zijn. Ook het vaststellen van het tijdstip van overlijden (of op zijn minst een betrouwbare schatting ervan maken) op basis van lichaams- en omgevingstemperatuur en postmortale verschijnselen, zoals lijkstijfheid en lijkvlekken, behoort tot de expertise van de lijkschouwer. De schouwarts dient na een (uitwendige) lijkschouw de doodsoorzaak en de aard van het overlijden vast te stellen. Daarmee wordt van de schouwarts vaak meer verwacht dan hij kan waarmaken. Het onderzoek door een schouwarts, de lijkschouw, vertoont grote overeenkomst met het normale medische onderzoek: (hetero)anamnese, lichamelijk onderzoek en diagnose. Verschil is dat informatie over de voorgeschiedenis vaak ontbreekt en dat nader onderzoek, zoals bloedonderzoek (onder meer toxicologisch) en röntgenonderzoek, slechts zelden wordt gedaan. Daarom is het 'vaststellen van de doodsoorzaak' vaak minder decisief dan de term suggereert. In feite is het vaak een zwak onderbouwde waarschijnlijkheidsdiagnose.

Actuele ontwikkelingen

In 2006 heeft de regering een voorstel tot wijziging van de Wet op de lijkbezorging ingediend, mede met het doel het aantal gevallen van niet-onderkende niet-natuurlijke dood te reduceren. De Memorie van toelichting vermeldt dat 'de lijkschouw door de gemeentelijk lijkschouwer vraagt om specifiek geschoolde artsen' en 'dat vraagt specifieke opleiding, vaardigheden en ervaring', maar stelt vervolgens dat 'de beroepsgroep zelf verantwoordelijk is voor het opleidings- en deskundigheidniveau'. De beroepsgroep heeft echter geen enkele bevoegdheid om daar dwingende voorschriften over uit te vaardigen. Het is de taak van de overheid om hier dwingende eisen aan te stellen. Een positieve ontwikkeling is dat er sinds 2006 een officieel register voor forensisch artsen bestaat via de Sociaalgeneeskundige Registratiecommissie (SGRC). Nu moet nog worden geregeld dat alle actieve en opgeleide forensisch arts in het register worden opgenomen.

Elk sterfgeval dat niet evident natuurlijk is, moet door een deskundige lijkschouwer worden beoordeeld. Daartoe zou in de nieuwe Wet op de lijkbezorging een categorie 'onverklaard overlijden' moeten worden opgenomen. Het is van groot belang dat de behandelend arts kan aangeven dat (vooralsnog) niet uit te maken is of er sprake is van een natuurlijke dood omdat de aard van het overlijden onverklaard is. De gemeentelijk lijkschouwer zou dan moeten worden ingeschakeld zonder dat de 'verdenking' of 'beschuldiging' van niet-natuurlijke dood hoeft te worden uitgesproken. Deze problematiek speelt met name bij plotseling overleden kinderen. In het wetsvoorstel is een aparte procedure opgenomen voor de lijkschouw en een nader onderzoek naar de doodsoorzaak (NODO) bij overleden kinderen. De NODO-procedure beoogt om bij overleden kinderen bij wie op grond van voorgeschiedenis en uitwendige lijkschouw de doodsoorzaak niet kan worden vastgesteld, een nader onderzoek (met eventueel een klinische sectie) onder leiding van de gemeentelijk lijkschouwer in te stellen.

Tot slot

Hoewel de forensische geneeskunde (medische expertise ten behoeve van politie en justitie) een geschiedenis heeft die in Europa vele eeuwen teruggaat, staat het vakgebied in Nederland nog in de kinderschoenen. Universitair onderwijs, wetenschappelijk onderzoek in de forensische geneeskunde en de postacademische opleiding en registratie zijn nog volop in ontwikkeling. De belangstelling voor het vakgebied neemt toe, zowel bij studenten als bij artsen. De combinatie van curatief werk en 'speurwerk' en het grote maatschappelijke belang van veel zaken waar de forensisch arts zich mee bezighoudt, maken het vak apart en boeiend.

AANBEVOLEN LITERATUUR

lauw E, Vegter P, Monterie R. Handboek arrestantenzorg. Maarssen: Elsevier, 1999. ISBN 978 90 574 9063 7.

Das C, Wal G van der. De beoordeling van niet-natuurlijke sterfgevallen; een analyse van doodsoorzaakverklaringen. Tijdschr Gezondheidswet 2003;81:355-9.

Rapport Rijksrecherche. Politie een zorg! Analyse van overlijdensgevallen onder de zorg van politie, 2000-2004.

Reijnders UJL, Das C. De lijkschouw in de praktijk. Maarn: Prelum Uitgevers, 2006. ISBN 978 90 8562 036 5.

Internetsite

lijkschouw in de praktijk www.lijkschouw.nl

Thema I Sociale zekerheid en verzekeringsgeneeskunde[1]

J.H.B.M. Willems

Inleiding

Een moderne verzorgingsstaat als Nederland, zo betoogt de Wetenschappelijke Raad voor het Regeringsbeleid (WRR) in een recent rapport, heeft vier hoofdfuncties: verzorgen, verheffen verbinden en verzekeren. *Verzorgen* heeft vooral betrekking op hulp aan mensen die vanwege fysieke, verstandelijke of psychische beperkingen niet in staat zijn adequaat deel te nemen aan het gangbare maatschappelijke verkeer (leven, wonen, werken). *Verheffen* heeft betrekking op het stimuleren van een ontwikkeling die ertoe leidt dat de sociaaleconomische positie van elk individu alleen wordt bepaald door zijn of haar talenten en verdiensten (merites). Factoren zoals afkomst, grond- of geldbezit, ras en geslacht mogen daarbij (in principe) geen rol spelen. De zorg voor goed onderwijs voor iedereen kan hiertoe worden gerekend. Echter, ook de toegang tot de arbeidsmarkt is nog lang niet voor iedere Nederlander even gemakkelijk: vrouwen, ouderen en jongeren uit andere culturen hebben nog steeds een minder goede positie, enige 'verheffing' is hier dringend gewenst. *Verbinden* betreft de noodzaak om maatschappelijke tegenstellingen en spanningen te overbruggen, bijvoorbeeld tussen culturen, tussen oud en jong, werkenden en niet-werkenden, mannen en vrouwen, arm en rijk. *Verzekeren,* tot slot, bestaat uit het helpen beheersen van de risico's van inkomensverlies waar het individu redelijkerwijs zelf niet de hand in heeft of kan hebben. Deze functie heeft zijn uitwerking gekregen binnen de sociale zekerheid, in een uitgebreid stelsel van producten en diensten, gebaseerd op een beperkt aantal wetten en uitvoeringsregels.

In dit thema concentreren wij ons op de verzekering tegen inkomensverlies bij ziekte en arbeidsongeschiktheid. Deze helpt mensen aan een inkomen, als alle pogingen om te herstellen en hen maatschappelijk actief te houden en hun eigen inkomen te verdienen zijn mislukt.

1 met medewerking van W.E.L. de Boer

Sociale zekerheid: enkele belangrijke wetten in vogelvlucht

Bij sociale zekerheid wordt onderscheid gemaakt tussen *verzekeringen* en *voorzieningen*.

Werknemersverzekeringen zijn bedoeld voor werknemers: mensen die een arbeidsovereenkomst hebben afgesloten met een werkgever. Andere arbeidsverhoudingen worden onder bepaalde voorwaarden gelijkgesteld (thuiswerkers, musici, artiesten). De werknemersverzekeringen zijn de volgende.

- De Ziektewet (ZW) en de Wet uitbreiding loondoorbetaling bij ziekte (Wulbz). Wie vanwege ziekte of gebrek niet (volledig) kan werken, heeft recht op gedeeltelijke loondoorbetaling (de eerste twee jaar van de arbeidsongeschiktheid).
- Wet werk en inkomen naar arbeidsvermogen (WIA) en haar voorloper de Wet op de arbeidsongeschiktheidsverzekering (WAO). Wie na twee jaar ziekte niet is hersteld en niet kan werken, kan onder bepaalde voorwaarden een loonsuppletie of een uitkering krijgen. Volledig en duurzaam arbeidsongeschikten krijgen te maken met de regeling Inkomensvoorziening volledig arbeidsongeschikten (IVA). Gedeeltelijk arbeidsgeschikten vallen onder de regeling Werkhervatting gedeeltelijk arbeidsgeschikten (WGA). Deze laatste regeling is financieel gunstiger naarmate men de arbeidsmogelijkheden die men nog heeft, ook daadwerkelijk benut door werk te aanvaarden: er is dus een flinke stimulans ingebouwd.

Volksverzekeringen betreffen iedereen die in Nederland woont of in loondienst werkt. De in dit hoofdstuk relevante volksverzekering is de volgende.

- Wet arbeidsongeschiktheidsregelingen jonggehandicapten (Wajong). Jongeren tot 17 jaar die vanwege een aangeboren of vroeg verkregen ziekte of gebrek geen of onvoldoende) inkomen kunnen verwerven, kunnen een uitkering krijgen. Ook studenten die tijdens hun studie ziek worden, kunnen onder deze regeling vallen.

De *sociale voorzieningen* vormen een aanvulling op de sociale verzekeringen. Wie niet in aanmerking komt voor een uitkering of onvoldoende krijgt om van te leven, kan een beroep doen op deze voorzieningen. Deze voorzieningen werken altijd aanvullend: ze vullen het (gezins)inkomen aan tot het sociale minimum. De in dit verband belangrijkste sociale voorzieningen zijn de volgende.

- Inkomensvoorziening voor oudere en gedeeltelijk arbeidsongeschikte werkloze werknemers (IOAW) en Inkomensvoorziening voor oudere en gedeeltelijk arbeidsongeschikte gewezen zelfstandigen (IOAZ). Deze voorzieningen vullen het inkomen van oudere arbeidsongeschikten aan als dit beneden een minimumgrens valt.
- Wet werk en bijstand (WWB). Wie een inkomen onder het sociale minimum heeft, kan onder bepaalde voorwaarden een 'bijstandsuitkering' krijgen. Mensen die wegens ziekte of gebrek niet kunnen werken, kunnen worden vrijgesteld van de plicht om werk te zoeken of te aanvaarden.

- Wet op de maatschappelijke ondersteuning (WMO). Deze nieuwe wet is een participatiewet: ze moet mensen die dat nodig hebben, ondersteunen met diensten en hulpmiddelen die ertoe bijdragen dat zij zo lang mogelijk maatschappelijk actief kunnen blijven. Dat gebeurt onder andere door het compenseren van beperkingen op mobiliteitsgebied, zelfredzaamheid in en om de woning, en het kunnen deelnemen aan het maatschappelijke leven.

Ziekte en arbeidsongeschiktheid: enige cijfers

Het *ziekteverzuim* in Nederland bedroeg in 2006 gemiddeld 4,5%. Dat betekent dat elke dag 1 op de 22 werknemers vanwege ziekte niet werkt. Tussen beroepen en branches bestaan grote verschillen. Dat is te verklaren doordat bepaalde werkzaamheden een groter risico van ziekte en ongevallen met zich meebrengen en ook doordat men met een bepaalde ziekte sommige werkzaamheden nu eenmaal tijdelijk niet meer kan doen. Een knieblessure door sporten leidt bij een stratenmaker tot verzuim, maar bij een administratief (zittend) beroep meestal niet. Degenen die niet binnen twee jaar herstellen, worden desgevraagd gekeurd voor een uitkering op basis van de WIA.

Sinds de invoering van de WAO (1967) is het aantal *uitkeringsgerechtigden* wegens arbeidsongeschiktheid in Nederland opgelopen tot ruim 800.000 in 2002. Als gevolg van strengere wetgeving is dat aantal inmiddels weer gedaald tot ongeveer 650.000 in 2006. In 2006 kregen 155.000 personen een arbeidsongeschiktheidsuitkering op grond van de Wet arbeidsongeschiktheidsvoorziening jonggehandicapten (Wajong, 1998). Deze is bedoeld voor gehandicapte jongeren en voor studerenden die tijdens hun studie arbeidsongeschiktheid zijn geworden. De grootste diagnosegroep in deze categorie zijn de verstandelijk gehandicapten: ruim 40% van het totale aantal.

Tabel I.1 laat zien onder welke *diagnosegroepen* mensen anno 2006 een beroep deden op een arbeidsongeschiktheidsuitkering via de WIA. Aandoeningen van het houdings- en bewegingsapparaat en psychische problemen vormden de twee grootste categorieën. Veel van deze claims worden overigens afgewezen. Globaal varieerde het afwijzingspercentage in 2006 tussen bijna 40% (aandoeningen van het urogenitale stelsel) en bijna 70% (aandoeningen van het bewegingsapparaat). Dit is vooral te verklaren doordat bij de keuring wordt bekeken welke activiteiten men nog kan verrichten en hoeveel men daarmee kan verdienen. Afwijzing betekent dus niet dat men gezond is. De laatste jaren wordt veel meer aandacht gegeven aan actief meewerken aan herstel en re-integratie: wat kan er worden gedaan om beter te worden en weer te gaan werken? Wie niet meewerkt aan zijn herstel, krijgt geen uitkering meer. Een werkgever die veel arbeidsongeschiktheid 'veroorzaakt' en weinig aan preventie doet, krijgt daarvoor sancties opgelegd.

Tabel I.1 WIA-beoordelingen naar diagnosegroep gestandaardiseerd voor leeftijd en geslacht, 2006

Diagnosegroep	%
psychische aandoeningen	30,5
aandoeningen van het bewegingsapparaat	32,6
cardiovasculaire aandoeningen	8,1
aandoeningen van het zenuwstelsel	9,4
aandoeningen aan het urogenitale stelsel	3,9
overige diagnosen	15,5

Exclusief beoordelingen waarvoor de diagnose niet bekend is (ongeveer 5%) en exclusief zieke werknemers die geen werkgever hebben of voor wie de werkgever het loon niet hoeft door te betalen.
Bron: Kenniscentrum UWV, Directie SBK. UWV Kwartaal Verkenning 2007-II.

Rol van artsen bij ziekteverzuim en arbeidsongeschiktheid

Zowel *curatief* als *preventief* werkende artsen zijn, evenals andere disciplines bij de behandeling, begeleiding en belastbaarheidbeoordeling betrokken. De huisarts of specialist behandelt de ziekte. Vooral bij korter durende ziekten kan ook de bedrijfsarts daarbij een actieve rol spelen. De behandelend arts kan tevens op basis van de bevindingen functionele beperkingen constateren die werken tijdelijk belemmeren. Aangezien een dergelijk oordeel ook kennis van de werkplek behoeft en tevens gevolgen heeft voor de loondoorbetalingsplicht van de werkgever, wordt een werkadvies formeel door de bedrijfsarts aan de werkgever verstrekt. Tussen curatief werkende artsen en bedrijfsartsen dient dus in zulke situaties, na instemming van de patiënt, overleg plaats te vinden.

De rol van de *bedrijfsarts* in de behandeling is verder vooral die van een deskundige meekijker: welke diagnose wordt gesteld en wat is het behandelingsplan? Bij beroepsgebonden aandoeningen is een specifieke inbreng van de bedrijfsarts in het behandelplan vaak nodig, en soms dienen dan ook preventieve maatregelen op de werkplek te worden genomen. De *verzekeringsarts* komt doorgaans pas in actie bij langer durend ziekteverzuim, en in ieder geval wanneer een beroep op een uitkering wordt gedaan.

De laatste jaren is in Nederland een ontwikkeling ingezet die ertoe moet leiden dat alle artsen die bij de behandeling, begeleiding en beoordeling van een zieke werknemer betrokken zijn, intensiever samenwerken. Om dat te vergemakkelijken worden richtlijnen ontwikkeld, waarin de bijdrage van elk van deze artsen aan het proces wordt neergelegd. Hierdoor kan het herstel- en re-integratietraject effectiever en efficiënter verlopen. De verzekeringsarts heeft in dit traject een eigen specifieke taak.

Beoordeling van arbeidsongeschiktheid door verzekeringarts

Gebreken en (chronische) ziekten zijn niet alleen medische problemen. *Psychische en sociale factoren* zijn voor de prognose van herstel en werkhervatting ook van grote betekenis. Het zijn juist deze factoren die de beoordeling van een zieke werknemer soms uiterst moeilijk en delicaat maken. Ze bepalen mede waarom de ene persoon vrij snel decompenseert, terwijl de andere zich met soms nog ernstigere aandoeningen toch staande weet te houden. De arts die beoordeelt of een persoon tot arbeid in staat is, dient dus een complexe afweging te maken, waarbij de aspecten moeten worden achterhaald die participatie in het arbeidsproces belemmeren. De International Classification of Functioning, Disability and Health (ICF, zie thema A) biedt het conceptuele kader voor deze beoordeling.

Een werknemer die twee jaar vanwege ziekte niet heeft gewerkt, doet als regel een beroep op een arbeidsongeschiktheidsuitkering. Deze 'claimbeoordeling' wordt uitgevoerd door het Uitvoeringsinstituut werknemersverzekeringen (UWV). Het medische deel van deze beoordeling wordt verricht door de verzekeringsarts. De rol van de verzekeringsarts bij de beoordeling van de belastbaarheid van een zieke werknemer bestaat uit vier componenten, te weten:

- beoordelen of het behandel- en begeleidingstraject goed is verlopen. Daarbij wordt zowel bezien of de interventies adequaat waren, of de werknemer zelf zijn best heeft gedaan om beter te worden, en of de werkgever alles heeft gedaan om de werknemer eventueel met hulpmiddelen ondersteund weer terug naar het werk te krijgen;
- beoordelen of eventueel directe actie nodig is om de re-integratie te bevorderen;
- beoordelen of de belastbaarheid op het moment van beoordeling (meestal als er een beroep op een arbeidsongeschiktheidsuitkering wordt gedaan door de werknemer) werken (al dan niet gedeeltelijk) toelaat;
- beoordelen wat de prognose voor herstel is.

Op basis van de beoordeling volgt een *advies over de belastbaarheid*. Een arbeidsdeskundige bepaalt vervolgens of en zo ja hoeveel de werknemer nog kan verdienen in enig beroep. Een recht op een permanente volledige arbeidsongeschiktheidsuitkering kan bestaan als er geen werk meer is waarmee de persoon nog (een bepaald minimum) inkomen kan verdienen, en als het onwaarschijnlijk is dat hij nog zal herstellen. Hij is dan duurzaam en volledig arbeidsongeschikt. In alle andere gevallen, dus als er nog een zogenoemde restcapaciteit (in feite een verdiencapaciteit) bestaat, kan er hoogstens sprake zijn van een tijdelijke aanvulling op het loon of een gedeeltelijke uitkering. Als de arbeidsongeschiktheid lager is dan 35%, wordt van de werknemer verwacht dat hij bij zijn huidige werkgever aan de slag blijft, en van deze werkgever wordt verwacht dat hij daartoe de mogelijkheden biedt. Hij moet loon doorbetalen, van een uitkering kan geen sprake zijn. De eerste ervaringen in 2006 hebben overigens geleerd dat het voor deze categorie mensen moeilijk is hun werk te behouden. Dat kan te maken hebben met het feit dat de gezondheidsproblemen weliswaar groot zijn of als zodanig worden ervaren, maar dat desondanks de verdiencapaciteit nog redelijk op peil is gebleven, zij het voor bepaalde werkzaamheden. Ook valt niet uit te sluiten dat werkgevers liever geen werknemers in dienst hebben waar 'iets aan mankeert'.

Actuele ontwikkelingen

In de discussie over de verzekeringsaspecten van sociale zekerheid zijn drie grote thema's aan de orde: de *verantwoordelijkheid*, de *financiering* en de *kwaliteit*.

De laatste jaren zijn de *verantwoordelijkheden* voor ziekteverzuim en arbeidsongeschiktheid flink verschoven. Kort samengevat: waar eerst de overheid alle verantwoordelijkheid op zich nam door uitkering te garanderen ('zorgen voor ...'), is anno 2007 de verantwoordelijkheid voor (preventie van) ziekteverzuim, en arbeidsgeschiktheid gelegd bij iedere burger persoonlijk en bij de werkgever. De overheid regelt en houdt toezicht, maar blijft meer op afstand ('zorgen dat ...'). Alle partijen (werkgever, werknemer, verzekeraar) worden geprikkeld om werkhervatting te bevorderen. Niet iedereen is even blij met deze ontwikkeling, die ook inhoudt dat het uitkeringssysteem is versoberd en het verkrijgen van een uitkering bemoeilijkt.

In lijn met de verantwoordelijkheidsverschuiving is ook de *financiering* van de uitkeringen aangepast. In het verleden bestond al recht op een uitkering na enkele dagen ziekteverzuim, terwijl deze zogeheten wachttijd inmiddels twee jaar bedraagt. Gedurende die twee jaar moet de werkgever in totaal ten minste 170% van het jaarloon doorbetalen. Werknemers en werkgevers kunnen hiervoor een verzekering afsluiten. Zowel over deze langere wachttijd als over de hoogte van de uitkeringen is nog voortdurend discussie. Deze financiële prikkels hebben voordelen en nadelen. Ze leiden tot meer inspanningen van partijen om herstel te bevorderen, maar ook tot drempels voor diegenen die niet meer helemaal gezond zijn. Voor mensen met een chronische ziekte (diabetes, astma) wordt het verkrijgen en behouden van werk door deze ontwikkelingen moeilijker. Voor mensen met minder goed objectiveerbare aandoeningen (chronische vermoeidheid, fibromyalgie, lagerugklachten) wordt het verkrijgen van een uitkering lastiger. Voor sommigen is deze ontwikkeling dus gunstig of wordt deze als gunstig gezien, voor anderen juist niet.

Aan de *kwaliteit* van de beoordelingssystematiek worden steeds hogere eisen gesteld. Krijgt iedereen wel de juiste beoordeling, waaraan moet zo'n juiste beoordeling voldoen, bestaan er niet te grote beoordelingsverschillen tussen artsen? Ook aan de kwaliteit van het re-integratietraject worden steeds hogere eisen gesteld: is de juiste behandeling ingesteld, heeft de werknemer wel voldoende zijn best gedaan om beter te worden, heeft de werkgever er alles aan gedaan de werknemer weer aan het werk te krijgen? De komende jaren zal vooral veel onderzoek nodig zijn om dit kwaliteitsdenken te voeden met de juiste normen. Gelukkig zit het verzekeringsgeneeskundig onderzoek de laatste jaren in de lift. Het kenniscentrum Verzekeringsgeneeskunde dat door de beide Amsterdamse universiteiten en het UWV is ingesteld, is daarvan een voorbeeld.

AANBEVOLEN LITERATUUR

Gezondheidsraad. Beoordelen, behandelen, begeleiden. Medisch handelen bij ziekteverzuim en arbeidsongeschiktheid. Den Haag, juli 2005.

Willems JHBM, Koten JW, Croon NHTh. Bepaling van de belastbaarheid. In: Handboek arbeid en belastbaarheid. 2e druk. Houten: Bohn, Stafleu van Loghum, 2005. ISBN 90 650 2624 X.

WRR. De verzorgingsstaat herwogen. Over verzorgen, verzekeren, verheffen en verbinden. Amsterdam: Amsterdam University Press, 2006.

Internetsites

Wet werk en inkomen	www.werkennaarvermogen.nl
wegwijzer beleidsplan Wet maatschappelijke ondersteuning	www.invoeringwmo.nl

Deel 3 Gezondheidszorg

7 De gezondheidszorg: bouw, werking en prestaties

K. Stronks, G. Westert, G. van der Wal
met medewerking van E. van der Hijden (7.4, 7.6), R. Stussgen (7.5.5) en J. Polder (7.8.4)

Leerdoelen

- Verwerven van kennis van begrippen aan de hand waarvan het functioneren van de drie partijen in het gezondheidszorgsysteem kan worden beschreven.
- Verwerven van kennis van kerngetallen over volume van zorgaanbod en zorggebruik, en financiering van de zorg.
- Verwerven van begrip van het functioneren van de relaties tussen de drie partijen in het zorgsysteem, en van de prestaties van het zorgsysteem.

7.1 INLEIDING

De twee centrale thema's van dit boek zijn volksgezondheid en gezondheidszorg. Deze begrippen zijn niet los te koppelen. Het ultieme doel van gezondheidszorg is immers bij te dragen aan de gezondheid van zorgvragers, en waar dat met succes gebeurt, zal dat ook leiden tot een verbetering van de volksgezondheid.

De gezondheidszorg kan worden gezien als een samenspel van drie 'actoren': de aanbieder van zorg (zoals de arts of het ziekenhuis), de vrager van zorg (de patiënt), en de financier van zorg (veelal een verzekeraar). Elk van deze partijen heeft als het ware twee 'gezichten'. Zo is de vrager van zorg voor de zorgaanbieder een patiënt, maar voor de financier een verzekerde. Figuur 7.1 brengt deze driehoeksrelatie in

Figuur 7.1 De actoren in de gezondheidszorg

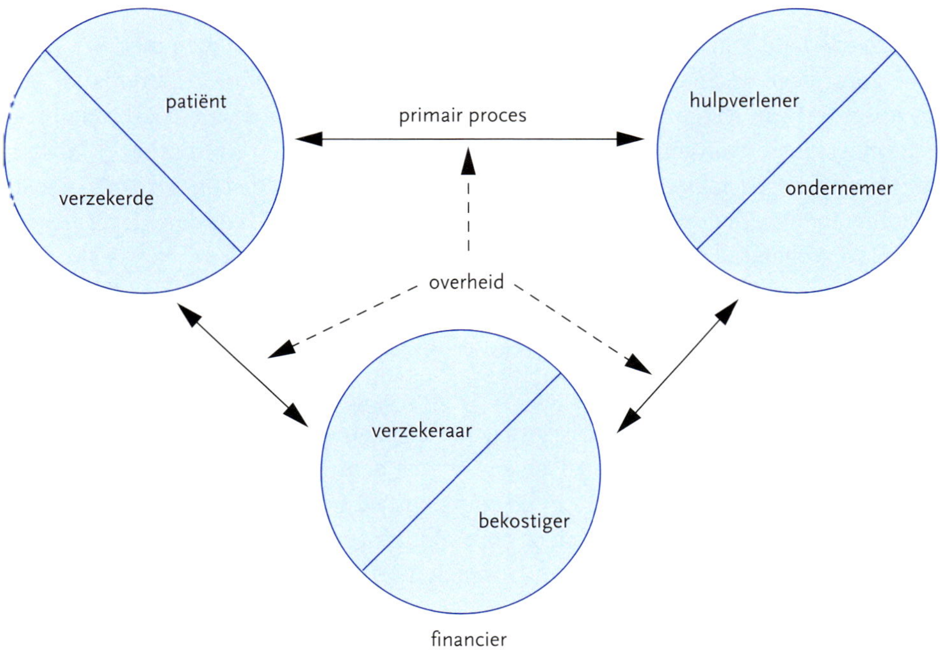

beeld. Daarnaast speelt, als vierde partij, de overheid een prominente rol. Deze stelt de kaders waarbinnen de drie partijen functioneren.

De opbouw van dit hoofdstuk is als volgt. Nadat we de belangrijkste partijen (zorgaanbieder, patiënt en verzekeraar) eerst afzonderlijk hebben besproken (paragraaf 7.2-7.4), gaan we dieper in op de onderlinge relaties tussen de actoren (paragraaf 7.5-7.7). In paragraaf 7.8 kijken we ten slotte naar de prestaties van de Nederlandse gezondheidszorg in termen van kwaliteit, toegankelijkheid en betaalbaarheid, en in termen van gezondheidswinst en bijdrage aan de volksgezondheid. De rol van de overheid wordt in hoofdstuk 8 besproken.

7.2 DE ZORGAANBIEDER

7.2.1 Zorgverleners en zorginstellingen

Zorgaanbieders kunnen worden onderscheiden in *zorgverleners* (huisartsen, medisch specialisten, verpleegkundigen, enzovoort) en *zorginstellingen* (ziekenhuis, verpleeghuis, enzovoort). In deze paragraaf wordt een overzicht gegeven van zowel zorgverleners (paragraaf 7.2.3) als zorginstellingen (paragraaf 7.2.5). Beide overzichten worden voorafgegaan door een toelichting op een aantal centrale begrippen (paragraaf 7.2.2 en 7.2.4). Daarnaast vallen ook genees- en hulpmiddelen onder het aanbod van zorg (paragraaf 7.2.6). Ten slotte wordt in deze paragraaf aandacht besteed aan zorg die buiten de gezondheidszorg wordt aangeboden, de zogeheten informele zorg (paragraaf 7.2.7).

7.2.2 Zorgverleners: begrippenkader

In de Nederlandse gezondheidszorg werken in 2007 bijna 1,2 miljoen mensen. Daarmee zorgt deze sector voor 14% van de totale werkgelegenheid in Nederland. Het grootste deel van deze mensen werkt in zorgverlenende beroepen. Daarbinnen kan een onderscheid worden gemaakt tussen medische beroepen (bijvoorbeeld huisartsen, medisch specialisten, sociaalgeneeskundigen), paramedische beroepen (zoals fysiotherapeuten, logopedisten, radiologisch laboranten, verloskundigen), verplegende en verzorgende beroepen (verpleegkundigen en verzorgenden), en assisterende beroepen (apothekersassistent, operatieassistent, enzovoort).

Professionals

Veel van de werkers in de gezondheidszorg zijn zogenoemde *professionals*. Het woord professional verwijst naar 'professie', waarmee een beroep wordt aangeduid met specifieke kenmerken. Een professional kenmerkt zich door een grote hoeveelheid kennis, verkregen door middel van theoretische en praktische scholing. De arts is daarvan een belangrijk, maar zeker niet het enige voorbeeld. Professies genieten brede erkenning voor deze deskundigheid, en genieten bovendien een hoge mate van professionele autonomie. Deze autonomie wordt omgeven door een ethische code, mede om misbruik te voorkomen. Deze code wordt vastgesteld door de beroepsvereniging, die tevens zorg draagt voor opleiding en scholing, en daarmee ook de toelating van anderen tot hun professie (registratie). Ook de ontwikkeling van professionele standaarden behoort tot de verantwoordelijkheid van de beroepsgroep zelf. Zelfregulering is daarmee een belangrijk kenmerk van professionals. Het verschaft professionals een zekere mate van vrijheid om hun werk naar eigen (professioneel) inzicht in te vullen en te organiseren. Dat deze vrijheid niet onbegrensd is, blijkt vooral als de overheid vraagt om maatschappelijke verantwoording, en vanuit haar systeemverantwoordelijkheid voor de kwaliteit, toegankelijkheid en kosten wil 'bijsturen' (zie kader 7.1). Dit kwaliteitssysteem van professionals wordt door de overheid gesanctioneerd, waarmee de professionele autonomie van zorgverleners voor een belangrijk deel in wet- en regelgeving verankerd is. De Inspectie voor de Gezondheidszorg ziet er vervolgens op toe dat professionals in de zorg zich aan die door henzelf opgestelde eisen en regels houden.

Kader 7.1 Autonomie van artsen is een achterhaald begrip

De positie van de patiënt, teamwork, transparantie en strakke protocollen: factoren die de autonomie van de arts in de praktijk beperken. Terecht, vindt Hans Hoogervorst. In *NRC Handelsblad* van 12 december hield Pieter Vierhout, voorzitter van de Orde van Medisch Specialisten, een gepassioneerd pleidooi voor de professionele autonomie van de arts. Hans Hoogervorst (minister van VWS 2003-2007) reageert hierop:

'Ik noem vier factoren die de autonomie van de arts in de praktijk beperken.

1 De positie van de patiënt. Sinds de invoering van de Wet op de geneeskundige behandelingsovereenkomst is de positie van de patiënt veel sterker geworden. Zo kennen we het principe van de *informed consent*: de patiënt mag pas worden behandeld als hem verteld is wat er gaat gebeuren en als hij daarmee instemt. In het nieuwe stelsel zal de positie van de patiënt ten opzichte van de arts overigens alleen maar sterker worden, al is het maar omdat de informatiekloof aanzienlijk kleiner is. De mondige zorgconsument die de weg weet op internet, staat veel sterker dan de patiënt van vroeger. De tijd van 'ja dokter, nee dokter' is voorbij. Daar zullen de meeste artsen geen moeite mee hebben.
2 De professionele standaard. De afgelopen jaren heeft de beroepsgroep serieus werk gemaakt van het opstellen van protocollen, zodat elke arts kan weten wat volgens de medische communis opinio de beste zorg is. De *beslismomenten* waar Vierhout van spreekt (opereren of niet?, kan de patiënt naar huis of niet?), zijn daardoor een stuk minder autonoom geworden dan vroeger. En dat was ook terecht, want sinds het bekende Amerikaanse rapport *To err is human* weten we dat in ziekenhuizen jaarlijks heel veel patiënten onnodig overlijden. Strakkere protocollering kan daar iets aan veranderen en het zou goed zijn als alle artsen zich daar ook aan zouden houden. Voorlopig is het nog zo dat artsen zich gemiddeld in niet meer dan de helft van de gevallen aan hun eigen protocollen houden – bij sommige specialismen is dat zelfs maar 10%. Dat vind ik een voorbeeld van doorgeschoten autonomie.

>>

>> 3 De eis van transparantie. Het is tegenwoordig vanzelfsprekend dat iedereen – ook de wetenschapper, de leraar, de minister – verantwoording aflegt over zijn handelen. De moderne professional werkt volgens hoge standaarden en zoekt naar de hoogste kwaliteit in zijn werk en legt daar verantwoording over af. Dat geldt dus ook voor artsen. De gemoderniseerde artseneed die de Koninklijke Nederlandsche Maatschappij tot bevordering der Geneeskunst (KNMG) in 2003 heeft ingevoerd, kent niet voor niets de tekst: 'Ik zal mij open en toetsbaar opstellen, en ik ken mijn verantwoordelijkheid voor de samenleving.' Ook hier zien wij een vrijwillige inperking van de professionele autonomie.
4 Het teamwork. Een legertje van andere professionals staat tegenwoordig naast de arts – de diëtist, de fysiotherapeut, de gespecialiseerde verpleegkundige. Ketenzorg voor chronisch zieken is de kern van de gezondheidszorg van de eenentwintigste eeuw. De rol van de arts daarin is cruciaal, maar bij ketenzorg past geen autonomie van een van de onderdelen van de ketens – al was het maar vanuit een oogpunt van veiligheid. De verpleegkundige weet vaak het best wie in het ziekenhuis welke fouten maakt. Ook al is de arts de baas, hij kan zich nooit volledig autonoom opstellen. Wie deze vier factoren beziet, zal begrijpen dat professionele autonomie inderdaad een defensieve term is die echt niet meer past in deze tijd.

Het aardige is dat de KNMG dat in 1992 ook al vond. De organisatie constateerde toen dat het tijd werd om autonomie in te ruilen voor 'professionele verantwoordelijkheid'. Volgens de KNMG geeft dat begrip veel beter aan dat er evenwicht moet zijn tussen het privilege van zelfbestuur en de verantwoordelijkheid tegenover de patiënten en de samenleving. Daar ben ik het helemaal mee eens.'
Bron: NRC Handelsblad, 16-12-2005.

Bevoegdheden en voorbehouden handelingen

Eind 1997 is de *Wet op de beroepen in de individuele gezondheidszorg* (Wet BIG) in werking getreden. Deze maakte een eind aan de situatie dat alleen een aantal bij wet genoemde soorten beroepsbeoefenaren bevoegd was geneeskundige handelingen uit te voeren. In principe bestaat onder de Wet BIG vrijheid van medisch (be)handelen. Daar staat tegenover dat de Wet BIG het begrip 'voorbehouden handelingen' introduceert. Dat zijn handelingen die een aanmerkelijk risico voor de gezondheid van de patiënt met zich meebrengen indien ze worden uitgevoerd door ondeskundigen. De door de wet genoemde voorbehouden handelingen zijn vermeld in tabel 7.1.

Het buiten noodzaak verrichten van een *voorbehouden handeling* door een niet-deskundige levert een strafbaar feit op. Voorbehouden handelingen mogen worden uitgevoerd door twee groepen beroepsbeoefenaren, namelijk zelfstandig bevoegden en niet-

Tabel 7.1 Voorbehouden handelingen genoemd in de Wet op de beroepen in de individuele gezondheidszorg (BIG)

heelkundige handelingen
verloskundige handelingen
katheterisaties en endoscopieën
puncties en injecties
narcose
gebruik van radioactieve stoffen en ioniserende straling
cardioversie
defibrillatie
elektroshock
steenvergruizing
kunstmatige fertilisatie

zelfstandig bevoegden. De Wet BIG geeft per categorie voorbehouden handelingen aan welke groep beroepsbeoefenaren zelfstandig bevoegd is. De wet geeft zelfstandige bevoegdheden aan artsen, tandartsen en verloskundigen. Niet-zelfstandig bevoegden zoals verpleegkundigen mogen, mits zij bekwaam zijn, ook voorbehouden handelingen uitvoeren, maar de indicatie daartoe wordt gesteld door de zelfstandig bevoegde beroepsbeoefenaar, die bovendien de opdracht tot die handeling moet geven en voor toezicht en eventueel noodzakelijke tussentijds ingrijpen moet kunnen instaan.

Titelbescherming en registratie

De Wet BIG regelt behalve voorbehouden handelingen ook een *titelbescherming* voor een aantal beroepsgroepen. Het stelsel van titelbescherming is erop gericht dat alleen die beroepsbeoefenaren die op grond van hun opleiding deskundig worden geacht op een bepaald terrein, een wettelijk erkende titel mogen voeren. Door het voeren van de titel weet het publiek, en ook bijvoorbeeld de verzekeraar, dat de deskundigheid is gegarandeerd. De wet onderscheidt twee soorten beschermde titels: titels die alleen mogen worden gebruikt na het behalen van het diploma van een bepaalde opleiding (bijvoorbeeld de titels ergotherapeut en logopedist), en titels die uitsluitend mogen worden gebruikt wanneer de beroepsbeoefenaar is ingeschreven in het zogenoemde BIG-register. Dit laatste geldt voor artsen, tandartsen, apothekers, gezondheidszorgpsychologen, psychotherapeuten, fysiotherapeuten, verloskundigen en verpleegkundigen.

Men wordt geregistreerd op eigen verzoek als aan alle registratie-eisen is voldaan. De Wet BIG bevat verder de mogelijkheid om voor deze beroepen periodieke registratie voor te schrijven. Voortzetting van de inschrijving is dan na bijvoorbeeld een periode van vijf jaar alleen mogelijk als de betrokkene over voldoende vakbekwaamheid beschikt, die door werkervaring en/of (bij)scholing is verkregen. Een dergelijk vereiste geldt bijvoorbeeld voor alle huisartsen, medisch specialisten en sociaalgeneeskundigen.

Evidence-based medicine

De laatste twintig jaar heeft de medische professie een cultuuromslag doorgemaakt van een aanpak waarin autoriteit en traditie voorop stond, naar een aanpak die bij voorkeur is gebaseerd op het best beschikbare bewijsmateriaal. *Evidence-based medicine* werd het centrale motto. De volgende definitie illustreert dat daarbij drie aspecten centraal staan. 'Evidence-based medicine is het *gewetensvol, expliciet en oordeelkundig* gebruik van het huidige beste bewijsmateriaal om beslissingen te nemen voor *individuele patiënten*. De praktijk van evidence-based medicine impliceert het integreren van *individuele klinische expertise* met het *beste externe bewijsmateriaal* dat vanuit systematisch onderzoek beschikbaar is. De *voorkeuren, wensen en verwachtingen* van de patiënt spelen bij de besluitvorming een centrale rol.'

Deze definitie laat zien dat bij beslissingen over individuele patiënten behalve informatie over de klinische toestand van de patiënt, ook 'het beste externe bewijsmateriaal' een rol moet spelen. Hiermee wordt gedoeld op de resultaten van onderzoek over de doeltreffendheid (en eventueel doelmatigheid) van medische zorg. Niet alle onderzoek kent echter dezelfde kwaliteit, en dat maakt het lastig voor een individuele professional om de *evidence* op waarde te schatten. Om die reden wordt dit bewijsmateriaal door de zogeheten *Cochrane Collaboration* voor ieder medisch vakgebied verzameld en geanalyseerd.

In het verlengde van de analyse van het beste externe bewijs voor de doeltreffendheid van medische zorg, worden door beroepsgroepen richtlijnen voor medisch handelen ontwikkeld voor de dagelijkse praktijk. Een ander aspect van deze ontwikkeling is dat aan medische beroepsgroepen ook steeds meer wordt gevraagd rekenschap af te leggen over de kwaliteit van de geleverde zorg, bijvoorbeeld aan de hand van indicatoren die aangeven in welke mate richtlijnen voor goede zorg worden opgevolgd.

Vraag

Welke aspecten van evidence-based medicine zouden op gespannen voet kunnen staan met de professionele autonomie van artsen en andere werkers in de gezondheidszorg?

7.2.3 Overzicht van zorgverleners

Huisartsen

In Nederland zijn in 2005 bijna 8500 geregistreerde huisartsen werkzaam. De huisarts is het *eerste aanspreekpunt* voor mensen met vragen over gezondheid en ziekte. In beginsel is elke Nederlander met eventuele gezinsleden ingeschreven bij een 'eigen' huisarts. De huisarts kan worden gezien als de gezinsarts, en speelt een centrale rol in de thuiszorg en transmurale zorg, en is de poortwachter die de toegang tot de medisch specialistische geneeskunde bewaakt. Daarnaast beheert de huisarts de medische gegevens van de patiënt. Dit alles maakt de huisartsenzorg tot een continue factor in het veelal complexe zorgverleningsproces.

In velerlei opzicht is de taakomschrijving van de huisarts typisch Nederlands. Zo kunnen mensen in sommige andere landen elke keer opnieuw naar een andere (huis)arts gaan. Het elkaar leren kennen en het opbouwen van een relatie tussen arts en patiënt en arts en gezin – algemeen beschouwd als bevorderend voor goede hulpverlening – wordt daardoor moeilijker. In weer andere landen kent men in het geheel geen huisarts, maar alleen poliklinieken met medisch specialisten en verpleegkundigen los van een ziekenhuis, bijvoorbeeld in delen van Oost-Europa. In sommige andere landen hebben huisartsen een beperkter takenpakket, zoals in Italië, waar kinderen tot 12 jaar bij een kinderarts staan ingeschreven. Ook bestaan er systemen waarbij mensen niet ingeschreven staan bij een huisarts en met of zonder verwijzing naar een medisch specialist in een ziekenhuis kunnen gaan, zoals in België.

In binnen- en buitenland is veel waardering voor de Nederlandse huisartsenzorg. Toch worden van tijd tot tijd plannen gelanceerd om de huisartsenzorg geheel of gedeeltelijk (bijvoorbeeld via eigen bijdragen of eigen risico's) uit het basiszorgpakket te halen of de inschrijving op naam af te schaffen. Tot nu toe is het steeds bij plannen gebleven, omdat de nadelen (zoals te hoge drempel om naar de huisarts te gaan, onnodig de medisch specialist bezoeken) groter worden geacht dan de voordelen (zoals verwachte besparingen op de verzekerde ziektekosten, terugdringen van te lichtzinnig gebruik van de huisartsvoorziening).

Dit neemt niet weg dat de huisartsenzorg de laatste decennia grondig veranderd is. Ten eerste is er al lange tijd sprake van een gestage verschuiving van solistisch werkende huisartsen naar het werken in *duo- of groepspraktijken*. Dat kan in een monodisciplinair, maar ook in een multidisciplinair verband zijn, zoals met een wijkverpleegkundige, maatschappelijk werkende, en soms een fysiotherapeut en psycholoog. De belangrijkste vorm is het gezondheidscentrum, waarbij de teamleden onder een dak werken.

Ten tweede wordt er in de praktijken steeds meer ondersteunend personeel ingezet. De praktijkassistent is niet meer weg te denken uit de huisartspraktijk. De afgelopen jaren heeft zij of hij in veel praktijken versterking gekregen van zogenoemde praktijkondersteuners. Dit zijn praktijkverpleegkundigen die meestal worden ingezet in de zorg voor patiënten met een chronische aandoening, zoals diabetes mellitus, voor wie veel routinecontroles nodig zijn.

Ten derde is de zorg buiten kantooruren veranderd. De 24-uurs beschikbaarheid wordt in de meeste gevallen vanuit *centrale posten/huisartsendiensten* verzorgd. De praktijkassistenten op de huisartsenposten handelen het grootste deel van de klachten telefonisch af onder supervisie van een huisarts. Beide laatstgenoemde organisatieveranderingen waren nodig om de toenemende werkdruk van huisartsen te verlagen.

Overige zorgverleners in de eerste lijn

Huisartsen behoren tot de zogenoemde eerstelijns zorgverleners: zorgverleners die direct toegankelijk zijn voor de patiënt en die generalistische zorg leveren. Andere eerstelijns zorgverleners zijn tandartsen, verloskundigen en fysiotherapeuten.

In Nederland zijn in 2006 bijna 8000 *tandartsen* werkzaam. Qua omvang is deze groep dus vergelijkbaar met die van de huisartsen. Voor het overgrote deel werken tandartsen in een eigen praktijk; het merendeel in een solopraktijk. Er is wel steeds meer een voorkeur voor het werken in een groepspraktijk of in een georganiseerd verband. De beroepsorganisatie van tandartsen, de Nederlandse Maatschappij tot bevordering der Tandheelkunde (NMT), erkent twee specialismen in de tandheelkunde: 'orthodontie' en 'mondziekten en kaakchirurgie', beide met enkele honderden specialisten.

Verloskundige is de officiële term voor de functie die vroeger werd aangeduid met 'vroedvrouw'. Het grootste deel van de prenatale en postnatale zorg wordt verleend door verloskundigen in de eerste lijn. Nog slechts 6% van de huisartsen verleent eerstelijns verloskundige zorg. Er is een onderscheid tussen eerstelijns en tweedelijns verloskundigen. Het merendeel van de verloskundigen is werkzaam in de eerste lijn, maar de laatste jaren stijgt het percentage tweedelijns verloskundigen. Zij werken in ziekenhuizen onder verantwoordelijkheid van een gynaecoloog. Er zijn circa 1800 praktiserende verloskundigen.

Fysiotherapie is het gericht beïnvloeden van een in zijn functioneren belemmerde patiënt met behulp van massage, oefening en beweging en fysiotechnische hulpmiddelen. De primaire aangrijpingspunten zijn stoornissen of beperkingen in vooral 'het bewegingsapparaat'. Het grootste deel van de fysiotherapeuten werkt extramuraal (ruim 13.000 fysiotherapeuten in 2005). Fysiotherapeuten werken in toenemende mate samen in groepspraktijken. Echter, ook werken velen intramuraal in ziekenhuizen, revalidatieklinieken, verpleeghuizen, instellingen voor (verstandelijk) gehandicapten, en in de intramurale bejaardenzorg. Vanaf 1 januari 2006 is voor het gebruik van fysiotherapie geen verwijzing van de arts meer nodig.

Medisch specialisten

Er zijn in Nederland 27 verschillende erkende specialismen. De opleiding wordt geregeld door de even zovele wetenschappelijke verenigingen, onder de eindverantwoordelijkheid van het Centraal College Medische Specialismen (CCMS). Medisch specialisten werken in het ziekenhuis (zie paragraaf 7.2.4). Meer dan 75% van de medisch specialisten is 'zelfstandig' gevestigd; de anderen werken in dienstverband.

In 2003 waren er ruim 16.000 geregistreerde specialisten, met als kleinste specialisme allergologie (23 geregistreerden) en als grootste psychiatrie (2460 geregistreerden), gevolgd door inwendige geneeskunde (1794 geregistreerden). Dit impliceert dat er ongeveer twee keer zo veel medisch specialisten als huisartsen in Nederland werkzaam zijn. In 1965 was de verhouding nog 1:1.

Samenhangend met de groei van het aantal medisch specialisten is de steeds verdergaande specialisatie binnen die beroepsgroep. Inmiddels kennen we (sub)specialismen die enkele decennia geleden nog niet bestonden, zoals de klinische geriatrie, de klinische genetica en radiotherapie. Tussen de arbeidsvelden van de verschillende specialismen vinden voortdurend verschuivingen plaats. Deze voortgaande (sub)specialisering bergt het gevaar in zich van fragmentatie van de patiëntenzorg. Dit is een probleem omdat integrale zorg noodzakelijk is voor met name het groeiende aantal chronische en oudere patiënten, mensen met meer letsels en aandoeningen (bijvoorbeeld na een ongeval) en patiënten bij wie somatische en psychische problemen verweven zijn. We verwijzen voor een verdere bespreking hiervan naar paragraaf 7.5.2.

Verplegende en verzorgende beroepen

In Nederland werken veel mensen in verplegende en verzorgende beroepen. Per 100.000 inwoners telt Nederland 1381 verpleegkundigen (2002). Het aantal verzorgenden is nog vele malen hoger. Wat is het verschil tussen verpleging en verzorging? *Verplegen* heeft als doel het ondersteunen en activeren van een zorgvrager als deze door een ziekte, aandoening of beperking of de gevolgen hiervan niet meer in staat is volledig voor zichzelf te zorgen. Het verplegen heeft vaak een directe relatie met de ziekte of stoornis. Het taakgebied van verplegen bestaat bijvoorbeeld uit het ondersteunen van de zorgvrager bij de persoonlijke hygiëne, verpleegtechnisch handelen, of preventieve taken zoals het geven van voorlichting. *Verzorgen* is het ondersteunen en stimuleren van de zorgvrager in zijn leefomgeving, bijvoorbeeld bij het wonen en huishouden, wanneer deze niet voldoende in staat is zichzelf volledig te verzorgen.

Binnen de verpleging en verzorging worden vijf kwalificatieniveaus onderscheiden. De hoogste twee niveaus (4 en 5) vormen de verpleegkundige beroepen, en 1, 2 en 3 de verzorgende of 'helpende' beroepen. In figuur 7.2 wordt het aandeel werkenden naar kwalificatieniveau voor vijf branches weergegeven in fte's (fte = fulltime-equivalent). Bij elkaar is ongeveer 42% van de opgevulde arbeidsplaatsen in deze branches een verpleegkundige functie (niveau 4 of 5). De grootste categorie wordt echter gevormd door niveau 3: ongeveer 38%. Er zijn grote verschillen tussen de branches. In ziekenhuizen behoren bijvoorbeeld vrijwel al deze beroepen (93%) tot functies van de hoogste twee niveaus. De thuiszorg valt op doordat ruim 30% bestaat uit helpenden met niveau 1.

Figuur 7.2 Percentages werkenden in verpleging en verzorging naar kwalificatieniveau, 2004

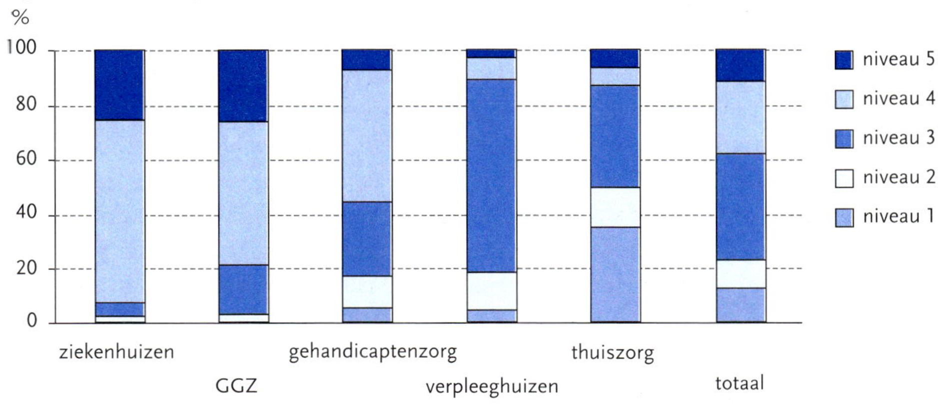

Bron: Windt W van der, Talma HF. De arbeidsmarkt voor verpleegkundigen, verzorgenden en sociaal-pedagogen in de zorgsector 2004-2008. Utrecht: Prismant, 2005.

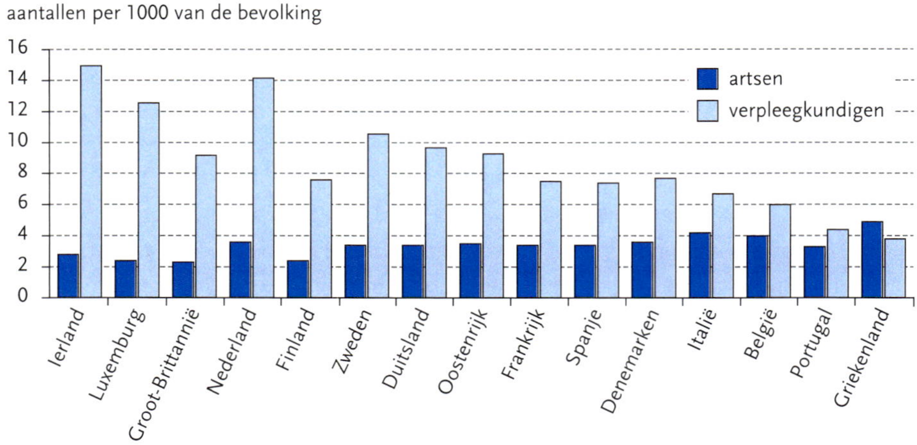

Figuur 7.3 Aantal artsen en verpleegkundigen per 1000 inwoners in de EU-15, 2004
Bron: OECD Health data, 2007.

Vanuit internationaal perspectief is de verhouding tussen verpleegkundigen en artsen interessant (figuur 7.3). Die verhouding kan tussen landen erg verschillen. In Nederland is de verhouding ongeveer 4:1, terwijl onze buren, België en Duitsland, een verhouding hebben van respectievelijk 1,5:1 en 3:1.

Assisterende en nieuwe beroepen

Sinds de jaren negentig hebben *praktijkondersteuners* in toenemende mate een plek verworven in de Nederlandse huisartspraktijken. Waren er bijvoorbeeld in 2001 nog maar circa 160 praktijkondersteuners werkzaam in Nederlandse huisartspraktijken, in 2003 waren dit er al meer dan 1000. Praktijkondersteuners zijn meestal verpleegkundigen of praktijkassistenten met een aanvullende opleiding op hbo-niveau. Ze nemen taken over van de huisarts. Veel van deze taken liggen op het vlak van zorg voor diabetes, astma- en COPD-patiënten, problemen die gerelateerd zijn aan het ouder worden en in iets mindere mate hart- en vaatziekten, kanker en alledaagse klachten. Verschillende studies hebben laten zien dat de inzet van praktijkondersteuners de kwaliteit van zorg ten goede komt. Bovendien verlicht het de werklast van huisartsen enigszins.

Behalve praktijkondersteuners zijn in Nederland ook nog twee verwante beroepen in opkomst: *nurse practitioners* en *physician assistants*. Voor beide bestaan gespecialiseerde opleidingen. Het verschil tussen beide is dat een nurse practitioner zich voornamelijk begeeft in het verpleegkundige domein, vooral in de zorg voor chronische patiënten, ouderen, oncologie- en cardiologiepatiënten. Een physician assistant voert onder supervisie van de arts medische handelingen uit, bijvoorbeeld een anamnese opnemen en lichamelijk onderzoek uitvoeren. In de praktijk blijken de werkgebieden elkaar vaak te overlappen. De invulling van de functie wordt veelal bepaald door de opvattingen van de instelling waarin en de arts waarmee de nurse practitioner of physician assistant werkt. Of deze nieuwe beroepsgroepen een rol van betekenis gaan spelen in de toekomstige gezondheidszorg, is vooralsnog onduidelijk.

7.2.4 Zorgvoorzieningen: begrippenkader

Ordeningsbeginselen van het zorgsysteem

De voorzieningen waarbinnen zorgverleners in de Nederlandse gezondheidszorg werkzaam zijn, zijn volgens een bepaalde structuur geordend. Deze is historisch gegroeid.

Een belangrijk ordeningsbeginsel dat oorspronkelijk aan ons gezondheidszorgsysteem ten grondslag ligt, is het principe van *echelonnering*. Onder een echelon wordt een sector van de gezondheidszorg verstaan waarbinnen de voorzieningen globaal dezelfde mate van specialisatie en intensiteit hebben. Het eerste echelon, ook wel *eerste lijn* genoemd, omvat zorg die in principe direct toegankelijk is voor de hulpvrager en doorgaans generalistisch van karakter. Huisarts, thuiszorg en maatschappelijk werk vormen hiervan de kern. *Tweedelijns zorg* betreft doorgaans gespecialiseerde zorg, die in principe slechts toegankelijk is na verwijzing vanuit de eerste lijn, meestal de huisarts. Met de *derde lijn* worden hooggespecialiseerde voorzieningen aangeduid, zoals intramurale voorzieningen voor gehandicapten. Voorzieningen die preventieve zorg leveren, zoals de Gemeentelijke (ofwel Gemeenschappelijke) Gezondheidsdiensten (GGD), worden soms als *nuldelijns zorg* aangeduid (zie hoofdstuk 6).

Het ordeningsprincipe van echelonnering is geleidelijk achterhaald geraakt door de rolvervaging tussen eerste- en tweedelijns zorg, die bijvoorbeeld zichtbaar is bij de begeleiding van chronisch zieken, die in toenemende mate zowel door huisartsen als medisch specialisten gebeurt.

Een andere indeling van de gezondheidszorg is die naar plaats waar de zorg wordt gegeven. *Extramuraal* is de zorg die buiten de muren van een verblijfsvoorziening voor gezondheidszorg wordt verleend. Alle zorg die vanuit een instelling wordt geleverd, wordt *intramuraal* genoemd. Daarbinnen is weer een onderscheid mogelijk in klinische en poliklinische zorg. Klinische zorg richt zich op patiënten die 24 uur in een intramurale instelling zijn opgenomen. Een andere term hiervoor is *residentiële zorg*. Poliklinische zorg richt zich op *ambulante* patiënten, dat willen zeggen patiënten die voor het grootste gedeelte van de dag niet in de instelling verblijven. Dagpoli's zijn in deze indeling te beschouwen als semimurale zorg.

Net zoals de indeling in echelons langzamerhand gedateerd is, is de gezondheidszorg ook niet meer strak volgens de indeling van bijvoorbeeld intra- en extramuraal te ordenen. Zo illustreert het begrip *transmurale* zorg (letterlijk: zorg over de muren heen) dat de grenzen tussen intra- en extramuraal vervagen. Zorgverleners uit verschillende echelons werken daarbij samen vanuit de gedachte dat de patiënt, en niet de voorziening, centraal behoort te staan (zie ook paragraaf 7.5.4). Vanuit dat perspectief is continuïteit van zorg belangrijk: de patiënt, bijvoorbeeld met diabetes mellitus of reuma, mag er geen hinder van ondervinden als hij het ziekenhuis of een andere intramurale voorziening verlaat, en een ander team, bijvoorbeeld bestaande uit huisarts en wijkverpleegkundige, de zorg overneemt.

Een gangbaar en wat ruimer begrip dan transmurale zorg is *ketenzorg*. Daar wordt van gesproken als continuïteit van zorg voor de patiënt wordt gerealiseerd door samenwerking tussen de verschillende schakels in de 'zorgketen' voor een patiënt: binnen echelons, bijvoorbeeld tussen academische en algemene ziekenhuizen, en tussen echelons, bijvoorbeeld tussen ziekenhuis en verpleeghuis of tussen ziekenhuis en thuiszorg.

Reguliere en alternatieve zorg

Tevens kan een onderscheid worden gemaakt tussen reguliere en alternatieve zorg. Onder *alternatieve behandelwijzen* worden in het algemeen verstaan 'alle behandelwijzen die in Nederland (beroepshalve) worden beoefend buiten de reguliere geneeskunde'. Onder *reguliere geneeskunde* wordt dan verstaan 'de geneeskunde die wordt beoefend op basis van de kennis die medische studenten in Nederland zich eigen moeten maken om het artsdiploma te halen. Behalve 'alternatief' en 'niet-regulier' worden ook wel de aanduidingen 'complementair' of 'additief' gebruikt.

Er worden in ons land honderden alternatieve behandelwijzen beoefend. De belangrijkste stromingen zijn: acupunctuur, antroposofie, homeopathie, manuele geneeswijze, natuurgeneeswijze en paranormale geneeswijze. In sommige daarvan zijn ook, of soms vooral, regulier opgeleide artsen werkzaam. Overigens zijn er steeds meer ziektekostenverzekeraars die vanuit de aanvullende verzekering bepaalde alternatieve behandelwijzen vergoeden (zie kader 7.2). Dat impliceert een praktische of commerciële 'erkenning' van die behandelwijzen. De overheid accepteert het bestaan van alternatieve behandelwijzen en de kennelijke behoefte van de bevolking daaraan, maar 'erkent' deze niet (de beroepsbeoefenaren worden bijvoorbeeld niet geregistreerd), omdat er onvoldoende wetenschappelijk bewijs is voor hun werkzaamheid.

Kader 7.2 Alternatieve geneeskunde

Alternatieve geneeskunde wordt niet in het basispakket vergoed, maar veel ziektekostenverzekeraars bieden het wel in hun aanvullende verzekering aan. Een voorbeeld daarvan is de zorgverzekeraar UMC, waarbij medewerkers van universitair medische centra (UMC) een collectieve verzekering kunnen afsluiten. In hun aanvullende verzekering kunnen zij zich verzekeren voor consulten op het gebied van de alternatieve geneeswijzen, chiropraxie en osteopathie alsmede voor homeopathische en antroposofische geneesmiddelen.

Blijkbaar is er dus bij medewerkers van universitaire centra vraag naar deze vorm van zorg. Aan de andere kant is juist deze vorm van zorg in de universitaire wereld zeer omstreden.

>>

>> Zo strijdt de Vereniging tegen de Kwakzalverij (www.kwalzalverij.nl) fel tegen onderzoek- en behandelmethoden waarvan het nut niet wetenschappelijk is aangetoond. Bovendien wordt er in Nederland in de medische curricula bijna geen aandacht aan alternatieve geneeskunde besteed. De Nederlandse overheid wil de praktijk van de alternatieve geneeskunde niet reguleren, bijvoorbeeld door wettelijke registratie van de beroepsgroep. De alternatieve geneeskunde wordt getolereerd zo lang er geen schade aan patiënten wordt aangebracht. Is dat wel het geval, dan kan er al of niet door de Inspectie voor de Gezondheidszorg een klacht bij de rechter worden ingediend (zaak Millecam).
Het is opvallend dat in Nederland dit onderwerp zo gepolariseerd is. In een aantal andere landen (Verenigde Saten, Canada, Engeland, China) lijkt de wetenschappelijke aandacht voor dit onderwerp juist toe te nemen (zie onder andere het National Center for Complementary and Alternative Medicine van de National Institutes of Health, VS (http://nccam.nih.gov)).

Vraag
Gezondheidszorg is mensenwerk, en de gezondheidszorg is dan ook een zeer arbeidsintensieve sector. De zogenoemde Wet van Baumol verklaart waarom het aandeel van de kosten van arbeidsintensieve diensten in de totale economie de neiging heeft om steeds verder toe te nemen. Zoek op wat deze wet inhoudt, en ga na of deze ook voor de gezondheidszorg opgaat.

7.2.5 Overzicht van zorginstellingen

Ziekenhuizen

Het ziekenhuis is misschien wel het meest dominante onderdeel van de moderne gezondheidszorg: centraal in een gezondheidszorgregio, het meest zichtbaar en het duurst. Men kan een ziekenhuis omschrijven als een specialistisch geneeskundig centrum, met een concentratie van voorzieningen ten behoeve van diagnostiek, behandeling en verpleging. Voor spoedeisende situaties is er een eerstehulpvoorziening. Daar werkt hoog opgeleid medisch, verpleegkundig en paramedisch personeel, met een veelheid van ondersteunende diensten. Het is tevens een belangrijke plaats voor de opleiding van artsen en verpleegkundigen.

Ziekenhuizen kunnen worden onderverdeeld in algemene ziekenhuizen, universitair medische centra en categorale ziekenhuizen. Universitair medische centra hebben drie hoofdtaken: onderwijs, onderzoek en patiëntenzorg (diagnostiek, behandeling en verpleging). Algemene ziekenhuizen hebben als hoofdtaak patiëntenzorg en leveren daarnaast ook een belangrijke bijdrage aan de opleiding van artsen, specialisten en verpleegkundigen. Een *categoraal ziekenhuis* is bedoeld voor de behandeling van een bepaalde categorie patiënten. Denk bijvoorbeeld aan een revalidatiecentrum. Naast de ziekenhuizen zijn er veel zogenoemde *zelfstandige behandelcentra* ontstaan. Zelfstandige behandelcentra zijn relatief kleine instellingen waar patiënten voor een of enkele behandelingen terecht kunnen, zoals de behandeling van spataderen of cosmetische problematiek. Figuur 7.4A toont de spreiding van de 141 ziekenhuislocaties en 45 'buitenpoliklinieken' (poliklinieken in andere gemeenten dan de hoofdvestiging van het ziekenhuis). Categorale ziekenhuizen en zelfstandige behandelcentra zijn daarbij buiten beschouwing gelaten. De in de figuur afgebeelde vestigingen behoren tot in totaal 93 organisaties, waarvan 8 universitair medische centra (UMC's). In totaal hebben de algemene ziekenhuizen circa 45.000 bedden en de universitair medische centra circa 8000.

Of de ziekenhuizen geografisch goed gespreid zijn, kan worden beoordeeld aan de hand van de reistijd naar het dichtstbijzijnde ziekenhuis voor spoedeisende zorg (SEH). Figuur 7.4B laat zien dat 99,4% van de Nederlandse bevolking een SEH-afdeling per privéauto binnen 30 minuten kan bereiken. Ongeveer 0,6% (96.920 mensen) woont meer dan 30 minuten rijden verwijderd. Het gaat vooral om relatief afgelegen gebieden zoals de Waddeneilanden, Zeeuws-Vlaanderen, Schouwen-Duivenland, Noordoostpolder en enkele delen van Friesland en Noord-Groningen.

Figuur 7.4A Overzicht van ziekenhuislocaties in Nederland, 2007

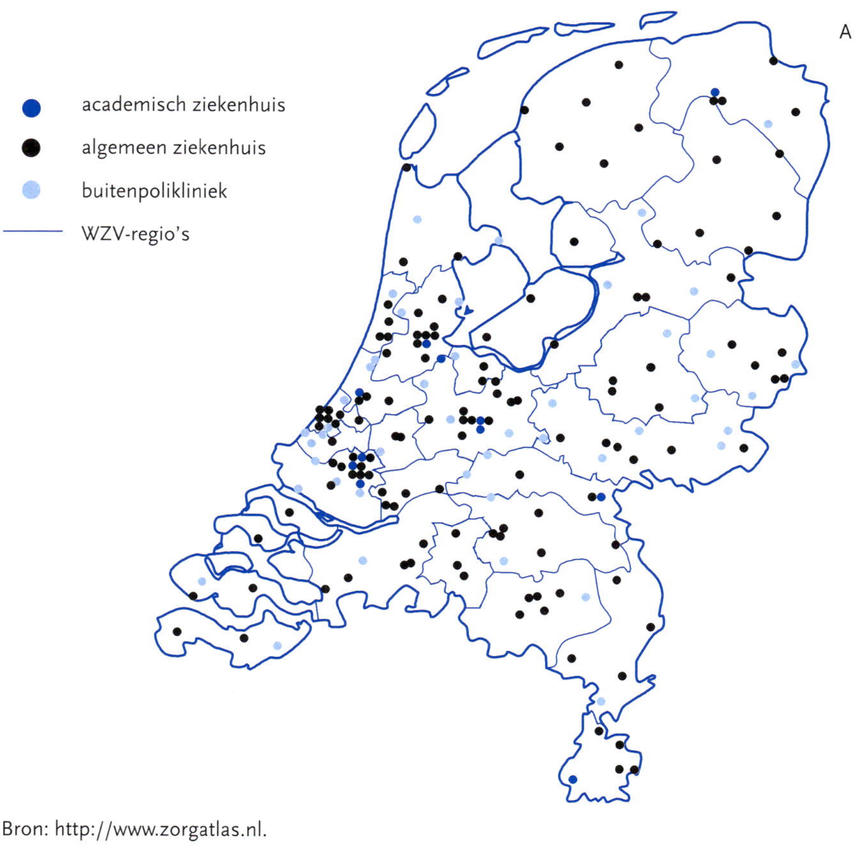

Bron: http://www.zorgatlas.nl.

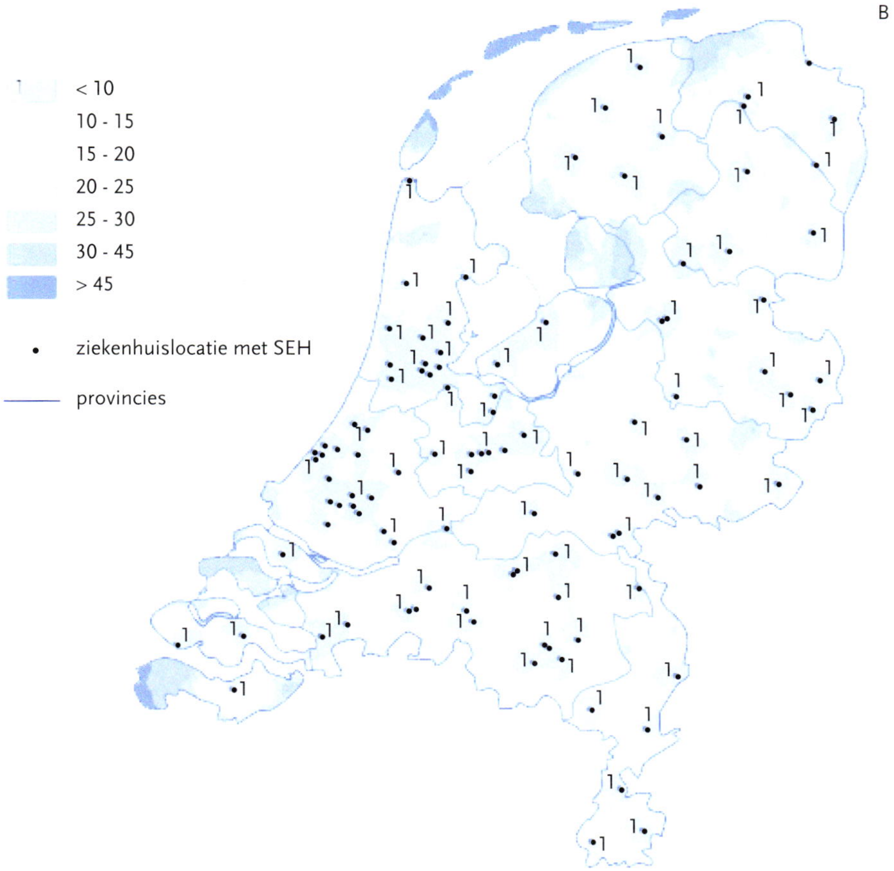

Figuur 7.4B Reistijd naar dichtstbijzijnde ziekenhuis met spoedeisende hulp, 2006
SEH = afdeling voor spoedeisende hulp.
Bron: http://www.rivm.nl/vtv.

In Nederland is de polikliniek aan een ziekenhuis gekoppeld; dat is in andere landen lang niet altijd het geval. Het woord 'poli' verwijst naar het Griekse woord voor 'stad', 'polis' (en niet naar 'poly' dat 'veel' betekent). Op de polikliniek, eigenlijk dus 'stadskliniek', wordt de patiënt ambulant behandeld. Na onderzoek en/of behandeling keert de patiënt terug naar huis. Ook is er de mogelijkheid voor dagbehandeling, en een enkele maal voor avond- en nachtbehandeling.

Behalve voor universitaire medische centra en enkele andere ziekenhuizen met topklinische functies (zoals hartchirurgie, neonatale intensive care en radiotherapie) geldt dat het ziekenhuis zijn functies voornamelijk uitoefent ten behoeve van de *adherente bevolking*, dat wil zeggen een geografisch afgebakend gebied waarbinnen de bevolking in meerderheid op het desbetreffende ziekenhuis is georiënteerd.

Het moderne ziekenhuis is steeds minder een ommuurd bolwerk. Medisch specialisten en managers realiseren zich in toenemende mate dat de patiëntenzorg start noch stopt bij de muren van het ziekenhuis. Tegenwoordig oefent het ziekenhuis zijn functies uit in een netwerk van samenwerking, niet alleen met de verwijzende huisartsen maar ook met andere voorzieningen in de regio, zoals verpleeghuizen en ambulancediensten. De samenwerking met verpleeghuizen bijvoorbeeld, op veel locaties geformaliseerd door middel van fusies, is alleen al van belang om de zogeheten 'verkeerdebeddenproblematiek' binnen de perken te houden: voorkómen dat patiënten die geen specialistische ziekenhuiszorg meer behoeven, niet naar het verpleeghuis kunnen worden terug- of overgeplaatst vanwege beddentekort in het verpleeghuis.

Thuiszorg

Thuiszorg is het geheel van *verplegende, verzorgende en huishoudelijke activiteiten in de thuissituatie*, met als doel de cliënt te ondersteunen bij zijn zelfstandig functioneren. Er zijn verschillende vormen van zorg thuis. De meeste mensen doen een beroep op 'huishoudelijke verzorging'. Daarnaast is thuiszorg gericht op verpleging (wijkverpleging, uitleen verpleegartikelen, kraamverzorging, enzovoort), en geven thuiszorgorganisaties ook voedings- en dieetadviezen. Wat nu met één woord 'thuiszorg' heet, werd vroeger door instellingen voor kruiswerk, kraamzorg en gezinsverzorging geleverd. Deze instellingen zijn echter op veel plaatsen in Nederland gefuseerd. Andere organisaties zijn (nog) niet gefuseerd en bieden slechts een bepaalde vorm van zorg. Door het toelaten van de marktwerking ontstonden er bovendien nieuwe 'particuliere' instellingen voor thuiszorg, al dan niet gelieerd aan de 'reguliere' instellingen. In 2007 zijn er circa 150 thuiszorgorganisaties.

Verpleeg- en verzorgingshuizen

Verpleeghuizen zijn een moderne differentiatie in de gezondheidszorg. Typisch voor de verpleeghuizen in Nederland is dat ze speciaal opgeleide verpleeghuisartsen in dienst hebben voor de geneeskundige zorg van gemiddeld 100 patiënt-bewoners. Er zijn ruim 1100 geregistreerde verpleeghuisartsen. In 2004 telde Nederland 342 verpleeghuizen met in totaal ongeveer 63.000 bedden en ruim 6000 dagbehandelingsplaatsen. Figuur 7.5 toont de capaciteit van verpleeghuiszorg per regio. Het aantal bedden per 1000 inwoners van 65 jaar en ouder loopt uiteen van 15 tot 39.

Verpleeghuiszorg is bestemd voor (meestal, maar niet uitsluitend) *ouderen met functiestoornissen*. De zorg betreft in het bijzonder complexe problematiek en heeft tot doel stoornissen op te heffen (reactivering) of, wanneer dat niet lukt, verzorging en verpleging te bieden (langdurig verblijf). Het omvat naast verblijf, verpleging en verzorging, geneeskundige behandeling onder verantwoordelijkheid van een verpleeghuisarts, alsook fysiotherapie, activiteitenbegeleiding, ergotherapie, diëtetiek en logopedie. Er wordt onderscheid gemaakt in zorg voor somatisch zieken en zorg voor psychogeriatrische patiënten. De meeste verpleeghuizen richten zich op beide categorieën.

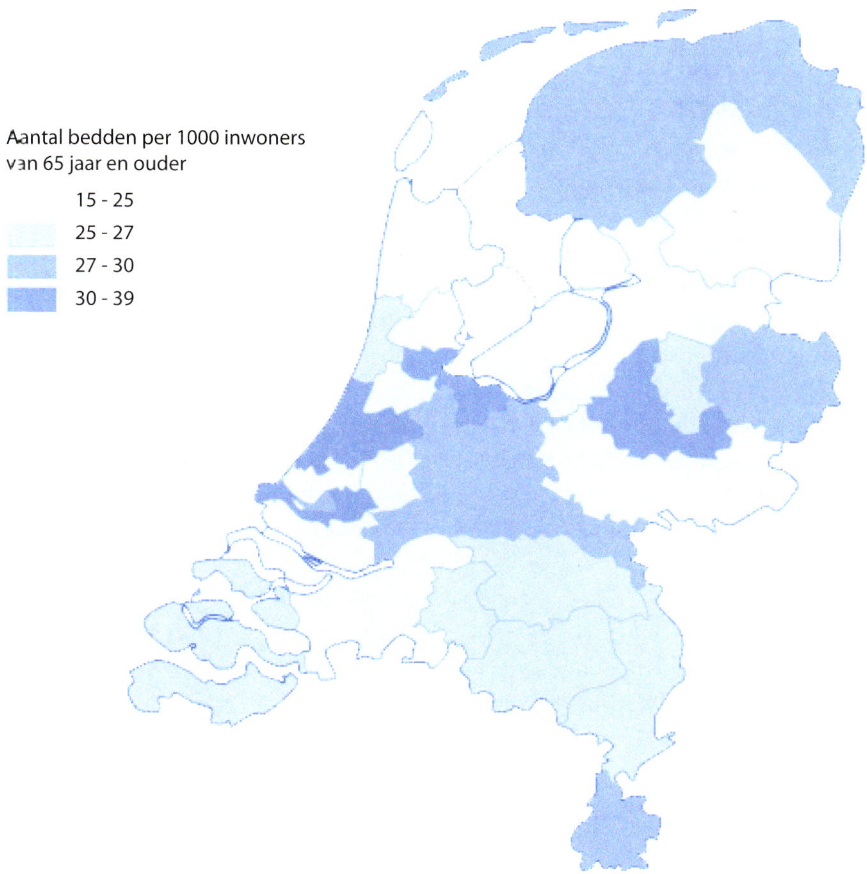

Figuur 7.5 Capaciteit van verpleeghuizen per AWBZ-regio, 2004
Bron: www/rivm.nl/vtv.

Verzorgingshuizen kunnen worden opgevat als een vorm van *beschermd wonen* voor ouderen, met ondersteunende zorg bij hun dagelijkse activiteiten. In 2007 zijn er in Nederland ruim 1300 verzorgingshuizen. Door de toegenomen leeftijd van de bewoners van het verzorgingshuis (de gemiddelde leeftijd ligt inmiddels op 85 jaar), zijn de rollen van verpleeg- en verzorgingshuizen in de praktijk minder gescheiden dan de functiebeschrijving suggereert. In toenemende mate wordt bijvoorbeeld zorg vanuit een verpleeghuis aangeboden aan nog in eigen huis of verzorgingshuis wonende patiënten, hetzij in dag- of deeltijdbehandeling in het verpleeghuis, hetzij buiten het verpleeghuis. Verder verbreden verzorgingshuizen hun aanbod naar 'ouderen in de wijk', en bieden ze een uitgebreider pakket diensten aan intramurale bewoners, vaak in samenwerking met een verpleeghuis. Het gaat dan bijvoorbeeld om groepsverzorging voor dementerende ouderen. Daarnaast zijn in de verzorgingshuizen zogenoemde verpleegunits ontstaan, doordat verzorgingshuiscapaciteit in verpleeghuiscapaciteit is omgezet. Een voordeel is dat bewoners bij een toenemende zorgzwaarte niet hoeven te verhuizen naar een verpleeghuis.

Als gevolg van de *vergrijzing* zal de vraag naar verpleging en verzorging de komende decennia verder toenemen. De inhoud van de vraag verandert bovendien door veranderingen in zorgvraag. In het verleden gingen ouderen dikwijls in een zorgcentrum wonen, waar woon- en zorgfuncties gecombineerd werden aangeboden. De meeste ouderen van nu vinden het prettiger om zo lang mogelijk zelfstandig te blijven wonen. Het overheidsbeleid is er dan ook op gericht om mensen daarin te ondersteunen. Zelfredzaamheid, met waar nodig professionele hulp, staat voorop. In het overheidsbeleid wordt dan ook niet meer gesproken van thuiszorginstellingen, verzorgings- en verpleeghuizen, maar van zorg met en zonder verblijf.

In het buitenland kent men ook *nursing homes*, maar die hebben meestal meer weg van onze verzorgingshuizen (*home for the elderly*) waar verschillende artsen met een praktijk elders, al dan niet (ook) in een ziekenhuis, elk hun eigen patiënten behandelen. Ook vervullen (delen van) ziekenhuizen daar nog vaak de rol van *long term care facility*.

Vraag
In de ordening van het Nederlandse gezondheidszorgstelsel speelde het beginsel van de echelonnering oorspronkelijk een belangrijke rol. Geef een aantal redenen waarom dit beginsel steeds meer achterhaald is.

Instellingen voor geestelijke gezondheidszorg

De geestelijke gezondheidszorg biedt zorg aan mensen met *psychische* problemen en *psychiatrische* stoornissen. Dit palet van voorzieningen heeft oorspronkelijk vooral gestalte heeft gekregen volgens de echelonneringsgedachte. De ambulante (extramurale) hulp vormde hierbij een eerste echelon, met als belangrijkste voorziening de Regionale instelling voor ambulante geestelijke gezondheidszorg (Riagg). Kern van het derde, intramurale echelon vormde het algemeen psychiatrisch ziekenhuis (APZ) met daarnaast de psychiatrische afdeling van het algemene ziekenhuis (PAAZ). Tussen de extramurale en de intramurale geestelijke gezondheidszorg in, lag een tweede echelon, met allerlei 'semimurale' of 'tussenvoorzieningen' in de vorm van beschermde woonvormen, dagbehandeling en psychiatrische poliklinieken.

De inrichting van de GGZ in echelons wordt de laatste jaren steeds meer losgelaten. Ter bevordering van de 'continuïteit van zorg', 'zorg op maat' en 'vermaatschappelijking van zorg' wordt steeds meer in *zorgcircuits* gedacht. De zorgcircuits beperken zich niet tot GGZ-voorzieningen, maar streven ook samenwerking met andere zorginstellingen na. De volgende zorgcircuits worden onderscheiden: eerste lijn, preventie, kinderen en jeugdigen, volwassenen, ouderen, forensische psychiatrie, verslavingszorg, en openbare GGZ. In die zorgcircuits staan zogenoemde multifunctionele eenheden (MFE's) en regionale psychiatrische centra (RPC's) centraal. Ambulante en klinische zorg zijn daar gebundeld: ze hebben een beperkt aantal plaatsen waar mensen kortdurend kunnen worden opgenomen. Echter, ze bieden ook ambulante hulp en deeltijdbehandeling, zowel voor mensen die kortdurende behandeling nodig hebben als voor mensen die langdurig zijn aangewezen op zorg, maar die zelfstandig wonen. Om deze MFE's tot stand te brengen zijn de laatste jaren op veel plaatsen in Nederland Riagg's en APZ's gefuseerd tot RPC's.

Net zoals er naast de algemene ziekenhuizen categorale ziekenhuizen zijn, bestaan er in de geestelijke gezondheidszorg naast het APZ en de PAAZ categorale klinieken, zoals verslavingsklinieken, kinder- en jeugdpsychiatrische klinieken en forensisch-psychiatrische klinieken. Van toenemend belang is de zogenoemde openbare geestelijke gezondheidszorg (zie hoofdstuk 6).

Instellingen voor mensen met een handicap

De gehandicaptenzorg vormt een grote, heterogene sector binnen de maatschappelijke dienstverlening en de gezondheidszorg. Voor vrijwel elke soort handicap (gezichts- en gehoorstoornis, stoornis van bewegingsapparaat, enzovoort) bestaat een apart systeem van zorgvoorzieningen. Daarbinnen wordt geprobeerd de zorg zo *kleinschalig* mogelijk aan te bieden. Een van de drijfveren hierbij is het streven naar integratie van mensen met een handicap in de samenleving. Een andere trend is die van 'ambulantisering' van het aanbod. Dit sluit aan bij het streven om de cliënt zo 'normaal' mogelijk te laten wonen, door de benodigde hulp aan huis te bieden. De geboden hulp aan huis kan variëren van een of twee contacten per week tot elke dag intensieve thuishulp, crisisopvang aan huis of intensieve gedragskundige begeleiding.

Voor de meeste mensen met een lichamelijke handicap zijn vooral ambulante voorzieningen belangrijk. Te denken valt aan begeleiding en advies, bijvoorbeeld bij de keuze van hulpmiddelen, en aanpassingen of specifieke voorzieningen op werkplek en thuis. Ten behoeve van deze zorg zijn sinds 2004 zogenoemde MEE-organisaties in het leven geroepen. De naam MEE staat symbool voor de positie die deze organisatie heeft, namelijk als laagdrempelige meehelper van de cliënt. De ondersteuning is voor iedereen toegankelijk, onafhankelijk van zorgvoorzieningen in de sector.

Evenals in andere sectoren (ouderen, chronisch zieken, psychiatrie) is ook in het gehandicaptenbeleid een belangrijke doelstelling ervoor te zorgen dat mensen met een handicap een eigen plaats in de samenleving kunnen (blijven) innemen. Daarvoor zijn samenhang en samenwerking met onderwijs, vervoer en transport, werkvoorziening en zorg voor het inkomen absolute voorwaarden. De *Wet op de maatschappelijke ondersteuning* (WMO), die per 1 januari 2007 in werking is getreden, beoogt daaraan bij te dragen. Deze wet kent aan de gemeente een belangrijke rol toe bij de uitvoering van het zorgbeleid, en wordt kort besproken in hoofdstuk 8.

In de zorg voor mensen met een *verstandelijke handicap* (vroeger zwakzinnigen genoemd) spelen medische aspecten maar een bescheiden rol. De sociale en orthopedagogiek, het gespecialiseerde maatschappelijke werk, de gespecialiseerde intramurale hulpverlening, het gespecialiseerd onderwijs zijn de kerntaken. Sinds kort is 'arts voor verstandelijk gehandicapten' een erkend specialisme.

7.2.6 Genees- en hulpmiddelen

Geneesmiddelen

Geneesmiddelen worden geproduceerd door farmaceutische bedrijven (85% buitenlands), gedistribueerd door tussenkomst van de groothandel en aan de patiënt op doktersvoorschrift afgeleverd door de apotheek. De geneesmiddelen deelt men in volgens marktcriteria:

- farmaceutische specialités;
- generieke geneesmiddelen (zonder merknaam op de markt gebracht);
- magistraal bereide middelen (door de apotheker zelf bereid).

Onder de farmaceutische specialités vallen ook de zogenoemde parallel geïmporteerde geneesmiddelen. Dit betreft import van geneesmiddelen uit een ander land waar de prijs door allerlei marktoorzaken lager ligt. Het octrooi kan daar bijvoorbeeld al verlopen zijn of de prijsstelling lager. Geneesmiddelen mogen uitsluitend in de handel worden gebracht als ze zijn geregistreerd. Het College ter Beoordeling van Geneesmiddelen (een overheidsinstantie) toetst geneesmiddelen die door de fabrikant voor registratie zijn aangemeld op werkzaamheid, veiligheid en (farmaceutische) kwaliteit.

De *farmaceutische groothandel* in Nederland is zeer geconcentreerd. Deze bestaat uit slechts drie volledig gesorteerde groothandels, dus is de concurrentie niet groot. De gemiddelde winstmarge van de groothandel behoort tot de hoogste marges in Europa. De groothandel levert de geneesmiddelen aan de apotheker. Buiten de ziekenhuisapotheken zijn er in Nederland rond 1550 openbare apotheken. Daarnaast zijn er ongeveer 650 apotheekhoudende huisartsen, die vooral werkzaam zijn in (plattelands)gebieden waar (nog) geen apotheker is. Voor de zelfmedicatie kan de consument behalve bij de apotheek ook terecht bij de drogist, voor medicijnen waarvoor geen doktersrecept nodig is.

Apothekers beschikken over een zeer uitgebreid en nauwkeurig geautomatiseerd informatiesysteem ter *bewaking van het medicijngebruik*. Het is een kwaliteitsbewakingssysteem, onder andere bedoeld om te voorkomen dat verschillende artsen, zonder het van elkaar te weten, recepten voor geneesmiddelen afgeven die in combinatie schadelijk zouden kunnen zijn. De apothekers hebben ook een voorlichtingsfunctie voor patiënten en voor beroepsbeoefenaren. Sinds enige jaren bestaat er het zogeheten farmacotherapieoverleg (FTO) in de eerste lijn, waaraan de meeste apothekers en huisartsen deelnemen.

Hulpmiddelen

Het terrein van de medische hulpmiddelen is zeer divers. Hulpmiddelen kunnen een bijdrage leveren aan de *behandeling* van een patiënt (bijvoorbeeld diabeteshulpmiddelen), maar ook aan de *ondersteuning* van mensen bij het dagelijks functioneren (bijvoorbeeld incontinentiemateriaal), en de bevordering en ondersteuning van *maatschappelijke participatie* (bijvoorbeeld rolstoelen). Ook voorwerpen of instrumenten die bedoeld zijn voor het stellen van diagnosen, zijn aan te merken als hulpmiddel (bijvoorbeeld röntgenapparatuur in ziekenhuizen).

Aan medische hulpmiddelen zijn wettelijke eisen gesteld voordat ze op de markt mogen worden gebracht. Er is een beoordelingsprocedure, die verschilt naar gelang het risico dat het hulpmiddel met zich meebrengt voor de patiënt. De Inspectie voor de Gezondheidszorg (IGZ) (zie hoofdstuk 8) is belast met het toezicht op de naleving van de wet- en regelgeving van medische hulpmiddelen. De toepassing van een medisch hulpmiddel valt onder de verantwoordelijkheid van de beroepsbeoefenaar.

Vraag

Voordat geneesmiddelen worden toegelaten, moeten ze zijn onderzocht op werkzaamheid. Voor veel andere medische behandelingen worden dergelijke strenge eisen (nog) niet gesteld. Ga na waarom het juist bij geneesmiddelen relatief eenvoudig is de werkzaamheid ondubbelzinnig vast te stellen. Maak daarbij gebruik van de informatie in thema E.

7.2.7 Informele zorg

De georganiseerde gezondheidszorg, hiervoor besproken, wordt ook wel aangeduid als de 'formele zorg'. Dat gebeurt dan in onderscheid van de 'informele zorg', de alledaagse zorg die voor patiënten wordt geleverd door patiënten zelf (zelfzorg), door familie, buren en vrienden (mantelzorg) of door onbetaalde onbekenden (vrijwilligerswerk). Door het toenemend aantal 'alleenstaanden' en het losser worden van de traditionele verbanden binnen families en gemeenschappen is met name de behoefte aan vrijwilligerszorg toegenomen.

Mantelzorg is vooral aan de orde bij chronisch zieken, gehandicapten en mensen in de terminale fase van hun leven. Ze wordt vooral door vrouwen geleverd. Sinds enkele decennia is er in toenemende mate sprake van zelfzorg, voornamelijk in de vorm van 'zelfhulpgroepen' en 'lotgenotencontact'. Het gaat om mensen met eenzelfde probleem of aandoening die bij elkaar komen om te helpen en te worden geholpen; soms gebeurt dat met behulp van professionals. De zelfzorg bestaat uit informatie-uitwisseling en emotionele ondersteuning. Het kan zowel gaan om lichamelijke problemen (bijvoorbeeld patiënten met borstamputatie, brandwonden) als psychische (bijvoorbeeld rouwverwerking, alcoholverslaving) en sociale problematiek (bijvoorbeeld ex-psychiatrische patiënten). De oudste en bekendste is misschien wel de Anonieme Alcoholisten (AA).

Vrijwilligerswerk in de gezondheidszorg is van oudsher van grote betekenis. Het traditionele vrijwilligerswerk had een wat elitair karakter. De gegoede burgerij zette zich hierbij in voor de minder bedeelden, bijvoorbeeld de Unie van (voorheen vrouwelijke) Vrijwilligers. Sinds de jaren tachtig van de vorige eeuw heeft er een opleving van het vrijwilligerswerk plaatsgevonden. Ook het karakter ervan veranderde: moderner en meer egalitair. Een voorbeeld is de zogenoemde buddyzorg in de tijd van de opkomende aidsepidemie. Vrijwilligers bieden hulp bij de maaltijd, bij ziekenhuisbezoek, bij boodschappen doen en dergelijke. Er is in toenemende mate professionele en financiële ondersteuning door overheden. Een bekend voorbeeld zijn de Landelijke Steunpunten Vrijwillige Terminale Zorg.

7.3 DE PATIËNT

7.3.1 Begrippenkader

Het doel van de gezondheidszorg is bij te dragen aan de gezondheid van zorgvragers, maar wanneer is er sprake van een vraag naar zorg? Het antwoord 'als iemand ziek is' is te simpel. Klachten over de gezondheid en ziek-zijn leiden immers niet altijd tot zorggebruik. Er zijn vele factoren die bepalen of mensen gebruikmaken van zorgvoorzieningen. Om dit proces te kunnen begrijpen moet onderscheid worden gemaakt tussen een drietal begrippen: behoefte (*need*), vraag (*demand*) en gebruik (*use*).

Behoefte aan zorg

Bij de behoefte aan gezondheidszorg moet een verder onderscheid worden gemaakt tussen de *objectieve* (door een ander dan de patiënt, met behulp van reproduceerbare methoden vastgestelde) behoefte en de *subjectieve* behoefte. Van een objectieve behoefte aan gezondheidszorg spreken we bijvoorbeeld als er in het geval van angina pectoris een vernauwing van de kransslagader kan worden aangetoond, en er een reële verwachting is dat een medische interventie (bijvoorbeeld dotteren) de vernauwing en daarmee de angina pectoris kan verminderen. Deze objectiveerbare behoefte hoeft niet altijd samen te gaan met een subjectieve behoefte bij de patiënt zelf. De door de patiënt zelf ervaren behoefte aan gezondheidszorg wordt ook bepaald door ongerustheid, door de al dan niet terechte verwachtingen die men van een medische interventie heeft of door de druk die anderen uitoefenen om een arts te consulteren. Deze subjectieve behoeften spelen een belangrijke rol in de gezondheidszorg en bepalen in vele gevallen het eerste contact met de gezondheidszorg. Voor zorgbehoefte wordt ook wel de Engelse term *need* gebruikt.

Er kunnen vier soorten zorgbehoeften worden onderscheiden: gezond blijven, beter worden, leven met ziekte of handicap, en zorg aan het eind van het leven. Deze indeling van zorgbehoefte gekoppeld aan levensfase en zorgtype staat in Nederland bekend als de indeling in *zorgfuncties*. Bij 'gezond blijven' is het voor de 'zorgconsument', die op dat moment nog slechts een potentiële patiënt is, van belang dat het gezondheidszorgsysteem gezond gedrag stimuleert, dat er faciliteiten zijn voor vroege opsporing van ziekten en aandoeningen, en dat er educatie is over hoe burgers gezondheidsrisico's kunnen vermijden. Deze functie van de gezondheidszorg is in hoofdstuk 6 beschreven. Bij 'beter worden' heeft zich een ziekte geopenbaard. Op dat moment zijn effectieve diagnostiek en behandeling van belang, zodat mensen hun dagelijkse activiteiten op termijn weer kunnen hervatten. 'Leven met een ziekte of handicap' refereert aan de behoefte aan zorg ingeval iemand aan een chronische ziekte lijdt die zijn functioneren beïnvloedt. Een voorbeeld is leven met astma, of een chronische hartaandoening. Bij het laatste type, zorg aan het einde van het leven, gaat het om zorg die iemand nodig heeft bij een terminale ziekte, bijvoorbeeld pijnbestrijding.

Vraag naar zorg

Alleen als er een (subjectieve en/of objectieve) behoefte aan gezondheidszorg is, kan er vervolgens een 'vraag' naar gezondheidszorg ontstaan. Deze term (in het Engels *demand*) komt uit de economie, en is geïnspireerd op de gedachte dat er ook in de gezondheidszorg een relatie is tussen 'vraag' en 'aanbod'. Op grond van de vraag naar gezondheidszorg is er een bepaald aanbod, maar het omgekeerde is ook waar: het aanbod is medebepalend voor de vraag. In de gezondheidszorg geldt in hoge mate dat het aanbod de vraag oproept: zo gauw er nieuwe mogelijkheden voor medisch ingrijpen 'op de markt komen', ontstaat er onmiddellijk een vraag naar dit 'product'. Zo heeft de MRI bestaande diagnostiek niet verdrongen, maar is het diagnostisch arsenaal door de komst van deze techniek uitgebreid. Ook op een wat hoger organisatieniveau vinden we deze relatie tussen vraag en aanbod vaak terug: hoe meer ziekenhuisbedden er in een regio zijn, des te meer mensen worden jaarlijks in een ziekenhuis opgenomen. Men spreekt in dit verband van aanbodgeïnduceerde vraag.

Gebruik van zorg

Ten slotte volgt dan nog de stap van 'vraag' naar 'gebruik'. Niet iedere behoefte wordt in een vraag omgezet en niet iedere vraag naar gezondheidszorg leidt ook tot feitelijk gebruik. Tabel 7.2 laat voor verschillende ziektebeelden zien hoe vaak mensen bepaalde klachten en aandoeningen in een gezondheidsinterview (*zelfrapportage*) noemen en hoeveel hiervan in een consult gerapporteerd en bekend is bij de huisarts (*zorgregistratie*). Soms is de top van de ijsberg groot (diabetes mellitus), soms klein (migraine) ten opzichte van het deel dat onder water blijft. In het voorbeeld van chronisch eczeem blijkt dat mensen in het gezondheidsinterview minder klachten melden dan bekend zijn bij de huisarts. Hier komt het ijsbergfenomeen dus niet voor.

Dat zorgverleners soms alleen het topje van de ijsberg zien, is misschien niet altijd problematisch. Zo had een kwart van de Nederlanders de afgelopen twee weken problemen met slapen, maar gaat slechts 10% van de mensen met slaapproblemen hiervoor naar de huisarts. In het geval van diabetes mellitus is het echter wel een probleem dat niet iedereen met deze ziekte zorg krijgt. In Nederland lopen naar

Tabel 7.2 Prevalentie (in percentages van de bevolking) van chronische aandoeningen op basis van zelfrapportage en op basis van presentatie aan de huisarts in één jaar bij personen van 25 jaar en ouder, 2001

	Zelfgerapporteerd	Aan de huisarts gepresenteerd
migraine of regelmatig ernstige hoofdpijn	18,3	3,8
gewrichtsslijtage (artrose, slijtagereuma) van heupen of knieën	14,9	2,5
hoge bloeddruk	14,3	11,5
ernstige of aanhoudende nek-/schouderaandoening	14,0	8,8
ernstige of aanhoudende rugaandoeningen inclusief hernia	13,9	9,6
ernstige of aanhoudende elleboog-/pols-/handaandoening	9,6	2,4
astma, chronische bronchitis, longemfyseem of cara	7,8	3,8
onvrijwillig urineverlies (incontinentie)	7,5	0,9
chronisch eczeem	6,1	6,8
kanker	5,9	1,7
chronische gewrichtsontsteking, (ontstekingsreuma, chronische reuma, reumatoïde artritis)	5,1	1,7
suikerziekte	4,5	4,0
duizeligheid met vallen	4,2	1,8
hartinfarct	3,8	1,4
ernstige of hardnekkige darmstoornissen langer dan drie maanden	3,7	1,8
vernauwing van de bloedvaten in de buik of de benen	3,4	0,5
beroerte, hersenbloeding of herseninfarct	2,8	1,0
andere ernstige hartaandoening (zoals hartfalen of angina pectoris)	2,6	4,3
psoriasis	2,6	0,7

Bron: Tweede Nationale Studie naar ziekten en verrichtingen in de huisartspraktijk: Huisartsenzorg: wat doet de poortwachter? Utrecht, Bilthoven: NIVEL, Rijksinstituut voor Volksgezondheid en Milieu, 2004.

schatting 200.000 mensen rond met deze ziekte zonder dat de diagnose is gesteld. Dit kan hun gezondheid schaden. Immers, vroegtijdige opsporing en diagnostiek en daarna een adequate therapie kunnen het beloop van het ziektebeeld gunstig beïnvloeden.

Vraag
Wat is het verschil tussen behoefte aan, vraag naar, en gebruik van zorg? Waarom is dit onderscheid belangrijk?

7.3.2 Zorggebruik ter genezing van ziekte

De zorg die gericht is op genezing van ziekte, wordt met de term *curatieve zorg* aangeduid. Het primaire doel van de curatieve zorg is zieke mensen die lijden aan acute en chronische aandoeningen weer beter te maken, hun pijn te verlichten, en, als genezing onmogelijk is, het ziekteproces te vertragen. Dit kan bestaan uit zorg in het geval van alledaagse klachten (bijvoorbeeld behandeling van blaasontsteking, behandeling van middenoorontsteking bij kinderen), acute zorg in het geval van levensbedreigende ziekten (bijvoorbeeld zorg in het geval van hartinfarct, behandeling van ernstige brandwonden, behandeling van psychische stoornis in het geval van zelfmoorddreiging), en niet-acute zorg in het geval van (chronische) ziekten (bijvoorbeeld behandeling van suikerziekte, kanker, migraine en artrose).

Genees- en heelkundige behandeling

Afgaande op het aantal keren dat de bevolking gebruikmaakt van een voorziening, wordt de zorg binnen deze functie vooral geleverd door de huisarts en de medisch specialist. Daarnaast is medicijngebruik binnen deze functie belangrijk (tabel 7.3).

Jaarlijks heeft ongeveer drie kwart van de bevolking een keer of vaker contact met de huisarts. Het aantal huisartscontacten per jaar per persoon in de bevolking is gemiddeld ongeveer vier. Dat betekent uiteraard niet dat iedere Nederlander vier keer per jaar bij de huisarts komt. Een kwart van de Nederlanders komt geen enkele keer, anderen komen weinig, en weer anderen komen (zeer) vaak. Slechts 16% van de populatie is verantwoordelijk voor twee derde van het aantal consulten in een bepaald jaar. Per dag heeft 1-2% van de praktijkpopulatie (gemiddeld 2100 per huisarts) via een consult of visite contact met de huisarts.

Overigens is het percentage personen dat in een bepaald jaar ten minste eenmaal de huisarts raadpleegt de laatste decennia eerst gestegen – aan het begin van de jaren tachtig lag het nog iets onder de 70% – maar daalt sinds 2005. Ook het aantal contacten per persoon is duidelijk gestegen. De achtergronden van deze toename zijn niet volledig bekend. De veroudering van de bevolking speelt een rol, evenals de toename van chronische ziekten in de bevolking. Daarnaast zijn mogelijk ook een lagere 'drempel' van de zorg van belang, evenals de toegenomen mondigheid van de

Tabel 7.3 Gebruik van curatieve voorzieningen, 2005

Percentage personen dat	
in een jaar tijd ten minste één keer de huisarts bezoekt	73
in veertien dagen voorgeschreven geneesmiddelen gebruikt	37
in een jaar tijd ten minste één keer de tandarts bezoekt	81
in een jaar tijd ten minste één keer de fysiotherapeut bezoekt	18
in een jaar tijd ten minste één keer een medisch specialist bezoekt	40
in een jaar tijd ten minste één keer in een ziekenhuis wordt opgenomen	6

Bron: CBS. Gezondheid en zorg in cijfers, 2006.

patiënt. Er zijn geen duidelijke aanwijzingen dat de toename van het gebruik van huisartsenzorg tot onnodig zorggebruik heeft geleid (zie kader 7.3).

Kader 7.3 Toename van gebruik van huisarts waarschijnlijk niet onnodig

Het gemiddelde aantal contacten dat een patiënt per jaar met zijn huisarts heeft, is in veertien jaar tijd met ongeveer 10% toegenomen. Komt dit doordat patiënten bij bepaalde klachten eerder een beroep zijn gaan doen op de huisarts? Empirische gegevens ondersteunen deze veronderstelling niet.

Zo is deze stijging van het huisartsbezoek het sterkst in de leeftijdsgroep van 75 jaar en ouder. Gegeven de toegenomen (dubbele) vergrijzing, en het vaak voorkomen van (chronische) ziekten in deze leeftijdsgroep, is het waarschijnlijk dat de stijging van het huisartsbezoek in die leeftijdsgroep samenhangt met een toegenomen zorgbehoefte.

Een tweede argument is dat de verwachtingen van de zorg van de huisarts bij alledaagse klachten in vergelijking met 1987 lager geworden zijn. Minder mensen dan toen verwachten dat de huisarts iets kan doen aan bijvoorbeeld maagklachten (1987: 62%; 2001: 45%) of diarree (1987: 44%; 2001: 32%) of dat de hoofdpijn sneller overgaat door een bezoek aan of een recept van de huisarts (1987: 24%; 2001: 11%).

Ten slotte is het percentage personen dat geneesmiddelen zonder recept gebruikt in de afgelopen decennia toegenomen, van 24% in 1987 naar 37% op dit moment. Dit wijst op een toename van zelfzorg.

Van de dagelijkse contacten bij de huisarts wordt 5 à 6% naar de medisch specialist verwezen, de zogeheten actieve verwijzingen. Jaarlijks bezoekt ongeveer 40% van de bevolking een of meer medisch specialisten (tabel 7.3). De stijging van het gebruik van *medisch specialistische zorg* over de afgelopen decennia is veel minder sterk dan die voor de huisarts. Dit geldt zowel voor het percentage personen dat jaarlijks de medisch specialist raadpleegt als voor het aantal specialistcontacten per persoon in de bevolking.

Het deel van de bevolking dat op een bepaald moment *geneesmiddelen*, voorgeschreven door huisarts of medisch specialist, gebruikt, bedraagt eveneens ongeveer een derde. Daarnaast gebruikt een vergelijkbaar percentage ook nog medicijnen niet op recept.

Curatieve zorg zoals hier beschreven, kent behalve een genezings- soms ook een *verzorgings- en verplegingselement*. Een voorbeeld daarvan is de verpleegfunctie van het ziekenhuis, ter ondersteuning van het genezingsproces. Opvallend is de lichte afname van het percentage mensen dat in een ziekenhuis wordt opgenomen. In 1981 was dat per jaar nog tussen 7 en 8% van de bevolking; thans is dat tot circa 5% gedaald.

De trend om bepaalde ingrepen in dagbehandeling te doen zal hier een rol in spelen, evenals de toenemende mogelijkheden voor diagnostiek en behandeling op de polikliniek. Ook het beleid gericht op het verminderen van het aantal ziekenhuisbedden speelt hierin een rol.

Zorg voor mensen met psychische of psychosociale problemen

Van de volwassenen met psychische of psychosociale problematiek blijkt een op de drie professionele hulp te zoeken. De meerderheid doet dat dus niet. Mensen met depressie of een angststoornis doen vaker dan gemiddeld een beroep op hulp, mensen met alcoholproblemen bijvoorbeeld veel minder. Van degenen met meer dan een stoornis tegelijk zoekt ruim de helft hulp. Van de mensen die hulp zoeken, wendt 80% zich tot de eerstelijns gezondheidszorg (huisarts, maatschappelijk werk, eerstelijns psycholoog). Deze zorg onderscheidt zich van andere geestelijke gezondheidszorgvoorzieningen doordat de zorg laagdrempelig en kortdurend is. De zorg is vooral gericht op mensen met niet-complexe, en niet al te ernstige psychische en psychosociale problemen.

Bijna de helft van de hulpvragers gaat (direct of via de eerste lijn) naar de ambulante geestelijke gezondheidszorg. In totaal zijn daarmee in de extramurale voorzieningen ongeveer 450.000 mensen met psychische problematiek per jaar onder behandeling. Dertig procent van de hulvragers roept informele of alternatieve hulp in. Opname in een psychiatrisch of ander ziekenhuis is zeldzaam (1%). Meestal, maar niet altijd, zijn opname en behandeling vrijwillig. Van het totaal aantal opnamen in de APZ's is circa 3,5% met een rechterlijke machtiging (RM) en meer dan 10% met een inbewaringstelling (IBS) tot stand gekomen. De Wet bijzondere opnemingen in psychiatrische ziekenhuizen (BOPZ) is hier van toepassing.

7.3.3 Zorggebruik ter ondersteuning van leven met een ziekte of handicap

Verpleging en verzorging van langdurig zieken

Mensen met een functiebeperking ten gevolge van ziekte kunnen een beroep doen op zorg die tot doel heeft de onderliggende stoornis of de functiebeperking op te heffen (paragraaf 7.3.2), maar wanneer dat niet lukt, zijn zij veelal aangewezen op verzorging en verpleging. De laatstgenoemde zorg kan ook een woonfunctie hebben. Deze zorg wordt geleverd door verpleeghuizen, verzorgingshuizen en de thuiszorg. Tabel 7.4 geeft de omvang van het gebruik van die voorzieningen weer.

Thuiszorginstellingen hebben gezamenlijk ruim 400.000 cliënten per jaar die gebruikmaken van een thuiszorgproduct. Daarbij moet worden bedacht dat de thuiszorg niet alleen door ouderen wordt gebruikt. Echter, omdat hun aandeel 80% van het totaal bedraagt, heeft dit cijfer wel grotendeels op ouderen betrekking. De cliënten krijgen gemiddeld rond vier uur zorg per week. Het aantal uren thuiszorg is de afgelopen jaren met gemiddeld 10% per jaar gegroeid. Binnen het zorgaanbod van

Tabel 7.4 Gebruik van carevoorzieningen, 2004

aantal verpleeghuisopnamen	61.000
aantal bewoners verzorgingshuizen	100.000
aantal cliënten thuiszorg	400.000

Bron: www.nationaalkompas.nl.

de thuiszorg, draagt de huishoudelijke verzorging voor relatief het grootste deel bij aan de groei.

Voor mensen die niet meer thuis kunnen worden verpleegd en verzorgd, zijn er de *verzorgings- en verpleeghuizen*. Drie kwart van de opgenomen patiënten in verpleeghuizen is vrouw; de gemiddelde leeftijd is ruim 80 jaar, circa 7% is jonger dan 65 jaar. De gemiddelde verblijfsduur is bijna drie jaar. Voor de meeste psychogeriatrische patiënten is het verpleeghuis de laatste woonplek. Dat geldt ook voor iets minder dan de helft van somatisch zieken. Ruim een derde van de somatische patiënten wordt (meestal na reactivering) weer naar huis ontslagen. Ongeveer 100.000 oudere inwoners van Nederland die niet meer zelfstandig kunnen wonen, wonen in een *verzorgingshuis*. Ruim 90% van de bewoners in het verzorgingshuis is ouder dan 75 jaar. De vervlechting van verpleeghuis en verzorgingshuis (zie paragraaf 7.2.5) en de afname van verpleeghuiscapaciteit hebben geleid tot een toegenomen zorgzwaarte in de verzorgingshuizen en thuiszorg.

Verpleging en verzorging van mensen met een handicap

In de sector van de gehandicaptenzorg wordt mensen met een verstandelijke, lichamelijke of zintuiglijke handicap verzorging, begeleiding en verpleging geboden. De mate van (sociale) zelfredzaamheid van de gehandicapte is bepalend voor de zorgbehoefte.

Voor veel mensen met een beperking of handicap die niet in een instelling verblijven, zijn medische *hulpmiddelen* onmisbaar om goed te functioneren in de maatschappij. Onder hulpmiddelen worden bijvoorbeeld rolstoelen gerekend of incontinentieverband, maar ook liften, blindengeleidehonden of aanpassingen van de werkplek. Het gebruik van hulpmiddelen is lastig te bepalen, omdat er veel verschillende manieren zijn om aan een bepaald hulpmiddel te komen. Het College voor zorgverzekeringen (CVZ) raamde in 2005, het jaar voordat het nieuwe ziektekostenverzekeringsstelsel werd ingevoerd, dat ruim 1,3 miljoen ziekenfondsverzekerden gebruikmaakten van hulpmiddelen die op grond van de toenmalige Regeling Hulpmiddelen werden verstrekt (tabel 7.5). Dit is 13% van het totale aantal ziekenfondsverzekerden.

Van de bevolking met een lichamelijke handicap doet slechts een klein deel een beroep op *woonvoorzieningen*. Van de bevolking met een verstandelijke handicap maakt ongeveer de helft gebruik van residentiële zorg (dus in een instelling of begeleide woonvorm), de andere helft woont zelfstandig of (nog) thuis. Tabel 7.6 geeft het aantal plaatsen in woonvoorzieningen en gezinsvervangende tehuizen voor mensen met een verstandelijke, lichamelijke en zintuiglijke handicap weer.

Tabel 7.5 Aantal gebruikers van hulpmiddelen, raming voor ziekenfondspopulatie, 2005

verzorgingsmiddelen	471.900
gebitsprothesen	319.800
orthesen en schoenvoorzieningen	135.600
auditieve hulpmiddelen	120.700
visuele hulpmiddelen	12.400
diabeteshulpmiddelen	169.100
inrichtingselementen van woningen	54.000
transportondersteuners van bloed en lymfe	192.800
hulpmiddelen bij ademhalingsproblemen	57.100
prothesen	30.100
hulpmiddelen voor communicatie, informatie en signalering	53.400
hulpmiddelen voor de mobiliteit van personen	66.600
hulpmiddelen voor het toedienen van voeding	6.880
hulpmiddelen in verband met behandeling	202.000
overige hulpmiddelen	16.100
hulpmiddel niet gespecificeerd	13.800

Bron: www.gipdatabank.nl.

7.3.4 Zorggebruik ter ondersteuning van het einde van het leven

Terminale zorg is zorg voor mensen in de terminale fase van hun leven, een periode waarin de dood binnen afzienbare tijd mag worden verwacht. Dit kan een periode van dagen, weken of maanden betreffen. De zorg richt zich dus op patiënten die niet meer kunnen genezen, en heeft een palliatief karakter. Palliatief betekent verzachtend: deze zorg is bedoeld om de gevolgen van een ziekte zo veel mogelijk te verzachten. Het doel van terminale zorg is om de best mogelijke kwaliteit van leven te bereiken, zowel voor de patiënt als voor de naasten. Dit gebeurt door praktische verzorging en verpleging, behandeling van pijn en andere verschijnselen, bestrijding van psychische en sociale problemen, en aandacht voor emotionele aspecten.

Deze zorg wordt geleverd vanuit een eigensoortige instelling (hospice of bijna-thuis-huis), vanuit een verpleeg- of verzorgingshuis, of, en dat betreft het merendeel van de patiënten met een niet-acute aandoening, in de thuissituatie, door de huisarts en thuiszorg. Informele zorg, door zowel mantelzorg als vrijwilligers, speelt in deze vorm van zorg een grote rol. Zo wordt een deel van de thuiszorg en de zorg in de zelf-

Tabel 7.6 Aantal plaatsen in instellingen voor verstandelijk, lichamelijk en zintuiglijke gehandicapten, 2003

aantal plaatsen in instellingen voor verstandelijk gehandicapten	56.000
aantal plaatsen in instellingen voor lichamelijk gehandicapten	4.000
aantal plaatsen in instellingen voor zintuiglijk gehandicapten	1.500

Bron: www.zorgatlas.nl.

standige instellingen door vrijwilligers geboden. De huisarts speelt in de laatste fase van het leven een centrale rol, onder meer wat betreft de toediening van pijnstillers.

Vraag
Bij alle typen zorgbehoefte en bij alle zorgfuncties kan zich een zogenoemd ijsbergfenomeen voordoen. Geef aan wat dit inhoudt. Verwacht u dat er verschillen in de omvang van het ijsbergfenomeen zijn tussen zorg ter genezing van ziekte (paragraaf 7.3.2) en zorg ter ondersteuning van leven met ziekte of handicap (paragraaf 7.3.3)? Waar hangt dit van af?

7.4 DE ZORGVERZEKERAAR[1]

7.4.1 Begrippenkader

Uit de Grondwet en uit internationale verdragen vloeit voort dat de Nederlandse overheid zorgdraagt voor een stelsel van gezondheidszorg dat de Nederlanders toegang geeft tot noodzakelijke, kwalitatief goede medische zorg. De financiële toegankelijkheid is in Nederland voor een groot deel geregeld door middel van *verplichte verzekeringen* tegen ziektekosten. Deze verzekeringen worden uitgevoerd door verzekeraars (verzekeringsmaatschappijen). De zorgverzekering kan daarom worden gezien als het financiële hart van de gezondheidszorg. Deze paragraaf schetst het ziektekostenverzekeringsstelsel zoals wij dat in Nederland kennen, alsook de rol van de verzekeraar daarbinnen. Hieronder worden eerst enkele begrippen geïntroduceerd die nodig zijn om het ziektekostenverzekeringsstelsel te kunnen begrijpen.

Principe van verzekeren en solidariteit

Iemand verzekert zich bij een verzekeringsmaatschappij om zich in te dekken tegen eventuele (mogelijk hoge) kosten ten gevolge van een misschien te verwachten gebeurtenis of ongeluk of ander soort schade in de toekomst. De verzekeraar of verzekeringsmaatschappij beheert de betaalde premiegelden. Doordat veel mensen bij de verzekeringsmaatschappij een premie storten, is deze in staat een grote uitkering te doen als één persoon schade lijdt (de zogenoemde schadeverzekeringen). Doordat veel mensen een premie betalen, wordt het risico voor het individu op deze manier gedeeld. Omdat sommige groepen veel meer zorgkosten maken dan andere (bijvoorbeeld ouderen meer dan jongeren), speelt het principe van *risicosolidariteit* een belangrijke rol bij ziektekostenverzekeringen. Het betekent dat voor ongelijke risico's gelijke premies worden betaald, en de te betalen premie dus niet afhankelijk is van de te verwachten kosten.

Voor risico's die zich bij iedereen voordoen, is verzekeren minder zinvol. Als voorbeeld kan de halfjaarlijkse controle bij de tandarts worden genoemd. Het sprei-

1 met medewerking van E. van der Hijden.

den van risico's is hier niet aan de orde, omdat iedereen die zich hiervoor verzekert dit ook gebruikt. Dat deze halfjaarlijkse controle toch lange tijd onderdeel is geweest van het verzekerde (ziekenfonds)pakket berust dan ook op een andere overweging, namelijk de wens om preventief tandartsbezoek te stimuleren.

Risicosolidariteit is nadrukkelijk iets anders dan inkomenssolidariteit. Bij *inkomenssolidariteit* gaat het niet om de vraag hoe de premiegelden worden verdeeld over hoge en lage risico's, maar over hoge en lage inkomens. Dragen de zwaarste schouders de zwaarste lasten, of worden mensen met een hoog en laag inkomen even zwaar belast? Dit is uiteindelijk een politieke vraag. Tegelijkertijd is er wel een relatie met het functioneren van het verzekeringssysteem. Wanneer de lasten te hoog worden voor de mensen met lage inkomens, kan het zijn dat hierdoor de toegankelijkheid van het systeem in gevaar komt.

Moral hazard

De risicospreiding heeft ook een *keerzijde*. Doordat de verzekerde niet de kosten van de te gebruiken zorg ervaart, en daarom geen reële afweging kan maken tussen kosten en opbrengsten, neigt hij naar overconsumptie. Dit wordt wel aangeduid met de term *moral hazard*. Daarmee zullen de zorgkosten uiteindelijk hoger uitvallen dan wanneer de verzekerde de kosten zelf zou moeten betalen. Om dit te voorkomen kunnen prikkels worden ingebouwd om het kostenbewustzijn te vergroten. Voorbeelden hiervan zijn eigen risico's of eigen bijdragen. Het gevaar daarvan is weer dat ze de toegankelijkheid van de zorg (voor bepaalde groepen) kunnen beperken. Een goed verzekeringssysteem zoekt daarom naar een balans tussen de elementen van risicospreiding enerzijds, en het tegengaan van moral hazard anderzijds.

Risicoselectie

Wanneer verzekeraars een winstoogmerk hebben, is het gevaar dat ze gaan selecteren op gunstige risico's, om op die manier de kosten zo laag mogelijk te houden. Ook dit kan de toegankelijkheid van het systeem in gevaar brengen: wanneer de goede risico's worden afgeroomd, blijven de mensen met (te verwachten) hoge zorgkosten over, en is er weinig meer over van de oorspronkelijke gedachte van risicospreiding. De premie zal voor deze groep dan uiteindelijk onbetaalbaar worden. Om risicoselectie tegen te gaan kunnen waarborgen worden ingebouwd, zoals een plicht voor de verzekeraar om iedere verzekerde te accepteren, of een vergoeding aan de verzekeraars (achteraf) om hoge risico's te compenseren.

Soorten ziektekostenstelsels

Wereldwijd bestaan allerlei varianten van ziektekostenstelsels. Aan de twee uitersten van het continuüm zijn het marktgerichte en het planmatige stelsel te onderscheiden.

De Verenigde Staten kennen een *marktgeoriënteerd financieringsstelsel* voor de gezondheidszorg. Het houdt in dat er weinig overheidsbemoeienis met de zorg is en dat de omvang en de prijs bepaald worden door de marktpartijen: de aanbieders van zorg, de verzekeraars en de cliënten. Vaak is het de verzekeraar die de belangen van de verzekerden vertegenwoordigt en zorg inkoopt ten behoeve van zijn verzekerden. In deze vrije markt, waar de consument neigt naar overconsumptie, en de verzekeraar selecteert op de gunstige risico's, zijn de kosten van de zorg hoog, en is de toegankelijkheid beperkt. In de praktijk kunnen in de Verenigde Staten alleen de mensen met een baan de hoge ziektekostenpremie betalen. Voor ouderen en minder vermogenden heeft de regering daarom bepaalde collectieve voorzieningen getroffen, namelijk Medicare en Medicaid, die een beperkte dekking tegen ziektekosten bieden. Toch zijn er meer dan veertig miljoen Amerikanen niet verzekerd, omdat ze de premie niet kunnen betalen. Zij krijgen bij ziekte onvoldoende zorg. De toegankelijkheid van de gezondheidszorg is dus bij een dergelijk financieringsstelsel een groot probleem. Typeren we het stelsel, dan kunnen we zeggen dat het om een schadeverzekering gaat, en niet om een sociale verzekering.

In het *planmatige stelsel* wordt zowel de bekostiging als de uitvoering van de gezondheidszorg van staatswege geregeld. Als voorbeeld kan Engeland worden genoemd met zijn National Health Service, ontworpen door Lord Beveridge en daarom ook wel het *Beveridgestelsel* genoemd. De Engelse gezondheidszorg wordt uit belastingmiddelen betaald en door de overheid 'gepland'. De meeste gezondheidswerkers zijn in dienst van de overheid. Ook in Canada, de Scandinavische landen en in het vroegere Oost-Europa bestaan dergelijke stelsels. In principe bieden dergelijke stelsels goede waarborgen voor een vrije toegankelijkheid van de gezondheidszorg en gelijke behandeling voor iedereen. In de praktijk blijkt de toegankelijkheid nogal eens tegen te vallen, omdat de overheid haar greep op de gezondheidszorg gebruikt om de kosten te drukken, vooral in tijden van economische tegenspoed en verminderde belastingopbrengsten. Het planmatige stelsel gaat dan ook nogal eens gepaard met lange wachtlijsten, en een circuit van particuliere voorzieningen voor hen die het kunnen betalen.

Het ziektekostenfinancieringsstelsel dat we in Nederland kennen, is te typeren als een hybride vorm, dat zowel elementen van het planmatige stelsel als het marktgerichte stelsel kent. Het is marktgericht vanwege de private uitvoering, en planmatig als gevolg van de hoge mate van waarborgen op het gebied van risico- en inkomenssolidariteit. Het kan worden gerangschikt onder wat wel het *Bismarckstelsel* wordt genoemd, gebaseerd op het verzekeringsprincipe, met premiebetalende burgers op een zekere sociale grondslag. Dergelijke stelsels zijn ook aanwezig in ons omringende landen als België, Duitsland en Frankrijk.

Vraag

Geef aan hoe de mate van risico- en inkomenssolidariteit in een verzekeringsstelsel samenhangt met de toegankelijkheid van de gezondheidszorg.

7.4.2 Geschiedenis van het Nederlandse ziektekostenverzekeringsstelsel

Om het huidige Nederlandse ziektekostenverzekeringsstelsel te begrijpen, is het nuttig eerst de ontstaansgeschiedenis ervan te kennen. In de middeleeuwen betaalden de rijken de dokter zelf en lieten deze thuis aan het ziekbed komen. Voor de armen werd vanuit de liefdadigheid door de kerk in een aantal basisbehoeften voorzien. Na de middeleeuwen kwamen er stelsels waarbij leden van een gemeenschap, zoals de gilden, bij ziekte een beroep konden doen op de solidariteit van de groep. Mensen die niet binnen een gilde werkzaam waren, moesten de medische hulp zelf betalen. Als ze dat niet konden, waren ze aangewezen op de liefdadigheid, de charitas. Toen de gilden in de napoleontische tijd werden opgeheven, vervielen ook de stelsels waarin werkenden gezamenlijk de kosten van de gevolgen van ziekte en gebrek droegen. Op de golven van de industrialisatie in de negentiende eeuw kwamen vervolgens de ziekenfondsen op: onderlinge waarborgmaatschappijen, verbanden van werknemers die erop gericht waren de kosten van ziekte en gebrek gezamenlijk op te brengen. Ook kwam het voor dat artsen een zogenoemde 'bus' organiseerden, waarin de patiënten wekelijks enkele centen stortten om zich te verzekeren van de hulp van de dokter. Voorts waren er voorzieningen die door bedrijven en particuliere verzekeringsmaatschappijen in het leven werden geroepen. Dit alles leidde tot een nogal chaotische lappendeken van ziektekostenverzekeringen.

Vanaf het begin van de twintigste eeuw zijn er verschillende pogingen gedaan om de chaos op dat gebied in een meer geordend stelsel onder te brengen. Het kabinet van Abraham Kuyper (1901-1904) maakte een ontwerpwet voor een verzekering tegen alle financiële gevolgen van ziekte, zowel inkomensverlies als kosten van medische zorg. Deze combinatie van ziektewet en ziekenfondswet was een kopie van de Bismarckwetten uit Duitsland, die daar al door de gelijknamige bondskanselier in de jaren zeventig van de negentiende eeuw waren ingevoerd. Deze voorstellen hebben het echter niet gehaald. Wel werd in 1913 de Ziektewet aangenomen en in 1930 ingevoerd; deze regelde de verzekering tegen loonderving wegens ziekte. Pas na een lange politieke weg werd uiteindelijk in de Tweede Wereldoorlog, onder druk van de Duitse bezetting, het Ziekenfondsbesluit ingevoerd dat in 1965 de Ziekenfondswet werd. De verplichte ziekenfondsverzekering gold voor circa twee derde van de bevolking, beneden een bepaalde inkomensgrens. Degenen die niet voor de ziekenfondsverzekering in aanmerking kwamen, konden zich particulier verzekeren. Voor sommige risicogroepen bestond daarnaast de mogelijkheid een wettelijk vastgestelde standaardpakketpolis af te sluiten. Voor bepaalde groepen ambtenaren waren er specifieke, verplichte publiekrechtelijke ziektekostenverzekeringen. Al met al was het een verbrokkelde situatie, met allerlei soorten verzekeringen, met verschillende onderling soms tegenstrijdige prikkels. In 2006 is een nieuwe Zorgverzekeringswet geïntroduceerd. Het doel daarvan was een nieuw en onderling beter samenhangend stelsel van zorgverzekeringen te creëren.

De eerdere Ziekenfondswet, evenals de huidige Zorgverzekeringswet, heeft betrekking op het zogenoemde *tweede compartiment* van zorg: de verzekerbare zorg, die erop gericht is mensen te genezen (zie paragraaf 7.3.2). Het *eerste compartiment* omvat de zorg ter ondersteuning van het leven met een ziekte of handicap (zie paragraaf 7.3.3). Deze zorg wordt gefinancierd vanuit de AWBZ, de Algemene wet bijzondere ziektekosten. Zoals de naam al aangeeft, is de AWBZ in oorsprong de financieringsbron voor 'bijzondere ziektekosten'. Het is een 'volksverzekering' (iedere ingezetene is verzekerd, de inning van de premie verloopt via de belastingen) met een verzekeringspakket dat bestaat uit onverzekerbare risico's. Het gaat hierbij in het algemeen om zeer kostbare vormen van zorg die niet particulier zijn te betalen of door verzekeraars kunnen worden gedekt, zoals verblijf, verzorging en behandeling in verpleeghuizen, dagverblijven en gezinsvervangende tehuizen, psychiatrische ziekenhuizen, en inrichtingen voor verstandelijk gehandicapten. Het derde compartiment bestaat uit zorg waarvoor burgers een vrijwillige verzekering kunnen afsluiten.

Vraag
Omschrijf het verschil tussen het Beveridge- en het Bismarckstelsel, en typeer aan de hand van deze omschrijving het huidige Nederlandse ziektekostenverzekeringsstelsel.

7.4.3 Centrale beginselen van het huidige ziektekostenverzekeringsstelsel

Het verzekeringssysteem dat uit de beschreven historische ontwikkelingen is ontstaan, kan aan de hand van de volgende centrale elementen worden gekarakteriseerd.

Sociale randvoorwaarden

De Zorgverzekeringswet staat een verzekeringsstelsel voor dat enerzijds het nemen van eigen verantwoordelijkheid en marktwerking aanmoedigt, en anderzijds solidariteit tussen inkomens en risico's garandeert. Die sociale randvoorwaarden komen tot uitdrukking in een aantal wettelijke waarborgen.

Dit is in de eerste plaats de *acceptatieplicht*. Zorgverzekeraars hebben de plicht om iedereen, ongeacht persoonlijke kenmerken, tegen gelijke condities een *basisverzekering* aan te bieden. Deze dekt ongeveer 90% van de curatieve zorg. Omgekeerd hebben alle burgers de *plicht* zich te verzekeren voor het basispakket. Deze acceptatieplicht aan de kant van de verzekeraar en de verzekeringsplicht voor de burger garanderen risicosolidariteit. Voor het deel van de zorg dat buiten de basisverzekering valt, kunnen burgers op vrijwillige basis een aanvullende verzekering afsluiten. Ten tweede geldt per polis die een verzekeraar aanbiedt, één *nominale premie* die voor alle verzekerden gelijk is, ongeacht hun leeftijd of ziekterisico. Verzekerden jonger dan 18 jaar betalen geen premie. Die wordt voor deze groep uit een rijksbijdrage gefinancierd. Ten derde kunnen mensen voor wie de hoogte van de nominale premie gezien hun inkomenssituatie problematisch is, voor een *zorgtoeslag* in aanmerking komen. Zo wordt inkomenssolidariteit gegarandeerd. Daarnaast is daarvoor de over het loon verschuldigde inkomensafhankelijke bijdrage van belang. Deze wordt door de werkgevers betaald.

Die inkomensafhankelijke bijdrage wordt gestort in het zogenoemde Zorgverzekeringsfonds. Dit geld wordt gebruikt om het *risicovereveningssysteem* te bekostigen. Dit systeem voorziet in een compensatie van verzekeraars die een onevenredig groot aantal ouderen of mensen met een hoog gezondheidsrisico moeten verzekeren, die zij vanwege de acceptatieplicht niet mogen weigeren. Dit garandeert een gelijke verdeling van financiële risico's over alle zorgverzekeraars. De risicoverevening wordt berekend op basis van een aantal kenmerken van de verzekerden, zoals leeftijd en geslacht, regio en aard van het inkomen. Dit systeem draagt bij aan het voorkomen van risicoselectie.

Meer keuzevrijheid en verantwoordelijkheid voor de verzekerde

Iedere Nederlander kan zelf een zorgverzekeraar kiezen. De wet geeft aan op welke vormen van zorg de basisverzekering betrekking heeft. Verzekeraars kunnen hun verzekerden keuzemogelijkheden voorleggen wat betreft de wijze van vergoeding: ze kunnen de vergoeding rechtstreeks aan de zorgaanbieders doen toekomen (zogenoemde *naturaverzekering*), of de door de verzekerde eerst zelf betaalde kosten van zorg vergoeden (zogenaamde *restitutieverzekering*). Daarnaast kunnen ze verzekerden laten kiezen voor service-elementen, alsook de hoogte van het eigen risico en de daaraan verbonden premiekorting. Doordat er maar één basispolis is, met een vaste vorm voor eigen risico's, zijn de polissen onderling maximaal vergelijkbaar voor burgers. Dat was veel moeilijker in het oude stelsel van ziekenfonds, particuliere verzekering en ambtenarenpolis. Zo wil de overheid de mobiliteit van verzekerden bevorderen. De website www.kiesbeter.nl, die is ontwikkeld in opdracht van het ministerie van VWS, beoogt hierin een belangrijke rol te spelen.

Meer concurrentie en invloed voor de zorgverzekeraar

De wet geeft de zorgverzekeraars een belangrijke rol in het zorgverzekeringsstelsel. Zij treden enerzijds op als onderhandelingspartners van de zorgaanbieders als het gaat over de prijs, inhoud en organisatie van de zorg. Zij mogen winstbeogend zijn. Anderzijds hebben ze naar hun verzekerden toe een wettelijke zorgplicht. Ze kunnen die op verschillende manieren invullen. De zorgverzekeraars kunnen afspraken maken met zorgverleners en hun verzekerden keuzen laten binnen het gecontracteerde zorgaanbod (*naturasysteem*). De zorgverzekeraars kunnen ook de verzekerde geheel zelf laten bepalen naar welke zorgverlener hij wil gaan en de verzekerde de kosten van die zorg vergoeden (*restitutiesysteem*), waarbij zij op verzoek van de verzekerde bemiddelen bij het vinden van zorgverleners. Alle verzekerden kunnen ongeacht leeftijd of gezondheid jaarlijks van zorgverzekeraar veranderen. Hiervoor is gekozen om een goede dienstverlening en een doelmatige zorginkoop te bevorderen, en concurrentie tussen zorgverzekeraars te versterken.

Verzekeringsrechten functiegericht omschreven

Welke zorg (bij welke zorgbehoefte) in het basispakket valt, wordt door de overheid geregeld (zie hoofdstuk 8). De verzekeraar bepaalt door wie en hoe de zorg wordt verleend. In de Zorgverzekeringswet is gekozen voor een functiegerichte omschrijving. De functies die worden onderscheiden, zijn in paragraaf 7.3 uiteengezet. Binnen elk van die functies is in die paragraaf het zorggebruik van patiënten besproken. Door de keuze voor een functiegerichte omschrijving wordt vermeden dat moet worden aangegeven welke medische persoon of instelling bepaalde zorg moet verlenen. Dit draagt, zo is de verwachting, bij aan een *doelmatige zorgverlening*. Iedere persoon of instelling die daartoe bevoegd is, mag in beginsel bepaalde zorg leveren. Wanneer een patiënt, om een simpel voorbeeld te geven, binnen de functie van geneeskundige zorg een tetanusprik nodig heeft, kan hij zich daarvoor (als de polis niet anders zegt) tot de huisarts wenden, maar ook tot een doktersassistent of een bedrijfsarts. Ook de plaats waar de zorg wordt geleverd, wordt in de wet opengelaten. Dit heeft als consequentie dat bijvoorbeeld een MRI-onderzoek binnen, maar ook buiten de muren van een ziekenhuis kan plaatsvinden. Echter, de vraag of verzekerde zorg daadwerkelijk aan een verzekerde moet worden geleverd, wordt niet door de zorgverzekeraar, maar altijd op medisch-inhoudelijke gronden door de zorgverlener beantwoord.

Onverzekerbare risico's

De AWBZ dekt zware ziektegerelateerde risico's die niet onder de zorgverzekeringen vallen. Het gaat om medische kosten die door vrijwel niemand op te brengen zijn. De AWBZ wordt uitgevoerd door de zorgverzekeraars vanuit speciale zorgkantoren. Een verzekerde is verzekerd voor de AWBZ bij dezelfde zorgverzekeraar als waar hij verzekerd is voor de Zorgverzekeringswet. In 2006 omvatte de AWBZ ruim 40% van de zorguitgaven. Met het oog op de sterke groei van de AWBZ-uitgaven is het beleid van de overheid erop gericht de AWBZ in te krimpen. Enerzijds gebeurt dit door zorg over te hevelen naar gemeenten (via de Wet op de maatschappelijke ondersteuning; zie hoofdstuk 8), anderzijds door zorg over te hevelen naar het tweede compartiment (de Zorgverzekeringswet). Dit laatste geldt bijvoorbeeld voor uitgaven in het kader van de geestelijke gezondheidszorg.

Vraag

Leg uit wat in het Nederlandse stelsel het doel is van concurrentie tussen ziektekostenverzekeraars.

7.5 RELATIE TUSSEN PATIËNT EN ZORGAANBIEDER

7.5.1 Relatie tussen patiënt en aanbieder als hart van de gezondheidszorg

In het voorafgaande zijn de drie belangrijkste partijen in de gezondheidszorg besproken: de patiënt, de zorgaanbieder en de zorgverzekeraar. We gaan nu over naar de relaties tussen deze partijen. De centrale relatie in de gezondheidszorg is natuurlijk die tussen patiënt en zorgaanbieder. Tussen deze twee partijen speelt het primaire proces in de gezondheidszorg, dat wil zeggen de *feitelijke zorgverlening*, zich af. Het gebruik dat patiënten van zorg maken is niet een-op-een gerelateerd aan hun klachten of objectieve ziekte. Het feitelijk gebruik van zorg hangt van veel meer factoren af. Deze factoren zijn enerzijds gerelateerd aan de patiënt (paragraaf 7.5.2), en anderzijds aan de zorgaanbieder (paragraaf 7.5.3). Is de gezondheidszorg traditioneel primair vanuit het aanbod gestuurd, momenteel wordt de roep om *vraagsturing* steeds sterker. Die ontwikkeling wordt in paragraaf 7.5.4 besproken. Ten slotte komen de mogelijkheden aan bod van de patiënt, traditioneel als zwakste partij gezien, om invloed uit te oefenen op de zorg (paragraaf 7.5.5).

7.5.2 Patiëntgerelateerde factoren die zorggebruik beïnvloeden

De aan de patiënt gerelateerde factoren kunnen in drie categorieën worden ingedeeld: factoren die van invloed zijn op de behoefte aan, de neiging tot en de mogelijkheid van medische consumptie. Deze indeling is gebaseerd op het werk van de Amerikaanse socioloog Andersen die sprak over need variables, predisposing variables, enabling variables en health care variables (figuur 7.6). De ook in deze figuur aangeduide health care variables worden in paragraaf 7.5.3 besproken.

Mensen gaan veelal naar de dokter omdat ze een klacht hebben, bijvoorbeeld ergens in hun lichaam pijn voelen, zich niet lekker voelen of moe zijn. De sterke in-

Figuur 7.6 Model van Andersen: determinanten van medische consumptie

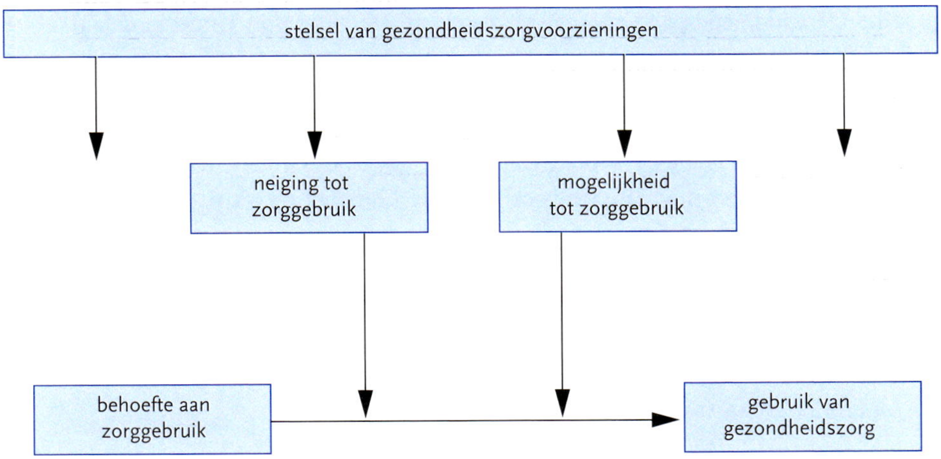

Tabel 7.7 Relatie tussen ervaren gezondheid en gebruik van huisarts, medisch specialist en ziekenhuis

Gezondheid naar eigen zeggen	Huisarts (laatste twee maanden)[1]	Specialist (laatste twee maanden)[2]	Ziekenhuis (laatste twaalf maanden)[3]
uitstekend	23	9	3
zeer goed	28	11	3
goed	41	19	6
matig	61	37	14
slecht	74	50	26

1 Percentage personen met contact met de huisarts in de afgelopen twee maanden.
2 Percentage personen met contact met een specialist in de afgelopen twee maanden.
3 Percentage in ziekenhuis opgenomen personen in de afgelopen twaalf maanden.

Bron: Tweede Nationale Studie naar ziekten en verrichtingen in de huisartspraktijk (2001), NIVEL/ RIVM. Bewerking RIVM, 2007.

vloed van de subjectief ervaren gezondheidstoestand op het zorggebruik blijkt heel duidelijk uit onderzoek dat is gedaan naar de relatie tussen de 'ervaren gezondheid' en de frequentie van medische consumptie. Uit onderzoek is bekend dat de ervaren gezondheid, bijvoorbeeld gemeten aan de hand van een eenvoudige vraag naar het oordeel dat mensen over de eigen gezondheid geven ('uitstekend', 'zeer goed', 'goed', 'matig' of 'slecht'), sterk samenhangt met de omvang van het zorggebruik (tabel 7.7).

Welke factoren zijn nu van invloed op de 'vertaling' van een klacht in een vraag naar zorg? Er zijn drie groepen te onderscheiden: kenmerken van de klacht of de ziekte, kenmerken van de klager of zieke, en legitimering van school- en werkverzuim door ziekte.

- Kenmerken van de klacht of de ziekte. Zowel de ernst als de duur van de klacht en de ziekte spelen een rol. Ook de mate van acuut-zijn van de klacht kan een rol spelen: als een klacht plotseling ontstaat en vrij hevig is, zal eerder een arts worden geraadpleegd dan wanneer er langzaam een bepaalde hinder ontstaat.
- Ziektebeleving en klaaggedrag. De ziektebeleving wordt onder andere bepaald door de tolerantie voor gevoelens van onwelbevinden, zoals pijn. Medische consumptie komt ook vaak voort uit ongerustheid over het mogelijk hebben van een ernstige ziekte. Ook de functie die het 'klagen' kan hebben voor de betrokkene en zijn directe omgeving, bijvoorbeeld als uitdrukking van relationele problemen, is van belang.
- Legitimering van school- en werkverzuim door ziekte. Wanneer een werknemer door ziekte zijn werk niet kan doen, zal deze zich tegenover de werkgever moeten verantwoorden voor dit ziekteverzuim. Dit is gemakkelijker wanneer er een welomschreven diagnose en een bijpassende behandeling en prognose zijn. Iets dergelijks geldt voor schoolverzuim.

Uit onderzoek blijkt dat de neiging tot het gebruik van gezondheidszorg, ook wel *consumptiegeneigdheid* genoemd, onder meer samenhangt met het vertrouwen in de medische zorg, met opvattingen over ziekte en met gewoontevorming. Het gaat hierbij in hoofdzaak om culturele en sociaalpsychologische factoren, waarvan we enkele aspecten zullen bespreken.

- Vertrouwen in de medische zorg. Vanzelfsprekend zullen mensen zich alleen dan met een klacht tot de gezondheidszorg wenden als ze erop vertrouwen dat de gezondheidszorg hen wat te bieden heeft. Over het algemeen is het vertrouwen van de Nederlander in bijvoorbeeld huisarts en medisch specialist groot. Toch kan door persoonlijke ervaringen het vertrouwen dalen, waardoor de gang naar een hulpverlener wordt beïnvloed.
- Opvattingen over ziekte. De grote interindividuele variatie in reactie op ziekte wordt voor een deel bepaald door verschillen in opvattingen over ziekte. Hierbij gaat het onder meer om de mate waarin mensen belang hechten aan een goede gezondheid: hoe meer belang men hieraan toekent, des te groter is de neiging om bij een bedreiging van de gezondheid van de gezondheidszorg gebruik te maken.
- Sociale context. De consumptiegeneigdheid hangt ook samen met gewoontevorming in de sociale context (het gezin) waarin men is opgegroeid. Zo lijken de patronen van zorgconsumptie van kinderen vaak sterk op die van hun ouders.

Ten slotte zijn factoren van belang die de *mogelijkheid* tot zorg, anders gezegd de toegankelijkheid van zorg voor de patiënt, beïnvloeden. We kunnen hier vier groepen onderscheiden.

- Afstand tot de voorzieningen. Het is bekend dat naarmate mensen verder van een ziekenhuis wonen, ze minder vaak worden opgenomen. Ook is vastgesteld dat op het platteland de huisarts meer chronische patiënten begeleidt die in de stad onder behandeling zouden zijn van de medisch specialist.
- Tijd. De mogelijkheid om van de gezondheidszorg gebruik te maken hangt ook af van de beschikbare tijd van de patiënt, en van eventuele wachttijden voordat men voor consult of ingreep terecht kan. Kleine zelfstandigen hebben vaak weinig mogelijkheden om hun werk in de steek te laten en gaan dan ook minder vaak naar de dokter. Iets dergelijks geldt voor (huis)vrouwen met kleine kinderen. Wachtlijsten kunnen vanzelfsprekend ook een belemmering vormen.
- Verzekeringsdekking en inkomen. De mogelijkheid om van de voorzieningen gebruik te maken hangt ook samen met de financiële situatie. Als bepaalde verstrekkingen niet in het verzekeringspakket zitten, of voor gebruik van de gezondheidszorg een eigen betaling van de betrokkene vereist is (bijvoorbeeld in de vorm van een eigen risico of een eigen bijdrage), dan wordt daardoor het gebruik afgeremd. De mate waarin dit het geval is, hangt af van de hoogte van het inkomen: hoe lager het gezinsinkomen, des te sterker is de remmende werking van eigen betalingen.

- Cultuur. Naast geografische, 'tijdige' en financiële toegankelijkheid is ook culturele toegankelijkheid van belang. Verschillen in cultuur tussen hulpverlener en patiënt, bijvoorbeeld in het geval van patiënten van allochtone herkomst, of van patiënten uit lagere sociaaleconomische groepen, kunnen de toegankelijkheid van zorg belemmeren, en er bijvoorbeeld toe leiden dat in die groepen op een later moment in het ziekteproces een diagnose wordt gesteld.

7.5.3 Aanbodgerelateerde factoren die gebruik van zorg beïnvloeden

Ook aan de kant van het *zorgaanbod* zijn factoren te onderscheiden die beïnvloeden of een patiënt wel of niet zorg consumeert, al dan niet via de genoemde patiëntgebonden factoren.

- Capaciteit van voorzieningen. De omvang van het voorzieningenaanbod bepaalt voor een belangrijk deel het gebruik. Wachtlijsten kunnen als een indicatie van tekortschietende capaciteit van voorzieningen worden gezien: ze treden op als het zorgaanbod achterblijft bij de zorgvraag. Redenen voor het achterblijven van het zorgaanbod kunnen gelegen zijn in capaciteitsbeperkende maatregelen (bijvoorbeeld budgettering van ziekenhuizen en te lage numerus fixus voor de geneeskundestudie) of krapte op de arbeidsmarkt (bijvoorbeeld van verpleegkundigen).
- Verzekeringsstelsel. Ook de aard van het verzekeringsstelsel en, daarmee samenhangend, de wijze waarop de zorg wordt betaald, is van invloed op de omvang van de medische consumptie. Zo wordt, zoals we al zagen, op het niveau van de individuele patiënt de financiële toegankelijkheid van de gezondheidszorg bepaald door de wijze waarop men verzekerd is tegen ziektekosten en of er sprake is van een eigen bijdrage of een eigen risico.
- Organisatie van de gezondheidszorg. De wijze waarop de zorgverlening is georganiseerd, kan ook een aanzienlijke invloed hebben op de omvang van de medische consumptie. Een belangrijk aspect van de organisatie van de Nederlandse gezondheidszorg is de rol van de huisarts als 'poortwachter', die de toegang tot de tweedelijns voorzieningen bewaakt. Ook de organisatie van de medisch specialistische zorg is van invloed op het zorggebruik. Zo werkten aanvankelijk veel medisch specialisten buiten het ziekenhuis en hadden ze toegang tot het ziekenhuis, waar ze bijvoorbeeld hun operaties uitvoerden. Tegenwoordig houdt bijna iedere medisch specialist spreekuur in de polikliniek van het ziekenhuis. Mede hierdoor heeft het onderling verwijzen van de patiënt, van de ene medisch specialist naar de andere, een hoge vlucht genomen.
- Artsgebonden factoren. De persoon van de arts is van grote invloed op de medische consumptie. Zo bestaan er grote verschillen in medisch handelen tussen artsen. Het maakt bijvoorbeeld veel uit naar welke huisarts men als patiënt gaat met een verzoek om slaapmiddelen (figuur 7.7). De verklaring van dit soort verschillen moet enerzijds worden gezocht in verschillen in omstandigheden waaronder art-

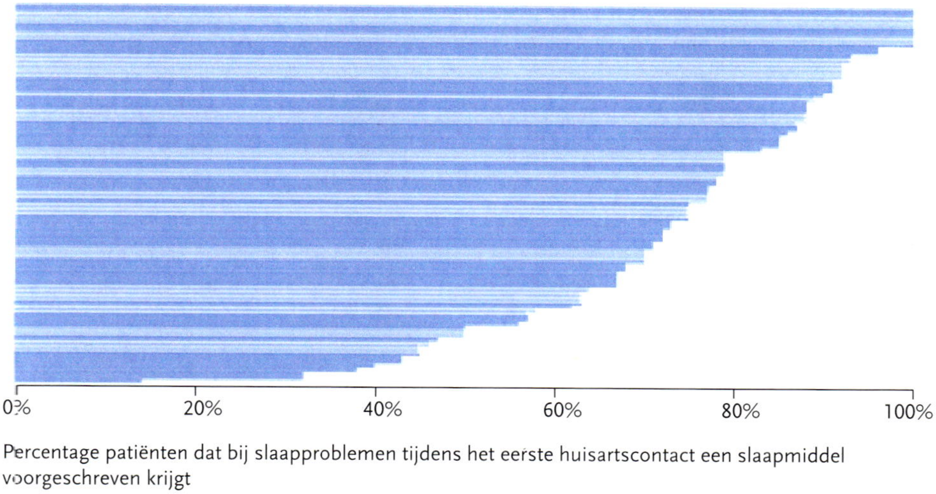

Figuur 7.7 Verschillen tussen huisartspraktijken in voorschrijven van slaapmiddelen bij patiënten met klachten over slaap
Bron: NIVEL/RIVM. Tweede Nationale Studie naar ziekten en verrichtingen in de huisartspraktijk, 2001.

sen hun werk doen (werkdruk, honoreringssysteem, enzovoort). Anderzijds spelen verschillen tussen artsen in kennis, taakopvatting, mate van onzekerheid en andere gedragsfactoren een rol, en zijn invloeden vanuit de farmaceutische industrie verklarend voor verschillen in voorschrijfgedrag van artsen.

Vraag
Vat samen welke factoren van invloed zijn op de 'vertaling' van de objectieve zorgbehoefte in het feitelijke gebruik van zorg.

7.5.4 Van aanbod- naar vraagsturing

Rond de eeuwwisseling constateerde de overheid dat in het Nederlandse zorgstelsel het zorggebruik te veel werd 'gedicteerd' door het aanbod, en het aanbod onvoldoende 'luisterde' naar de vraag. Dit probleem valt in een aantal elementen uiteen.

Allereerst, zo werd geconstateerd, *speelt het zorgaanbod vaak onvoldoende in op de vraag* van de patiënt. Als patiënten met een probleem aankloppen bij de zorg, wordt de vraag welke zorg moet worden verleend primair bepaald vanuit het aanbod dat er is, in plaats van de vraag van de patiënt centraal te stellen. Een voorbeeld daarvan betreft psychiatrische patiënten met een verslavingsproblematiek: in de verslavingszorg worden ze niet in behandeling genomen voordat de psychiatrische problematiek wordt behandeld, terwijl in de psychiatrie het omgekeerde geldt. Dat meer samenwerking nodig is, heeft veel te maken met de aard van de gezondheidsproblemen na de epidemiologische transitie (paragraaf 2.3.1): een groot deel van de zorgvraag komt voort uit chronische aandoeningen zoals kanker en hart- en vaatziekten, en de zorgvragen van die patiënten vereisen vaak de inbreng vanuit veel verschillende disciplines, gedurende langere tijd.

In de tweede plaats is er *onvoldoende ruimte voor flexibiliteit*. De vele regels beperken de vrijheidsgraden voor verzekeraars en zorgverleners, waardoor zij vaak geen mogelijkheid hebben om vraaggericht te handelen. Een veelgehoord voorbeeld bij patiënten is dat zorgverzekeraars ongewenste en dure behandelingen wel vergoeden, maar goedkopere alternatieven – vaak door verzekerden aangevraagd – niet. Het handelen van verzekeraars en zorgverleners is hierdoor te weinig gericht op kwaliteit en doelmatigheid. Patiënten en burgers kunnen dat moeilijk begrijpen (zie kader 7.4).

Kader 7.4 Voorbeeld van gebrek aan vraagsturing, door inflexibiliteit in regelgeving

Duur en ongepast
Mevrouw Schipper (78) woont in Zuidwolde (Drenthe) en moet voor een complexe oncologische behandeling naar Rotterdam. In drie weken tijd moet zij zesmaal worden behandeld. De kosten van eigen vervoer naar Rotterdam en weer terug worden door de verzekeraar vergoed. Mevrouw vraagt haar verzekeraar of zij in plaats van heen en weer te reizen samen met haar man, op kosten van de verzekering gedurende drie weken in een eenvoudig appartement nabij Rotterdam mag verblijven, zodat de inspanning van het reizen kan worden vermeden. Volgens de regels van de verzekering kan de zorgverzekeraar dit verblijf echter niet vergoeden. Wel kan mevrouw op kosten van de verzekering drie weken in het ziekenhuis worden opgenomen. Dat de kosten van de ziekenhuisopname het veelvoudige van de kosten van een verblijf in een appartement zijn, en een ziekenhuisopname voor de patiënt overbodig is en de kwaliteit van leven onnodig aantast, doet in dit besluit niet ter zake.

Ten derde, er bestaat onvoldoende informatie over, en er is *weinig transparantie* in het zorgaanbod. Het aanbod dicteert de markt, en de afzet van zorg is vrijwel gegarandeerd, zodat het geven van informatie overbodig is. Ziekenhuizen bijvoorbeeld tonen niet hun prijskaartje en kwaliteit aan potentiële gebruikers zodat gebruikers het beste ziekenhuis kunnen kiezen op het moment ze als patiënt behoefte aan zorg hebben. De mogelijkheid van tegenspel van patiënten, verzekeraars of concurrerende aanbieders is beperkt.

Binnen het stelsel van de gezondheidszorg wordt langs verschillende wegen gewerkt om het systeem meer *vraaggestuurd* te maken. Zo beoogt de Zorgverzekeringswet de randvoorwaarden te scheppen voor meer vraagsturing. In de paragrafen 7.6 en 7.7 wordt verder ingegaan op de uitwerking daarvan. Ook zijn in de organisatie van de zorg allerlei ontwikkelingen gaande om verschillende zorgvoorzieningen op elkaar af te stemmen, waarbij de patiënt met zijn klacht of ziekte centraal wordt gesteld. Eerder werd gewezen op de ketenzorg (paragraaf 7.2.4), waarin continuïteit van zorg wordt gerealiseerd door samenwerking tussen organisaties die allemaal zorg verlenen aan eenzelfde patiënt. Een voorbeeld daarvan zijn projecten voor diabetesketenzorg (zie kader 7.5). Ten slotte wordt via onder meer wetgeving beoogd de positie van de patiënt te versterken. Deze ontwikkeling wordt in de volgende paragraaf beschreven.

Kader 7.5 Voorbeeld van ketenzorg: zorg voor diabetespatiënten
Mensen met een chronische ziekte, zoals diabetespatiënten, maken veelal gebruik van verschillende soorten zorg: huisarts, specialist, fysiotherapeut, thuiszorg, enzovoort. Een veelgehoorde klacht is dat verschillende aanbieders van zorg onvoldoende samenwerken of zelfs langs elkaar heen werken, waardoor de kwaliteit van de zorg achterblijft. Om dit probleem te ondervangen wordt de zorg in een 'keten' georganiseerd. De patiënt staat daarbij centraal, en de zorg wordt om hem of haar heen georganiseerd. De zorg wordt uitgevoerd door multifunctionele zorgteams die bestaan uit onder andere huisarts, diabetesverpleegkundige, praktijkondersteuner, diëtist en podotherapeut. Om te zorgen dat de wijze van financiering samenwerking tussen de zorgverleners bevordert, wordt de 'ketenzorg diabetes' als één product gefinancierd, volgens een zogenoemde keten-DBC (diagnosebehandelcombinatie) (zie paragraaf 7.7.2).

Vraag
Leg uit waarom ketenzorg wordt gezien als een voorbeeld van vraagsturing. Welke problemen van aanbodsturing worden door ketenzorg deels opgelost?

7.5.5 Invloedmogelijkheden van patiënten[1]

In het voorafgaande bleek het al impliciet: in de relatie tussen patiënt en aanbieder is de patiënt de zwakste partij. Dit hangt samen met kenmerken die inherent zijn aan deze relatie. Zo is er de informatieasymmetrie tussen beide partijen, en het feit dat de zorgverlener vanuit zijn professionele autonomie beslist over de aard en omvang van de te verlenen zorg.

Dit neemt niet weg dat er de laatste decennia veel veranderd is in de relatie tussen zorgverlener en patiënt, onder meer samenhangend met veranderingen in de maatschappelijke omgang tussen mensen. De socioloog Abram de Swaan schrijft in dit verband over een overgang van een bevelshuishouding naar een onderhandelingshuishouding, waarin de betrokkenen proberen hun omgang zo veel mogelijk op basis van onderling overleg en wederzijdse toestemming te regelen. Men spreekt in dat kader ook wel van de toegenomen *mondigheid* van de patiënt. Deze democratise-

1 met medewerking van R. Stussgen.

ring van de verhoudingen tussen mensen – ontstaan in de jaren zestig en zeventig van de vorige eeuw – is ook van invloed op de manier waarop arts en patiënt in de spreekkamer met elkaar communiceren. Daarnaast is deze verandering van invloed op gereguleerde vormen om invloed uit te oefenen, met wetgeving over 'rechten van patiënten' als uiterste vorm van regulering. Internationaal gezien loopt Nederland op dit aspect voor op een aantal ons omringende landen (kader 7.6).

Kader 7.6 Ontwikkeling van patiëntenwetgeving in internationaal perspectief
Behalve Nederland hebben in Europa België, Denemarken, Frankrijk, Luxemburg en Spanje een wet inzake het patiëntenrecht. In Duitsland en het Verenigd Koninkrijk zijn patiëntenrechten niet in een patiëntenwet geregeld. Ten opzichte van andere landen heeft Nederland in de ontwikkeling van patiëntenwetgeving voorop-gelopen: in Nederland zijn de meeste patiëntenrechten al ruim tien jaar vastgelegd, terwijl in veel van de andere genoemde landen deze wetgeving pas enkele jaren geleden is vastgelegd. Inhoudelijk bestrijken de verschillende patiëntenwetten vergelijkbare thema's. De wijze waarop deze zijn uitgewerkt en ingevuld, verschilt echter per land. Zo is de informatieplicht in ons omringende landen ook in de wet opgenomen, maar in Denemarken, Luxemburg en Spanje is daarnaast in de wet bepaald dat de verstrekte informatie moet zijn aangepast aan de individuele capaciteiten en behoeften van de patiënt. In Nederland is dat laatste niet specifiek in de wet geregeld, maar wel sluit het aan bij de Nederlandse rechtspraktijk.

Deze paragraaf schetst de mogelijkheden die patiënten hebben om invloed uit te oefenen in de gezondheidszorg, en hoe patiënten deze invloedmogelijkheden ervaren. We beperken ons hierbij tot het niveau van de arts-patiëntrelatie. Het niveau van een instelling (bijvoorbeeld door participatie van een cliëntenraad in de besluitvorming) en het instellingsoverstijgend niveau (bijvoorbeeld door participatie van patiëntenorganisaties in besluitvorming op regionaal of nationaal niveau) blijven buiten beschouwing.

In 2006 is de informatie over de *rechten van de patiënt* bij elkaar gebracht en toegankelijk gemaakt voor burgers (http://www.kiesbeter.nl/patientenrechten/). Op het niveau van de relatie tussen patiënt en zorgverlener kunnen patiënten invloed uitoefenen op het zorgaanbod, de kwaliteit van de zorg, en in het geval hen onrecht is aangedaan. Op elk van die aspecten zijn er in beginsel twee manieren om de positie van de patiënt te versterken. Aan de ene kant kan dit door de patiënt een duidelijke 'stem' te geven om zijn mening over de zorg te laten geven. Het klachtrecht is hiervan een voorbeeld. Aan de andere kant kunnen ook de mogelijkheden worden verruimd om de patiënt te laten stemmen 'met de voeten'. Een voorbeeld daarvan is de mogelijkheid om voor een bepaalde zorgverlener te kiezen op basis van informatie over de kwaliteit van die zorgverlener. Beide ontwikkelingen worden hieronder besproken.

Invloed op zorgaanbod

Allereerst gaat het hierbij om de mogelijkheid om te kiezen tussen verschillende zorgaanbieders. Voorwaarde hiervoor is de beschikbaarheid van informatie over aanbod en kwaliteit van zorg. Hoewel deze momenteel nog onvoldoende aanwezig is, zijn de ontwikkelingen op dit vlak positief. Er wordt steeds meer informatie verzameld en toegankelijk gemaakt, bijvoorbeeld via de hiervoor genoemde website www.kiesbeter.nl. De keuzemogelijkheden zijn echter vaak beperkt, bijvoorbeeld door schaarste in het aanbod.

Op de tweede plaats betreft het de mogelijkheid om te *kiezen* voor een bepaalde behandeling. Hiervoor is het noodzakelijk dat de hulpverlener in begrijpelijke taal informatie geeft over de ziekte of aandoening van de patiënt, de aard van de voorgestelde behandeling of onderzoek, andere behandelingsmogelijkheden, de gevolgen of eventuele risico's van de behandeling of het onderzoek en ten slotte over de medicijnen en eventuele bijwerkingen. Hoewel sinds 1995 het recht op deze informatie is vastgelegd in de Wet op de geneeskundige behandelingsovereenkomst (WGBO), wordt deze wet nog onvoldoende in de praktijk gebracht. De meeste patiënten rapporteren dat huisartsen en medisch specialisten hen bijna altijd informeren over een behandeling of onderzoek, maar over risico's en alternatieve mogelijkheden informeren ze de patiënten minder vaak, terwijl die daar veel belang aan hechten.

De WGBO bevat ook een toestemmingsvereiste: de patiënt mag alleen worden behandeld wanneer hij daarvoor toestemming heeft gegeven. Slechts ongeveer de helft van de patiënten rapporteert dat de huisarts en medisch specialist altijd toestemming vragen voor een onderzoek of behandeling. Onduidelijk is in hoeverre in andere gevallen sprake is van veronderstelde of stilzwijgende toestemming.

Invloed op kwaliteit van zorg

Volgens de WGBO en de Wet op de beroepen in de individuele gezondheidszorg (Wet BIG) zijn beroepsbeoefenaren wettelijk verplicht om verantwoorde zorg te leveren. Instellingen en de hierin werkzame personen zijn op basis van de Kwaliteitwet zorginstellingen hiertoe verplicht. Voor patiënten is het echter niet eenvoudig instellingen en zorgverleners aan te spreken als zij in gebreke blijven. Zo is in veel sectoren (nog) niet gedefinieerd wat verantwoorde zorg is, en zijn richtlijnen en beoordelingscriteria voor patiënten vaak niet toegankelijk.

Ook enkele bepalingen van de WGBO hebben betrekking op *kwaliteit van zorg*. De wet specificeert bijvoorbeeld dat de patiënt recht heeft op privacy: hulpverleners dienen vertrouwelijk met de gegevens van de patiënt om te gaan en dienen de patiënt te behandelen buiten de waarneming van anderen, tenzij de patiënt toestemming heeft gegeven. Bovendien heeft de patiënt recht op inzage in zijn medisch dossier. Overigens zijn lang niet alle patiënten op de hoogte van hun rechten op dit punt, en maken weinig patiënten gebruik van het recht van inzage in hun eigen dossier.

Invloed op onrecht

Als patiënten vinden dat hun onrecht is gedaan, bespreken de meesten dit met de persoon of instelling waartegen hun klacht is gericht. In vier van de tien gevallen leidt dit tot een oplossing. Vaak wordt bemiddeld door een klachtenfunctionaris of een vertrouwenspersoon, een oplossing die door klagers in het algemeen als bevredigend wordt ervaren.

Patiënten kunnen – al of niet na voornoemde informele wegen bewandeld te hebben – zich ook wenden tot een klachtencommissie. De *Wet klachtrecht cliënten zorgsector* (WKCZ) versterkt de rechtspositie van patiënten door elke zorgaanbieder te verplichten een regeling te treffen voor de behandeling van klachten. Daarnaast is de aanbieder verplicht een klachtencommissie in te stellen. De WKCZ wil cliënten een laagdrempelige klachtmogelijkheid bieden, die op zijn beurt weer bijdraagt aan de genoegdoening van klagers of mogelijk het herstel van de relatie tussen patiënt en hulpverleners. Zorgaanbieders zijn verplicht om klagers en de klachtencommissie te laten weten of de klacht gegrond is, en of er naar aanleiding van de klacht maatregelen worden genomen. Patiënten kunnen ten slotte ook naar de tuchtrechter stappen. De tuchtrechter kan dan maatregelen opleggen.

In de praktijk blijken de klachtmogelijkheden overigens niet optimaal te worden gebruikt. Patiënten blijken onvoldoende bekend te zijn met de voor- en nadelen van de verschillende klachtmogelijkheden, en zijn vaak teleurgesteld over de effecten – die ze vaak als gering ervaren – en het uitblijven van excuses.

Vraag
Vat samen hoe de mogelijkheid van patiënten om invloed uit te oefenen op de zorg is verankerd in de Wet op de geneeskundige behandelovereenkomst (WGBO).

7.6 RELATIE TUSSEN PATIËNT EN VERZEKERAAR[1]

7.6.1 De verzekerde en verzekeraar op de zorgverzekeringsmarkt

In het model dat in paragraaf 7.1 is weergegeven, heeft de burger, net als beide andere partijen, twee gezichten. Hij is patiënt in zijn relatie met de zorgaanbieder, en verzekerde in de relatie met de verzekeraar. In deze paragraaf staat de laatste relatie centraal.

7.6.2 De verzekerde als economische actor

In paragraaf 7.4 is aangegeven dat keuzevrijheid van de verzekerde een centraal beginsel is van het in 2006 ingevoerde stelsel van gereguleerde concurrentie. De keuzevrijheid betreft de verzekeraar, maar ook de wijze van vergoeden (natura- of restitutiesysteem), de hoogte van het eigen risico en de daaraan verbonden premiekorting. In het oude stelsel was die keuzevrijheid veel geringer, bijvoorbeeld omdat de verzekeraar niet verplicht was een verzekerde aan te nemen. De veronderstelling van het

1 met medewerking van E. van der Hijden.

nieuwe zorgverzekeringsstelsel is dat de verzekerden zich, binnen deze keuzemogelijkheden, als *economische actoren* gedragen. Dat wil zeggen dat zij actief kiezen voor het voor hen nuttigste aanbod.

Wisselen van verzekeraar

Wanneer het percentage mensen dat verandert van verzekeraar, in ogenschouw wordt genomen, lijkt het er niet op dat de verzekerde de toegenomen keuzevrijheid volledig gebruikt. Hoewel bij de invoering van de basisverzekering een fors deel van de verzekerden (18%) is gewisseld van verzekeraar, was dit percentage in het tweede jaar van het nieuwe stelsel weer terug op het niveau van het vorige stelsel (minder dan 5%). Meer dan 90% van de verzekerden kiest bovendien voor eenzelfde variant, namelijk een polis zonder eigen risico, en inclusief een aanvullende verzekering. Ook het feit dat meer dan de helft van de bevolking verzekerd is volgens een *collectief contract*, getuigt niet van een sterke neiging tot mobiliteit. De collectieve contracten kunnen worden afgesloten via alle rechtspersonen die de belangen van haar leden vertegenwoordigen. Voorbeelden zijn een werkgever, een ouderenbond en een patiëntenvereniging. Het aantrekkelijke van een collectief contract voor de verzekerde is een besparing op de premie, en de samenstelling van de aanvullende verzekering, die is toegesneden op de collectiviteit, zoals een bepaalde patiëntengroep.

De keuze van de verzekeraar

Welke factoren spelen een rol bij de keuzen die verzekerden maken voor een bepaalde verzekering? Er zijn drie groepen factoren te onderscheiden: kenmerken van de verzekerde, van de verzekering, en van de verzekerde zorg.

- Kenmerken van de verzekerde. Het percentage mensen dat wisselt tussen ziektekostenverzekeringen, verschilt tussen groepen in de bevolking. Zo blijken jongeren meer te veranderen dan ouderen, hoger opgeleiden meer dan lager opgeleiden, en gezonde mensen meer dan minder gezonde mensen. Het lijkt erop dat de minder 'zelfredzame' consumenten weinig behoefte hebben aan keuzemogelijkheden wat betreft hun zorgverzekering. Geschat wordt dat dit type consumenten circa 50% van de bevolking in Nederland omvat. Dit bevestigt de hiervoor benoemde twijfels over de realiteitswaarde van het model van de consument als een economische actor.
- Kenmerken van de verzekering. De veronderstelling van een marktgeoriënteerd stelsel is dat de consument een verzekering kiest met een zo hoog mogelijke kwaliteit tegen een zo laag mogelijke prijs. Bij de overgang naar het nieuwe systeem bleek de prijs van de verzekering inderdaad een belangrijk argument om van verzekeraar te veranderen. Als belangrijkste argumenten voor het wisselen van verzekering werden de premie en de aantrekkelijkheid van de aangeboden aanvullende verzekeringen genoemd.

- Kenmerken van de verzekerde zorg. De zorgverzekeraar wordt geacht voor zijn verzekerde zorg in te kopen van hoge kwaliteit tegen een zo laag mogelijke prijs. De vraag is of de zorg die een bepaalde verzekeraar dekt, een argument is voor de verzekerde om een bepaalde verzekeraar te kiezen. Dat is nu nog niet het geval: bij de keuze voor een zorgverzekeraar blijkt de kwaliteit van de gecontracteerde zorg geen rol te spelen, al is het maar omdat verzekeraars vrijwel het gehele zorgaanbod contracteren (en wanneer het niet-gecontracteerde zorg betreft toch nog een groot deel van de kosten vergoeden).

Uit het bovenstaande doemt het beeld op van een verzekerde die weinig wisselt van ziektekostenverzekering. Gezondheidseconomen veronderstellen dat circa 10% van de verzekerden per jaar zal moeten veranderen om de verzekeraar alert te houden. Dat betekent dat verzekeraars in de huidige omstandigheden vermoedelijk nog onvoldoende prikkels krijgen om de kwaliteit-kostenverhouding te optimaliseren.

Vraag
Gedraagt de verzekerde zich op de ziektekostenverzekeringsmarkt als rationele consument? Leg uit.

7.6.3 De verzekeraar als bewaker van kwaliteit en kosten

De centrale gedachte achter de positie van de verzekeraar, op de markt van gereguleerde concurrentie, is dat deze een concurrerende premie biedt. Het risico is natuurlijk dat hij dit doet door relatief gezonde en dus 'goedkope' patiënten te trekken (bijvoorbeeld jongeren, of hogere inkomens), maar daartegen zijn in het Nederlandse systeem waarborgen ingebouwd (paragraaf 7.4). Tegelijkertijd wordt de verzekeraar geprikkeld om kwalitatief zo goed mogelijke zorg te contracteren. Immers, wanneer de verzekerde niet tevreden is, zal deze van verzekeraar kunnen veranderen.

Hoe werken deze uitgangspunten van het model van gereguleerde concurrentie in de praktijk uit? De *concurrentie* op prijs komt tot uiting in het feit dat de feitelijke gemiddelde prijs van een basisverzekering lager ligt dan de raming van de gemiddelde prijs door de overheid. Deze daling is deels het gevolg van prijsconcurrentie tussen verzekeraars, en deels van het grote aandeel van collectieve contracten. Voor een verzekeraar zijn deze collectiviteiten aantrekkelijk vanwege hun volume, hoewel een aantal van die collectiviteiten, bijvoorbeeld leden van de Diabetesvereniging, juist de mensen met de hogere zorgkosten omvat. Door een voldoende volume aan verzekerden is het mogelijk speciale afspraken met aanbieders te maken.

Tegelijkertijd is in dit systeem van prijsconcurrentie ook een aantal ontwikkelingen zichtbaar die mogelijk marktwerking juist weer tegenwerken. Ten eerste is dit de tendens tot *schaalvergroting* door fusies tussen ziektekostenverzekeraars, ingegeven door de wens om de kosten zo laag mogelijk te houden. Een belangrijke vraag is of hierdoor uiteindelijk niet de concurrentiemogelijkheden afnemen. Ten tweede worden er door deskundigen vraagtekens gezet bij het idee van gelijktijdige concurrentie op prijs en kwaliteit, omdat, wanneer de concurrentie primair op prijs plaatsvindt, de kwaliteit uiteindelijk zal gaan dalen, zo voorspellen sommige experts. Wil dit systeem goed kunnen functioneren, dan zal de concurrentie op kwaliteit moeten domineren. Echter, juist deze vorm van concurrentie is erg lastig zo lang de kwaliteit van de aangeboden zorg niet transparant en onderling niet goed vergelijkbaar is. In paragraaf 7.7 zal hier verder op worden ingegaan.

7.7 RELATIE TUSSEN ZORGAANBIEDER EN VERZEKERAAR

7.7.1 De (maatschappelijk) ondernemer en de bekostiger

Net als de zorgvrager hebben ook aanbieders van zorg twee 'gezichten': de aanbieder is tegelijk *zorgverlener en ondernemer.* Veel artsen runnen als het ware een klein bedrijfje, hun praktijk, die zij uiteraard op economisch verantwoorde wijze willen besturen. Dat geldt ook voor zorginstellingen zoals het ziekenhuis, het verpleeghuis en de thuiszorgorganisatie. Een gezonde economische bedrijfsvoering is voor die organisaties noodzakelijk om te kunnen blijven bestaan (kader 7.7). Dit betekent overigens niet dat dergelijke instellingen goed te vergelijken zijn met commerciële bedrijven die zich primair laten leiden door een winststreven. Veeleer zou men ze kunnen karakteriseren als maatschappelijke ondernemingen: ze volgen een bedrijfsgerichte aanpak (bijvoorbeeld focus op innovatie, dragen van individueel bedrijfsrisico), maar wel met een maatschappelijk doel in het vizier. Het doel kan dan worden geformuleerd als het leveren van een bijdrage aan een goed toegankelijk, kwalitatief hoogstaand en doelmatig zorgstelsel.

Kader 7.7 Zorginstelling als bedrijf

Mogelijk ontslagen ziekenhuis Jeroen Bosch

Door Wim Arts

Woensdag 21 januari 2004 – Het Jeroen Bosch Ziekenhuis (JBZ) in Den Bosch ziet zich gedwongen harde bezuinigingsmaatregelen te nemen om te voorkomen dat het ziekenhuis failliet gaat. Het bestuur sluit gedwongen ontslagen dit jaar niet uit nu het begrotingstekort niet zes maar acht miljoen euro bedraagt.

Dat meldt de raad van bestuur van het JBZ vandaag aan het personeel. In een extra informatiebulletin stelt de raad van bestuur het personeel uitvoerig op de hoogte van de extra bezuinigingen, om te voorkomen dat er te grote onrust ontstaat. De financiële situatie is nog nooit zo slecht geweest, aldus een woordvoerster.

Bron: Brabants Dagblad, 2004.

De financiële middelen krijgt de aanbieder van de zorgverzekeraar, die de middelen op zijn beurt weer grotendeels van de verzekerde krijgt. De rol van *zorginkoper* is in het nieuwe ziektekostenverzekeringsstelsel versterkt, zodat de verzekeraars in de onderhandelingen met de aanbieders doelmatige zorg kunnen bevorderen: zo veel en zo goed mogelijke zorg tegen een zo laag mogelijke prijs. Dit bevordert, zo is de achterliggende gedachte, de concurrentie tussen zorgaanbieders. Tegelijkertijd geldt natuurlijk dat goede zorg niet alleen tot stand komt onder invloed van concurrentie. Om goede zorg aan een patiënt te leveren is immers juist ook samenwerking nodig. Hoe het systeem van gereguleerde concurrentie uitwerkt voor de zorgaanbieder en de verzekeraar, en de relatie tussen beiden, wordt beschreven in paragraaf 7.7.3. Daaraan voorafgaand wordt eerst een overzicht gegeven van verschillende systemen om zorgaanbieders te financieren (paragraaf 7.7.2).

7.7.2 Bekostiging van het zorgaanbod

Op basis van een vergelijking tussen westerse landen zijn grofweg drie fasen te onderscheiden in de ontwikkeling van bekostigingssystemen. Ook in Nederland zijn deze fasen herkenbaar. Het uiteindelijke resultaat is een complex financieringssysteem, met elementen uit elk van de drie fasen.

Open-eindefinanciering

Tot het begin van de jaren tachtig van werden veel zorgaanbieders in Nederland volgens een 'open-eindesystematiek' gefinancierd: de zorgaanbieder bepaalde wat hij leverde, en achteraf werden alle geleverde diensten vergoed. Aan de kant van de zorgaanbieders ontbraken binnen dit systeem prikkels voor een doelmatig gebruik van middelen. Sterker nog, de zorgaanbieder had juist baat bij zo veel mogelijk gebruik van middelen. Immers, hoe meer zorg er werd verleend, des te hoger was de omzet. Dit systeem heeft een enorme groei van de kosten van de zorg mogelijk gemaakt (zie ook paragraaf 7.8).

Aanbod- en prijsregulering

Om paal en perk te stellen aan de kosten van de zorg, werden vanaf begin jaren zeventig maatregelen ingevoerd gericht op het reguleren van enerzijds het aanbod, en anderzijds de prijs van de zorg.

Vanaf begin jaren tachtig werd door de overheid toegezien op de *prijzen*, aan de hand van de Wet tarieven gezondheidszorg (WTG). Over de tarieven werd door de zorgverzekeraars onderhandeld met zorgaanbieders en beroepsverenigingen. Het College tarieven gezondheidszorg (CTG) voerde het toezicht uit, met de WTG in de hand. De tariefsdalingen die als gevolg hiervan ontstonden, konden door zorgverleners echter gemakkelijk worden gecompenseerd door meer zorg te leveren. Aanvullend daarop werden daarom maatregelen genomen om ook het *aanbod* te reguleren. Het systeem van budgetfinanciering is daarvan een voorbeeld. Dit werd, vanaf begin jaren tachtig, toegepast op ziekenhuizen. Op grond van bepaalde parameters, zoals het aantal opnamen en eerste polikliniekbezoeken, en een vaste vergoeding voor adherentie en beschikbaarheid, werden jaarlijks de zogeheten productieafspraken gemaakt als basis voor het budget van het volgende jaar. Ziekenhuizen werden hierdoor meer dan voorheen gedwongen doelmatig te werken. Dat is ook gebeurd. Het nadeel is echter dat als de zorgvraag toeneemt en het budget opraakt, er wachtlijsten ontstaan. Ook dat is gebeurd (zie hiervoor hoofdstuk 8).

Vrije onderhandeling binnen een systeem van gereguleerde concurrentie

Eind jaren tachtig kwam er steeds meer aandacht voor *marktwerking* als alternatief voor de (door de overheid gestuurde) aanbod- en prijsregulering. Voorstanders van marktwerking wezen op nadelen van het centraal gestuurde systeem zoals bureaucratisering en het gebrek aan prikkels om prestatiegericht te handelen. Daarmee schoot dit systeem zijn doel van het bevorderen van doelmatig handelen van zorgaanbieders en zorgverzekeraars voorbij. De introductie van gereguleerde concurrentie tussen zorgaanbieders – concurrentie om de gunst van de patiënt – zou ertoe moeten leiden dat de kwalitatief meest hoogstaande zorg tegen de laagste kosten overblijft, en niet-doelmatige zorg verdwijnt. Dit vereist dat er over de omvang van het aanbod en/of over de prijzen van de zorg tussen zorgverzekeraars en zorgaanbieders wordt onderhandeld.

Een voorbeeld kan de werking hiervan verduidelijken. Binnen het risicovereveningsmodel (paragraaf 7.4.3) stelt de overheid normbedragen vast voor verzekerden, op basis van diagnose en leeftijd. Stel dat een zorgverzekeraar voor een 45-jarige man met diabetes jaarlijks 4500 euro krijgt. Feitelijke meer- of minderkosten betekenen dan 'verlies' of 'winst' voor de verzekeraar. Dit geeft de verzekeraar een 'prikkel' om de feitelijke zorgkosten beneden dit bedrag te houden, bijvoorbeeld door afspraken te maken met een integraal diabetescentrum dat alle noodzakelijke zorg voor deze patiëntengroep voor 4000 euro per jaar levert. Hoe beter de verzekeraars dit spel spelen, des te meer komt er ook bij de zorgaanbieders een prikkel te liggen om prestatiegericht en doelmatig te werken, en kwalitatief goede zorg tegen concurrerende prijzen aan te bieden. Deze vrije onderhandelingen tussen verzekeraars en zorgaanbieders kunnen zowel op afzonderlijke verrichtingen als op grotere eenheden van zorg betrekking hebben.

Een van de mogelijkheden is dat de zorgaanbieder met de ziektekostenverzekering onderhandelt over de hoogte van de tarieven voor afzonderlijke verrichtingen. De WTG geeft voor deze tarieven een maximum, maar beneden dat maximum is variatie mogelijk. Een zorgverlener die betere service of kwaliteit levert, kan met de zorgverzekeraar een hoger tarief afspreken. Dit systeem geldt op dit moment voor fysiotherapeuten. In kader 7.8 wordt ingegaan op de resultaten van een experiment met deze wijze van financieren voor deze beroepsgroep.

Kader 7.8 Resultaten van experiment van vrije prijsvorming bij fysiotherapeuten

De gedachte achter vrije prijsvorming is dat dit de consument ten goede komt, doordat uiteindelijk kwalitatief goede zorg, die goed toegankelijk en betaalbaar is, op de markt wordt geselecteerd. De Nederlandse Zorgautoriteit (NZa) stimuleert en ziet erop toe dat de zorgmarkt ook als zodanig werkt. Sinds 2004 is in de sector van de fysiotherapie geëxperimenteerd met vrije prijsvorming. Heeft dit experiment de verwachtingen over de voordelen voor de cliënt waargemaakt? De NZa heeft dit getoetst (advies juni 2007). Geconcludeerd wordt dat de prijzen in de eerste jaren van het experiment zijn gestegen. Volgens de verzekeraars moet dit als inhaalslag naar een redelijk tarief worden gezien. Vervolgens zijn de prijzen gestabiliseerd, waarmee de betaalbaarheid is gewaarborgd. Tijdens het experiment is het percentage fysiotherapeuten dat wordt gecontracteerd, licht gestegen, tot circa 90-95%. Dit waarborgt de toegankelijkheid van de zorg voor de consument. Om fysiotherapeuten te stimuleren te investeren in kwaliteit wordt zorg die aan hogere kwaliteitseisen voldoet, tegen een hoger bedrag gecontracteerd. Bovendien worden concrete afspraken gemaakt tussen fysiotherapeuten en verzekeraars over innovaties en kwaliteitsverbeteringen. Voor een goede werking van de markt is nog wel van belang, zo concludeert de NZa, dat de kwaliteitsverschillen tussen aanbieders inzichtelijk worden. Inkopers van zorg kunnen momenteel niet kiezen op basis van prestaties op het gebied van kwaliteit. Verzekeraars kopen daardoor alleen in op basis van prijsverschillen, en consumenten kunnen niet kiezen op basis van kwaliteit. Prestatie-indicatoren kunnen hier een belangrijke bijdrage aan leveren. De NZa neemt samen met de Inspectie voor de Gezondheidszorg (IGZ) de regie om hier samen met de betrokken marktpartijen invulling aan te geven (zie ook hoofdstuk 8). De verwachting is dat consumenten per 2008 een fysiotherapeut kunnen kiezen op basis van prestatiegegevens, en verzekeraars vanaf 2009 de prestatie-indicatoren kunnen gebruiken bij het contracteren van fysiotherapeuten.

Bron: www.nza.nl.

Een andere mogelijkheid is te onderhandelen over de totale kosten van het geheel van activiteiten en verrichtingen die ten behoeve van een bepaalde zorgvraag van een patiënt worden verricht. Dat is wat de *diagnosebehandelcombinaties* (DBC's) beogen. Iedere DBC staat voor een bepaalde aanpak behorend bij een bepaalde zorgvraag van een patiënt. Aan elke DBC hangt een eigen 'prijskaartje' (zie kader 7.9). Door een zorgvraag als basis te nemen voor een DBC krijgt een zorginstelling een vergoeding voor een pakket van zorgvoorzieningen, behorend bij die zorgvraag. Dit zou zorginstellingen moeten prikkelen om te streven naar het kwalitatief meest hoogstaande pakket tegen de laagste kosten, en innovatieve wegen te zoeken om het aantal verrichtingen zo veel mogelijk te beperken, dit in tegenstelling tot een systeem waarbij per verrichting wordt betaald. Binnen een dergelijk systeem bestaat immers juist een prikkel om zo veel mogelijk verrichtingen uit te voeren. De DBC-systematiek wordt sinds 2003 toegepast in ziekenhuizen, en sinds 2005 wordt jaarlijks over 10% van deze DBC's onderhandeld tussen afzonderlijke ziekenhuizen en ziektekostenverzekeraars over zowel de kosten als de kwaliteit en kwantiteit van de te leveren zorg. Vanaf 2008 wordt dit aandeel tot 20% opgehoogd. Of dit systeem zal gaan werken, is nog onbekend. Weliswaar zijn de kosten van dit segment van de ziekenhuiszorg na de invoering van dit systeem gedaald, maar aan de andere kant krijgt de kwaliteit van de zorg in de onderhandelingen nog te weinig aandacht. Overigens is het DBC-systeem aan veel kritiek onderhevig, vooral vanwege het feit dat het een ingewikkelde administratie vraagt.

Kader 7.9 Feiten en cijfers over DBC's

- Een DBC is een administratieve code die de zorgvraag (diagnose) en totale behandeling van een patiënt weergeeft. Het gaat dan om álle zorg (zowel activiteiten van het ziekenhuis als van de betrokken medisch specialisten) die voortvloeit uit een specifieke zorgvraag. Aan elke DBC hangt een eigen 'prijskaartje', ongeacht de zorg die feitelijk is verleend.
- Een voorbeeld van een DBC is behandeling van amandelen, in een poliklinische setting. Het ziekenhuis registreert hiervoor de DBC-code 02110000520114. De getallen in deze code staan voor: 02: KNO-arts; 11: verwijzing voor 'normale' zorg, dat wil zeggen niet spoedeisend; 52: ontstoken amandelen; 114: poliklinische behandeling.
- Er zijn circa 30.000 verschillende DBC's. Het aantal DBC's zal naar verwachting afnemen zodra het DBC-systeem is verbeterd.
- Een DBC bevat gemiddeld dertien tot veertien 'verrichtingen', zoals: bezoek aan de arts, gebruik van het laboratorium, gebruik van de operatiekamer, het maken van röntgenfoto's, MRI-scan, ecg of eeg.
- Per jaar registreert een willekeurig algemeen ziekenhuis in totaal 50.000 tot 75.000 DBC's.
- Een goedkope DBC kost al gauw 100 euro, dure DBC's kosten enkele tienduizenden euro's.
- In 2007 kunnen ziekenhuizen met verzekeraars onderhandelen over 10% van de ziekenhuiszorg. Per 1 januari 2008 wordt dit uitgebreid tot 20%.

Bron: http://www.minvws.nl/dossiers/dbc/feiten-en-cijfers/ (4 juli 2007).

Vraag

Leg uit welke rol diagnosebehandelcombinaties (DBC's) moeten gaan spelen bij de beteugeling van de kosten van de gezondheidszorg.

7.7.3 Concurrentie tussen zorgaanbieders

Het systeem van gereguleerde concurrentie stimuleert zorgaanbieders om *prestatiegericht* te werken. Ze moeten niet alleen concurreren om de gunst van de patiënt, maar ook om die van de verzekeraar, die het besluit moet nemen om zorg wel of niet te contracteren. Daarbij kunnen zorgaanbieders concurreren op prijs of kwaliteit.

Concurrentie op prijs is sinds 2007 bijvoorbeeld duidelijk zichtbaar geworden in de sector van de thuiszorg, waar in het kader van de Wet op de maatschappelijke ondersteuning (WMO) (zie hoofdstuk 8) thuiszorgorganisaties dienden in te tekenen op aanbestedingsprocedures van gemeenten. De concurrentie op prijzen is daardoor zo fel geworden dat een aantal organisaties de zorg onder de kostprijs heeft aangeboden (zie ook kader 7.7). Het is nog te vroeg om iets te zeggen over de consequentie van dit soort processen voor de kwaliteit van zorg.

Een voorwaarde voor concurrentie op kwaliteit is dat verschillen in kwaliteit zichtbaar moeten worden gemaakt voor de zorgverzekeraar. Pas dan is werkelijk *pay for performance* mogelijk. In een aantal andere landen, zoals het Verenigd Koninkrijk en de Verenigde Staten, ligt men op dit punt voor op Nederland. *Prestatie-indicatoren* worden daar bijvoorbeeld gebaseerd op ervaringen van patiënten met de betreffende zorg, of ervaren gezondheid van de patiënten. Behalve naar kwaliteit vanuit patiëntenperspectief kan worden gekeken naar klinische indicatoren (bijvoorbeeld percentage van diabetespatiënten dat goed is ingesteld), of bijvoorbeeld de mate waarin richtlijnen worden opgevolgd (zie ook hoofdstuk 8). Ervaringen uit de Verenigde Staten met *Health Maintenance Organizations* (HMO's) suggereren dat met een dergelijke benadering een belangrijke efficiëntiewinst kan worden gerealiseerd.

Concurrentie tussen zorgaanbieders lijkt dus wel degelijk het beoogde effect van optimale kwaliteit tegen een zo laag mogelijke prijs te kunnen hebben. Tegelijkertijd moet op een aantal unieke kenmerken van de gezondheidszorg worden gewezen die concurrentie in die sector compliceren. Dit is ten eerste het feit dat juist om goede zorg te kunnen leveren, samenwerking tussen zorgaanbieders nodig is (zie paragraaf 7.5.4). Veel zorg, bijvoorbeeld voor chronisch zieken, vindt immers plaats in een keten waarvan meerdere zorgverleners deel uitmaken. Dit onderstreept het belang om niet verrichtingen, maar het geheel aan voorzieningen dat nodig is om aan een zorgvraag tegemoet te komen als basis te nemen voor de bekostiging van de zorg (zie paragraaf 7.7.2). Ten tweede wordt door sommigen betoogd dat wanneer concurrentie op kosten plaatsvindt, dit het gevaar in zich bergt dat aanbieders gaan beknibbelen op de kwaliteit van de zorg. Zo beredeneerd zou de concurrentie op kwaliteit leidend moeten zijn, en zou concurrentie op prijs binnen die randvoorwaarden moeten plaatsvinden. Tegelijkertijd moet worden bedacht dat, aldus sommige experts, in de gezondheidszorg nog veel efficiëntiewinst te halen is. Concurrentie op prijs zou er dan toe kunnen leiden dat deze winst wordt verzilverd zonder dat dit ten koste gaat van de kwaliteit van de zorg.

7.8 PRESTATIES VAN DE GEZONDHEIDSZORG

7.8.1 Beoordelen van de prestaties van de gezondheidszorg

We begonnen dit hoofdstuk met de opmerking dat het ultieme doel van de gezondheidszorg is bij te dragen aan de volksgezondheid. Wordt dat ook feitelijk waargemaakt? Leveren de middelen die we ieder jaar aan de gezondheidszorg besteden, voldoende op? En hoe moeten we de prestaties van de gezondheidszorg eigenlijk beoordelen? Het publieke en wetenschappelijke debat over deze vraag is de laatste jaren hoog opgelaaid.

Dat heeft onder andere te maken met het feit dat meer middelen in de zorg niet evenredig meer volksgezondheid opleveren. Dit hangt samen met de wet van de verminderende meeropbrengst. Nederland zit – globaal gezien – immers al op een hoog niveau qua volksgezondheid, en vooruitgang boven op het bestaande niveau gaat in kleine stapjes en tegen hoge kosten. Daarnaast staat de effectiviteit van de gezondheidszorg regelmatig ter discussie. In een recent Amerikaans rapport wordt geconcludeerd dat slechts 50% van de zorg geboden aan inwoners van de Verenigde Staten *evidence-based* is. Oplopende kosten en twijfel over effectief medisch handelen maken het onderwerp *prestatiemeting* dus actueler dan ooit.

Het meten van prestaties (*performance*) is het afgelopen decennium dan ook een steeds belangrijker onderwerp geworden in discussies over het functioneren van de gezondheidszorg. Echter, hoe moet de te leveren prestatie kwantitatief worden uitgedrukt? Waar in marktgeoriënteerde productiebedrijven een eenvoudig prestatiecriterium kan worden gebruikt (winst), is het criterium voor diensten zoals de gezondheidszorg minder duidelijk (zie kader 7.10). Toch is hierover wel een zekere consensus ontstaan (figuur 7.8). Wanneer de prestaties van de gezondheidszorg worden gemeten, dan wordt meestal gekeken naar drie aspecten, te weten *kwaliteit, toegankelijkheid* en *kosten* van de zorg. Dit zullen we bespreken in paragraaf 7.8.2 en 7.8.3. Wanneer een beoordeling aan de hand van volksgezondheidsmaten plaatsvindt, zoals 'levensverwachting vrij van beperkingen', moeten de prestaties van het gezondheidszorgsysteem worden bezien in het licht van de vele andere factoren die hierop van invloed zijn. Dit wordt verder besproken in paragraaf 7.8.4.

Kader 7.10 WHO-criteria voor prestaties van nationale gezondheidssystemen

De World Health Organization (WHO) heeft in 2000 voorgesteld de volgende eindtermen te gebruiken: de 'levensverwachting vrij van beperkingen' (disability-adjusted life expectancy; DALE), de verdeling van de gezondheid over de bevolking, de cliënt- en patiëntgerichtheid van de zorg, en de eerlijkheid van de lastenverdeling. Op grond van de WHO-criteria doet Nederland het in vergelijking met andere Europese landen matig (zie tabel). Nederland heeft op grond van alle WHO-criteria samen de zeventiende plaats op de wereldranglijst, terwijl Frankrijk en Italië op respectievelijk de eerste en tweede plaats staan.

>>

>> **Score van Nederland op WHO-criteria voor prestaties van nationale gezondheidssystemen, circa 2000**

	Rangorde voor Nederland[1]
Gezondheid	
- gemiddeld niveau (disability-adjusted life expectancy)	13
- verdeling	15
Cliëntgerichtheid van de gezondheidszorg	
- gemiddeld	9
- verdeling	3-38 (ex aequo)
Eerlijkheid van de financiële lastenverdeling	2-22 (ex aequo)
Totale prestatie	**17**

1 Rangorde in een groep van 191 landen.

Bron: WHO. World Health Report, 2000.

Figuur 7.8 Conceptueel raamwerk voor de prestaties van het gezondheidszorgsysteem

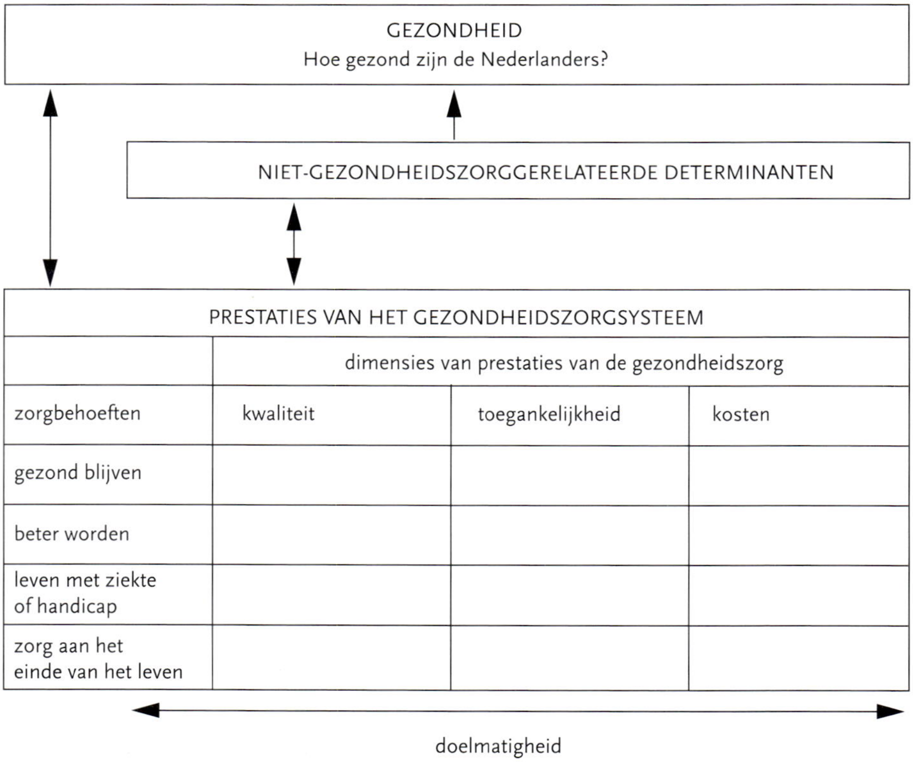

Bron: http://www.rivm.nl/gezondheidszorgbalans.

Vraag
Waarom, en voor wie, is het meten van de prestaties van de gezondheidszorg belangrijk?

7.8.2 Kosten van de gezondheidszorg

De kosten van de gezondheidszorg zijn het product van het gebruik dat van de gezondheidszorg wordt gemaakt (in jargon: het volume), en de prijzen (de *tarieven*) die voor dat gebruik in rekening worden gebracht. In 2006 bedroegen de kosten van de gezondheidszorg circa 48 miljard euro (figuur 7.9). In 2000 bedroegen deze uitgaven nog 35 miljard euro. Het leeuwendeel van dit bedrag omvat de zorg die uit de Zorgverzekeringswet wordt gefinancierd (52%). Een klein deel (< 5%) betreft eigen betalingen van burgers, en het overige deel (43%) wordt uit de AWBZ gefinancierd. Deze ramingen omvatten overigens niet de totale kosten van de gezondheidszorg. De kosten voor onder andere fysiotherapie en tandheelkundige zorg voor volwassenen vallen erbuiten. In een bredere definitie van gezondheidszorg komen de totale kosten voor 2004 uit op een bedrag van 60 miljard euro. Daar zitten echter ook voorzieningen bij die tot de terreinen van welzijn en maatschappelijke ondersteuning kunnen worden gerekend. Omgerekend naar de kosten per inwoner betekent dit dat in 2006 per inwoner ongeveer 4000 euro aan zorgkosten werd uitgegeven. Uiteraard zijn hierin grote verschillen naar bijvoorbeeld leeftijd. Voor 85-plussers loopt dit op tot bijna 30.000 euro per persoon per jaar.

Figuur 7.9 Ontwikkeling van de kosten van de gezondheidszorg in de periode 1999-2006

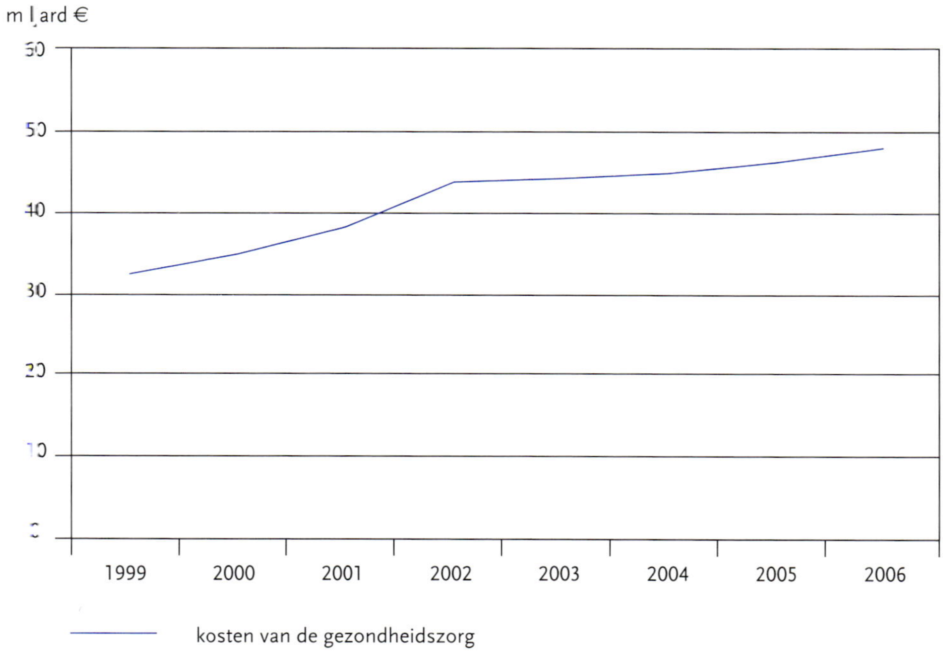

Bron: Ministerie van Volksgezondheid, Welzijn en Sport. Beleidsagenda 2007; Werken aan gezondheid. Den Haag, 2006.

Tabel 7.8 Uitgaven per sector (in miljoenen euro) en gemiddelde jaarlijkse groei van 2000-2004 (in %), 2004

	2004	Gemiddelde jaarlijkse groei (in %)
Preventie		
- preventie en gezondheidsbescherming[1]	645	-
Cure		
- huisartsenzorg	1.574	8,9
- geneesmiddelen	4.157	5,7
- tandheelkundige (waaronder specialistische) zorg	493	-4,8
- verloskundige zorg en kraamzorg	398	7,9
- fysio- en oefentherapie	321	-14,8
- ambulance en overig ziekenvervoer	461	6,7
- medisch specialistische zorg	1.847	10,8
- ziekenhuizen	12.081	8,4
GGZ-MZ		
- GGZ, verslavingszorg en maatschappelijk werk	3.709	10,1
Care		
- verpleeghuizen	4.683	8,1
- verzorgingshuizen	3.541	5,4
- thuiszorg	2.896	14,7
- gehandicaptenzorg	4.831	10,5
- hulpmiddelen	1.087	11,1
Welzijn en sport		
- welzijn (gemeenten)	3.577	8,8
- welzijn (provincie)	1.159	11,3
- welzijn (rijk)	142	-4,1
- sport (gemeenten)[2]	1.026	5,4
Totaal	**48.628**	

1 Betreft het jaar 2003. Er kan geen groeicijfer worden berekend vanwege veranderingen in toewijzing van het uitgavenbudget in de laatste jaren.
2 Betreft het jaar 2002 en de gemiddelde jaarlijkse groei 2000-2002.

Bron: www.brancherapporten.minvws.nl.

Enkele vergelijkingen

In tabel 7.8 zijn de zorguitgaven uitgesplitst naar sectoren van de gezondheidszorg. Gemiddeld stegen de uitgaven in deze periode met 7,5% per jaar. De curatieve zorg vertegenwoordigt de grootste uitgavenpost, maar de kosten stegen minder snel dan in de GGZ en de gehandicaptenzorg, waar groeicijfers van meer dan 10% werden genoteerd. Psychische stoornissen zijn met 22% van de totale kosten de duurste diagnosegroep: van alle zorgkosten in 2003 werd 12,7 miljard euro uitgegeven aan psychische stoornissen (inclusief dementie en verstandelijke handicaps), waarvan het grootste gedeelte voor rekening van de zorg voor mensen met een verstandelijke handicap komt; op afstand volgen ziekten van het hart-vaatstelsel (5,3 miljard euro) en ziekten van het spijsverteringsstelsel (4,6 miljard euro). Symptomen en onvolledig omschreven ziektebeelden (4,2 miljard euro) en aandoeningen van het bewegingsstelsel en bindweefsel (3,9 miljard euro) completeren de top 5 van duurste ziektegroepen.

Het aandeel van de zorgkosten in het bruto binnenlands product (bbp), de zogenaamde zorgquote, ligt voor Nederland iets boven het EU-15- en het Organisatie voor Economische Samenwerking en Ontwikkeling (OESO)-gemiddelde (figuur 7.10). Duitsland en Frankrijk hebben binnen de EU-15 het hoogste percentage in 2003. Bij Nederland valt de sterke stijging van de zorgkosten in de periode 2000-2003 op. Deze stijging is het gevolg van twee ontwikkelingen: de stijging van de zorgquote als gevolg van investeringen van de overheid om wachtlijsten weg te werken, en de geringe economische groei.

Keuzen onvermijdelijk?

De laatste jaren is er zorg over de financiële houdbaarheid van de Nederlandse gezondheidszorg. Door de vergrijzing (zie thema D) en de voortschrijdende technologie zullen de kosten blijven stijgen. De introductie van gereguleerde marktwerking

Figuur 7.10 Ontwikkelingen in zorguitgaven als percentage van het bbp, het EU-15- gemiddelde en het OESO-gemiddelde, in 1980-2003

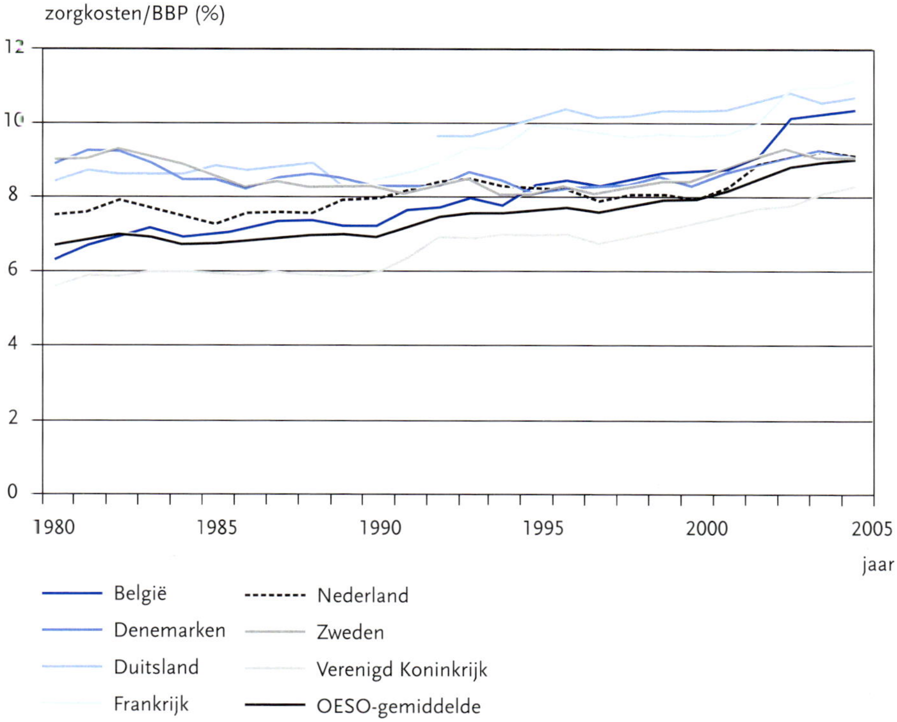

OESO = Organisatie voor Economische Samenwerking en Ontwikkeling (Engels: OECD).
Bron: OECD Health Data, 2006.

beoogt de kosten van de zorgsector te beteugelen, maar op dit moment is het nog te vroeg om te zeggen of dit ook werkelijk zal lukken. Wanneer de kosten zo blijven stijgen dat de collectieve lasten te hoog worden, is het niet ondenkbaar dat het basispakket van zorg zal worden ingeperkt, zodat niet alle zorg meer op een solidariteitsgrondslag wordt bekostigd, maar een deel rechtstreeks ten laste komt van de individuele burger.

Wanneer keuzen moeten worden gemaakt in het basispakket, doemt onmiddellijk de vraag op welke criteria moeten worden gehanteerd om te kiezen. Zoals in hoofdstuk 8 nog uitvoeriger zal worden besproken, is een van de mogelijkheden daarvoor dat voorzieningen die relatief duur zijn ten opzichte van de gezondheidswinst die ze opleveren, buiten het basispakket worden gebracht. Ook zou men kunnen besluiten behandelingen voor aandoeningen die weinig ernstig zijn, buiten het basispakket te houden. Figuur 7.11 geeft daarvan een voorbeeld, door voor verschillende behandelingen de kosten per eenheid gezondheidswinst, in dit geval een voor kwaliteit gecorrigeerd levensjaar (QALY), te presenteren in samenhang met de ernst van de aandoening zonder behandeling (de ziektelast). De berekening van *kosteneffectiviteitratio's* (kosten per QALY) wordt verder toegelicht in thema F. Voor de meeste behandelingen in figuur 7.11 ligt de kosteneffectiviteitratio beneden 20.000 euro per QALY, maar er bestaan ook aanzienlijk minder kosteneffectieve behandelingen zoals long- en harttransplantatie. Aangezien deze laatste behandelingen worden toegepast bij patiënten met een zeer hoge ziektelast, zou men kunnen beargumenteren dat ze ondanks hun ongunstigere kosteneffectiviteitratio toch in het basispakket behoren te worden opgenomen: met zeer ernstig zieke mensen zijn we immers graag solidair. Omgekeerd zijn er behandelingen met een gunstige kosteneffectiviteitratio die worden toegepast bij aandoeningen die in onbehandelde vorm zeer weinig ziektelast opleveren (zoals kalknagels), waarvan het wellicht te beargumenteren is dat ze buiten het basispakket zouden kunnen blijven. In een recent advies van de Raad voor Volksgezondheid en Zorg wordt voorgesteld om de grenswaarde voor collectief te financieren voorzieningen op 80.000 euro per QALY te leggen als de ziektelast van de aandoening zeer hoog is, en bij lagere ziektelast een lagere grenswaarde voor de kosteneffectiviteit aan te houden. Dit is in figuur 7.11 aangegeven met de diagonaal getrokken lijn. Alles wat boven de diagonaal valt, zou in deze redenering dus buiten het basispakket vallen. Over deze systematiek zal de komende jaren zonder twijfel nog verdere discussie plaatsvinden.

Vraag

Ga met behulp van thema F na hoe kosteneffectiviteitratio's worden berekend. Waarom zijn kosteneffectiviteitratio's lang niet voor alle behandelingen in de gezondheidszorg bekend?

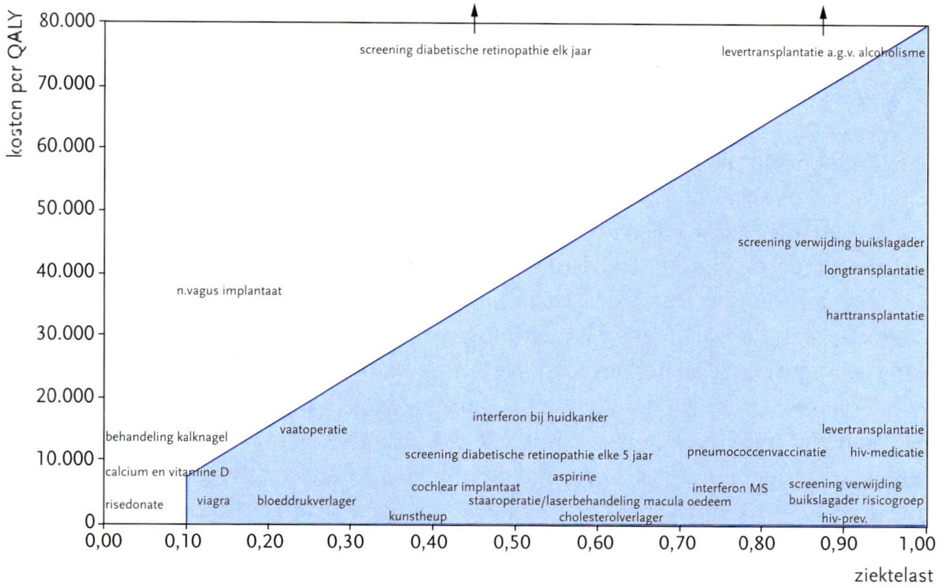

Figuur 7.11 Kosten per QALY voor een aantal behandelingen
Bron: Raad voor de Volksgezondheid en Zorg. Zinnige en duurzame zorg. Rijswijk: RVZ, 2006.

7.8.3 Toegankelijkheid en kwaliteit van zorg

Alvorens de verschillende zorgfuncties (gezond blijven (preventie), beter worden (cure), zelfstandig leven met ziekte of handicap (langdurige zorg en care) en zorg in de laatste levensfase (zie paragraaf 7.3) op de systeemdoelen 'toegankelijkheid' en 'kwaliteit' kunnen worden getypeerd, is een verdere operationalisering nodig. Tabel 7.9 geeft voorbeelden hiervan. Zo kan naar de effectiviteit of vraaggerichtheid van het zorgsysteem worden gekeken om een indruk te krijgen van de kwaliteit ervan, en naar de mate van keuzevrijheid en financiële toegankelijkheid als aspecten van toegankelijkheid. Voor elk van die aspecten kunnen vervolgens weer indicatoren worden gedefinieerd: een (meetbaar) aspect van de zorg dat een aanwijzing geeft over een bepaald prestatieaspect. Een voorbeeld hiervan is het percentage patiënten met diabetes mellitus dat goed is ingesteld, als indicator voor de effectiviteit en daarmee kwaliteit van zorg.

Tabel 7.9 Indicatoren die kunnen worden gebruikt om prestaties van het zorgsysteem te beschrijven op de aspecten kwaliteit en toegankelijkheid

Kwaliteit	Toegankelijkheid
- effectiviteit	- keuzevrijheid
- veiligheid	- tijdigheid
- vraaggerichtheid	- sociale belemmeringen
- accreditatie	- financiële belemmeringen
- innovatie	- geografische belemmeringen

Toegankelijkheid

Hoe presteert het Nederlands gezondheidszorgsysteem op het punt van toegankelijkheid van zorg? Toegankelijke zorg betekent dat personen die zorg nodig hebben, op tijd en zonder grote drempels toegang hebben tot de zorgverlening. De toegankelijkheid van zorg kan door tal van factoren worden beperkt, bijvoorbeeld door wachtlijsten, het ontbreken van voorzieningen, personeelstekorten, een grote geografische afstand als ook door financiële, sociale en culturele belemmeringen (zie paragraaf 7.5.3).

Internationaal gezien doet Nederland het goed wat betreft de toegankelijkheid van zorg. Wachtlijsten en wachttijden zijn de afgelopen jaren duidelijk afgenomen. Het merendeel van de wachtenden is niet problematisch. Bij de planbare ziekenhuiszorg betreft dit circa 80% van de wachtlijst. Het zorggebruik van verschillende groepen in de bevolking, zoals mannen en vrouwen, of hoger- en lageropgeleiden, lijkt bovendien in het algemeen goed in overeenstemming met de zorgbehoefte van die groepen en verschillen daartussen. Dat duidt erop dat de zorg voor verschillende groepen in de bevolking goed toegankelijk is. Ook zijn de eigen bijdragen, als percentage van totale uitgaven aan zorg, ten opzichte van andere OESO-landen laag. Ten slotte zijn de meeste gezondheidszorgvoorzieningen geografisch goed gespreid over Nederland.

Dit alles neemt niet weg dat er ook op het terrein van de toegankelijkheid punten van aandacht zijn. Zo blijkt ongeveer 8% van de ambulances in spoedeisende gevallen niet binnen de norm van 15 minuten ter plaatse te zijn. Ook woonden in 2004 ongeveer 340.000 mensen langer dan een halfuur reizen per auto van een huisartsenpost, en nam het aantal wachtenden in de geestelijke gezondheidszorg in 2004 met 6% toe. Tevens is er in een aantal gevallen sprake van te gering zorggebruik in relatie tot de zorgbehoefte. Zo bezoeken mensen met een lagere opleiding minder vaak de tandarts en psychosociale hulpverleners. Ook nemen zij in geringere mate deel aan het bevolkingsonderzoek op baarmoederhalskanker. Mensen van allochtone herkomst maken over het algemeen minder gebruik van fysiotherapie, thuiszorg en medicijnen op recept, en de toegankelijkheid van het systeem lijkt voor deze groep op een aantal aspecten beperkt, mede samenhangend met taal- en communicatieproblemen (zie thema C). Punt van aandacht is bovendien de groep onverzekerden in het nieuwe ziektekostenverzekeringsstelsel. Na invoering van dit stelsel bleken circa 250.000 personen in de bevolking niet verzekerd te zijn. Hoewel de achtergronden daarvan nog niet duidelijk zijn, is aannemelijk dat voor deze groep de mogelijkheden om zorg te gebruiken worden beperkt.

Kwaliteit van zorg

Kwaliteit is misschien wel het belangrijkste thema als het gaat om de prestaties van een zorgsysteem. Het Amerikaanse Institute of Medicine omschrijft kwaliteit als volgt: 'Quality health care means doing the right thing, at the right time, in the right way, for the right person – and having the best possible results'. Er zijn ten minste drie belangrijke kernaspecten van kwaliteit: *effectiviteit, veiligheid* en *vraaggerichtheid.* Soms wordt ook efficiëntie (of doelmatigheid) van zorg als kwaliteitsaspect beschouwd, maar dat laten we hier buiten beschouwing. We bespreken kort de drie kernaspecten.

Effectiviteit van zorg duidt op de mate waarin de geboden zorg het gestelde doel bereikt. Er wordt meestal onderscheid gemaakt in werkzaamheid en doeltreffendheid. *Werkzaamheid* beschrijft de gezondheidswinst van zorg(interventie) onder ideale of theoretische omstandigheden en *doeltreffendheid* beschrijft de in de praktijk behaalde gezondheidswinst van een zorg(interventie). Patiëntveiligheid is gericht op het voorkómen van onbedoelde of iatrogene schade bij de patiënt tijdens of door preventief of medisch handelen door hulpverleners. Vraaggerichtheid duidt op de mate waarin de patiënt de hulp ontvangt die tegemoet komt aan zijn wensen en verwachtingen en die tevens voldoet aan professionele standaarden (zie ook paragraaf 7.5.4).

Effectiviteit van zorg

Hoe doeltreffend is de gezondheidszorg in Nederland? Met andere woorden, in welke mate worden de doelen van zorg in termen van genezing, ondersteuning van leven met beperking of handicap, en ondersteuning bij het einde van het leven feitelijk waargemaakt? Dit aspect wordt vaak afgemeten aan de mate waarin artsen in de praktijk zich houden aan de richtlijnen die hun beroepsgroep heeft opgesteld. De achterliggende gedachte is dat de richtlijnen de meest effectieve zorg indiceren (zie ook hoofdstuk 8). Hiermee worden de prestaties van het zorgsysteem in zijn meest basale vorm aan het licht gebracht. Tabel 7.10 toont ter illustratie enkele indicatoren die betrekking hebben op het voorschrijven van geneesmiddelen door de huisarts. Dit is een belangrijke beroepsgroep om te bestuderen wanneer we iets over voorschrijfgedrag willen weten: circa 80% van alle geneesmiddelen wordt in Nederland door huisartsen voorgeschreven.

De tabel laat zien dat in 78% van de gevallen huisartsen geen medicijnen voorschrijven die bij een bepaald ziektebeeld door het Nederlands Huisartsengenootschap (NHG) worden afgeraden. Voorbeelden van afgeraden geneesmiddelen zijn antibiotica tegen koorts en astma bij kinderen. In 68% van de gevallen waarin ze juist wel medicijnen moeten voorschrijven, doen ze dat inderdaad. De doeltreffendheid van huisartsen kan ook worden afgemeten aan een andere indicator, namelijk

Tabel 7.10 Mate waarin huisartsen volgens eigen richtlijnen handelen

Indicator	2000-2002
percentage van de gevallen waarin geen medicijnen worden voorgeschreven die bij het betreffende ziektebeeld worden afgeraden	78
percentage van de gevallen waarin het bij het betreffende ziektebeeld geadviseerde medicijn wordt voorgeschreven	62
percentage van de gevallen waarin de medicijnen volgens richtlijnen worden voorgeschreven	68

Bron: Braspenning, JCC, et al. Tweede Nationale Studie naar ziekten en verrichtingen in de huisartspraktijk. Kwaliteit huisartsenzorg belicht. Utrecht/Nijmegen: NIVEL/WOK, 2004.

of ze, zoals bedoeld, functioneren als poortwachters van het zorgsysteem. Dit lijkt inderdaad het geval te zijn, bijvoorbeeld gegeven het feit dat ze maar bij een klein aantal van de consulten verwijzen naar andere onderdelen van de gezondheidszorg. Tegelijkertijd moet worden opgemerkt dat er grote verschillen bestaan tussen praktijken. De illustratie die in paragraaf 7.5.3 is gegeven met betrekking tot de variatie in het voorschrijven van slaapmiddelen door de huisarts, wees daar al op. Dat geeft aan dat, ondanks het redelijk positieve gemiddelde beeld, in een deel van de praktijken zeker ook nog verbeteringen in doeltreffendheid mogelijk zijn.

De doeltreffendheid van ziekenhuiszorg wordt onder meer afgelezen aan indicatoren zoals overlijden van patiënten in het ziekenhuis, bijvoorbeeld bij bypassoperaties, of binnen dertig dagen na een beroerte. Zo bezien blijkt de kwaliteit van de ziekenhuiszorg in Nederland 'gemiddeld' te zijn ten opzichte van andere landen, en soms zelfs lager. Dit laatste geldt bijvoorbeeld voor de sterfte binnen dertig dagen na een beroerte.

Patiëntveiligheid

Het Amerikaanse Institute of Medicine omschrijft veilige zorg als: 'avoiding injuries to patients from the care that is intended to help them'. Naar schatting sterven in de VS ieder jaar tussen 44.000 en 98.000 burgers door medische fouten, waarmee iatrogene schade binnen de VS doodsoorzaak nummer acht zou zijn. Uit recent Nederlands onderzoek bleek dat zich in 2004 naar schatting 1735 sterfgevallen in Nederlandse ziekenhuizen voordeden die potentieel te voorkómen waren geweest. Voor het meten van onbedoelde of *iatrogene* schade tijdens medisch handelen zijn verschillende indicatoren denkbaar. Een voorbeeld is het optreden van complicaties van operaties, bijvoorbeeld in termen van postoperatieve wondinfecties. Hoewel niet alle ziekenhuisinfecties te voorkomen zijn, kan met gerichte preventieve maatregelen het risico wel worden beperkt. Ziekenhuizen krijgen inzicht in hun prestaties op dit punt door hun indicatoren, bijvoorbeeld in termen van wondinfecties, te spiegelen aan het landelijk gemiddelde. Hierbij wordt gecorrigeerd voor de belangrijkste patiëntgebonden risicofactoren voor een infectie. Figuur 7.12 toont voor vijf typen operaties de variatie tussen ziekenhuizen in het infectiepercentage. De spreiding is vooral groot bij vervanging van de dijbeenkop (femurkop), totale heupoperaties en knieoperaties.

Ook de *prevalentie van decubitus* in instellingen zegt iets over de kwaliteit van de zorg. Veel decubitusgevallen kunnen immers worden voorkomen door het nemen van maatregelen zoals het gebruik van speciale matrassen en regelmatig van houding laten veranderen van patiënten. Om de gegevens goed te kunnen interpreteren wordt de prevalentie alleen gemeten bij onderlinge vergelijkbare groepen, bijvoorbeeld gedefinieerd naar leeftijd, en worden lichte gevallen van decubitus buiten beschouwing gelaten. In figuur 7.13 is de prevalentie voor decubitus bij risicopatiënten weergegeven. Vanaf 1998 tot en met 2005 is de prevalentie in de algemene zieken-

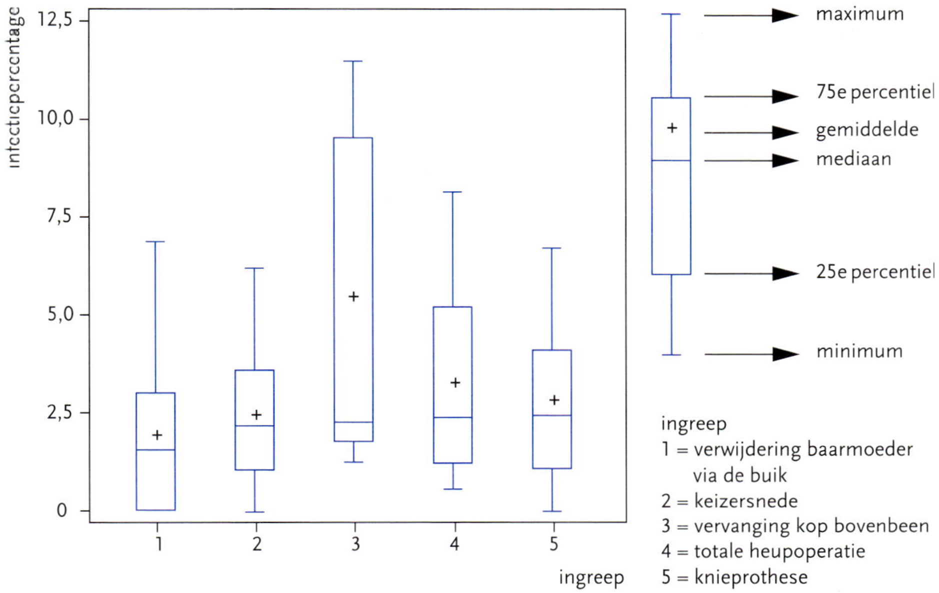

Figuur 7.12 Variatie in wondinfectiepercentages tussen ziekenhuizen voor vijf chirurgische ingrepen (gemiddelde en gepoolde cijfers voor 1996-2004)
Bron: http://www.prezies.nl.

huizen gedaald van 14,8% naar 8,1%. In de academische ziekenhuizen schommelt de prevalentie rond 11%. Opmerkelijk is dat de daling in de algemene ziekenhuizen vooral sinds 2004 is ingezet. Onduidelijk is nog waardoor dit veroorzaakt is. Mogelijk is deze mede ingezet onder invloed van de invoering van decubitus als prestatie-indicator door de Inspectie voor de Gezondheidszorg in 2003. Decubitus komt in Nederland even veel voor als in andere Europese landen, met uitzondering van Duitsland. Een vergelijking tussen Nederland en Duitsland toonde aan dat de kans om in een verpleeghuis decubitus te krijgen in Nederland driemaal groter is dan in Duitsland. Een dergelijke vergelijking laat zien dat in Nederland op een indicator als deze nog grote winst te behalen is.

Vraaggerichtheid

Wanneer het subjectieve oordeel van de patiënt als uitgangspunt wordt genomen, als indicator van de mate van zorggerichtheid van het systeem, is de kwaliteit van zorg goed te noemen: ruim 40% van de Nederlanders blijkt tevreden met het zorgsysteem. Dat percentage is vergelijkbaar met andere Europese landen (figuur 7.14). De tevredenheid van de Nederlander met zowel de huisarts als medisch specialist is groot. Echter, ook hier doen zich grote verschillen tussen ziekenhuizen voor. Ook op dit punt valt dus nog zeker winst te halen.

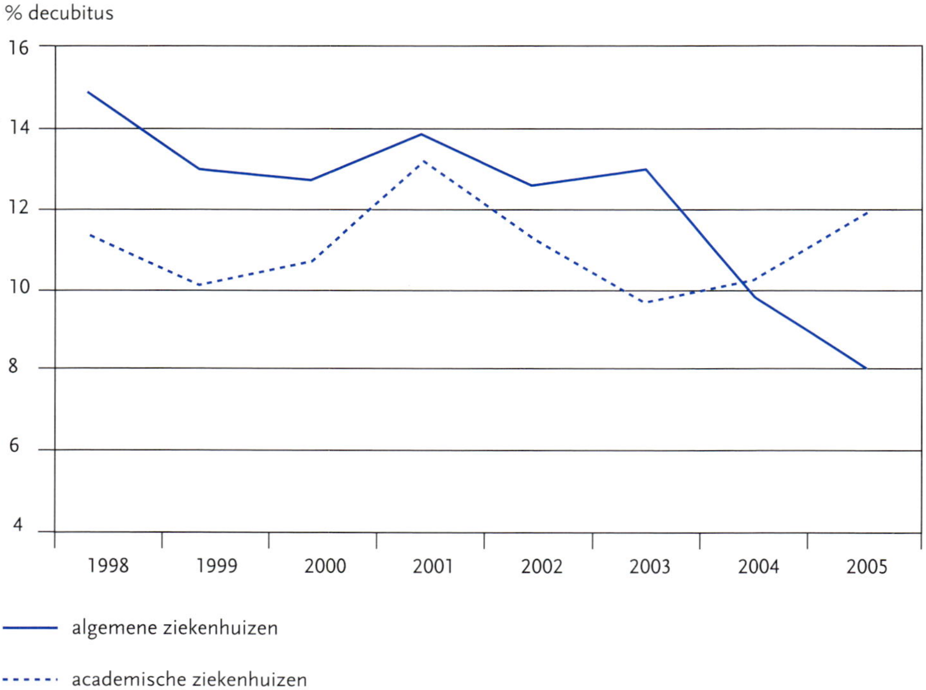

Figuur 7.13 Prevalentie van decubitus als indicator voor patiëntveiligheid
Bron: Halfens RJG, et al. Landelijke prevalentiemeting zorgproblemen 2005. Maastricht: Universiteit Maastricht, 2005.

Vraag
Vat samen aan welke aspecten de toegankelijkheid en kwaliteit van de gezondheidszorg kunnen worden afgemeten. Hoe is het in Nederland met deze aspecten gesteld?

7.8.4 Prestaties van de zorg in termen van volksgezondheid[1]

Historische studies

Hoewel de gezondheidszorg als uiteindelijk doel heeft om de volksgezondheid te bevorderen, valt het causale verband op bevolkingsniveau allerminst eenvoudig aan te tonen. Ook andere factoren hebben namelijk invloed op de volksgezondheid, zoals een hoger welvaartsniveau, toenemend onderwijs en betere voeding. Aangezien al deze ontwikkelingen gelijktijdig optreden, is het niet eenvoudig de afzonderlijke bijdrage van al deze factoren aan de volksgezondheid te kwantificeren. Een andere complicerende factor is dat investeringen soms pas na lange tijd wat opleveren, zeker in het geval van preventieve maatregelen.

1 met medewerking van J. Polder.

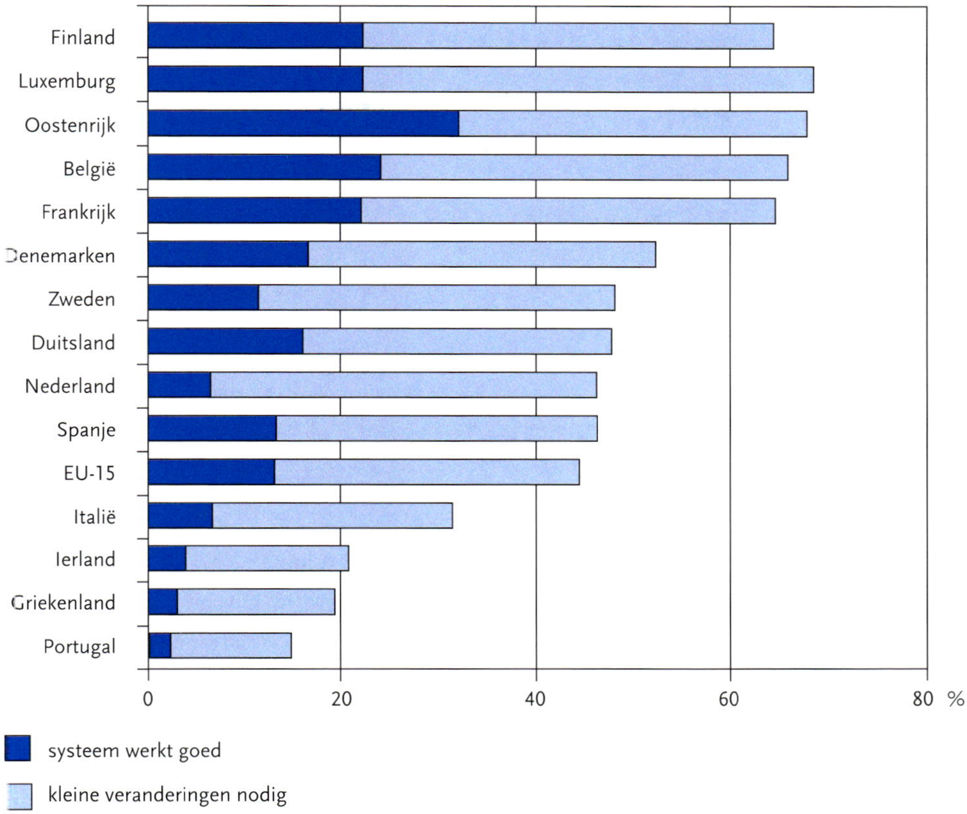

Figuur 7.14 Percentage van de bevolking dat tevreden is met gezondheidszorgsysteem, 2002
Bron: Eurobarometer, 2003. Public's satisfaction with health care system, EU countries 2002. OECD Health Data, 2005.

In hoofdstuk 2 is aan de hand van het werk van McKeown al ingegaan op de vraag in hoeverre de grote sterftedalingen die hebben plaatsgevonden sinds de tweede helft van de negentiende eeuw kunnen worden toegeschreven aan verbeteringen van de gezondheidszorg. Over zo'n lange tijdsperiode gezien was de bijdrage van de gezondheidszorg beperkt, in vergelijking tot de bijdrage van een gezondere leefomgeving, betere hygiëne en betere voeding. Toch hebben verbeteringen van de gezondheidszorg gedurende de twintigste eeuw vermoedelijk in totaal ongeveer vijf jaar winst in levensverwachting opgeleverd (paragraaf 2.3.2).

De laatste decennia is het relatieve belang van de gezondheidszorg voor de volksgezondheid duidelijk toegenomen. Sinds 1970 heeft de medische ontwikkeling een hoge vlucht genomen. Sommige studies hebben becijferd dat de bijdrage van de gezondheidszorg aan meer recente sterftedalingen inmiddels die van andere, historisch belangrijker factoren (met name primaire preventie buiten de gezondheidszorg) overtreft. Zo is voor de periode 1970-1989 de bijdrage van 'collectieve preventie' aan de sterftedaling in Nederland op ruim 20% geschat, terwijl voor 'medische zorg' een bijdrage van 25% is berekend.

Ziektespecifieke benaderingen

Ook voor specifieke ziekten kan worden geanalyseerd wat de bijdrage van de gezondheidszorg is geweest aan de reductie van de sterfte, of verbeteringen op andere gezondheidsmaten, op bevolkingsniveau.

Een belangrijke vraag is bijvoorbeeld in hoeverre de *daling van de sterfte aan ischemische hartziekte* sinds circa 1970 is toe te schrijven aan verbeterde gezondheidszorg. Deze daling heeft meer oorzaken, waaronder een verbetering van risicofactoren in de bevolking (minder roken, lager serumcholesterol, minder hypertensie) (zie paragraaf 2.3.3). Daarnaast heeft echter verbetering van de preventieve zorg voor hart- en vaatziekten (onder andere door verbeterde opsporing en behandeling van hypertensie), verbetering van de behandeling van het acute hartinfarct (onder andere door snelle trombolyse) en effectieve preventie van vervolginfarcten (onder andere door diverse vormen van medicatie) een rol gespeeld. In de internationale literatuur circuleren uiteenlopende schattingen voor de relatieve bijdrage van medische zorg aan de daling van de sterfte aan ischemische hartziekte – gemiddeld komen deze schattingen op ongeveer 50% uit.

In Nederland is de *sterfte aan kanker* de afgelopen decennia bij vrouwen licht gedaald, en bij mannen per saldo gelijk gebleven, na een stijging vanaf de jaren zeventig die het gevolg was van het rookgedrag in de decennia ervoor. Het aantal nieuwe ziektegevallen van kanker is in die periode daarentegen sterk toegenomen, met maagkanker en baarmoederhalskanker als belangrijkste uitzonderingen. Dit is een duidelijke aanwijzing voor een verbeterde overleving door betere behandeling en, bij sommige kankers, vroege opsporing. Dit wordt bevestigd door overlevingsgegevens uit de kankerregistratie. Vanaf 1970 lijkt een verbeterde behandeling met name bij lymfomen, borst-, ovarium-, schildklier-, colorectum, nier-, baarmoederhals-, testis- en kleincellige longkanker tot een verbeterde overleving te hebben geleid. Helaas is weinig bekend over de gerealiseerde winst in termen van extra kwaliteit van leven op bevolkingsniveau. Voor enkele van deze kankers zijn schattingen beschikbaar van de bijdrage van verbeterde gezondheidszorg aan de sterftedaling. Voor borstkanker wordt bijvoorbeeld geschat dat de invoering van screeningsprogramma's 28-65% van de daling van borstkankersterfte in de VS tussen 1975 en 2000 kan verklaren, terwijl de rest aan toepassing van adjuvante therapie wordt toegeschreven. Ook in Nederland daalt de borstkankersterfte onder invloed van het bevolkingsonderzoek.

Op grond van buitenlands onderzoek mag worden aangenomen dat de *geestelijke gezondheidszorg* de ziektelast van psychische stoornissen met 10-15% heeft teruggebracht. Dit percentage zou nog tot 20 kunnen toenemen als behandelaars uitsluitend *evidence-based* zouden werken. Zo laat een Australische studie zien dat behandeling van depressie de ziektelast voor deze aandoening met circa 16% reduceert. Dit zou aanzienlijk meer kunnen zijn wanneer alle patiënten met depressie worden behandeld (op dit moment is dat maar bij 60% het geval) en wanneer alle behandelingen evidence-based zouden zijn (op dit moment is dit slechts in de helft van de gevallen zo). Op soortgelijke wijze werden ook andere psychische stoornissen geanalyseerd. De resultaten zijn in grote lijnen ook toepasbaar op de Nederlandse situatie.

Hoe gezond zijn de zorguitgaven?

Leveren de steeds maar verder oplopende zorguitgaven (figuur 7.9) wel voldoende gezondheidswinst op? Hoewel voor afzonderlijke interventies, zoals uit de hierboven aangehaalde onderzoeken blijkt, er tamelijk veel informatie is over de kosteneffectiviteit, weten we veel minder over het verband tussen de *stijging* van de zorguitgaven en de *stijging* van de (gezonde) levensverwachting over de afgelopen decennia. In figuur 7.15 worden beide met elkaar vergeleken. Hoewel er een positief verband lijkt te bestaan, kan op grond van een eenvoudige correlatie natuurlijk niet worden besloten dat het één (de stijging van de zorguitgaven) het ander (de verbetering van de gezondheidstoestand) veroorzaakt. Daarvoor zou een meer verfijnde analyse noodzakelijk zijn, waarin ook rekening wordt gehouden met andere determinanten van de volksgezondheid.

Figuur 7.15 Uitgaven aan zorg per persoon van de bevolking en gezondheidstoestand van de Nederlanders, 1983-2004

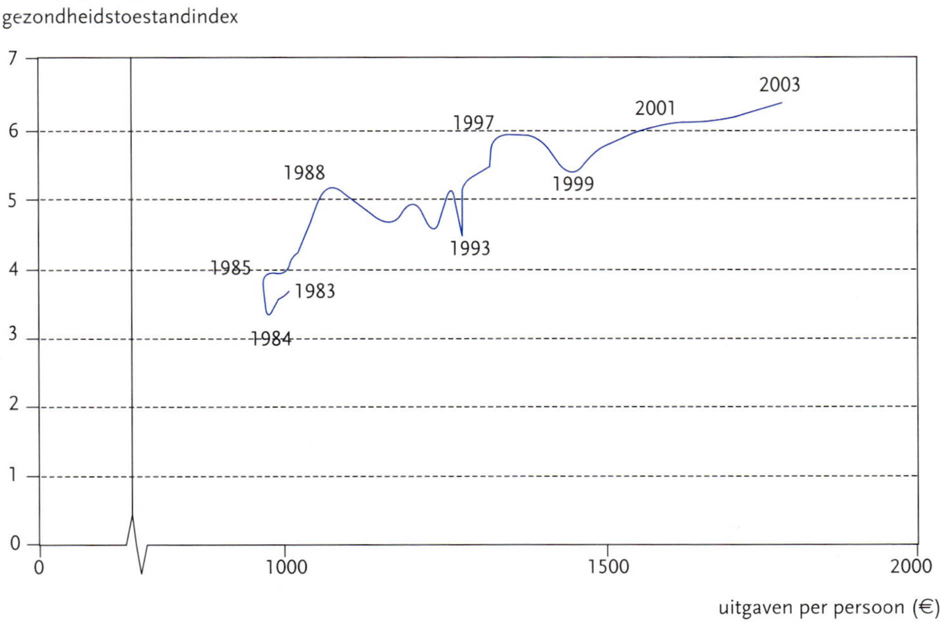

Bron: OECD Health Data, 2005. Bewerking RIVM ten behoeve van Zorgbalans, 2006.

Waarschijnlijk is ook hier sprake van de wet van de *afnemende meeropbrengsten*. Zo blijkt uit een recente Amerikaanse studie dat voor 65-jarigen de gemiddelde kosteneffectiviteitratio van medische zorg is gestegen van 7.400 dollar per gewonnen levensjaar in de jaren zeventig tot 36.300 dollar in de jaren negentig van de vorige eeuw (na correctie voor inflatie). Vanaf het begin van de jaren vijftig zijn de totale uitgaven aan gezondheidszorg, gecorrigeerd voor inflatie, ongeveer vertienvoudigd. Deze kostenontwikkeling is voor een groot deel het gevolg van de enorme medische innovatie, die niet alleen heeft geleid tot een effectievere gezondheidszorg, maar ook heeft bijgedragen aan een toename van de (gezonde) levensverwachting. Hoewel de gemiddelde kosteneffectiviteitratio in de loop van deze periode is gestegen, en dus ongunstiger is geworden, is het volgens sommige economen alleszins denkbaar dat de investeringen in medische technologie zich nog steeds meer dan terugverdienen. Zo zijn in de VS de kosten per hartinfarct tussen 1984 en 1998 reëel met 10.000 dollar gestegen, terwijl de levensverwachting na een hartinfarct in die periode met een jaar is toegenomen. Aangezien een hogere levensverwachting ook economische baten oplevert, bijvoorbeeld via extra arbeidsproductiviteit, heeft deze 'investering' vermoedelijk een flink 'rendement' opgeleverd.

Oefenvragen

7.1
Geeft de Wet BIG meer of minder regels dan vroegere wetten met betrekking tot de beroepsuitoefening in de gezondheidszorg? Als u vindt dat er deregulering heeft plaatsgevonden, geef dan aan waar die in de kern uit bestaat.

7.2
Een belangrijk kenmerk van de Nederlandse gezondheidszorg is dat in beginsel elke inwoner met eventuele gezinsleden is ingeschreven bij een eigen huisarts. Geef aan welke voor- en nadelen hiermee verbonden zijn.

7.3
Een goed ziektekostenverzekeringsstelsel kan gezien worden als een goede balans tussen 'moral hazard' enerzijds en 'risicospreiding' anderzijds. Leg dit uit.

7.4
Behalve ziektekostenverzekeringsstelsels als het Nederlandse bestaan er in de wereld nog andere typen stelsels. Welke zijn dat, en op welke wijzen beïnvloeden deze stelsels de omvang van het gebruik van de gezondheidszorg?

>>

>> 7.5
Welke bijdrage heeft de gezondheidszorg de afgelopen decennia geleverd aan de verbetering van de volksgezondheid? Hoe moeten de toegenomen kosten van de gezondheidszorg tegen deze gezondheidswinst worden afgewogen?

7.6
Welke invloed zal de verdere vergrijzing van de Nederlandse bevolking hebben op de zorg zoals deze die door huisartsen, specialisten, ziekenhuizen, thuiszorg, verpleeg- en verzorgingshuizen, en instellingen voor geestelijke gezondheidszorg wordt geleverd? Maak bij beantwoording van de vraag gebruik van thema D.

7.7
Welke partij wordt in het huidige ziektekostenverzekeringsstelsel als de bewaker van kwaliteit en kosten gezien? Welke factoren staan het functioneren van deze partij op dit moment in de weg?

7.8
De zorg waarop de verzekerde een beroep kan doen, wordt in de Zorgverzekeringswet die op 1 januari 2006 is ingegaan, in functionele termen omschreven. De verwachting is dat dit de doelmatigheid van de zorg zal verhogen. Leg uit welke argumentatie achter deze verwachting is gelegen.

AANBEVOLEN LITERATUUR

Boot JM, Knapen MHJM. De Nederlandse gezondheidszorg. Houten: Bohn Stafleu van Loghum, 2005. ISBN 978 90 313 4286 0.
Plochg T, Juttmann RE, Klazinga NS, Mackenbach J (red). Handboek gezondheidszorgonderzoek. Houten: Bohn Stafleu van Loghum, 2007. ISBN 978 90 313 4896 1.
Westert GP, Verkleij H (red). Zorgbalans – De prestaties van de Nederlandse gezondheidszorg in 2004. Houten: Bohn Stafleu van Loghum, 2006. ISBN 978 90 313 4830 5.

Internetsites

Ministerie van Volksgezondheid, Welzijn en Sport	www.minvws.nl
Nederlands Instituut voor onderzoek van de gezondheidszorg (Nivel)	www.nivel.nl
Zorgatlas	www.zorgatlas.nl
Nationaal Kompas	www.nationaalkompas.nl
Zorgbalans	www.gezondheidszorgbalans.nl

8 Gezondheidszorgbeleid

N.S. Klazinga

Leerdoelen

- Verwerven van kennis van de achtergronden, doelstellingen, organisatie en internationale context van het Nederlandse gezondheidszorgbeleid.
- Verwerven van inzicht in de instrumenten die voor het Nederlandse gezondheidszorgbeleid op de terreinen toegankelijkheid, kwaliteit en betaalbaarheid worden ingezet.

8.1 INLEIDING

In hoofdstuk 7 is uiteengezet hoe de Nederlandse gezondheidszorg bestaat uit een complex samenspel van patiënten, beroepsgroepen, instellingen, financiers en overheid. De verschillende 'actoren' geven ieder vanuit hun eigen gezichtspunten en belangen de gezondheidszorg vorm. Over doelen en verantwoordelijkheden zijn de verschillende partijen voortdurend in discussie, en van de overheid wordt verwacht dat deze hoofdlijnen uitzet en haar grondwettelijke taak ten aanzien van de toegankelijkheid en de kwaliteit van de gezondheidszorg waarmaakt. Bovendien bewaakt de overheid ook de totale kosten van de gezondheidszorg omdat deze samenhangen met de ontwikkeling van de nationale economie en de bestedingsmogelijkheden voor andere (publieke) doelen. In dit hoofdstuk worden de doelen en instrumenten van het Nederlandse overheidsbeleid op het terrein van de gezondheidszorg behandeld, waarbij de nadruk ligt op de thema's toegankelijkheid, kwaliteit en betaalbaarheid. Het volksgezondheidsbeleid van de overheid, vooral waar dit betrekking heeft op preventie, is al in hoofdstuk 6 aan bod gekomen. Allereerst wordt in paragraaf 8.2 op hoofdlijnen geschetst wat de achtergronden en doelstellingen van het Nederlandse gezondheidszorgbeleid zijn, en hoe dit gezondheidszorgbeleid is georganiseerd. Paragraaf 8.3 behandelt het beleid ten aanzien van de *toegankelijkheid van de zorg*, en de instrumenten die daarbij worden ingezet; paragraaf 8.4 het beleid ten aanzien van de *kwaliteit van de zorg*; en paragraaf 8.5 het beleid ten aanzien van de *betaalbaarheid van de zorg*. Ten slotte wordt in paragraaf 8.6 ingegaan op de *internationale kanten* van het gezondheidszorgbeleid.

8.2 GEZONDHEIDSZORGBELEID IN NEDERLAND

8.2.1 Uitgangspunten van het overheidsbeleid

Historische context

De Nederlandse overheid is historisch gezien altijd terughoudend geweest met ingrijpen in de gezondheidszorg en liet het primaat aan het *particuliere initiatief*. Tot ver in de negentiende eeuw was het gezondheidszorgbeleid eigenlijk primair een taak van de gemeenten, en pas aan het eind van de negentiende eeuw ging de nationale overheid algemene regels stellen, bijvoorbeeld de eis van een academische opleiding voor de uitoefening van het artsenberoep. Ondanks diverse pogingen in de eerste helft van de twintigste eeuw bleek de landelijke overheid niet krachtdadig genoeg om bijvoorbeeld landelijke wetgeving voor een ziektekostenverzekering vast te stellen. Ziekenfondsen waren lokale particuliere initiatieven voortkomend uit de door werkgevers, werknemers en artsen gevoelde noodzaak een regeling voor ziektekosten te treffen. De eerste wetgeving rond een ziektekostenverzekering is in 1941 tijdens de Duitse bezetting tot stand gekomen (paragraaf 7.4.2).

Na de Tweede Wereldoorlog nam de overheidsbemoeienis met de gezondheidszorg echter toe. In de periode van wederopbouw werd de bouw van nieuwe zorginstellingen met planningsmaatregelen gereguleerd, en tot de jaren zeventig van de twintigste eeuw werd de groei van het aantal beroepsbeoefenaren en zorginstellingen ook door de overheid gestimuleerd. Deze groei werd onder meer mogelijk gemaakt door de Algemene wet bijzondere ziektekosten (AWBZ, 1967), die de financiering van zorg in verpleeghuizen, instellingen voor gehandicapten en geestelijke gezondheidszorg in feite garandeerde. Echter, begin jaren zeventig werden de grenzen aan de groei van de naoorlogse verzorgingsstaat zichtbaar. De economie liep terug (onder meer door de oliecrisis van 1973), en de rijksoverheid zag zich genoodzaakt maatregelen te nemen om de kosten van de gezondheidszorg te beheersen. Dit leidde tot een intensivering van het gezondheidszorgbeleid die tot op de dag van vandaag voortduurt.

Planningsdenken

Het gezondheidszorgbeleid van de overheid wordt zowel gevoed door inhoudelijke en bedrijfsmatige overwegingen (bijvoorbeeld te verwachten ontwikkelingen op het terrein van de volksgezondheid en de gezondheidszorg), als door bestuurlijke opvattingen en politieke mogelijkheden. De belangrijke rol van deze laatste factoren is goed te zien als we de ontwikkeling van het Nederlandse gezondheidszorgbeleid van de laatste decennia beschrijven.

Pogingen van de overheid om de gezondheidszorg in de periode na 1973 te beïnvloeden, in het bijzonder om de kosten te beheersen, waren vooral gericht op het beïnvloeden van de structuur van het gezondheidszorgsysteem met behulp van *planningswetgeving*. Dit laatste sloot aan bij de in die dagen heersende bestuurlijke opvattingen, en werd mogelijk gemaakt door een aantal kabinetten van sociaal- en christendemocratische snit. Staatssecretaris Hendriks (PvdA) legde begin jaren zeventig de basis voor een uitvoerige planningswetgeving op het terrein van voorzieningen (Wet voorzieningen gezondheidszorg) en tarieven (Wet tarieven gezondheidszorg), en deed tevens een eerste poging tot het invoeren van een basisverzekering voor alle burgers die de scheiding tussen ziekenfonds- en particuliere verzekering zou opheffen. Die basisverzekering is er toen niet gekomen, maar de planningswetgeving op het terrein van de bouw, beddencapaciteit, aantal beroepsbeoefenaren (de numerus fixus voor de studie geneeskunde werd in de jaren zeventig ingesteld), en tarieven in de gezondheidszorg had verstrekkende gevolgen. De planningsactiviteiten zetten niet alleen een rem op de groei, maar hadden ook tot gevolg dat de gezondheidszorg *bureaucratischer* werd en minder kon inspelen op nieuwe ontwikkelingen en lokale omstandigheden.

Een nieuwe 'sturingsfilosofie'

Medio jaren tachtig veranderde de 'sturingsfilosofie' van de overheid. Niet langer probeerde de overheid alleen door planningsmaatregelen het zorgaanbod te beïnvloeden, de aandacht van beleidsmakers kwam nu ook bij de mogelijkheden van *marktwerking* te liggen. Deze benadering werd politiek aanvankelijk vooral gesteund door partijen werkend vanuit een (neo)liberaal gedachtegoed, maar kreeg later brede politieke steun. Het idee was dat de doelmatigheid in de gezondheidszorg het best kon worden gerealiseerd door de invoering van een gereguleerde vorm van marktwerking, waarbij het zorgaanbod zonder direct ingrijpen van de overheid toch zo goed mogelijk op de vraag zou worden afgestemd. De commissie die dit bepleitte, de commissie Dekker (1987), stelde tevens voor een basisverzekering in te voeren. Die basisverzekering is er toen niet gekomen, maar delen van het advies van de commissie Dekker werden overgenomen, waaronder de door de commissie voorgestelde versterking van de rol van ziektekostenverzekeraars. Deze zouden in een meer marktgericht stelsel de rol van de overheid als kostenbewaker immers deels moeten overnemen. Dit heeft in deze periode onder andere geleid tot een fusiegolf bij verzekeringsmaatschappijen, waarbij voormalige ziekenfondsen en particuliere verzekeraars hun krachten bundelden om in een nieuw stelsel sterker te staan.

Zo ontstond in de jaren negentig de situatie dat enerzijds marktwerking en ondernemerschap werden gestimuleerd, maar anderzijds veel van de eerder ingevoerde instrumenten van het gezondheidszorgbeleid nog volop werden toegepast. De overheid stelde bijvoorbeeld voor de gezondheidszorg als geheel nog steeds een 'budgettair kader' vast dat de totale kosten moest begrenzen, en er was nog een flink aantal planningsregels van kracht waarmee de overheid de kosten in de hand kon houden. Rond het jaar 2000 werd echter duidelijk dat de nieuwe 'sturingsfilosofie' het oude model definitief had verdrongen. Het tweede 'paarse' kabinet (Kok-II, een coalitie van sociaaldemocraten en liberalen), liet het budgettaire kader los, en besloot het bestaande stelsel dat gericht was op 'aanbodsturing' om te buigen naar een stelsel waarin 'vraagsturing' voorop zou staan. Evenals andere bedrijfstakken en publieke sectoren wordt de gezondheidszorg binnen deze bestuurlijke filosofie geacht verantwoording af te leggen aan de hand van haar resultaten (zie paragraaf 7.8). De overheid beoordeelt de resultaten op enige afstand, maar garandeert wel het toezicht op de zorg. De huidige wetgeving is in belangrijke mate op deze uitgangspunten gebaseerd.

Vraag

Vanuit welke grondgedachten geeft de Nederlandse overheid vorm aan gezondheidszorgbeleid?

8.2.2 Wettelijk kader

Veelheid van regels

De gezondheidszorg wordt gereguleerd door een relatief dicht net van regelgeving. Toch probeert de overheid de verschillende partijen (verzekeraars, zorgaanbieders en patiënten- en consumentenorganisaties) zo veel mogelijk eigen verantwoordelijkheden te geven. *Zelfregulering* staat daarbij voorop. Die zelfregulering is echter geconditioneerd. Volgens artikel 22 van de Grondwet is de overheid immers gehouden de volksgezondheid te bevorderen: volksgezondheid en gezondheidszorg behoren tot de publieke belangen. Het betreffende wetsartikel geeft de overheid ten minste de plicht zich te bemoeien met de toegankelijkheid, de kwaliteit en de betaalbaarheid van de zorg. Als uitvloeisel daarvan zijn op de organisatie van de gezondheidszorg vele wetten van toepassing, waarvan in tabel 8.1 de belangrijkste worden genoemd.

Veel van deze wetten zijn in de voorafgaande hoofdstukken al ter sprake gekomen. Zo zijn verschillende wetten die betrekking hebben op de positie van de patiënt behandeld in hoofdstuk 7 (BOPZ in paragraaf 7.3.2, WGBO en WKCZ in paragraaf 7.5.5). Ook de wet die betrekking heeft op de toelating tot een aantal medische beroepen, is daar al besproken (Wet BIG in paragraaf 7.2.2). Hier zullen we vooral ingaan op *wetgeving rond de inrichting en financiering van de zorg*. Een belangrijk voorbeeld is de in 2006 van kracht geworden Zorgverzekeringswet (Zvw), waarmee de Nederlandse overheid door gereguleerde marktwerking probeert een goede balans te vinden tussen toegankelijkheid, kwaliteit en betaalbaarheid van de zorg. De belangrijkste principes van deze wet zijn beschreven in paragraaf 7.4.3. Het was minister Hoogervorst (VVD) die tijdens het kabinet Balkenende-III na twintig jaar

Tabel 8.1 Enkele belangrijke wetten met betrekking tot organisatie van de gezondheidszorg

Bestuurlijke wetten
- Gezondheidswet
- Wet op de geneesmiddelenvoorziening
- Zorgverzekeringswet (Zvw)
- Algemene wet bijzondere ziektekosten (AWBZ)
- Wet op de medische hulpmiddelen
- Wet ambulancevervoer
- Wet maatschappelijke ondersteuning (WMO)
- Wet op de beroepen in de individuele gezondheidszorg (BIG)
- Kwaliteitswet zorginstellingen
- Wet toelating zorginstellingen (WTZi)
- Wet collectieve preventie volksgezondheid (WCPV)
- Wet klachtrecht cliënten zorgsector (WKCZ)

Civielrechtelijke wetgeving
- Wet op de geneeskundige behandelingsovereenkomst (WGBO)

discussie een nieuwe Zorgverzekeringswet inclusief de zo lang bepleite basisverzekering door de beide kamers wist te loodsen.

Vier functies, vier wettelijke kaders

De nieuwe Zorgverzekeringswet heeft vooral betrekking op de zorgfunctie 'beter worden', maar daarnaast zijn er nog andere belangrijke functies die binnen een zorgstelsel moeten worden vervuld, in het bijzonder 'gezond blijven' en 'leven met ziekte of handicap' (paragraaf 7.3.1). In het Nederlandse overheidsbeleid worden deze functies veelal aangeduid met *preventie, cure, care* en *maatschappelijke ondersteuning*. De laatste twee zijn een nadere onderverdeling van de functie 'leven met ziekte of handicap'. Care betreft de zorg verleend door verpleeghuizen, verzorgingshuizen en thuiszorgorganisaties, terwijl maatschappelijke ondersteuning de verstrekking van hulpmiddelen, woningaanpassing, vervoersondersteuning en maatschappelijk werk omvat. Voor preventie, care en maatschappelijke ondersteuning gelden eigen wettelijke en financieringskaders.

Zo wordt de preventie voor een groot gedeelte aangestuurd door de Wet collectieve preventie volksgezondheid (WCPV), gefinancierd vanuit de Rijksbegroting, en uitgevoerd door een landelijk dekkend netwerk van GGD's (Gemeentelijke (ofwel Gemeenschappelijke) Gezondheidsdiensten) (paragraaf 6.5). De care vindt haar wettelijke en financieringsbasis in de Algemene wet bijzondere ziektekosten (AWBZ, paragraaf 7.4.2 en 7.4.3). Deze wet staat ter discussie en een groot deel ervan, dat betrekking heeft op de geestelijke gezondheidszorg, zal de komende jaren naar de Zorgverzekeringswet worden overgeheveld. Daarmee wordt onder meer beoogd delen van de care evenals de cure onder het regime van de gereguleerde marktwerking te brengen. Ook de maatschappelijke ondersteuning heeft in 2006 een nieuwe wettelijke basis gekregen in de WMO (Wet maatschappelijke ondersteuning) met een belangrijke sturende rol voor de lokale overheid. Zo hebben de gemeenten de mogelijkheid gekregen het voorzieningenniveau voor een groot gedeelte zelf te bepalen en aan te passen aan de plaatselijke behoeften. De vier wettelijke kaders waarin het Nederlandse gezondheidszorgbeleid vorm krijgt, zijn weergegeven in figuur 8.1.

Figuur 8.1 Gezondheidszorg in silo's

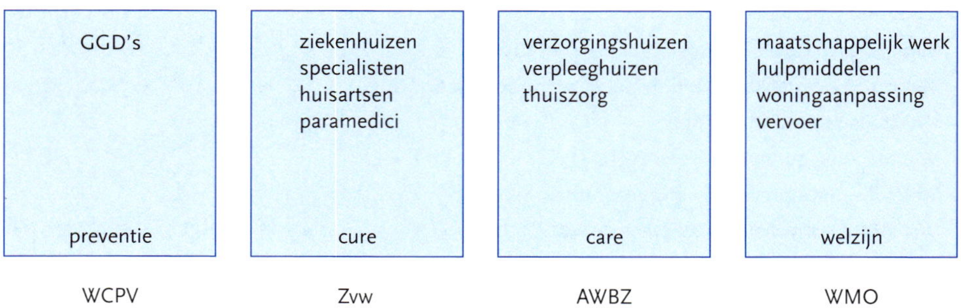

Aangezien de 'sturingsfilosofie' van deze kaders sterk verschilt, wordt wel gesproken van *vier silo's*: compartimenten van de gezondheidszorg waartussen in het gezondheidszorgbeleid een scherpe scheiding bestaat. Bij preventie en maatschappelijke ondersteuning is territoriale decentralisatie de leidende gedachte, en worden steeds meer verantwoordelijkheden en bevoegdheden aan de gemeentelijke overheid toegekend. Daarentegen is de cure via een landelijke gereguleerde markt georganiseerd. De grootste knelpunten worden gezien bij de care, die wordt gefinancierd op basis van wetgeving die al enkele decennia oud is, en weinig mogelijkheden biedt voor kostenbeheersing op basis van gereguleerde marktwerking. Ook staat het verschil in financiering van cure en care een goede samenwerking in bijvoorbeeld ketenzorg nogal eens in de weg. Iets dergelijks geldt voor de afstemming tussen care en maatschappelijke dienstverlening. Het in 2007 aangetreden kabinet Balkenende-IV heeft zich dan ook voorgenomen de AWBZ te moderniseren. Vermoedelijk zullen ook andere onderdelen van de AWBZ dan de geestelijke gezondheidszorg worden overgeheveld naar de Zorgverzekeringswet. Voor andere delen van de AWBZ is onduidelijk of ze wel onderdeel van een collectieve verzekering moeten blijven. In Europees verband is het Nederlandse AWBZ-pakket namelijk nogal ruimhartig, bijvoorbeeld in de financiering van thuiszorg en zorg voor chronisch zieken. Overheveling van onderdelen naar de WMO en scherpere indicatie- en prioriteitsstelling op gemeentelijk niveau kunnen wellicht helpen een sector waarin inmiddels bijna even veel geld omgaat als in de cure (paragraaf 7.8.2), betaalbaar te houden.

Vraag

Wat zijn de belangrijkste achtergronden en doelstellingen van de nieuwe Zorgverzekeringswet (Zvw)?

8.2.3 Instellingen en organisaties

Diverse instellingen en organisaties zijn in Nederland belast met het adviseren en ondersteunen van de overheid bij de uitvoering van het gezondheidszorgbeleid. Die ondersteuning kan bestaan uit het toezicht houden op het functioneren van de gezondheidszorg, het uitvoeren van bepaalde reguleringstaken en/of het adviseren van de overheid bij het voorbereiden van beleid en nieuwe wetgeving. Traditioneel zijn in Nederland veel verschillende partijen betrokken bij de vormgeving van het gezondheidszorgbeleid en is de verantwoordelijkheidsverdeling niet altijd even duidelijk. Dit verklaart bijvoorbeeld waarom het nemen van beslissingen en het doorvoeren van veranderingen in de gezondheidszorg de nodige tijd kan kosten.

Toezicht

Voor het toezicht op de gezondheidszorg maakt de overheid in belangrijke mate gebruik van de Inspectie voor de Gezondheidszorg (IGZ) en de Nederlandse Zorgautoriteit (NZa).

De *IGZ* maakt deel uit van het Staatstoezicht op de Volksgezondheid, dat zijn wortels heeft in de negentiende eeuw. Hoewel voordien al sprake was van voornamelijk gemeentelijk en provinciaal toezicht en een toezicht op de krankzinnigengestichten, heeft de Gezondheidswet van Thorbecke in 1865 de basis gelegd voor het huidige toezicht, dat zowel betrekking heeft op volksgezondheidsrisico's als het functioneren van de gezondheidszorg. In 1995 werden de Geneeskundige inspectie voor de volksgezondheid, de Geneeskundige inspectie voor de geestelijke volksgezondheid en de Inspectie voor de geneesmiddelen samengevoegd tot de Inspectie voor de Gezondheidszorg (IGZ). De huidige missie van de IGZ is het bevorderen van een veilige, effectieve en patiëntgerichte zorg. De IGZ houdt op basis van haar wettelijke taken toezicht op de kwaliteit, veiligheid en toegankelijkheid van de gezondheidszorg en bewaakt de rechten van de patiënt. Daarbij handelt ze vanuit het perspectief van de burger en richt zich op problemen die burgers niet zelf kunnen beoordelen of beïnvloeden. Naast het verstrekken van adviezen aan de overheid brengt de IGZ in het kader van haar toezichtfunctie regelmatig rapporten uit die ingaan op specifieke onderwerpen zoals de kwaliteit van *intensivecare-units* (ICU's), wachttijden bij spoedeisende hulp, of de verzorging van bewoners van verpleeghuizen. Op basis van deze adviezen kan de overheid dan besluiten nadere maatregelen te nemen.

De *Nederlandse Zorgautoriteit* (NZa) is van veel recenter datum (2006), en de oprichting was een direct uitvloeisel van het inrichten van de gezondheidszorg naar de principes van een gereguleerde markt. De NZa is toezichthouder op alle zorgmarkten en ziet toe op zowel zorgaanbieders als verzekeraars, en op zowel de cure als de care. De NZa komt voort uit het College tarieven gezondheidszorg (CTG) en het College Toezicht Zorgverzekeringen (CTZ). Beide colleges richtten zich op de beheersing van de totale kosten van de gezondheidszorg, enerzijds via het bewaken van de prijzen in de gezondheidszorg, anderzijds via het bewaken van de goede uitvoering van zorgverzekeringswetten. Hoewel die taken zijn blijven bestaan, ligt het accent in het werk van de NZa meer op het proactief vaststellen van condities voor marktwerking en de handhaving daarvan (bijvoorbeeld door bij fusieplannen van zorginstellingen na te gaan of in het verzorgingsgebied geen monopolie ontstaat waardoor marktwerking onmogelijk wordt).

Uitvoering van reguleringstaken

Bij de uitvoering van de verzekeringswetten steunt de overheid op het *College voor zorgverzekeringen* (CVZ). Het CVZ is een zelfstandig bestuursorgaan (een door het ministerie van Volksgezondheid, Welzijn en Sport in het leven geroepen, maar grotendeels zelfstandig opererende organisatie) op het terrein van de sociale ziektekostenverzekeringen: de Zvw en de AWBZ. Het CVZ neemt een onafhankelijke positie in tussen de beleidsbepalende partijen (politiek en ministerie) en de uitvoerende partijen (zorgverzekeraars en zorgaanbieders). De missie van het CVZ is het borgen en ontwikkelen van de publieke randvoorwaarden van het zorgverzekeringsstelsel, zodat de burgers hun aanspraken op zorg kunnen realiseren. Een van de belangrijkste taken van het CVZ is het 'pakketbeheer'. In het kader hiervan beoordeelt het CVZ of de vormen van zorg waarop de verzekerde wettelijk recht heeft (het verzekerde pakket), nog wel bij de tijd zijn. Het CVZ bepaalt waar verzekerden recht op hebben en beoordeelt de toegang van nieuwe voorzieningen tot de basisverzekering of de AWBZ. Daarnaast beheert het CVZ het fonds met de premiegelden die burgers betalen voor Zvw en AWBZ, en regelt het vanuit de zogenaamde centrale kas de verrekening met individuele verzekeraars op basis van de risicoverevening (paragraaf 7.4.3). Ten slotte vervult het CVZ nog een aantal specifieke taken, zoals het verrekenen van ziektekostenpremie voor Nederlanders die in het buitenland wonen, en het uitvoeren van de boeteregeling voor mensen die niet verzekerd zijn.

Adviseren

De *Gezondheidsraad* (GR) is een onafhankelijk adviesorgaan dat als taak heeft ministers en parlement te adviseren over de stand van wetenschap op het terrein van de volksgezondheid. De Gezondheidsraad heeft al een lange historie, en is een belangrijk kanaal waarlangs wetenschappelijke inzichten op het terrein van geneeskunde en volksgezondheid de overheid bereiken en hun weg vinden in het gezondheidszorgbeleid. De Raad voor het Gezondheidsonderzoek (RGO), die adviseert over het onderzoek in de sector van de gezondheidszorg, is sinds kort ook onderdeel van de Gezondheidsraad. Veel van de adviezen worden op verzoek van een minister uitgebracht, maar de raad kan ook zelf het initiatief tot het uitbrengen van een advies geven. In tabel 8.2 wordt een overzicht gegeven van de titels van enkele recent uitgebrachte adviezen. Hieruit blijkt dat het enerzijds gaat om adviezen op het terrein van de geneeskundige zorg (bijvoorbeeld het advies over nacontrole in de oncologie) en anderzijds om adviezen op het terrein van het volksgezondheidsbeleid (indicaties voor griepvaccinatie) en de medische ethiek (levensbeëindigend handelen pasgeborenen).

De *Raad voor de Volksgezondheid en Zorg* (RVZ) is eveneens een onafhankelijk adviesorgaan voor minister en parlement. De raad brengt strategische adviezen uit die de overheid helpen het gezondheidszorgbeleid inhoud en vorm te geven. De RVZ is in 1995 opgericht als opvolger van de Nationale Raad voor de Volksgezondheid (NRV). In de NRV waren indertijd allerlei organisaties op het terrein van de gezondheidszorg officieel vertegenwoordigd, zoals de ziekenhuizen (Nationale Ziekenhuis Raad) en de artsen (KNMG). De huidige RVZ kent slechts een beperkt aantal leden benoemd op basis van hun deskundigheid. De adviezen van de RVZ bestrijken het gehele beleidsterrein van volksgezondheid en zorg, van de jeugd- en ouderenzorg tot de geestelijke gezondheids- en ziekenhuiszorg. Daarbij komen allerlei beleidsaspecten aan bod, zoals financiële en organisatorische kwesties, medisch-ethische zaken en patiëntenrechten. Tabel 8.2 geeft de titels van een aantal recente adviezen. Het advies over 'zinnige en duurzame zorg' heeft bijvoorbeeld betrekking op de wijze

Tabel 8.2 Titels van recente adviezen van Gezondheidsraad en Raad voor Volksgezondheid en Zorg

Gezondheidsraad
- Translationeel onderzoek in Nederland – Van kennis naar kliniek
- Patiëntenparticipatie in gezondheidsonderzoek
- De waarde van interventiewaarden. Onderbouwing en toepassing van interventiewaarden voor beslissingen bij calamiteiten met gevaarlijke stoffen
- Astma, allergie en omgevingsfactoren
- Verzekeringsgeneeskundige mediprudentie
- Overwegingen bij het beëindigen van het leven van pasgeborenen
- Nacontrole in de oncologie – Doelen onderscheiden, inhoud onderbouwen
- Ruilen met de wachtlijst: een aanvulling op het programma van nierdonatie bij leven?
- Griepvaccinatie; herziening van de indicatiestelling
- Wet bevolkingsonderzoek: moleculaire tests voor screening op blaaskanker

Raad voor de Volksgezondheid en Zorg
- Briefadvies: De strategische beleidsagenda zorg 2007-2010
- Vertrouwen in de arts
- Mensen met een beperking in Nederland: De AWBZ in perspectief
- Briefadvies: Duurzame solidariteit
- Management van vastgoed in de zorgsector
- Zinnige en duurzame zorg
- Arbeidsmarkt en zorgvraag
- Publieke gezondheid
- De patiënt beter aan zet met een Zorgconsumentenwet?
- Briefadvies: WMO
- Standaardisering Elektronisch Patiëntendossier
- Persoonlijke levenssfeer: Privacy in verpleeghuizen
- Bestrijding van vrouwelijke genitale verminking

Bron: www.gr.nl, www.rvz.net

waarop beslissingen over de inhoud van het basispakket van de zorgverzekering zouden moeten worden genomen, terwijl het advies over 'duurzame solidariteit' nagaat tot hoe ver de solidariteit tussen inkomensgroepen en tussen niet-zieken en zieken bij de premiebetaling voor de zorgverzekering zou moeten reiken.

Naast deze adviesorganen met een lange voorgeschiedenis is onlangs een nieuw orgaan opgericht, het *College voor de Beroepen en Opleidingen in de Gezondheidszorg* (CBOG). Dit college is opgericht door de koepelorganisaties van verpleegkundigen, artsen, GGZ-instellingen, universitaire medische centra en opleidingsziekenhuizen. De missie van het CBOG is het bevorderen van een optimale kwalitatieve en kwantitatieve bemensing in de zorg. Het CBOG houdt zich zowel bezig met beroepskrachtenplanning als met innovatie van de medische beroepen(structuur) en opleidingen.

Het college beoogt een betere samenhang te bewerkstelligen tussen het ramen van de opleidingscapaciteit voor de diverse medische vervolgopleidingen en het toewijzen van opleidingsplaatsen. Qua taakstelling is het CBOG een adviesorgaan, maar het wordt ook geacht de beroepskrachtenplanning in samenhang met alle veldpartijen te coördineren.

Vraag
Welke rollen en taken vervullen IGZ, NZa, CVZ, GR, RVZ en CBOG in het Nederlandse gezondheidszorgbeleid?

8.3 BELEID TEN AANZIEN VAN TOEGANKELIJKHEID VAN DE GEZONDHEIDSZORG

8.3.1 Financiële, tijdige, geografische en culturele toegankelijkheid

Toegankelijkheid is een belangrijke doelstelling van het Nederlandse gezondheidszorgbeleid. Hieronder wordt verstaan dat noodzakelijke zorg in voldoende mate en van voldoende kwaliteit voor ieder die dat nodig heeft beschikbaar is, en zonder drempels tijdig kan worden gebruikt. Het begrip toegankelijkheid kent verschillende aspecten: onder meer financiële toegankelijkheid (kan iedere burger de zorg betalen die hij nodig heeft), tijdige toegankelijkheid (geen lange wachttijden en wachtlijsten), geografische toegankelijkheid (spreiding van voorzieningen over Nederland) en culturele toegankelijkheid (geen culturele barrières, bijvoorbeeld verschillen in taal of opvattingen tussen zorgvragers en zorgaanbieders). De feitelijke toegankelijkheid hangt natuurlijk samen met de beschikbare capaciteit van zorgverleners en zorginstellingen. Deze worden deels bepaald door het Nederlandse gezondheidszorgbeleid op het terrein van de beroepskrachtenvoorziening en capaciteitsplanning van instellingen.

Financiële toegankelijkheid

De *financiële toegankelijkheid* wordt primair vormgegeven door het verplichte ziektekostenverzekeringsstelsel (de Zvw en AWBZ). Zoals eerder uiteengezet, wordt iedere Nederlander geacht zich voor ziektekosten te verzekeren, hebben verzekeraars voor de basisverzekering een acceptatieplicht, en kunnen eventuele grote inkomensgevolgen als gevolg van de te betalen premie via de Belastingdienst (de zogenoemde zorgtoeslag) worden gecompenseerd. In vergelijking met andere geïndustrialiseerde landen kent Nederland voor alle burgers een goede regeling voor ziektekosten. Zo is naast de inhoud van de basisverzekering onder andere ook het dekkingspakket van de AWBZ (verzorging, verpleging) breder dan dat van vergelijkbare regelingen in veel andere landen. Onder invloed van de discussies over kostenbeheersing worden echter regelmatig maatregelen genomen om het verstrekkingenpakket te beperken, en is sprake van de invoering van meer eigen betalingen (zie paragraaf 8.5.2).

Tijdige toegankelijkheid

Een *tijdige toegankelijkheid* van de zorg is eveneens een belangrijk onderwerp van politieke discussie. Wachttijden en wachtlijsten zijn regelmatig in het nieuws. Er is sprake van wachten als gewenste en/of geïndiceerde zorg (afspraak, diagnostiek, behandeling, opname) wordt uitgesteld omdat er onvoldoende capaciteit is. Een wachtlijst kan worden omschreven als een registratie van patiënten die wachten op zorg; de lengte van de wachtlijst bestaat uit het aantal personen dat op die lijst staat. De wachttijd is de geregistreerde tijd die patiënten moeten wachten; de wachttijd wordt uitgedrukt in weken of jaren. Voor acute aandoeningen bestaan in Nederland vrijwel geen wachtlijsten of -tijden. Voor minder spoedeisende hulp en electieve ingrepen daarentegen bestaan er wel degelijk wachtlijsten (wachtlijsten voor operaties of opname in bijvoorbeeld verpleeghuis of ziekenhuis) en wachttijden (van enkele weken tot enkele jaren).

Op de achtergronden hiervan is in paragraaf 7.5.3 al kort ingegaan. Ver doorgevoerde en langdurig volgehouden kostenbeheersing, vooral via budgetfinanciering en capaciteitsbeperking, heeft de kloof tussen zorgvraag en zorgaanbod mede in de hand gewerkt. Er zijn inmiddels vele initiatieven genomen om de wachtlijstproblematiek te verminderen. Voorbeelden hiervan zijn financiële injecties van de overheid, meer personeel uit het buitenland, een doelmatigere logistiek, wachtlijstomzeiling (zodanig bemiddelen dat patiënten in een instelling in een andere regio of in een ander land waar wel plaats is worden geholpen) en bedrijvenpoli's (waar werknemers met specifieke klachten eerder worden geholpen). De verwachting is dat wachtlijstproblematiek, gezien de achtergronden ervan, de komende jaren nog wel zal blijven bestaan en ertoe zal bijdragen dat de druk op verdere veranderingen in de zorg blijft bestaan.

Geografische toegankelijkheid

Het beleid op het terrein van tijdige toegankelijkheid hangt ook nauw samen met het beleid ten aanzien van de *geografische spreiding* van zorgvoorzieningen. Hoewel op hoofdlijnen de spreiding van zorgvoorzieningen over Nederland goed geregeld is, zijn er toch soms problemen, met name bij de acute zorg. Het netwerk van ambulancevervoer en spoedeisende hulp dient dusdanig georganiseerd te zijn dat noodzakelijke zorg overal in Nederland gegarandeerd is, wat nu niet altijd het geval is (paragraaf 7.8.3). Een thema dat ook veel discussie oplevert, is het aantal en de spreiding van ziekenhuizen. Nu steeds minder klinische ziekenhuiscapaciteit ('bedden') nodig is en ziekenhuizen met elkaar fuseren, worden diverse lokale ziekenhuizen gesloten en/of omgezet in een poliklinische voorziening of een verpleeghuis. Dit gaat meestal gepaard met veel lokaal verzet omdat men het 'eigen' ziekenhuis met zijn goede toegankelijkheid niet wil opgeven.

Culturele toegankelijkheid

Beleid op het terrein van *culturele toegankelijkheid* is al op veel terreinen ingezet. In de jaren negentig is gaandeweg meer belangstelling ontstaan voor de toegankelijkheid van de zorg voor mensen met verschillende etnische achtergronden. Zo krijgt het onderwerp etniciteit al extra aandacht tijdens de opleiding van zorgverleners, en zijn zowel in de eerste lijn (voorlichters eigen taal en cultuur, aangepast foldermateriaal) als in de tweede lijn (tolkentelefoon, cultuurspecifieke spreekuren in de GGZ) specifieke voorzieningen getroffen. Ook het komende decennium zal het groeiende aantal allochtonen in de Nederlandse samenleving vragen om specifieke aandacht voor het realiseren van een gelijke toegankelijkheid én kwaliteit van zorg voor alle Nederlanders (zie ook thema C).

8.3.2 Capaciteit van zorgverleners en zorginstellingen

Zoals eerder aangegeven, is toegankelijkheid van de zorg direct afhankelijk van de *beschikbare hoeveelheid zorgverleners en zorginstellingen*. Voor de zorgverleners, zoals artsen en verpleegkundigen, worden al decennialang pogingen gedaan tot een goede beroepskrachtenplanning. Hoewel het technisch mogelijk is de behoefte aan verschillende soorten artsen en verpleegkundigen te schatten, zeker als de planningshorizon niet te ver weg wordt gekozen, blijkt het in de praktijk erg moeilijk besluitvorming over bijvoorbeeld opleidingsplaatsen alleen op basis van behoefteramingen te laten plaatsvinden. Onderlinge belangen van beroepsgroepen, het veilig stellen van de eigen beroepspraktijk en algemene maatschappelijke ontwikkelingen zoals de feminisering van het artsenberoep, deeltijdwerk en schaarste op de arbeidsmarkt van verpleegkundigen en verzorgenden op basis van economische ontwikkelingen, zijn allemaal factoren die maken dat er vaak een discrepantie bestaat tussen de berekende behoefte en de feitelijk gerealiseerde instroom. Voor de medische beroepsgroep hebben zowel de eigen professie als het ziekenhuismanagement invloed op de besluitvorming. Het in paragraaf 8.2.4 genoemde CBOG wordt geacht vanuit het algemene belang een en ander te coördineren.

Voor de planning en bouw van instellingen, zoals ziekenhuizen, heeft de overheid de veldpartijen de afgelopen jaren steeds meer speelruimte gegeven. Dit is onder andere geregeld in de Wet toelating zorginstellingen (WTZi), die in 2006 de oude Wet ziekenhuisvoorzieningen (WZV) heeft vervangen. Hierbij zijn de financiele spelregels voor het (ver)bouwen van een ziekenhuis versoepeld (bijvoorbeeld door toe te staan dat externe partijen mee-investeren), waarmee echter wel de financiële verantwoordelijkheid en risico's voor het ziekenhuis groter zijn geworden.

Vraag
Op welke manieren probeert de Nederlandse overheid de toegankelijkheid van de Nederlandse gezondheidszorg te waarborgen?

8.4 BELEID TEN AANZIEN VAN KWALITEIT VAN DE GEZONDHEIDSZORG

8.4.1 Enkele begrippen

Evenals toegankelijkheid is kwaliteit een centrale doelstelling in het Nederlandse gezondheidszorgbeleid. De overheid probeert het realiseren van een kwalitatief goede zorg te stimuleren door alle partijen (zorgverleners, zorginstellingen, zorgverzekeraars en zorggebruikers) aan te spreken op hun verantwoordelijkheden en rechten, door zo veel mogelijk de randvoorwaarden voor goede kwaliteit te bevorderen, onder meer door kwaliteit inzichtelijk te maken.

Kwaliteit

Kwaliteit is een begrip waar iedereen wel een mening over heeft, maar dat zich moeilijk in een eenduidige definitie laat vatten. In paragraaf 7.8.3 werd kwaliteit in navolging van het Amerikaanse Institute of Medicine omschreven als: 'Quality health care means doing the right thing, at the right time, in the right way, for the right person – and having the best possible results.' Beide elementen van deze definitie (de goede dingen doen én de goede resultaten behalen) zijn ook terug te vinden in een andere omschrijving van ditzelfde instituut: 'Quality of care is the degree to which health services for individuals and populations increase the likelihood of desired health outcomes and are consistent with current professional knowledge.' Veel kwaliteitsbeoordelingen besteden dan ook zowel aandacht aan de vraag of de handelingen die zijn verricht, in overeenstemming zijn met de huidige professionele inzichten ('proceskwaliteit'), als aan de vraag of de zorg die uitkomsten heeft opgeleverd die redelijkerwijs mochten worden verwacht ('uitkomstkwaliteit'). Bij dat laatste zijn verschillende zaken in het geding:

- de verwachtingen van individuele patiënten (gezondheidsdoelen van individuen);
- de verwachtingen van professionals op basis van kennis (gezondheidsdoelen zoals deze op basis van geneeskundige kennis realiseerbaar zouden moeten zijn);
- de verwachtingen van de hele bevolking, bijvoorbeeld zoals verwoord door politici (gezondheidsdoelen op populatieniveau).

Effectiviteit, efficiëntie en patiëntgerichtheid

In de Nederlandse Kwaliteitswet zorginstellingen wordt bij het begrip kwaliteit onderscheid gemaakt in drie dimensies of typen uitkomsten: effectiviteit, efficiëntie en patiëntgerichtheid. Dit lijkt op de indeling die in paragraaf 7.8.3 werd voorgesteld (effectiviteit, veiligheid en vraaggerichtheid), maar de Nederlandse wetgever heeft veiligheid niet apart benoemd, en heeft ook de efficiëntie van de zorg onder het kwaliteitsbegrip geschaard.

Bij het beoordelen van de *effectiviteit* wordt nagegaan in welke mate de zorg patiënten daadwerkelijk beter heeft gemaakt of verslechtering heeft weten te voorkomen, dan wel of de verleende zorg zodanig voldoet aan de professionele standaarden dat dit redelijkerwijs zou mogen worden verwacht. Veiligheid kan als een onderdeel van effectiviteit worden beschouwd: het gaat hierbij immers om de vraag of de negatieve bijwerkingen en andere risico's die met het beter maken gepaard gaan goed worden beheerst. Bij het beoordelen van *efficiëntie* wordt nagegaan of de gebruikte middelen (en de daarmee samenhangende kosten) redelijkerwijs in overeenstemming zijn met het bereikte doel. Aangezien ook patiënten belang hebben bij een verantwoord gebruik van de beschikbare financiële middelen, is het niet zo gek dat efficiëntie in de Kwaliteitswet zorginstellingen als kwaliteitsaspect wordt beschouwd. Bij het beoordelen van de *patiëntgerichtheid* gaat het niet alleen om zaken als de tevredenheid van de patiënt, maar bijvoorbeeld ook om de vraag of de zorgverlening werkelijk vanuit de behoeften van de patiënt is georganiseerd (denk aan wachttijden en continuïteit in de informatieverstrekking).

Structuur, proces, uitkomst

Analoog aan de toegenomen aandacht in het bedrijfsleven voor het ontwerpen, bewaken en verbeteren van productieprocessen om aan de vraag van de cliënt te voldoen, is ook in de gezondheidszorg de aandacht voor het ontwerpen, bewaken en verbeteren van zorgprocessen sterk toegenomen. Daarbij wordt een onderscheid gemaakt in structuurkwaliteit, proceskwaliteit en uitkomstkwaliteit.

Structuurkwaliteit gaat over de adequaatheid van de personen, materialen en formele regels waarmee en waarbinnen de zorg wordt verleend. Er moet dan worden gedacht aan de vaardigheden en kennis van de beroepsbeoefenaren, de technische kwaliteit van de apparatuur en de gebouwen, en de formele organisatiestructuur van bijvoorbeeld ziekenhuizen. *Proceskwaliteit* heeft betrekking op de wijze waarop de feitelijke zorg wordt verleend. Welke handelingen worden op welk moment verricht, en zijn deze in overeenstemming met de richtlijnen en standaarden van de betreffende beroepsgroepen? *Uitkomstkwaliteit* heeft betrekking op de resultaten van de zorg, en zoals we al zagen kan men deze beoordelen op effectiviteit (hierin staat het professionele perspectief voorop), efficiëntie (hierin ligt de nadruk op het managementperspectief) en patiëntgerichtheid (hierin staat het perspectief van de patiënt centraal).

8.4.2 Kwaliteitsbeleid van de medische beroepsgroep

Opleiding

Voor de medische beroepsgroep is vanouds de opleiding een belangrijke waarborg voor een kwalitatief verantwoorde beroepsuitoefening. Nadat de *opleiding tot arts* aan het eind van de negentiende eeuw een verplichte universitaire opleiding was geworden, heeft deze zich ontwikkeld tot een stelsel van basis- en vervolgopleidingen. In Nederland valt de verantwoordelijkheid voor de universitaire artsopleiding onder het ministerie van Onderwijs, Cultuur en Wetenschappen en worden de vervolgopleidingen primair aangestuurd door de medische beroepsgroep zelf. Naast de basisopleiding tot arts is sprake van specialisaties in de klinische geneeskunde (27 specialismen), de huisartsgeneeskunde, de verpleeghuisgeneeskunde, de geneeskunde voor verstandelijk gehandicapten en de sociale geneeskunde (bedrijfsartsen, verzekeringsartsen en artsen maatschappij en gezondheid, zie ook thema J). Deze vervolgopleidingen vinden plaats onder auspiciën van de diverse wetenschappelijke beroepsverenigingen en een drietal Colleges en Registratiecommissies die alle gehuisvest zijn bij de *Koninklijke Nederlandse Maatschappij tot bevordering der Geneeskunst* (KNMG). In toenemende mate is bij de diverse vervolgopleidingen sprake van eindtermen omschreven in competenties, cursorisch onderwijs naast praktijkstages, en landelijke examens. Het met goed gevolg afronden van een (vervolg)opleiding leidt tot opname in een van de registers die in het kader van de Wet BIG zijn ingesteld (paragraaf 7.2.2).

Intercollegiale toetsing, visitatie, richtlijnen

De *intercollegiale toetsing* is een belangrijk onderdeel van het kwaliteitsbeleid van de medische beroepsgroep. Onder intercollegiale toetsing wordt verstaan het met een groep collega's systematisch evalueren van elkaars zorgverlening. Bij specialisten is de intercollegiale toetsing indertijd ingevoerd als onderdeel van de activiteiten van de medische staf in ziekenhuizen. Bij huisartsen wordt de toetsing veelal binnen groepen samenwerkende huisartsen opgezet. Bij deze toetsing, in het Engels *peer review* of *audit* geheten, wordt veelal aan de hand van een zelf gekozen probleemonderwerp aan de hand van op voorhand vastgestelde criteria de verleende zorg geëvalueerd, bijvoorbeeld door statusonderzoek. Een voorbeeld zijn 'perinatale audits', waarin door de betrokken zorgverleners in een ziekenhuis of regio aan de hand van de gegevens over een aantal gevallen van perinatale sterfte systematisch wordt geanalyseerd op welke punten de zorg kan worden verbeterd.

Visitatie als vorm van kwaliteitsborging heeft een hoge vlucht genomen. Al langere tijd is er bij de wetenschappelijke verenigingen van specialisten sprake van de visitatie van opleidingsziekenhuizen. Doel hiervan is de geschiktheid van een bepaald ziekenhuis als opleidingsplaats voor een specialisme vast te stellen. Deze methodiek, waarbij collega's uit de eigen wetenschappelijke vereniging op 'visite' komen, heeft zich verbreed tot maatschappen en vakgroepen van specialisten in niet-opleidingsziekenhuizen. Ook binnen de huisartsgeneeskunde en de sociale geneeskunde worden visitaties van praktijken uitgevoerd.

Ook *richtlijnontwikkeling* is steeds belangrijker geworden. Zowel het CBO (kwaliteitsinstituut voor de gezondheidszorg) voor de specialisten, als het Nederlands Huisartsengenootschap (NHG) voor de huisartsen stelden aanvankelijk met behulp van consensusmethoden richtlijnen op. Met de toenemende populariteit van *evidence-based medicine* werd de methode van richtlijnontwikkeling echter steeds meer geformaliseerd (paragraaf 7.2.2). Tabel 8.3 geeft een overzicht van de verschillende stappen waaruit richtlijnontwikkeling op dit moment bestaat.

Tabel 8.3 Overzicht van stappen en activiteiten bij richtlijnontwikkeling

Stap	Activiteiten
voorbereiding	- vaststellen onderwerp, doel en doelgroep - keuze voorzitter en samenstelling werkgroep - knelpuntenanalyse, opstellen uitgangsvragen en onderwerpafbakening - vaststellen methode van patiëntenparticipatie
ontwikkeling conceptrichtlijn	- zoeken en selecteren beschikbare richtlijnen en literatuur - beoordelen literatuur - formuleren aanbevelingen - schrijven conceptrichtlijntekst
consultatie	- commentaarronde en testen conceptrichtlijn in praktijk
autorisatie	- autorisatieprocedure - formele instemming beroepsorganisatie(s)
publicatie en disseminatie	- schrijven definitieve richtlijntekst - vaststellen publicatie- en disseminatiestrategie
implementatie	- vaststellen implementatiestrategie(ën)
evaluatie en revisie	- vaststellen herzieningsprocedure - opstellen indicatoren

Bron: Everdingen van JJE, et al. Evidence-based richtlijnontwikkeling. Een leidraad voor de praktijk. Houten: Bohn Stafleu van Loghum, 2004.

Momenteel worden jaarlijks tientallen *nieuwe richtlijnen* ontwikkeld waarbij een uitgebreide verkenning en weging van de wetenschappelijke literatuur de basis vormt. Naast de richtlijnen van het CBO (www.cbo.nl) en die van het NHG (www.nhg.nl) hebben bijvoorbeeld ook diverse academische ziekenhuizen en regionale integrale kankercentra hun eigen richtlijnenprogramma's. Aan de ene kant vormen richtlijnen bruikbare actuele samenvattingen van professionele inzichten, met aanbevelingen aan individuele zorgverleners voor hoe in de praktijk te handelen. Aan de andere kant zijn de richtlijnen zelf weer de basis voor de afleiding van criteria die bij de beoordeling van de (proces)kwaliteit van de zorg worden gebruikt ('reviewcriteria'), en kunnen uit richtlijnen indicatoren worden afgeleid waarmee de prestaties van het zorgsysteem als geheel kunnen worden bewaakt (paragraaf 7.8.3).

Indicatoren

Bij de medische beroepsgroepen bestaat de laatste jaren steeds meer belangstelling voor de ontwikkeling van *indicatoren* voor de kwaliteit van de zorg. Daarmee wordt een systematische en continue gegevensverzameling bedoeld waarmee aan de hand van proces- of uitkomstgegevens de kwaliteit van de verleende zorg kan worden beoordeeld. Voorbeelden zijn het percentage diabetespatiënten bij wie tweejaarlijks een controle op retinopathie plaatsvindt, het percentage patiënten met hartfalen dat binnen twaalf weken na ontslag opnieuw moet worden opgenomen in het ziekenhuis, en het percentage patiënten met een hartinfarct dat binnen dertig dagen na opname overlijdt. Door wetenschappelijke verenigingen van specialisten wordt momenteel volop gewerkt aan het ontwikkelen en valideren van dergelijke indicatoren.

Dat blijkt in de praktijk nog niet zo gemakkelijk en is sterk afhankelijk van de kwaliteit van de beschikbare data. Goede, elektronische, dossiervoering is een belangrijke randvoorwaarde voor het kunnen werken met indicatoren. Dat indicatoren niet alleen voor de artsen van belang zijn maar ook door patiënten en verzekeraars worden gebruikt, blijkt onder andere uit diverse initiatieven met prestatiebeloning waarbij verzekeraars zorgverleners deels belonen op basis van hun met indicatoren gemeten prestaties.

8.4.3 Kwaliteitsbeleid van zorginstellingen

Het kwaliteitsbeleid in zorginstellingen bestaat uit een groot aantal verschillende activiteiten die variëren van systematische patiëntenbevraging, verbeteringsprojecten rond logistiek en cliëntgerichtheid, scholing van personeel, tot verbetering van de (elektronische) dossiervorming. De Kwaliteitswet zorginstellingen verplicht alle zorginstellingen in Nederland tot het hebben van een *kwaliteitssysteem*. Daarmee wordt bedoeld dat men kan aantonen dat de effectiviteit, efficiëntie en patiëntgerichtheid van de zorg continu worden gewaarborgd. Daarnaast wordt door inspectie en overheid ook steeds meer aangedrongen op het hebben van een veiligheidsmanagementsysteem. Onder andere via een kwaliteitsjaarverslag dient elke zorginstelling verantwoording af te leggen over de op deze terreinen gepleegde inspanningen.

Naast het interne kwaliteitsbeleid is bij zorginstellingen ook sprake van diverse vormen van extern kwaliteitsbeleid, het van buitenaf laten beoordelen van de kwaliteit. Sleutelbegrippen daarbij zijn de termen *accreditatie* en *certificatie*. Deze begrippen verwijzen naar een externe beoordeling op basis van op voorhand vastgelegde normen en criteria. Het verschil tussen certificatie en accreditatie is dat in het eerste geval de beoordeling door een strikt onafhankelijke instantie plaatsvindt. Voor ziekenhuizen wordt de accreditatie uitgevoerd door het Nederlands Instituut voor de Accreditatie van Ziekenhuizen (NIAZ). Deze accreditatie is primair door de ziekenhuissector zelf ontwikkeld. Voor andere sectoren zoals de thuiszorg, de GGZ, apotheken en tandartspraktijken is er sprake van certificatie volgens een door de Stichting Harmonisatie Kwaliteitsbeoordeling Zorg (HKZ) opgesteld certificatieschema. Bij de HKZ zijn behalve de instellingen ook de verzekeraars en de patiënten-/consumentenorganisaties betrokken.

De laatste jaren wordt er, op instigatie van de IGZ, door Nederlandse zorginstellingen steeds meer *publiek gerapporteerd* over prestatie-indicatoren. Deze gegevens helpen de ziekenhuizen om terreinen te identificeren waar initiatieven gericht op kwaliteitsverbetering nodig zijn, en worden anderzijds gezien als een vorm van externe verantwoording. Voor de ziekenhuizen is een deels vaste, deels roulerende set kwaliteitsindicatoren ontwikkeld waarvan de gegevens jaarlijks worden verzameld en openbaar gemaakt. De resultaten zijn onder andere met naam en toenaam te vinden op de door het RIVM beheerde website www.kiesbeter.nl (figuur 8.2), maar worden ook door het *Algemeen Dagblad* (AD) verwerkt in een jaarlijkse top 100 van de Nederlandse ziekenhuizen (tabel 8.4). Voor deze ranglijst is gebruikgemaakt van 30 kwaliteitsindicatoren waarover de ziekenhuizen zelf de informatie hebben openbaar gemaakt.

Behalve over prestaties op het terrein van de effectiviteit van zorg rapporteren zorginstellingen de laatste jaren ook systematisch over gebruikerservaringen, veelal aan de hand van de *Consumer Quality (CQ)-index*. Op basis van landelijk gestandaardiseerde vragenlijsten wordt systematisch de 'ervaringskwaliteit' van zorg voor gebruikers inzichtelijk gemaakt aan de hand van vragen zoals 'werd er goed naar u geluisterd', 'hoe lang moest u wachten' en 'bent u voldoende geïnformeerd'. De Stichting Klantervaringen in de Zorg, opgezet op initiatief van cliëntenorganisaties, verzekeraars en zorgaanbieders, vervult hierbij een centrale rol. Ook hier worden met naam en toenaam de prestaties van zowel verzekeraars als zorgaanbieders publiek gemaakt via onder andere de website www.kiesbeter.nl. Ook worden met de CQ-index gemeten cliëntenervaringen door verzekeraars gebruikt bij de contractering van zorginstellingen.

Figuur 8.2 Isala klinieken: kwaliteit en kwaliteitsindicatoren

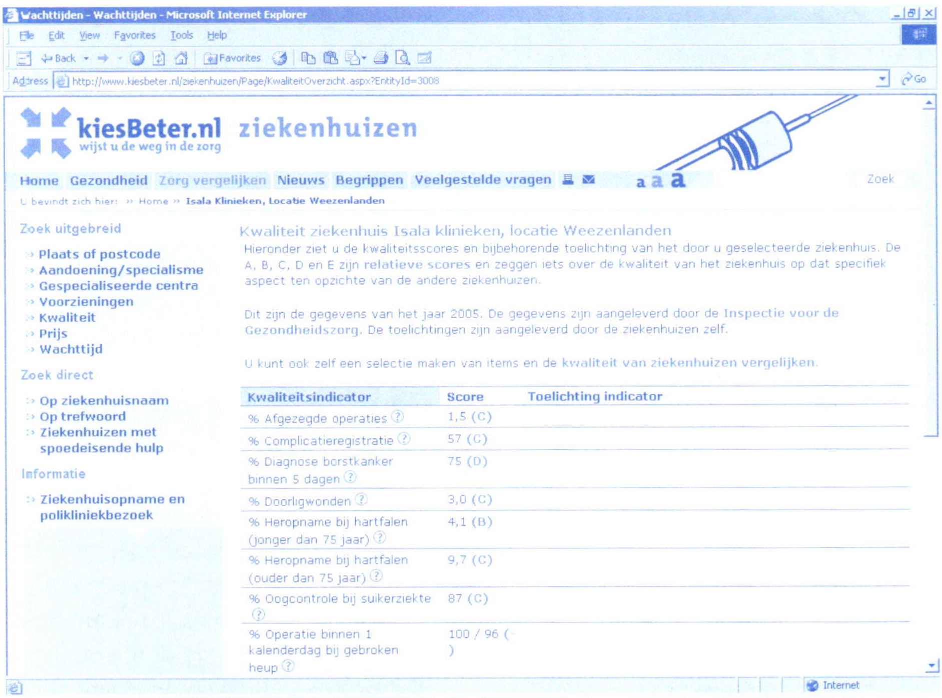

Relatieve score: A = hoogst (d.w.z. goed), E = laagst.

Bron: www.kiesbeter.nl.

Tabel 8.4 De nummers 1 tot en met 20 van de AD ziekenhuis-top 100, 2006

2006	Naam	Plaats	Score
1	Medisch Centrum Leeuwarden	Leeuwarden	82,28
2	Van Weel-Bethesda Ziekenhuis	Dirksland	81,16
3	Sint Antonius Ziekenhuis	Nieuwegein	81,01
4	Antonius Ziekenhuis	Sneek	79,75
5	Catharina-ziekenhuis	Eindhoven	78,48
6	St. Annaziekenhuis	Geldrop	77,63
7	Albert Schweitzer Ziekenhuis	Dordrecht	77,22
8	Canisius-Wilhelmina Ziekenhuis	Nijmegen	77,22
9	Refaja Ziekenhuis	Stadskanaal	77,03
10	Diakonessenhuis	Utrecht (Zeist, Doorn)	76,62
11	Nij Smellinghe	Drachten	75,95
12	Academisch Ziekenhuis Maastricht	Maastricht	75,95
13	Talma Sionsberg	Dokkum	75,81
14	Sint Jans Gasthuis	Weert	75,68
15	Ziekenhuis Zevenaar (Alysis Zorggroep)	Zevenaar	75,68
16	Isala klinieken	Zwolle	74,68
17	Diaconessenhuis Leiden	Leiden	74,32
18	West Fries Gasthuis	Hoorn (Enkhuizen)	74,32
19	Sint Lucas Andreas Ziekenhuis	Amsterdam	74,32
20	Ziekenhuis St. Jansdal	Harderwijk	74,03

Bron: www.ad.nl.

Vraag

Welke effecten zou de openbaarmaking van prestatie-indicatoren van ziekenhuizen kunnen hebben op ziekenhuizen zelf, op patiënten, en op verzekeraars? Wat zijn de voor- en nadelen van deze openbaarmaking?

8.4.4 Kwaliteitsbeleid van de overheid

De overheid laat de verantwoordelijkheid voor de kwaliteit van de zorg primair aan de beroepsbeoefenaren en instellingen zelf, maar vraagt wel steeds dwingender naar verantwoordingsinformatie. Juist in het kwaliteitsbeleid ligt het accent grotendeels op *zelfregulering*, zoals al in het begin van de jaren negentig is vastgelegd in de Leidschendamafspraken. Hierbij stelden de beroepsbeoefenaren en instellingen zich primair verantwoordelijk voor de kwaliteit, maar spraken zij hierover af op een dusdanige wijze verantwoording af te zullen leggen aan patiënten/cliënten/consumenten, verzekeraars en overheid, dat er over en weer voldoende vertrouwen bleef bestaan, en met name de wensen van de patiënt beter tot hun recht zouden komen.

In vergelijking met andere landen is de Nederlandse overheid terughoudend in het controleren van de kwaliteit, maar nu marktwerking in grote delen van de zorg het leidende sturingsprincipe wordt, komt hierin verandering. Als zorgverzekeraars en zorginstellingen vooral op prijs concurreren, kan de kwaliteit immers onder druk komen te staan. Een bijzondere rol hierbij speelt de Inspectie voor de Gezondheidszorg (IGZ). Deze opereert, zoals beschreven in paragraaf 8.2.4, onafhankelijk van het ministerie van VWS en heeft een belangrijke taak bij het waarborgen van de kwaliteit van de zorg. Door inspecties, drang en soms dwang fungeert de IGZ als het ware als toezichthouder op de zelfregulering, en dient ze vanuit het publieke belang in te grijpen wanneer naar het oordeel van de inspectie de beroepsgroepen en instellingen het aan hen gegeven vertrouwen schenden. Door het introduceren van prestatie-indicatoren en het uitdragen van veiligheidsbeleid probeert de inspectie deze rol waar te maken.

Het *gezondheidszorgbeleid* van de overheid is erop gericht de kwaliteit langs verschillende wegen te bevorderen. De wetten die dit beleid schragen zijn, naast de Wet BIG (Wet op de beroepen in de individuele gezondheidszorg), de Kwaliteitswet zorginstellingen en de wetten waarin de positie en rechten van de patiënt worden geregeld, zoals de WGBO (Wet op de geneeskundige behandelingsovereenkomst) en de WKCZ (Wet klachtrecht cliënten zorgsector) (paragraaf 7.5.5). Juist door de positie van de patiënt ten opzichte van de aanbieders te versterken beoogt de overheid de kwaliteit onderwerp van afstemming en overleg tussen de direct betrokkenen zelf te laten zijn. De rol van de zorgverzekeraars is met de invoering van de Zvw versterkt en de verwachting is dat ook hier prikkels voor kwaliteitsverbetering van uitgaan. Hoewel, zoals eerder vermeld, de concurrentie tussen verzekeraars vooralsnog primair op basis van prijs (premie) plaatsvindt, is het overheidsstreven erop gericht een concurrentie op kwaliteit tot stand te brengen, waarbij prestatie-indicatoren en prestatiebeloning een belangrijke rol moeten spelen.

Vraag

Welke verschillende activiteiten ontplooien de medische beroepsgroep en de zorginstellingen in het kader van kwaliteitsbeleid?

8.5 BELEID TEN AANZIEN VAN BETAALBAARHEID VAN DE GEZONDHEIDSZORG

8.5.1 Ontwikkeling van de kosten van de gezondheidszorg

In 2006 bedroegen de kosten van de gezondheidszorg 48 miljard euro, of als ook voorzieningen op het terrein van welzijn en maatschappelijke dienstverlening worden meegerekend 60 miljard euro (paragraaf 7.8.2). De kosten van de gezondheidszorg als percentage van het bruto nationaal product (bnp) zijn gestegen van 4% in de jaren zestig naar tegen de 10% in recente jaren. In 2004 ging, gemiddeld in alle landen van de Organisatie voor Economische Samenwerking en Ontwikkeling (OESO), bijna 9% van het bnp naar de gezondheidszorg.

De verwachting is dat deze kosten door medisch-technologische ontwikkelingen en de vergrijzing van de samenleving verder zullen *stijgen*, zowel in absolute zin als uitgedrukt in een percentage van het bnp. Hoewel dit bij een aanhoudende economische groei geen ramp hoeft te zijn, wordt er door economen en politici toch met enige zorg naar deze kostenontwikkeling gekeken. Ziektekostenstelsels zoals het Nederlandse, die gebouwd zijn op grote bijdragen van de werkende bevolking (door premieheffing via werkgevers en werknemers), komen door de kostenstijging onder druk te staan; het aandeel werkenden zal door de vergrijzing immers afnemen. Het gebruik van belastinggeld om de stijgende kosten in de zorg op te vangen is geen alternatief, omdat het leidt tot een verhoogde druk op de belastingbetalers of ten koste gaat van andere publieke uitgaven zoals aan onderwijs, wegenbouw en defensie. De premies voor ziektekostenverzekeringen worden daarnaast als onderdeel van de loonkosten gezien, en de premiedruk wordt daarom ook verondersteld door te werken in het concurrerend vermogen van de Nederlandse economie. Samen met de kosten van andere publieke diensten vormen de kosten van de gezondheidszorg onderdeel van de 'collectieve lasten' die concurreren met de particuliere bestedingen en daarom niet te veel moeten toenemen.

8.5.2 Instrumenten van het kostenbeheersingbeleid

Tot rond het jaar 2000 was het overheidsbeleid erop gericht de kosten van de zorg binnen een vooraf vastgesteld 'budgettair kader' te houden. Door maatregelen zoals de budgettering van ziekenhuizen en beheersing van de inkomens van huisartsen en specialisten heeft de overheid in de periode 1973-2000 een actief *kostenbeheersingsbeleid* gevoerd. Ziekenhuizen moesten hun kosten binnen een van te voren afgesproken budget zien te houden, dat was gebaseerd op op voorhand gemaakte productieafspraken (bijvoorbeeld het geplande aantal ligdagen, poliklinìekbezoeken en operaties). De kosten van huisartsen en specialisten werden onder andere beheerst door het beperkt houden van de stijging van de tarieven voor hun verrichtingen. Aan het einde van de jaren negentig werden de negatieve consequenties van dit beleid plotseling erg zichtbaar, toen in een periode van economische voorspoed in toenemende mate wachtlijsten ontstonden voor verschillende soorten zorg. Mede in reactie daarop werd het budgettaire kader losgelaten, en traden in de periode 2001-2004 snelle kostenstijgingen op. Bij een wederom stagnerende economie ontstond er toch weer een behoefte bij de overheid om de instrumenten tot kostenbeheersing te reactiveren. De afgelopen decennia zijn de volgende instrumenten ingezet om de kosten te beheersen.

Beperkt houden van aanbod van de zorg

In de periode van het 'planningsdenken' (paragraaf 8.2.1) was dit een van de belangrijkste vormen van gezondheidszorgbeleid. Door middel van soms gedetailleerde planning probeerde de overheid het aanbod aan zorg te sturen. Dat gold zowel voor het aantal beroepsbeoefenaren (numerus fixus voor de medische studierichtingen) als voor de capaciteit van de instellingen (planning op basis van de beddencapaciteit en het aantal specialisten). Deze aanpak was zeker effectief, zeker toen ook een budgetteringssystematiek voor de ziekenhuissector werd ingevoerd. Tevens was er echter sprake van een sterke bureaucratisering door de vele regels en de daardoor optredende 'bevriezing' van het gezondheidszorgsysteem. Ook heeft de beperking van het aanbod van zorg waarschijnlijk mede bijgedragen aan het ontstaan van de wachtlijsten in de Nederlandse gezondheidszorg. Toen het 'planningsdenken' werd opgegeven, werd dit een minder geschikt kostenbeheersingsinstrument.

Beperkt houden van prijzen van de zorg

Een groot deel van de kosten in de zorg bestaat uit *salariskosten*. Op afstand kan de overheid de CAO's en daarmee de salariskosten beïnvloeden. De salariskosten zullen echter bij een verdergaande decentralisering van het arbeidsvoorwaardenbeleid steeds meer afhangen van de situatie op de arbeidsmarkt. Bij personeelstekort en het stijgen van salarissen in andere bedrijfstakken bij een aantrekkende economie is het voor de overheid moeilijk om via loonmatiging tot kostenbeheersing te komen.

Voor zowel huisartsen als specialisten is de afgelopen jaren een *nieuwe wijze van honorering* ingevoerd. Bij de huisartsen is er naast een abonnementssysteem (een vast jaarlijks bedrag per ingeschreven verzekerde) nu sprake van gerichte aanvullende vergoedingen voor specifieke taken en verrichtingen. Nu de Zvw is ingevoerd, bestaat er voor de huisarts geen verschil meer wat betreft zijn inkomensvorming tussen de ziekenfondspatiënten (waarvoor hij vroeger een abonnementstarief kreeg) en de particuliere patiënten (waarbij hij op verrichtingenbasis werd vergoed). Voor specialisten is, nadat de specialistenkosten enkele jaren geleden onder het ziekenhuisbudget zijn gebracht, een systeem van vergoedingen op basis van diagnosebehandelcombinaties (DBC's) ingevoerd, waarbij de door een specialist bestede tijd op basis van een uurvergoeding de centrale financieringsgrondslag vormt (paragraaf 7.7.2).

Ingrijpen van de overheid in de prijzen van de zorg, bijvoorbeeld in de inkomens van zorgaanbieders of de tarieven van hun verrichtingen, past minder goed bij de 'sturingsfilosofie' van de gereguleerde marktwerking. De verwachting is echter dat de met die marktwerking verbonden vrije onderhandelingen tussen verzekeraars en zorgaanbieders over tarieven voor verrichtingen of DBC's, zullen bijdragen aan kostenbeheersing. Het is echter nog te vroeg om zekerheid te hebben over de effectiviteit van deze aanpak.

Inperken van basispakket van de zorgverzekering

Kostenbeheersing via *inperking van het basispakket* is onder meer uitgewerkt in het rapport van de commissie Dunning (paragraaf 8.2.1). Deze adviescommissie stelde voor het collectief te financieren verzekeringspakket uit te dunnen aan de hand van een viertal criteria waaraan een voorziening diende te voldoen om onderdeel van het verzekeringspakket uit te maken: is het een noodzakelijk onderdeel van de gezondheidszorg, is het een effectieve interventie, kan de interventie efficiënt worden toegepast, en kan deze niet voor eigen rekening of eigen verantwoording worden genomen? De maatschappelijke en politieke discussies over de hierbij te maken keuzen in de zorg liepen toentertijd hoog op, maar hebben slechts in beperkte mate tot verkleining van het verzekeringspakket geleid. Bij een gunstigere economie leek de druk ook enigszins van de ketel. Ook hier valt te zien dat bij een teruglopende economie de discussies over de pakketsamenstelling voor zowel de ziektekostenverzekering als de AWBZ weer in alle hevigheid losbarsten. Na invoering van de Zvw is het CVZ belast met het pakketbeheer (paragraaf 8.2.4) en worden de oude criteria van Dunning in een nieuw jasje weer volop gehanteerd bij discussies over de pakketsamenstelling. De recente discussie over de vergoeding van verstrekkingen zoals slaapmiddelen, rollators, middelen tegen erectiestoornissen en bekkenfysiotherapie (kader 8.1) illustreert hoe nog steeds de Dunningcriteria worden gehanteerd (is het wel noodzakelijk, werkt het, wordt het kosteneffectief geleverd en kan het niet voor eigen rekening en verantwoording worden verstrekt?). Inperken van het basispakket van de zorgverzekering (en evenzeer van de verstrekkingen vanuit de AWBZ) is een aanpak die in verschillende sturingsfilosofieën past, maar wel vaak moeilijke keuzen noodzakelijk maakt. Ook de voorbeelden uit het krantenartikel laten zien dat uiteindelijk een politieke keuze, op basis van adviezen, noodzakelijk blijft.

Kader 8.1 Illustratie hantering van de Dunningcriteria, 2007

Rollator blijft in basispolis vergoed

Door een onzer redacteuren

Rotterdam, 12 juli. Slaap- en kalmeringsmiddelen worden vanaf volgend jaar alleen nog zeer beperkt vergoed. Rollators en loopkrukken blijven voorlopig in het basispakket. Minister Ab Klink (Volksgezondheid, CDA) heeft dat gisteren bekendgemaakt in een brief aan de Tweede Kamer. Het College voor zorgverzekeringen (CVZ), dat de minister adviseert over de inhoud van de basisverzekering, vond dat de rollator niet meer vergoed hoefde te worden. Het schrappen van de rollator en andere mobiliteitshulpmiddelen uit de basisverzekering had de regering een besparing van tien miljoen euro opgeleverd.

Het beperken van het gebruik van slaap- en kalmeringsmiddelen (benzodiazepinen) scheelt de minister ruim honderd miljoen euro. Dat mensen over zullen stappen op andere geneesmiddelen, is daarbij niet berekend. Vanaf volgend jaar krijgen alleen mensen met bepaalde chronische aandoeningen de slaapmiddelen in de basisverzekering vergoed, en dan uitsluitend voor kortdurend gebruik. Slaap- en kalmeringsmiddelen worden van alle geneesmiddelen het meest voorgeschreven. Volgens medische richtlijnen zijn ze alleen bestemd voor kort gebruik.

>>

>> De middelen tegen erectiestoornissen die nu nog in het basispakket zitten, worden niet langer vergoed. Klink deelt de overweging van het CVZ dat veel andere medicijnen tegen dit ongemak ook niet in het pakket zitten. Bovendien acht hij 'de kosten die verbonden zijn aan het gebruik niet onoverkomelijk', zo schrijft hij aan de Tweede Kamer.
Of bekkenfysiotherapie tegen incontinentie moet worden vergoed, weet de minister nog niet. Van eerstelijns psychologische zorg worden per 1 januari acht zittingen vergoed. Per zitting komt er een eigen bijdrage van tien euro. De wijzigingen gaan in per 1 januari 2009.
Bron: NRC Handelsblad, 12 juli 2007.

Mede onder invloed van het rapport van de commissie Dunning wordt bij nieuwe geneesmiddelen en technologieën steeds meer de vraag gesteld welke de *toegevoegde waarde* is, en of deze zodanig is dat toelating tot het verplichte verzekeringspakket gewenst is. Het College voor zorgverzekeringen heeft de laatste decennia voor zowel geneesmiddelen als nieuwe technologieën een beleid ontwikkeld waarbij nieuwe producten niet alleen op hun effectiviteit maar ook op hun kosteneffectiviteit worden getoetst. Het vakgebied van de *technology assessment* (TA) heeft veel bijgedragen aan het systematisch evalueren van nieuwe interventies op hun meerwaarde. Als gevolg daarvan is van steeds meer interventies bekend wat de gezondheidswinst is, en wat de kosten per QALY (*quality-adjusted life year*) zijn. Een illustratie hiervan is te vinden in figuur 7.11. Voor geneesmiddelen is een geneesmiddelenvergoedingensysteem ingevoerd (GVS), waarbij alle geneesmiddelen worden ingedeeld in groepen van middelen met een soortgelijke werking, en waarbij voor elke groep de maximale vergoeding vanuit de basisverzekering is vastgesteld. Voor geneesmiddelen die duurder zijn dan dit maximum, moet de patiënt bijbetalen. Ook zijn voor het gebruik van een groot aantal geneesmiddelen en technologieën bij toelating tot het verzekerde pakket aanvullende voorwaarden gesteld, zoals een beperking van het indicatiegebied, het verplichtstellen van handelen volgens richtlijnen van de eigen beroepsgroep, toestemming vooraf vragen aan de verzekeraar, en een verplichte second opinion.

Invoeren van eigen betalingen voor de zorg

Van eigen betalingen door patiënten wordt in Nederland weinig gebruikgemaakt. In vergelijking met andere Europese landen zijn de eigen betalingen in Nederland relatief gering. In 2004 bedroegen ze in Nederland circa 8% van de totale zorgkosten, terwijl landen als Zwitserland en Griekenland eigen bijdragen kennen die oplopen tot 32% respectievelijk 45%. Eigen betalingen zijn er in diverse vormen, zoals een noclaimkorting (wanneer het gehele jaar geen kosten worden gedeclareerd wordt aan het eind van het jaar een deel van de premie teruggestort), een *eigen risico* (tot een bepaald bedrag zijn elk jaar de kosten voor eigen rekening, pas daarna betaalt de verzekeraar) en een *eigen bijdrage* (voor specifieke verstrekkingen wordt een bepaald bedrag of bepaald percentage van de kosten zelf betaald, de rest betaalt de verzekeraar).

Eigen betalingen kunnen op verschillende manieren bijdragen aan het beheersen van de kosten van de gezondheidszorg. Allereerst worden eigen betalingen niet tot de collectieve lasten maar tot de *particuliere bestedingen* gerekend, en zijn daarmee minder een probleem voor de overheid. In de tweede plaats is de verwachting dat eigen betalingen werken als 'remgeld' en zullen bijdragen aan een groter *kostenbewustzijn* bij zorgvragers. Uit onderzoek blijkt dat eigen betalingen, wanneer ze tenminste hoog genoeg zijn, inderdaad het zorggebruik afremmen, en dat mensen minder gemakkelijk besluiten voor een bepaalde klacht naar de dokter te gaan. Dit remt enerzijds onnodig zorggebruik af, maar kan ook leiden tot uitstel van het vragen van noodzakelijke zorg. Het grote nadeel van eigen betalingen is dat ze de financiële toegankelijkheid van de gezondheidszorg in gevaar brengen, in het bijzonder voor mensen met een lager inkomen. De vraag is steeds of eigen betalingen het vragen van onnodige zorg afremmen (*demands* zonder *needs*), of dat mensen die zorg nodig hebben, nu om financiële redenen zorg wordt onthouden (*needs* zonder *demands*). Verder zijn de administratieve kosten van eigen betalingen nogal eens hoger dan ze opbrengen in verminderd gezondheidszorggebruik.

In het verleden zijn verschillende pogingen gedaan om in Nederland meer eigen betalingen in te voeren. Dit is vrijwel steeds gepaard gegaan met heftige discussies over de bovengenoemde voor- en nadelen. Voorbeelden zijn de 'medicijnenknaak' (een eigen bijdrage per recept), een verplicht eigen risico in de zorgverzekering (eerste 200 euro voor eigen rekening), en de bij de invoering van de nieuwe Zorgverzekeringswet ingevoerde 'no-claimkorting' (teruggave aan het eind van het jaar wanneer geen zorgkosten zijn gemaakt). Het ligt voor de hand dat de Nederlandse overheid er in de toekomst op zal aansturen om, evenals in andere OESO-landen, van burgers te vragen een groter deel van hun eigen gezondheidszorg te betalen.

Vraag

Welke instrumenten hanteert de Nederlandse overheid in het kader van kostenbeheersing in de gezondheidszorg? Welke passen het beste in de hedendaagse sturingsfilosofie?

8.6 INTERNATIONAAL PERSPECTIEF

8.6.1 Internationale vergelijking

De in de voorgaande paragrafen beschreven ontwikkelingen zijn niet uniek voor Nederland. In alle westerse landen worstelt de gezondheidszorg met soortgelijke problemen rond toegankelijkheid, kwaliteit en kosten. De voor Nederland beschreven verschuiving in sturingsfilosofie van de overheid, van 'planningsdenken' in de jaren zeventig en tachtig naar gereguleerde marktwerking en meten van prestaties in de jaren negentig en het begin van de eenentwintigste eeuw, vinden we ook in andere Europese landen. Bij de invulling van het gezondheidszorgbeleid spelen historie, cultuur en politieke opvattingen een belangrijke rol, maar ondanks de verschillen gaan de systemen steeds meer op elkaar lijken.

Dat geldt bijvoorbeeld voor de landen waar de financiering vanuit belastinggelden plaatsvindt (Beveridgesysteem) en landen waar door middel van een sociaal verzekeringsstelsel de werkgevers en werknemers door premieafdracht de zorg financieren (Bismarcksysteem) (zie paragraaf 7.4.2). De laatste jaren zijn, onder invloed van de overeenkomstige problemen, deze stelsels steeds meer op elkaar gaan lijken. In de Engelse *National Health Service* (NHS) krijgen zowel de regio's (*regional health authorities*) als de ziekenhuizen (*hospital trusts*) en eerstelijns voorzieningen (*primary care trusts*) steeds meer handelingsvrijheid. De rol van een verzekeraar als 'zorginkoper' in het Bismarcksysteem is niet meer wezenlijk anders dan de rol als 'zorginkoper' van regional health authorities in Beveridgesystemen zoals in Engeland en ook in Zweden. Daar komt bij dat er binnen de meeste van dergelijke systemen sprake is van een groeiende particuliere markt.

Uiteraard zijn er ook nog steeds grote *verschillen*, bijvoorbeeld in de mate waarin er sprake is van publieke dan wel private financiers, en publieke dan wel private aanbieders van zorg. Bij 'privaat' gaat het dan steeds om twee aspecten, namelijk eigenaarschap (wie is de eigenaar van bijvoorbeeld een ziekenhuis) en ondernemerschap (is het een 'not-for-profit'-instelling of een instelling met winstoogmerk). Een van de kenmerken van het Nederlandse systeem is, behalve het sociale verzekering karakter, het feit dat de meeste aanbieders van zorg (zowel instellingen als beroepsbeoefenaren) private rechtspersonen zijn met veelal een not-for-profitkarakter. Deze situatie valt te begrijpen vanuit de historische ontwikkeling van onze gezondheidszorg waar particulier initiatief altijd een grote rol speelde en overheidsingrijpen relatief beperkt bleef. Tabel 8.5 geeft een overzicht van de situatie in de diverse landen.

In het verlengde daarvan ligt het sterk *corporatistische* karakter van de besluitvorming over de gezondheidszorg in Nederland. Traditioneel hebben de koepelorganisaties van artsen, instellingen, verzekeraars en nu ook van patiënten een belangrijke stem in beleidsdiscussies over de gezondheidszorg. Een voordeel daarvan is dat alle voorstellen tot stelselwijziging uitvoerig worden bediscussieerd en becommentarieerd en veranderingen op een groot draagvlak kunnen rekenen. Als nadeel wordt wel gewezen op de hierdoor ontstane traagheid in de besluitvorming, en het onvermogen om slagvaardig veranderingen door te voeren. Waar binnen het Engelse systeem grote systeemwijzigingen frequent worden doorgevoerd en pas achteraf alle gevolgen in kaart worden gebracht, probeert men in Nederland alle gevolgen op voorhand te voorzien en te bespreken, en worden werkelijke veranderingen eerder sluipenderwijs dan schoksgewijs doorgevoerd.

Tabel 8.5 Zorgsystemen in diverse OESO-landen

Financiering	Zorgaanbieders		
	Publiek	*Mix publiek en privaat*	*Privaat*
sociale verzekering		België, Frankrijk	
mix sociale verzekering en private verzekering		Duitsland, Oostenrijk	Nederland
private verzekering			Zwitserland, Verenigde Staten
mix sociale verzekering en belastingmiddelen	Italië		
belastingmiddelen	Verenigd Koninkrijk, Ierland, Denemarken, Zweden, Noorwegen, Finland, Portugal, Spanje	Australië	Canada

Ten slotte dient te worden genoemd de sterke *scheiding* tussen preventie, cure, care en maatschappelijke ondersteuning in het Nederlandse systeem. Door zowel de financiering, beleidsvoering als uitvoering sterk gescheiden te houden is er, zoals we hebben gezien, sprake van vier silo's (paragraaf 8.2.2). In andere landen ligt deze scheiding veelal minder scherp, zowel wat betreft de financiering als de uitvoering. Voor Nederland impliceert deze scheiding dat extra aandacht nodig is voor integrale zorg en transmurale initiatieven zoals ketenzorg (zie ook paragraaf 7.5).

8.6.2 Internationale samenwerking

Een internationale oriëntatie is onder meer van belang om beter zicht te krijgen op de gevolgen van buitenlandse ontwikkelingen voor de gezondheidszorg in Nederland. Dit geldt in het bijzonder voor de *globalisering* van medisch-wetenschappelijke kennis, technologie en geneesmiddelen. Het kennisdomein van de beroepsbeoefenaren wordt voor een groot gedeelte bepaald door wat in de internationale gemeenschap van onderzoekers en artsen gebeurt. Hetzelfde geldt voor nieuwe technologische ontwikkelingen en nieuwe geneesmiddelen. Het Nederlandse onderzoek vormt maar een fractie van hetgeen er wereldwijd gebeurt en is daar veelal sterk mee verknoopt.

Europese Unie

De regulering van de introductie van nieuwe vormen van praktijkvoering en genees- en hulpmiddelen is een belangrijke taak van nationale overheden, maar in toenemende mate speelt ook de *Europese Unie* (EU) daarbij een rol. De EU is opgezet vanuit het idee dat een gezamenlijke economische ruimte, met een vrij verkeer van mensen, goederen en diensten, de beste economische perspectieven biedt voor de deelnemende lidstaten. Dit economische denken werkt ook door in de gezondheidszorg. Zo betekent het door de EU bepleite vrije verkeer voor de gezondheidszorg onder andere een wederzijdse erkenning en standaardisering van diploma's van beroepsbeoefenaren, en een gezamenlijke markt voor geneesmiddelen en technologie. Dit houdt bijvoorbeeld in dat wanneer een geneesmiddel is toegelaten tot de markt in Griekenland, het automatisch ook in Nederland dient te worden toegelaten. Toenemende standaardisatie van opleidingen en formulering van gemeenschappelijke criteria voor toelating van nieuwe producten binnen de Europese economische ruimte vanuit Brussel is het gevolg.

Een ander terrein waar de EU invloed heeft op de vormgeving van de nationale gezondheidszorg, is de regelgeving rond *publieke en private activiteiten* en de regels rond *mededinging*. Vanuit het economisch georiënteerde Brusselse denken wordt de gezondheidszorg gezien als een markt waarbij sprake is van private of publieke financiering en/of uitvoering. Zeker wanneer de financier een private onderneming is (bijvoorbeeld een particuliere ziektekostenverzekeraar) of de uitvoerder een private instelling is, dienen de regels van eerlijke concurrentie in acht te worden genomen. Zo zouden ook buitenlandse verzekeraars en zorginstellingen zonder extra belemmeringen op de Nederlandse zorgmarkt actief moeten kunnen zijn. Een hybride publiek-privaat stelsel zoals het Nederlandse komt daarmee in toenemende mate in botsing met de Europese regelgeving. In feite zijn de vrijheidsgraden van de Nederlandse overheid om het stelsel zodanig in te richten als ze zelf wenst in vergelijking met dertig jaar geleden sterk afgenomen.

Een derde terrein waar de EU (en het Europese Hof) van zich doet horen is het terrein van de *ziektekostenverzekeringen*. Het recht op zorg wordt door de Europese wetgever steeds meer van toepassing verklaard binnen de gehele EU, zodat verzekeraars zich gedwongen zien in het buitenland verkregen zorg (deels) te vergoeden.

Hoewel landen dus zelf over de inrichting van hun gezondheidszorg mogen beslissen, dicteert de EU-regelgeving de mogelijke vormgeving van de markten van zorgaanbieders en zorgfinanciers. Een terrein waarop de EU wel verdergaande beleidsruimte heeft, is de public health en het medisch-wetenschappelijk onderzoek. Via diverse EU-programma's krijgen de gezamenlijke volksgezondheidsbelangen de nodige aandacht en is er een groeiend aantal EU-projecten waarbinnen rond volksgezondheidsthema's systematisch vergelijkende gegevens worden verzameld. Het gaat daarbij zowel om ziektestatistieken (bijvoorbeeld Eurostat) als om gegevens over de opvattingen over en tevredenheid van burgers met de gezondheidszorg (bijvoorbeeld Eurobarometer).

Andere internationale organisaties

Naast de EU hebben ook de Wereldgezondheidsorganisatie (WHO) en de Organisatie voor Economische Samenwerking en Ontwikkeling (OESO) invloed op de Nederlandse gezondheidszorg. De WHO, een onderdeel van de Verenigde Naties, probeert door adviezen op het terrein van gezondheidsbeleid en gezondheidszorgbeleid de nationale overheden van de 191 lidstaten te beïnvloeden. Na onder andere een sterke nadruk op het formuleren van nationale gezondheidsdoelen in de jaren tachtig en negentig (*Health for All by the year 2000*) kwam de WHO in 2000 met een World Health Report waarin voor het eerst de prestaties van onderscheiden gezondheidszorgsystemen werden afgemeten aan de gezondheid van de bevolking, de mate waarin het systeem inspeelt op de verwachtingen van de bevolking, en de mate van waarborging van toegankelijkheid voor iedere burger (zie paragraaf 7.8). Hoewel de WHO-methodiek terecht veel kritiek losmaakte, was het effect wel dat landen zich kritischer gingen buigen over de prestaties van hun zorgsysteem. Een soortgelijke benadering van het meten en waar mogelijk vergelijken van de prestaties van gezondheidszorgsystemen is ook ontwikkeld door de OESO. Jaarlijks brengt de OESO rapporten uit waarin de prestaties van gezondheidszorgsystemen op diverse terreinen worden beschreven en vergeleken. Onlangs is hier een vergelijking van de kwaliteit van zorg tussen landen aan toegevoegd. Dit illustreert eens te meer hoe de Nederlandse gezondheidszorg niet alleen in haar vormgeving (EU) maar ook wat betreft haar resultaten (OESO, WHO) in toenemende mate deel uitmaakt van een breder internationaal geheel. Ook bij de WHO en de OESO staan begrippen als toegankelijkheid, kwaliteit en betaalbaarheid centraal en wordt in toenemende mate gewerkt met raamwerken voor het beoordelen van de prestaties van zorgsystemen zoals beschreven in hoofdstuk 7. Hierbij wordt financiering van de gezondheidszorg in toenemende mate niet alleen als een kostenpost, maar juist als een investering voor economische ontwikkeling gezien (health is wealth) en wordt de discussie over het besteden van middelen aan preventie, cure, care en maatschappelijke ondersteuning steeds meer in samenhang gevoerd.

Vraag

Welke is de relatie tussen de EU, WHO en OESO enerzijds en het Nederlandse gezondheidszorgbeleid anderzijds?

Oefenvragen

8.1

Welke drie sturingsfilosofieën vallen vanaf 1974 in het gezondheidszorgbeleid van de overheid te onderkennen?

8.2

a Vanuit welk principe wordt het kwaliteitsbeleid van de Nederlandse overheid vormgegeven?
b Wat is daarbij de rol van de Inspectie voor de Gezondheidszorg?
c Welke wetten schragen dit beleid?

8.3

Beschrijf een drietal gevolgen van het EU-beleid voor de Nederlandse gezondheidszorg.

AANBEVOLEN LITERATUUR

Boot JM, Knapen MHJM. De Nederlandse Gezondheidszorg. Houten: Bohn Stafleu van Loghum, 2005. ISBN 978 90 313 4286 0.

Schrijvers AJP. Een kathedraal van zorg. Maarssen: Reed Business Information, 2001. ISBN 978 90 352 2315 8.

Internetsites

Volksgezondheid Toekomst Verkenning	www.rivm.nl/vtv
Zorgbalans	www.rivm.nl/zorgbalans
Kies Beter	www.kiesbeter.nl
Ministerie van Volksgezondheid, Welzijn en Sport	www.minvws.nl
Inspectie voor de Gezondheidszorg	www.igz.nl
Nederlandse Zorgautoriteit	www.nza.nl
College voor zorgverzekeringen	www.cvz.nl
Europese Unie	www.europa.eu
Organisatie voor Economische Samenwerking en Ontwikkeling	www.oecd.org
World Health Organization (Europa)	www.euro.who.int

Thema J Opleidingen op het terrein van volksgezondheid en gezondheidszorg

E. Roscam Abbing

Inleiding

Werk in de public health heeft bijna steeds een multidisciplinair karakter. Op het terrein van de public health zijn dan ook vele en uiteenlopende academische disciplines werkzaam. Naast geneeskundigen en gezondheidswetenschappers treffen we onder andere economen, psychologen, biologen, technici en bestuurskundigen aan in een breed scala van uitvoerende, beleidsvoorbereidende, leidinggevende en onderzoeksfuncties. Bovendien zijn in de public health velen met een hogere beroepsopleiding werkzaam. In dit thema gaan we kort in op de opleidingsmogelijkheden van twee academische disciplines, de geneeskundige en de gezondheidswetenschappelijke.

Sociale geneeskunde

Na het artsexamen, dat de beschermde titel arts oplevert, zijn er drie hoofdmogelijkheden voor een vervolgopleiding: *huisartsgeneeskunde, medisch-specialistische geneeskunde en sociale geneeskunde*. Veel draden uit de voorgaande hoofdstukken komen samen in de sociaalgeneeskundige beroepspraktijk. Inzicht in de frequentie en de spreiding van gezondheidsproblemen in de bevolking, en in de wijze waarop die zijn aan te pakken, alsmede begrip van het gezondheidszorgsysteem en zijn componenten zijn voor die beroepspraktijk essentieel. Immers, juist in de sociale geneeskunde staat de interactie tussen (volks)gezondheid en de daarop inwerkende determinanten, waaronder ook de gezondheidszorg, centraal.

Goed opgeleide *sociaalgeneeskundigen* zijn voor de public health van groot belang. Men onderscheidt in deze discipline twee 'hoofdstromen', een voor arbeid en gezondheid en een voor maatschappij en gezondheid. Binnen de eerstgenoemde hoofdstroom onderscheidt men weer bedrijfsartsen en verzekeringsartsen. De registratie van sociaalgeneeskundigen, zoals geregeld in de Wet op de beroepen in de individuele gezondheidszorg (BIG), telde in 2006 ruim vierduizend ingeschrevenen (tabel J.1).

Tabel J.1 Aantal geregistreerde sociaalgeneeskundigen, 2006

Aantallen inschrijvingen in het register van	Per 31-12-2006
bedrijfsartsen	2.073
verzekeringsartsen	1.056
artsen maatschappij en gezondheid	1.013
totaal	**4.142**

Bron: Sociaal Geneeskundige Registratie Commissie, jaarverslag 2006, Utrecht 2007.

De bovenstaande drie soorten sociaalgeneeskundigen hebben een wettelijk beschermde titel. Daarnaast heeft het College voor Sociale Geneeskunde (CSG), dat de opleidingen regelt, in 2006 binnen het specialisme maatschappij en gezondheid zeven zogenoemde profielen onderscheiden, namelijk:

- jeugdgezondheidszorg;
- sociaalmedische indicatiestelling en advisering;
- infectieziektebestrijding;
- tuberculosebestrijding;
- medische milieukunde;
- forensische geneeskunde;
- beleid en advies.

Het voldoen aan de eisen behorende bij een bepaald profiel leidt niet tot registratie in een officieel register op basis van de Wet BIG, met de bijbehorende titelbescherming, maar wel tot een registratie in een van de zeven profielregisters van de Sociaal Geneeskundige Registratie Commissie (SGRC).

Het aantal artsen dat in sociaalgeneeskundige functies werkt, is aanzienlijk groter dan het totale aantal inschrijvingen in het BIG-register. Helaas komt het vaak voor dat werkgevers basisartsen laten werken in functies waarvoor geregistreerde sociaalgeneeskundigen duidelijk beter gekwalificeerd zouden zijn. Dat komt enerzijds door een tekort aan opgeleide sociaalgeneeskundigen, en anderzijds door een tekort aan financiële mogelijkheden van de werkgevers. Zoals nog aan de orde komt, wordt de opleiding tot sociaalgeneeskundige meestal in werktijd gevolgd, wat voor werkgevers een extra kostenpost oplevert.

Ruim drie kwart van de ingeschreven sociaalgeneeskundigen werkt op het terrein van *arbeid en gezondheid*, als *bedrijfsarts* of *verzekeringsarts* (tabel J.1). De werkgelegenheid zal daar de komende jaren vermoedelijk afnemen. Enerzijds zijn door een verandering van de Arbowet minder bedrijven verplicht een overeenkomst te sluiten met een arbodienst, anderzijds zijn de regelingen rond arbeidsongeschiktheid en ziekteverzuim zodanig veranderd dat op den duur minder vaak een beroep op medische deskundigheid zal worden gedaan. In de overgangsfase van de oude naar de nieuwe regelingen moeten echter juist extra medische keuringen worden gedaan, waardoor de afname van werkgelegenheid nu nog niet zo duidelijk is.

Op het terrein van maatschappij en gezondheid is er potentieel veel werkgelegenheid, die echter in de praktijk grotendeels afhangt van de financiële armslag van de betrokken instellingen, zoals de GGD's. Die armslag wordt in belangrijke mate bepaald door de landelijke en gemeentelijke politiek, en door de vraag welke prioriteit preventie krijgt bij de besteding van belastinggelden.

Postgraduate opleiding tot sociaalgeneeskundige

Op basis van de bepalingen in de Wet BIG heeft het College voor Sociale Geneeskunde de bevoegdheid de eisen te bepalen waaraan men moet voldoen wat betreft scholing, inclusief de bij- en nascholing en praktijkervaring, om te kunnen worden geregistreerd of geherregistreerd in een van de drie sociaalgeneeskundige specialismen.

De eisen voor registratie verschillen van specialisme tot specialisme. Het hoofdstramien houdt in vier jaar praktijkervaring naast cursorisch onderwijs, dat vaak de vorm heeft van gedurende twee jaar één terugkomdag per week, waarbij men in een groep van tien tot twintig deelnemers onderwijs volgt. Scriptie en stage zijn vaste onderdelen van het opleidingsprogramma.

Voor de herregistratie geldt naast de eis van voldoende voortgaande praktijkervaring met intercollegiale toetsing het volgen van bij- en nascholing. Die scholing wordt met punten gewaardeerd. Men moet gedurende de looptijd van de registratie/herregistratie (meestal vijf jaar) voldoende punten verzamelen om zijn inschrijving te kunnen verlengen.

Ook aan de scholing zelf zijn eisen gesteld. Opleidingsinstellingen moeten geaccrediteerd zijn bij de SGRC. De belangrijkste is de *Netherlands School of Public and Occupational Health* (NSPOH) te Amsterdam. Daar verzorgt men opleidingen in de drie sociaalgeneeskundige specialismen. Overigens biedt men daar ook vele na- en bijscholingsmodules aan. Tevens verzorgt men een masteropleiding in public health, waarvoor mensen in aanmerking komen met vijf jaar werkervaring op academisch niveau in de public-healthsector die willen doorgroeien tot leidinggevende of beleidsadviseur. Ook verzorgt men een masteropleiding in *occupational health* voor degenen die arboconsultant willen worden. In samenwerking met de NSPOH verzorgt TNO Preventie en Gezondheid (Leiden) een opleiding voor arts maatschappij en gezondheid, profiel jeugdgezondheidszorg. Een aparte opleiding voor bedrijfsarts biedt de Radbouduniversiteit te Nijmegen.

Gezondheidswetenschappen

Gedurende de laatste twintig jaren zijn naast de opleiding tot arts diverse andere academische opleidingen op het terrein van volksgezondheid en gezondheidszorg ontstaan. Daarbij is er een grotere variatie dan bij de medische (vervolg)opleidingen. De belangrijkste van deze opleidingen zijn 'biomedische wetenschappen' en '(algemene) gezondheidswetenschappen', die – hoewel de naam verschilt – nogal wat overlap vertonen.

Tabel J.2 Overzicht van opleidingen gezondheidswetenschappen in Nederland, 2006-2007

		Specialisaties mastertrajecten								
Opleiding en plaats	Instroom voltijd	Volksgezondheid, preventie, epidemiologie	Gezondheidszorg	Zenuwstelsel	Voeding	Medische biologie	Moleculair	Immunologie/infectie	Beweging/fysiotherapie	Bio-informatica/genomics
Algemene gezondheidswetenschappen										
Amsterdam VU	184	X	X		X			X		
Enschede UT	28		X							
Maastricht UM	317	X	X		X				X	
Rotterdam EUR	87	X	X							
Wageningen WU	nb		X							
Biomedische wetenschappen										
Amsterdam UvA	127			X		X	X	X		X
Amsterdam VU	151	X		X			X	X		
Leiden UL	63			X				X		X
Nijmegen RU	121	X	X			X				
Utrecht UU	186	X		X		X	X	X		X
Wageningen WU	68	X	X		X		X			X
Bewegingswetenschappen										
Amsterdam VU	145								X	
Groningen RUG	132								X	
Medische informatiekunde										
Amsterdam UvA	28									X
Medische natuurwetenschappen										
Amsterdam VU	31						X			X
European public health										
Maastricht UM	nb	X	X						X	

nb = niet bekend.

Bron: Keuzegids hoger onderwijs 2006-2007. Deelgids G: Gezondheid. Stichting HOP/Choice, Leiden, 2006.

Biomedische wetenschappen kan men op zes plaatsen in Nederland studeren, namelijk Amsterdam (Universiteit van Amsterdam en Vrije Universiteit), Leiden, Nijmegen, Utrecht en Wageningen (tabel J.2). Het accent ligt op wetenschappelijk onderzoek. Bij vier van de zes opleidingen staan onderwerpen zoals preventie en epidemiologie centraal, maar bij de Universiteit van Amsterdam en de Leidse universiteit ligt het accent wat meer op de studie van de pathologie. Het specifieke accent van de opleiding aan de Wageningen Universiteit komt tot uitdrukking in de naam 'Voeding en Gezondheid'.

Gezondheidswetenschappen, vaak aangeduid als 'algemene' gezondheidswetenschappen om een onderscheid te maken met biomedische wetenschappen, kan men op vijf plaatsen studeren, namelijk Amsterdam (Vrije Universiteit), Enschede, Maastricht, Rotterdam en Wageningen (tabel J.2). Het breedste pakket biedt Maastricht. Daar is ook de grootste instroom. Naast preventie en epidemiologie krijgen onderwerpen zoals organisatie en management van de gezondheidszorg, maar ook voorlichting en gedragsbeïnvloeding veel aandacht. In Groningen en aan de VU te Amsterdam kan men Bewegingswetenschappen studeren, een variant van gezondheidswetenschappen waarbij relatief veel aandacht aan de gezondheidsbevorderende en gezondheidsschadende effecten van lichaamsbeweging wordt besteed.

Korte typeringen, zoals hier gegeven, doen de onderscheiden opleidingen zeker geen recht. De variatie is in werkelijkheid groter en subtieler. Daarom is het verstandig bij het werk in multidisciplinair samengestelde teams navraag te doen bij de teamgenoten naar de opleidingsachtergrond en naar de bij die opleiding gekozen accenten, om zo ieders mogelijkheden en beperkingen goed te kunnen inschatten.

Éducation permanente

Hoe men ook is opgeleid, al dan niet met een herregistratieverplichting, steeds zal het nodig zijn kennis en vaardigheden op niveau en up-to-date te houden. Daarvoor bestaat op het terrein van volksgezondheid en gezondheidszorg een uitgebreid aanbod aan na- en bijscholing, deels in de vorm van congressen, maar ook als afzonderlijke modulen, zoals aangeboden door onder meer de NSPOH. Het is te verwachten dat steeds meer beroepsgroepen voor haar leden de verplichting tot na- en bijscholing gaan regelen en daarbij eisen zullen stellen aan het scholingsaanbod, bijvoorbeeld in de vorm van accreditatie.

AANBEVOLEN LITERATUUR

Steenkamp F, Looper H de, Bliekendaal M. Keuzegids hoger onderwijs, Deel G: Gezondheid. Leiden: Stichting HOP/Choice, 2007. ISBN 978 90 876 1009 8.

Internetsite

Netherlands School of Public and Occupational Health www.nspoh.nl

Antwoorden tekst- en oefenvragen

Hoofdstuk 1

Tekstvragen

Paragraaf 1.1.2
Public health richt zich op de bevordering van de gezondheid van de hele bevolking of grote groepen daaruit. In samenhang daarmee wordt in de public health deels van andere methoden gebruikgemaakt, zoals collectieve preventie en sociale voorzieningen. Ook zijn in de public health deels andere disciplines werkzaam, zoals sociaalgeneeskundigen en gezondheidswetenschappers.

Paragraaf 1.2.2
(1) In het werk van deze bewegingen stond het terugdringen van ongunstige omgevingsinvloeden, zoals slechte sanitaire condities, centraal. (2) Hiertegen werden collectieve maatregelen genomen, zoals aanleg van riolering en drinkwaterleiding. (3) Kwantitatieve onderzoeksmethoden speelden bij dit alles een grote rol, zoals blijkt uit Chadwick's beroemde rapport uit 1842.

Paragraaf 1.2.3
Nadat de door de Sanitary Movement ontwikkelde maatregelen waren genomen, verschoof de aandacht eerst naar de ontwikkeling van preventieve programma's voor kwetsbare groepen (bijvoorbeeld in de vorm van consultatiebureaus voor zuigelingen en kleuters), en vervolgens naar de bestrijding van chronische ziekten (onder andere door een betere inrichting van de curatieve gezondheidszorg). Inmiddels is er weer meer aandacht voor preventie (onder andere in de vorm van bevordering van gezond gedrag).

Oefenvragen

1.1
Als voorbeeld kiezen we hier het terugdringen van sociaaleconomische gezondheidsverschillen (paragraaf 1.2.4). In paragraaf 2.5.2 wordt beschreven wat er bekend is over de omvang en achtergronden van dit verschijnsel. Voor het terugdringen van de rol van slechte fysieke arbeidsomstandigheden kan gebruik worden gemaakt van de arbeids- en bedrijfsgezondheidszorg, beschreven in paragraaf 6.4. Voor het terugdringen van de rol van gedragsfactoren kan gebruik worden gemaakt van moderne vormen van gezondheidsbevordering en intersectoraal gezondheidsbeleid, beschreven in de paragrafen 4.4 en 4.7. Hoe de financiële toegankelijkheid van de (curatieve) gezondheidszorg voor mensen met een laag inkomen kan worden gewaarborgd, wordt beschreven in de paragraaf 7.4 en 8.3.

Hoofdstuk 2

Tekstvragen

Paragraaf 2.2.1
'Ziekten en aandoeningen' bieden een goede ingang voor het bestuderen van oorzaken van problemen in de volksgezondheid. 'Functioneren en kwaliteit van leven' geven inzicht in de gevolgen van ziekten en aandoeningen voor het dagelijks leven van mensen. 'Sterfte en doodsoorzaken' geven inzicht in de gevolgen van ziekten en aandoeningen voor de omvang en (leeftijds)samenstelling van de bevolking. 'Samengestelde maten voor de volksgezondheid' maken een synthese mogelijk van afzonderlijke aspecten van de volksgezondheid.

Paragraaf 2.2.3
Prevalentie is te beschouwen als het product van incidentie en ziekteduur (zie thema A). Een ziekte met een hoge incidentie maar korte ziekteduur hoeft dus geen hoge prevalentie te hebben. Verlies van kwaliteit van leven is te beschouwen als het product van prevalentie en ernst van de aandoening. Een ziekte met een hoge prevalentie maar geringe ernst hoeft dus geen hoog verlies van kwaliteit van leven te geven.

Paragraaf 2.2.4 1e vraag
In thema A is in detail beschreven hoe de aangifte en codering van doodsoorzaken in Nederland plaatsvindt. Dit is een verre van foutloos gebeuren: een foutieve of gemiste diagnose, een onzorgvuldig ingevuld doodsoorzaakformulier, en een onjuiste codering kunnen er allemaal toe leiden dat de in de registratie van het Centraal Bureau voor de Statistiek opgenomen doodsoorzaak niet correct is. De betrouwbaarheid

van uitspraken over grote groepen doodsoorzaken, zoals hart- en vaatziekten en kanker, zal hier echter niet snel onder lijden.

Paragraaf 2.2.4 2e vraag
Verdere Europese integratie zal in het algemeen gepaard gaan met een verkleining van de verschillen. Dit kan voor afzonderlijke landen zowel positief als negatief uitpakken. Landen die nu een lagere levensverwachting hebben, zullen vermoedelijk een deel van die achterstand inlopen, bijvoorbeeld doordat de welvaart toeneemt. Landen die nu een hogere levensverwachting hebben, kunnen echter ook een deel van hun voorsprong verliezen, bijvoorbeeld doordat gunstige leefgewoonten worden vervangen door ongunstige (denk aan de mediterrane landen die de ongunstige voedingsgewoonten van Noord-Europa kunnen kopiëren), of doordat een gunstig volksgezondheidsbeleid door harmonisatie van regelgeving wordt afgezwakt (denk aan de Scandinavische landen die hun hoge accijns op alcohol niet kunnen handhaven).

Paragraaf 2.2.5
Dit is afhankelijk van de achtergrond van de toename in levensverwachting. Voor zo ver deze het gevolg is van een daling van de incidentie van potentieel fatale aandoeningen, zal het aantal jaren met ziekte en gebrek niet direct hoeven toenemen. Voor zover deze echter het gevolg is van een daling van de letaliteit van deze aandoeningen, zullen meer mensen met de aandoening in leven blijven en kan het aantal jaren met ziekte en gebrek gemakkelijk toenemen. Zie over het onderwerp 'compressie van morbiditeit' ook thema D.

Paragraaf 2.3.2
De toename van de welvaart, en de hiermee samenhangende verbetering van de voedingstoestand van de bevolking, is hierin waarschijnlijk de belangrijkste factor geweest. Daarnaast hebben hygiënische maatregelen op velerlei gebied een grote bijdrage geleverd. Ten slotte heeft ook verbetering van de gezondheidszorg enkele jaren aan de levensverwachting bij de geboorte toegevoegd.

Paragraaf 2.3.3
De daling van de sterfte aan hart- en vaatziekten en ongevalletsels die na ongeveer 1970 optrad, leek een gedeeltelijk einde te maken aan de derde fase van de epidemiologische transitie, het 'tijdperk van degeneratieve en door de mens veroorzaakte aandoeningen', en wordt daarom wel als 'vierde fase' aangeduid. De terugkeer van 'oude', en opkomst van 'nieuwe' infectieziekten in de laatste decennia van de twintigste eeuw leek de 'eerste fase', het 'tijdperk van epidemieën en hongersnood', weer gedeeltelijk terug te brengen, en wordt daarom wel als 'vijfde fase' aangeduid. Overigens vallen de vierde en vijfde fase ongeveer samen in de tijd.

Paragraaf 2.4.1
'Gedragsfactoren' (zoals voeding) hebben invloed op 'verworven somatische factoren' (zoals hoog serumcholesterol). 'Sociale omgeving' (bijvoorbeeld verlies van de partner) heeft invloed op 'verworven psychische factoren' (bijvoorbeeld psychosociale stress). Blootstelling aan 'fysieke omgevingsfactoren' (bijvoorbeeld radioactieve straling) kan invloed hebben op 'erfelijke factoren' (bijvoorbeeld via schade aan het DNA van geslachtscellen).

Paragraaf 2.4.2 1e vraag
Kinkhoest.

Paragraaf 2.4.2 2e vraag
Omdat er een U- of V-vorming verband bestaat tussen omgevingstemperatuur en sterfterisico, zijn zowel negatieve als positieve effecten op sterfte te verwachten, via respectievelijk een groter aantal doden ten gevolge van zomerhitte en een geringer aantal doden ten gevolge van winterkoude. Daarnaast zijn veel indirecte effecten te verwachten, bijvoorbeeld via uitbreiding van het verspreidingsgebied van (sub)tropische infectieziekten, en via een groter risico van overstromingen. De meeste van deze indirecte effecten zullen negatief inwerken op de volksgezondheid, maar de onzekerheid erover is groot.

Paragraaf 2.4.2 3e vraag
De rol van de curatieve gezondheidszorg is hierbij beperkt, maar niet onbelangrijk. Zo zou de huisarts bij mensen die onlangs hun partner hebben verloren, kunnen signaleren of zich door een hoog niveau van psychosociale stress gezondheidsrisico's voordoen, en kunnen doorverwijzen naar psychosociale hulpverlening (bijvoorbeeld counseling of lotgenotencontact). De preventieve gezondheidszorg heeft hierbij een grotere rol. Zo zou de arbeids- en bedrijfsgezondheidszorg bij werknemers kunnen signaleren of zich een gezondheidsrisico's voordoen ten gevolge van een ongunstige verhouding tussen *demands* en *control*, en werkgevers kunnen adviseren het werk in die gevallen anders te organiseren.

Paragraaf 2.4.3
Voor Nederland zijn dit de belangrijkste gedragsfactoren wat betreft volksgezondheidseffecten.

Andere gedragsfactoren zijn: seksueel gedrag, borstvoeding, gedrag in het verkeer, reizigersgedrag.

Paragraaf 2.4.4
Dit zou geen correcte conclusie zijn. De berekening van populatieattributieve fracties (PAF) wordt in thema B beschreven. De PAF's van afzonderlijke determinanten

mag men niet zonder meer bij elkaar optellen, omdat deze bijdragen elkaar kunnen overlappen. Dit geldt in het bijzonder voor genetische en niet-genetische factoren: veel ziekten en aandoeningen vinden hun oorzaak juist in de combinatie van blootstelling aan ongunstige omgevingsfactoren en een genetisch bepaalde kwetsbaarheid (met name door falen van beschermings- en herstelmechanismen).

Paragraaf 2.5.2

Overeenkomst: Gedragsfactoren spelen bij alle verschillen een rol.

Verschillen: Selectiefactoren spelen bij gezondheidsverschillen naar burgerlijke staat, sociaaleconomische status en arbeidsmarktpositie een rol, maar niet bij gezondheidsverschillen naar geslacht.

Genetische/biologische factoren spelen vooral bij gezondheidsverschillen naar geslacht een rol, maar niet of veel minder bij gezondheidsverschillen naar burgerlijke staat, arbeidsmarktpositie en sociaaleconomische status.

Paragraaf 2.5.3

In de negentiende eeuw was de sterfte in het Westen het hoogst door verontreinigd drinkwater en opkomende verstedelijking die voor verspreiding van infectieziekten zorgde. Eind negentiende eeuw daalde de sterft in het Westen sneller dan in de rest van het land, waarschijnlijk doordat in het westen eerder hygiënische maatregelen werden genomen en er een snellere economische ontwikkeling plaatsvond. Deze verschillen bleven bestaan. Rond 1970 daalde de sterfte aan hart- en vaatziekten eerder in het Westen, omdat gunstige gedragsveranderingen daar het eerste plaatsvonden. Nu zien we in gebieden waar de SES relatief laag is, dat er hogere sterfte- en ziektecijfers zijn. De levensverwachting neemt nu het minst toe in de grote steden. Dit komt omdat de laatste jaren relatief gezondere mensen (hoger inkomen en opleiding) de steden hebben verlaten.

Paragraaf 2.6.1

Bij het schrijven van het antwoord op deze vraag was 2005 het meest recente jaar waarover gegevens op de CBS-website stonden.

Op de website zult u voor 2005 een perinatale sterfte vinden van 6,9 per 1000 geborenen. Dit is een ander getal dan in tabel 2.12 staat vermeld (8,1 per 1000 geborenen). Dit heeft als oorzaak dat het CBS rekent met het aantal doodgeborenen na een zwangerschapsduur van 28 weken, terwijl de officiële berekening uitgaat van het aantal doodgeborenen na 24 weken zwangerschapsduur. Kinderen die (veel) te vroeg zijn geboren, hebben door verbeterde medische zorg een grotere kans om te overleven. Echter, ongeveer een vijfde van deze kinderen heeft lichamelijke beperkingen.

Paragraaf 2.6.3

Zoals in het zogenoemde filtermodel wordt beschreven, is er een enorm verschil tussen de prevalentie van psychische stoornissen in de bevolking en het aantal mensen dat in de geestelijke gezondheidszorg wordt behandeld. Het ligt voor de hand dat er tussen etnische groepen verschillen zijn in de mate waarin bij psychische stoornissen gebruik wordt gemaakt van de geestelijke gezondheidszorg, bijvoorbeeld vanwege problemen met de culturele toegankelijkheid van voorzieningen. Verschillen in zorggebruik zullen dan een vertekend beeld geven van verschillen in vóórkomen van psychische stoornissen.

Paragraaf 2.6.4

Verschillende gedragsfactoren spelen hierin een rol, zoals tabaksgebruik, gebrek aan lichaamsbeweging en ongunstige voedingsgewoonten (onder andere te veel, te vet en te zout eten). Deze ongunstige gedragsfactoren worden op hun beurt in sterke mate bepaald door omgevingsfactoren, in het bijzonder door de sociale omgeving. Belangrijke aspecten daarvan zijn de hoge welvaart, de mechanisering van de arbeid en motorisering van het verkeer, en de specifieke wijzen waarop massavoedsel wordt vervaardigd. Op de achtergrond speelt verder dat de evolutie de mens niet heeft kunnen uitrusten met effectieve beschermings- en herstelmechanismen tegen hart- en vaatziekten, omdat deze ziekten zich in het algemeen pas na de vruchtbare leeftijd voordoen. Het was zelfs gedurende een groot deel van de menselijke geschiedenis voordelig voor de overleving om in tijden van overvloed zo veel mogelijk te eten, zodat een eventueel volgende periode van hongersnood zou worden overleefd.

Paragraaf 2.6.5

De incidentie van kanker stijgt en hoewel de sterfte daalt, is deze daling lang niet zo sterk als die van hart- en vaatziekten. Voor hart- en vaatziekten zijn betere behandelingen mogelijk dan voor bijvoorbeeld longkanker. Dit is de meest voorkomende kanker en heeft een heel lage overleving.

Paragraaf 2.6.6

Gewrichtsslijtage of artrose, slechtziendheid, slechthorendheid, neurologische aandoeningen.

Oefenvragen

2.1

Hart- en vaatziekten zijn in Nederland de belangrijkste doodsoorzaak. Risicofactoren voor hart- en vaatziekten zijn onder meer sigarettenroken, gebrek aan lichaamsbeweging en een te hoge inname van verzadigde vetten. Deze zogenoemde leefstijlfactoren weerspiegelen de economische en culturele omgeving waarin Nederlanders verkeren.

Aandoeningen van het bewegingsapparaat, in het bijzonder nek- en rugklachten, hebben in Nederland de hoogste prevalentie. Slijtage van gewrichten speelt hierbij een belangrijke rol. Deze kan worden veroorzaakt door overbelasting, bijvoorbeeld door overgewicht (mede op basis van een 'obesogene' omgeving) en ongunstige arbeidsomstandigheden.

2.2
Zowel het één als het ander is het geval. (1) Vóór de epidemiologische transitie waren infectieziekten de belangrijkste doodsoorzaak. Ze eisten hun tol vooral onder kinderen. Toen deze doodsoorzaak in belangrijke mate wegviel, daalde de kindersterfte en bereikten veel meer mensen de leeftijd waarop hart- en vaatziekten en kanker vóórkomen. (2) Ook als we corrigeren voor veranderingen in de leeftijdsopbouw van de bevolking, bijvoorbeeld door de sterftecijfers te standaardiseren, zien we echter tijdens de epidemiologische transitie een toename van de sterfte aan hart- en vaatziekten en kanker. Deze is het gevolg van een toename van risicofactoren zoals roken, gebrek aan lichaamsbeweging en een te hoge inname van verzadigd vet. De welvaartstoename die bijdroeg aan de daling van de sterfte aan infectieziekten, had hiermee ook een stijging van de sterfte aan hart- en vaatziekten en kanker tot gevolg.

2.3
Factoren die waarschijnlijk aan de minder gunstige ontwikkeling van de levensverwachting in Nederland bijdragen, zijn de relatief hoge prevalentie van sigarettenroken (waardoor de sterfte aan longkanker en andere rookgerelateerde aandoeningen hoog is) en de hoge leeftijd waarop vrouwen gemiddeld hun eerste kind krijgen (waardoor de sterfte aan borstkanker hoog is). Bestrijding van het tabaksgebruik (door bijvoorbeeld accijnsverhoging, uitbreiding van rookverboden, en schoolprogramma's gericht op niet beginnen met roken) en stimuleren van een tijdige keuze voor kinderen krijgen (door bijvoorbeeld voorlichting en vergemakkelijken van de combinatie van werk met zorg voor kinderen) kunnen bijdragen aan het verbeteren van de situatie.

2.4
Er zijn vier aangrijpingspunten voor interventie, namelijk:

- verkleinen van de sociaaleconomische verschillen zelf (bijvoorbeeld verkleinen van inkomensverschillen);
- tegengaan van het effect van gezondheid op sociaaleconomische status (bijvoorbeeld door chronisch zieken aan het werk te houden of in elk geval een goede uitkering te bieden);

- verminderen van de scheve verdeling van specifieke determinanten van ziekte over sociaaleconomische groepen (bijvoorbeeld door gerichte bestrijding van sigarettenroken of verbeteren van de arbeidsomstandigheden in de laagste sociaaleconomische groepen);
- bieden van extra gezondheidszorg aan de lagere sociaaleconomische groepen (bijvoorbeeld door intensivering van de eerstelijnsgezondheidszorg in achterstandsbuurten).

2.5
Veelvoorkomende aandoeningen die niet behandeld zijn, zijn onder meer astma/ COPD en suikerziekte. Schematisch geredeneerd zou men kunnen stellen dat aan een aandoening meer prioriteit moet worden toegekend naarmate:
- die aandoening meer schade aan de volksgezondheid toebrengt;
- het beter mogelijk is wat aan de bestrijding van die schade te doen.

Ten behoeve van het eerste punt is onder meer informatie nodig over de mate van voorkomen (nu, en eventueel naar verwachting in de toekomst) en de ernst van de gevolgen (beperkingen, sterfte). Voor het tweede is inzicht nodig in de aangrijpingspunten voor primaire preventie (risicofactoren) en secundaire preventie (mogelijkheid van vroegdiagnostiek). Hierbij zou men ook graag informatie willen betrekken over de (kosten)effectiviteit van eventuele interventies.

Hoofdstuk 3

Tekstvragen

Paragraaf 3.2.1
De resultaten van deze studie zijn allereerst voor de opdrachtgever, de Wereldgezondheidsorganisatie (WHO), van belang. De studie laat bijvoorbeeld zien welke aandoeningen in het beleid van de WHO prioriteit moeten hebben. Ook instanties voor gezondheidsbeleid in afzonderlijke landen zijn met deze studie gebaat, bijvoorbeeld omdat ze worden gewezen op landen met een geringere ziektelast die als rolmodel zouden kunnen dienen. Ten slotte kunnen ook organisaties die zich richten op medische ontwikkelingssamenwerking, aan deze studie hun prioriteiten ontlenen.

Paragraaf 3.2.2
Dit is een illustratie van het verschijnsel van de 'dubbele ziektelast'. Terwijl in lage- en middeninkomenslanden de risicofactoren verbonden met infectieziekten nog niet zijn uitgeschakeld, hebben ze ook reeds een hoge blootstelling aan de risicofactoren die gerelateerd zijn aan chronische aandoeningen. Dit geldt overigens voor

middeninkomenslanden zoals China en de Latijns-Amerikaanse landen (waar de levensverwachting bij de geboorte al in de buurt van de 70 jaar ligt) in veel sterkere mate dan in lage-inkomenslanden zoals Subsahara-Afrika.

Paragraaf 3.3.2
Het succes van ziektebestrijdingsprogramma's hangt af van de beschikbaarheid van effectieve methoden (bijvoorbeeld een werkzaam vaccin of antibioticum), en van een succesvolle toepassing van die methoden (bijvoorbeeld in een gezondheidszorgstelsel dat voor alle lagen van de bevolking toegankelijk is). Op beide punten zijn doorgaans vele knelpunten, terwijl een uiteindelijke daling van het ziekte- en sterftecijfer daarnaast ook afhangt van ontwikkelingen op andere terreinen, zoals de economie (stagnatie of groei) en de politiek (oorlog of vrede).

Paragraaf 3.4.3
Bij tuberculose wordt effectieve bestrijding belemmerd door geneesmiddelresistentie, een beperkt bereik van gezondheidszorgprogramma's, en de opkomst van hiv/aids. Bij malaria wordt effectieve bestrijding belemmerd door geneesmiddelresistentie, resistentie van muggen tegen insecticiden, en een beperkt bereik van gezondheidszorgprogramma's. In beide gevallen spelen armoede en het falen van overheden en hulpinstellingen op de achtergrond ook een rol.

Oefenvragen

3.1
Aandoeningen zoals hiv/aids, tuberculose en malaria veroorzaken ook bij volwassenen een hoge ziektelast, en schaden daarom de arbeidsproductiviteit. Door deze ziekten te bestrijden kan een groter deel van de bevolking aan het werk komen of blijven, en wordt een belemmering voor economische groei weggenomen.

3.2
- The Global Fund to fight aids, tuberculosis and malaria: deze organisatie werd opgericht om het aantal hulpmiddelen ter bestrijding van aids, tuberculose en malaria flink te vergroten. Het fonds zorgt ervoor dat de hulpmiddelen daar terechtkomen waar dit het meest nodig is. Zij implementeren programma's niet direct zelf, maar laten lokale experts dat doen.
- Het UN Millennium Project werd in 2002 opgericht om een concreet plan te maken om de wereldwijde armoede, honger en ziekte te bestrijden. Dit plan is beschreven in het rapport *Investing in development: a practical plan to achieve the millennium development goals.* Zij stellen hierin eenvoudige oplossingen voor om de Millennium Goals te behalen voor 2015 en geven aanbevelingen om die oplossingen uit te voeren.

- Roll Back Malaria Partnership (RBM Partnership) zorgt voor wereldwijde coördinatie bij de strijd tegen malaria. De vele verschillende partners werken samen om ervoor te zorgen dat de beste preventie en behandelingen tegen malaria worden gebruikt. Ze proberen de strijd tegen malaria hoog op de agenda te houden, en onderzoek te stimuleren naar betere medicijnen (waaronder vaccinatie).

Hoofdstuk 4

Tekstvragen

Paragraaf 4.2.2
Primaire preventie is gericht op het voorkomen van nieuwe gevallen van een ziekte door het wegnemen of verminderen van de oorzaak of oorzaken. Secundaire preventie is gericht op vroege opsporing en vroege behandeling van een aandoening of risicofactor om het ziekteproces te stoppen of te vertragen. Het onderscheid is niet altijd gemakkelijk omdat sommige vormen van opsporing en behandeling op beide vormen van preventie gericht zijn door actief op zoek te zijn naar voorboden voor ziekten (bijvoorbeeld hoog cholesterolgehalte), terwijl de behandeling die hierop volgt primaire preventie is om hart- en vaatziekten te voorkomen (verandering in dieet en lichamelijke activiteit).

Paragraaf 4.2.3
Hoogrisicobenadering.

Paragraaf 4.2.4
Het doel van deze maatregel is gezondheidsbescherming: voorkomen van blootstelling van horecapersoneel en horecabezoekers aan tabaksrook. Verwacht mag worden dat deze maatregelen ook een gezondheidsbevorderingseffect zullen hebben. In landen waar de horeca eerder rookvrij is gemaakt, heeft dit geleid tot gedragsverandering: minder rokers.

Paragraaf 4.3.1
- Voorlichting: bijvoorbeeld campagnes van het Voedingscentrum gericht op gezonde voedingsgewoonten, zoals de ‘Maak je niet dik’-campagne, en van het Nederlands Instituut voor Sport en Beweging gericht op 30 minuten activiteit per dag.
- Regelgeving: bijvoorbeeld regelgeving aangaande voedingswaardedeclaraties op verpakkingen van voedingsmiddelen, verplichte gymlessen op scholen.
- Voorzieningen: bijvoorbeeld aanleg van speel- en sportplaatsen in stadswijken, beschikbaarheid van varianten van voedingsmiddelen met minder calorieën, zoals halfvolle en magere melkproducten, light-frisdranken.

Paragraaf 4.4.1, 1e vraag
Nee. De definitie van Gezondheidsvoorlichting is 'alle combinaties van leerervaringen die bedoeld zijn om gezond gedrag op vrijwillige basis te stimuleren'. Gezondheidsvoorlichting is dus meer dan kennisoverdracht en gaat lang niet altijd alleen over gezondheid. Gezondheidsvoorlichting is voorlichting gericht op bevordering van gezond gedrag.

Paragraaf 4.4.1, 2e vraag
Attitude (afweging van voor- en nadelen van het gedrag), subjectieve norm (inschatting van wat belangrijke anderen van het gedrag vinden), ervaren gedragscontrole (inschatting van hoe moeilijk het gedrag is uit te voeren), intentie (in hoeverre men van plan is, gemotiveerd is om het gedrag uit te voeren), persoonlijke norm (de persoonlijke overtuiging dat het gedrag (moreel) goed of fout is).

Paragraaf 4.4.1, 3e vraag
Nee, massamediale voorlichting leidt op zich vrijwel nooit tot verandering van ongezond gedrag. Massamediale voorlichting is vooral belangrijk in de eerste fasen van gedragsverandering, om mensen bewust te maken van wat gezond en ongezond gedrag is.

Paragraaf 4.5.1
Bij gezondheidsbevordering is het aangrijpingspunt het gedrag van de mens, bij gezondheidsbescherming gaat het om zijn omgeving. Bij gezondheidsbescherming worden activiteiten vaak vastgelegd in wet- en regelgeving, terwijl dit bij gezondheidsbevordering veel minder het geval is.

Paragraaf 4.5.2
Goede verkeersinfrastructuur, hoge kwaliteit drinkwater, de Warenwet, Besluit Luchtkwaliteit.

Paragraaf 4.6.2
Als een klein percentage niet wordt gevaccineerd, is er meestal nog niet veel aan de hand. Voor verspreiding van een infectieziekte moeten er veel mensen zijn die niet immuun zijn voor die ziekte en de kans op het besmet raken moet groot zijn. Als er slechts enkelen in de bevolking niet immuun zijn, is deze verspreidingskans niet erg groot (kudde- of groepsimmuniteit). Echter, vaak betreft het een bepaalde gemeenschap die zich niet laat vaccineren. Soms breekt daar nog wel een kleine epidemie uit.

Paragraaf 4.6.5
Voor hart- en vaatziekten zijn de determinanten beter bekend dan voor de meeste vormen van kanker en voor psychische ongezondheid.

Paragraaf 4.7.1
Dit is een ander woord voor intersectoraal beleid. Intersectoraal gezondheidsbeleid is noodzakelijk voor de oplossing van veel gezondheidsproblemen omdat deze worden veroorzaakt door een complex van factoren die lang niet allemaal door de gezondheidszorgsector kunnen worden beïnvloed.

Ter bevordering van voldoende fruit- en groenteconsumptie: voorlichting over nut van groente en fruit, zorgen dat groente en fruit voor iedereen betaalbaar zijn, groente en fruit aanwezig op scholen en in bedrijfskantines.

Paragraaf 4.8
Bij intersectoraal gezondheidsbeleid. Leefstijlverandering zoals stoppen met roken, vermindering van alcoholgebruik, minder eten en meer bewegen vereisen een intersectorale aanpak.

Oefenvragen

4.1
Afgedwongen ingrepen zijn aanvaardbaarder indien die ingrepen de omgeving betreffen dan wanneer zij gaan over de mensen en hun gedrag. Omgevingsregulering wordt als minder betuttelend ervaren dan gedragsregulering.

4.2
In de landbouw- en voedingsmiddelenindustrie zijn grote economische belangen in het geding. Diverse schandalen, waaronder de dioxinekippen, deden de publieke opinie en daarmee ook de Europese politiek van koers veranderen. Bovendien vormde de toetreding van landen met een geringe voedselveiligheid een extra stimulans.

4.3
De angst van het publiek voor dergelijke risico's, die in de beleving nauwelijks gedragsafhankelijk zijn, speelt een grote rol bij het beschikbaar krijgen van geld voor sanering. Deze saneringen dienen echter ook om de risico's van ondeskundig gedrag te voorkomen. Denk bijvoorbeeld aan doe-het-zelfverbouwingen waarbij gemakkelijk veel asbest vrij kan komen, of het niet goed laten doorstromen van (water)tappunten die lang niet gebruikt zijn.

4.4
De volgende maatregelen zijn hiertoe voorgesteld:

- een verbod op marketing van voedingsmiddelen gericht op kinderen;
- een verbod op verkoop van bepaalde voedingsmiddelen op scholen;
- een regulering ter beperking van de portiegrote van voedingsmiddelen;
- een verhoging van de belasting op voedingsmiddelen die bijdragen aan het ontwikkelen van overgewicht.

4.5
a Homomannen: 0,98 × 0,98 × 0,60 = 0,58; homomannen met wisselende contacten: 0,98 × 0,98 × 0,95 = 0,91. Drugsgebruikers: 0,98 × 0,60 × 0,50 = 0,29.
b Een hoge, maar niet volledige vaccinatiegraad is voldoende om de ziekte zo goed als uit te bannen. Een infectieziekte kan zich alleen verspreiden als er voldoende mensen zijn die niet immuun zijn voor de ziekteverwekker, en de kans dat deze mensen met de ziekteverwekker in aanraking komen, moet ook voldoende groot zijn. Wanneer de niet-geïmmuniseerde mensen gelijkmatig verspreid leven over een hele bevolking, is de kans niet groot dat zij in aanraking zullen komen met veel andere niet-geïmmuniseerden, en zal een infectieziekte zich niet snel kunnen verspreiden.
c In de groep homomannen is kudde-immuniteit waarschijnlijk, aangezien de vaccinatiegraad in de echte risicogroep (de groep met wisselende contacten) hoog is en de niet-geïmmuniseerden verspreid over Nederland wonen. Voor de groep drugsgebruikers is de immunisatiegraad veel te laag om kudde-immuniteit te mogen verwachten.
d Communicatie en voorlichting; (2) creëren van voorzieningen, faciliteren; (3) regel- en wetgeving.
e Een voorlichtingscampagne gericht op drugsgebruikers; (2) vaccinatie ook aanbieden via GGD en de aan de GGD verbonden voorzieningen; (3) vaccinatie verplicht stellen om in aanmerking te komen voor methadonverstrekking.

Hoofdstuk 5

Tekstvragen

Paragraaf 5.2 1e vraag
De test zelf deelt de gescreende groep alleen maar in op grond van de waarschijnlijkheid dat de gezochte ziekte aanwezig is. De vervolgdiagnostiek geeft de definitieve uitslag op grond waarvan wordt beslist of behandeling noodzakelijk is. De effecten en de kosten van bevolkingsonderzoek worden dus bepaald door de test, de vervolgdiagnostiek en de behandeling tezamen.

Paragraaf 5.2 2e vraag
Behandeling van een voorstadium van de ziekte is vaak goedkoper en doeltreffender dan behandeling van een vroeg stadium van de ziekte. Daar staat tegenover dat er heel veel mensen zullen worden behandeld bij wie het voorstadium van de ziekte zich nooit tot de echte ziekte zou hebben ontwikkeld.

Paragraaf 5.2 3e vraag
Bij het uitstrijkje heeft men rechtsreeks toegang tot de plaats waar de kanker zal ontstaan en kan men rechtstreeks naar de cellen kijken, terwijl borstkankerscreening gebruikmaakt van beeldvormende diagnostiek, waarbij de tumor al een zekere diameter moet hebben om te kunnen worden gezien.

Paragraaf 5.3.2 1e vraag
De beide normale verdelingen zouden geen enkele overlap mogen vertonen, waardoor een afkappunt zou kunnen worden vastgesteld waarbij de test zowel 100% sensitief als 100% specifiek zou zijn. In feite zou de test dan tevens als definitieve diagnostiek kunnen gelden. Overigens zullen zelfs in dat geval als gevolg van technische of menselijke fouten af en toe nog wel eens foute uitslagen worden afgegeven.

Paragraaf 5.3.2 2e vraag
Na een fout-negatieve uitslag bestaat de kans dat de ziekte pas in een onbehandelbaar stadium wordt gevonden, bij een volgende screening of op grond van klachten. Bovendien kan als gevolg van de geruststelling door een fout-negatieve uitslag iemand langer met symptomen van de ziekte blijven rondlopen alvorens medische hulp te zoeken. Behandeling van de ziekte in een later stadium is daarnaast ook vaak kostbaarder. Na een fout-positieve testuitslag blijkt bij vervolgdiagnostiek dat de ziekte er toch niet is.

Paragraaf 5.3.2 3e vraag
Het percentage voor nadere diagnostiek doorverwezen vrouwen is lager dan in andere landen, en het percentage van de doorverwezen vrouwen dat borstkanker blijkt te hebben is juist hoger.

Paragraaf 5.3.5
Zowel in de curatieve als de preventieve gezondheidszorg is het zodanig informeren van de patiënt respectievelijk deelnemer dat hij of zij een goede afweging kan maken cruciaal. In de curatieve geneeskunde heeft de patiënt hulp gezocht voor een klacht of symptoom en is dus voorbereid op de mogelijkheid van een behandelbeslissing. Bij bevolkingsonderzoek krijgt de beoogde deelnemer zonder hulpvraag een uitnodiging voor een onderzoek dat verstrekkende gevolgen kan hebben. Uit deze paragraaf 5.3 blijkt dat de afweging van de voor- en nadelen van bevolkingsonderzoek ingewik-

keld is. Het is dus niet gemakkelijk om die voor- en nadelen zo eenvoudig en helder te beschrijven dat degene die de uitnodiging krijgt, goed geïnformeerd kan beslissen om al of niet deel te nemen.

Het is erg belangrijk te voorkomen dat een deelnemer een gunstige testuitslag als zodanig geruststellend opvat dat bij eventuele symptomen van de ziekte een bezoek aan de dokter wordt uitgesteld. Bij de uitnodiging mag ook zeker niet worden ingespeeld op het gevoel: 'als ik niet deelneem en ik blijk later toch de ziekte te hebben, dan zal ik erge spijt hebben van mijn niet-deelname'. Deze gevoelens, waarop bijvoorbeeld loterijen vaak inspelen, worden wel aangeduid met de term 'geanticipeerde beslissingsspijt'.

Paragraaf 5.4.1, 1e vraag

Die is bijzonder gunstig. Niet alleen is er een levenslange grote gezondheidswinst, maar ook worden levenslange aanzienlijke zorgkosten bespaard.

Paragraaf 5.4.1 2e vraag

Men kan in veel gevallen voorkomen dat pas na een lang traject door de gezondheidszorg de juiste diagnose wordt gesteld. Bovendien kunnen ouders dan soms anticiperen op het verloop van de ziekte. Een voorbeeld is de ziekte van Duchenne, waarbij de ouders bijvoorbeeld bij de inrichting of de koop van een huis rekening kunnen houden met toekomstig rolstoelgebruik van hun kind.

Paragraaf 5.4.4

Veel vormen van prostaatkanker hebben een langdurig beloop. Veel oudere mannen met prostaatkanker overlijden aan andere oorzaken voordat de prostaatkanker klachten heeft gegeven. Dat blijkt uit de hoge frequentie van prostaatkanker in autopsieonderzoek. Met het stijgen van de leeftijd neemt dus de kans op ingrijpende behandeling van een ziekte die zonder vroege opsporing nooit klachten zou hebben gegeven aanzienlijk toe. Wanneer de prognostische typering van prostaatkanker zo goed wordt dat er een betrouwbaar onderscheid kan worden gemaakt tussen langzaam en snel groeiende tumoren, is het verantwoord de bovenste leeftijdsgrens hoger te leggen.

Paragraaf 5.5

Dit soort kennis kan een grote emotionele belasting vormen. Er zijn ook praktische problemen. Mensen met relatief hoge risico's zouden problemen kunnen krijgen met verzekeringen, hypotheken, het vinden van werk en dergelijke. Dergelijke problemen doen zich overigens nu ook al voor bij sommige erfelijke ziekten. Mensen die zich niet aan hun leefstijladvies of screeningsschema houden, zouden ook problemen kunnen krijgen met de vergoeding van behandelingen door de ziektekostenverzekering.

Oefenvragen

5.1

a Prevalentie = (1000 – 50 + 250)/100.000 = 0,012.
b Sensitiviteit (terecht positieve test uitslag / aandoening aanwezig) = (1000 – 50)/(1000 – 50 + 250) = 0,79.
c Specificiteit (terecht negatieve testuitslag / geen aandoening aanwezig) = (100.000 – 1000 – 250)/(100.000 – 950 – 250) = 1,0 (0,9994).
d Positief voorspellende waarde (terecht positief / test positief = (1000-50)/(1000) = 0,95.
e Negatief voorspellende waarde (terecht negatief / test negatief) = (100.000 – 1000 – 250)/(100.000 – 1000) = 1,0 (0,997).

N.B. Dit zijn niet noodzakelijkerwijs alle realistische cijfers. Ga dit zelf na door vergelijking met bijvoorbeeld tabel 5.4.

5.2

Sociale invloeden, met name sociale steun, en ervaren controle blijken belangrijke determinanten te zijn. De attitude ten aanzien van het bevolkingsonderzoek (de afweging van voor- en nadelen) bleek niet te verschillen tussen wel- en niet-deelnemers en lijkt dus geen determinant van deelname te zijn.

Hoofdstuk 6

Tekstvragen

Paragraaf 6.2.2

De voedings- en genotmiddelenindustrie vormen een belangrijk onderdeel van de economie (onder andere zuivel, frisdrank, alcoholhoudende dranken, tabak). Maatregelen die beogen het gebruik van bijvoorbeeld tabak en alcohol te reduceren of te reguleren (leeftijdsgrenzen, accijnsverhoging, reclameverbod en expliciete waarschuwingen) stuiten vaak in eerste instantie op grote weerstand. Tegelijkertijd creëren gezondheidsaspecten van voeding veel nieuwe commerciële mogelijkheden, waarbij het overigens van belang is de gefundeerdheid van gezondheidsclaims te bewaken.

Voor de geneesmiddelenindustrie vormt preventief gebruik van geneesmiddelen (hoge bloeddruk, hypercholesterolemie) en grootschalig gebruik van vaccins een belangrijke markt. Bij een juiste indicatiestelling leveren deze een grote bijdrage aan de volksgezondheid. Uit oogpunt van doelmatigheid is het van belang om de indicatiestelling niet ongefundeerd te verruimen en is het ook vaak niet nodig om steeds de nieuwste, dure middelen voor te schrijven.

Paragraaf 6.3.2

Zorgverleners die voorlichting kunnen geven, zijn:

- verloskundige of gynaecoloog die de bevalling begeleidt;
- kraamverzorgende;
- verpleegkundige en kinderarts in ziekenhuis bij klinische bevalling;
- huisarts.

Paragraaf 6.3.3

De jeugdgezondheidszorg heeft door zijn lage drempel en zijn voor iedereen herkenbare preventieve activiteiten op somatisch gebied (zie tabel 6.2) een groot bereik en geniet vertrouwen. Dat vormt een goede basis voor de onder II, V en VI genoemde activiteiten. Hoewel het belang van deze laatste activiteiten duidelijk is, lenen ze zich minder goed voor kosteneffectiviteitsonderzoek (thema F) dan de in tabel 6.2 genoemde.

Paragraaf 6.3.4

Gemeenten zijn verantwoordelijk voor de organisatie van de jeugdgezondheidszorg voor alle jeugdigen van 0-19 jaar, uitgezonderd de vaccinaties en de screeningen direct na de geboorte (gebaseerd op de hielprik). Voor dit laatste is de rijksoverheid eindverantwoordelijk.

Jeugdzorg wordt gefinancierd via het gemeentefonds, een fonds dat wordt gevuld door de centrale overheid en wordt verdeeld over gemeenten. De vaccinaties en de screeningen (hielprik) direct na de geboorte worden gefinancierd vanuit de AWBZ.

Paragraaf 6.4.2.

Bij een klassieke beroepsziekte is er een duidelijk, vaak min of meer monocausaal, verband tussen de arbeidsgebonden oorzaak en de aandoening, bijvoorbeeld asbest en mesothelioom. Bij een arbeidsgebonden aandoening is het verband tussen de arbeidsgebonden oorzaak en de aandoening minder duidelijk, bijvoorbeeld rugklachten door zwaar tillen, of is er sprake van meer arbeidsgebonden oorzaken die een rol spelen bij het ontstaan van de aandoening.

Paragraaf 6.4.3 1e vraag

De op korte termijn waarneembare reacties van het individu op de *belastende factoren* worden de *belastingsverschijnselen* genoemd. *Belastingsgevolgen* zijn de effecten van belasting op het individu met een meer permanent karakter. Het *verwerkingsvermogen* is van invloed op het hele traject van belastende factoren tot en met de belastingsgevolgen.

Paragraaf 6.4.3 2e vraag

(1) Ze vormen een neerslag van de actuele kennis op een bepaald terrein. Die is vaak voor de individuele beroepsbeoefenaar niet over zijn hele vakgebied bij te houden. (2) Ze vormen een geheugensteun voor de gebruiker, om na te gaan of hij in deze situatie alle nodige acties heeft ondernomen. (3) Ze dragen bij aan een heldere communicatie met de betrokkene en met andere zorgverleners of instanties.

Paragraaf 6.5.3

De eerste drie taken van de GGD zijn:

- verwerven van inzicht in de gezondheidssituatie van de bevolking: bijvoorbeeld epidemiologisch onderzoek naar het voorkomen van overgewicht in de grote steden;
- bewaken van gezondheidsaspecten van bestuurlijke beslissingen: bijvoorbeeld het aanleggen van een speelplek voor kinderen in een drukke wijk met veel autoverkeer;
- bijdragen aan opzet, uitvoering en afstemming van preventieprogramma's: terugdringen van overgewicht bij kinderen tussen de 12 en 18 jaar.

Paragraaf 6.5.5

Anders dan bij andere infectieziekten is de GGD niet alleen betrokken bij de opsporing maar ook bij de behandeling van tuberculose. In de tijd dat tuberculose nog een volksziekte was, bestonden er consultatiebureaus voor tuberculosebestrijding. Nadat de ziekte was teruggedrongen, zijn deze bureaus ondergebracht bij de GGD's. Tegenwoordig zijn de mensen met tuberculose vaak mensen met wie de GGD al veel contact heeft, en over het algemeen een beter contact dan de curatieve sector, zoals dak- en thuislozen, drugsverslaafden en mensen van niet-westerse afkomst.

Oefenvragen

6.1

- monitoring/signalering
  - stoornissen in de groei
  - stoornissen in de ontwikkeling
- screening
  - adrenogenitaal syndroom
  - fenylketonurie (PKU)
  - congenitale hypothyreoïdie (CHT)
  - perceptief gehoorverlies
  - heupdysplasie
  - aangeboren hartafwijking
  - cryptorchisme

- vaccinaties
  - difterie
  - kinkhoest
  - tetanus
  - poliomyelitis
  - infectie van Haemophilus influenzae type B
  - hepatitis b-vaccinatie van risicogroepen
  - (niet: meningokok type C, deze begint pas vanaf 14 maanden; en niet BMR, idem)
- voorlichting
  - voedingsproblemen
  - tekort aan vitamine D en K
  - gevolgen van passief roken en van slapen in buikligging
  - opvoedingsproblemen
  - ongevallen
  - cariës

6.2

Jeugdarts moet denken aan:

- diabetes mellitus, leukemie, nierfunctiestoornis, coeliakie;
- problematiek in de thuissituatie (echtscheiding, verhuizing);
- problematiek op school (pesten, leerprobleem);
- bedplassen (met of zonder urineweginfectie);
- kindermishandeling (verwaarlozing, fysiek geweld, seksueel misbruik).

6.3

Eerste aanspreekpunt is in dit geval het bestuur van de school. Indien dit bestuur eveneens weigert acties te ondernemen, is de volgende stap dat de GGD het bestuur van de gemeente benadert waarin de school staat, als het een openbare school betreft. De GGD kan vervolgens de gemeente adviseren om de schoolinspectie in te schakelen. Bij bijzondere (dat wil zeggen niet-openbare) scholen zal de GGD dit direct doen omdat de gemeente daar niet het aanspreekpunt is. Indien ook het personeel klachten heeft, kan op dezelfde wijze de arbeidsinspectie worden ingeschakeld.

6.4.1

a Zie figuur 6-4.

b Bespreking van het model belasting-belastbaarheid aan de hand van de casus. *Belastende factoren* zijn alle uitwendige kenmerken van het werk en van de omgeving, die reacties veroorzaken in het individu. Met regelmogelijkheden worden de mogelijkheden bedoeld die aanwezig zijn om zelfstandig veranderingen aan te kunnen brengen in het werk. Belastende factoren voor de heer Bakker zijn het computerwerk dat hij in een klein kamertje zonder ramen moet uitvoeren en de hoge werkdruk. De regelmogelijkheden van de heer Bakker worden beperkt doordat zijn directe collega twee maanden op vakantie is. De op korte termijn waarneembare reacties van het individu op de belastende factoren worden *belastingsverschijnselen* genoemd. Voor de heer Bakker is dit stijfheid in de nek. Na een nacht goed slapen gaat deze stijfheid weer over. *Belastingsgevolgen* zijn de effecten van belasting op het individu met een meer permanent karakter. In het geval van de heer Bakker zijn dit de stijfheid in de nek die niet meer weggaat, en hevige hoofdpijn. De belastingsgevolgen van de heer Bakker hebben een negatief effect op zijn gezondheid en verwerkingsvermogen. Daarom meldt de heer Bakker zich ziek. Het *verwerkingsvermogen* is het lichamelijke en geestelijke vermogen of de capaciteiten van de mens. Beperkingen door een ziekte maken hier deel van uit. Het verwerkingsvermogen is van invloed op het hele traject van belastende factoren tot en met de belastingsgevolgen.

6.4.2

Categorieën van belastende factoren en voorbeelden.

- Arbeidsinhoud. De arbeidsinhoud omvat de belasting op lichamelijk of geestelijk terrein als gevolg van het uitvoeren van voorgeschreven taken. Voor de heer Bakker is dit computerwerk.
- Arbeidsomstandigheden. Dit betreft vooral de omstandigheden waaronder het werk wordt uitgevoerd. Voor de heer Bakker is de kleine werkkamer zonder ramen, waar zijn computer staat.
- Arbeidsverhoudingen. Bij arbeidsverhoudingen moet men denken aan belastende factoren zoals het werken onder autoritaire leiding, ondersteuning door collega's of juist het omgekeerde, zoals pesterijen op het werk. Voor de heer Bakker is de afwezigheid van zijn collega hier een voorbeeld van. Hierdoor staat hij er alleen voor.
- Arbeidsvoorwaarden. Dit betreft factoren die te maken hebben met de organisatie van het werk, zoals het werken in ploegendiensten, lange werktijden, een goede beloning voor het werk, of de onzekerheid bij een tijdelijke aanstelling. Voor de heer Bakker is zijn 32-urige aanstelling een voorbeeld hiervan. Momenteel moet hij echter wel 40 uur per week werken om zijn werk af te krijgen.

6.4.3

a Zie eerste alinea 'Overzicht van veelvoorkomende beroepsziekten' (paragraaf 6.4.2).

b Zie tweede alinea 'Overzicht van veelvoorkomende beroepsziekten' (paragraaf 6.4.2).

6.4.4
De laatste wijziging van de Arbowet (2007) legt de primaire verantwoordelijkheid voor veiligheid, gezondheid en welzijn van de werknemer bij de werkgevers in samenwerking met de werknemers.

6.4.5
Zie tweede alinea 'De Arbeidsomstandighedenwet (Arbowet)' (paragraaf 6.4.3).

6.4.6
Zie vanaf derde alinea 'Het werken van de bedrijfsarts volgens richtlijnen' (paragraaf 6.4.3).

6.4.7
De bedrijfsarts werkt binnen de arbodienst vaak in teamverband met andere arbodeskundigen. Binnen dit team brengt zij hun specifieke medische deskundigheid in. In het Arbeidsomstandighedenbesluit is voorgeschreven dat iedere arbodienst moet beschikken over ten minste één deskundige op het vakgebied van de arbeids- en bedrijfsgeneeskunde (een bedrijfsarts), de arbeidshygiëne (een arbeidshygiënist), de veiligheidskunde (een veiligheidskundige), en de arbeids- en organisatiekunde (een arbeids- en organisatiedeskundige).

6.5
Het (echt)paar krijg te maken met:
- (meestal) het staken van anticonceptie (anticonceptie was meestal voorgeschreven door de huisarts);
- (eventueel) een preconceptioneel consult (experimenteel, bijvoorbeeld door de huisarts);
- prenatale zorg (meestal door de verloskundige);
- verloskundige zorg (meestal door de verloskundige);
- kraamzorg (meestal door de kraamverzorgende);
- het hielprikonderzoek (meestal door de wijkverpleegkundige van een thuiszorgorganisatie);
- het consultatiebureau voor ouder- en kindzorg inclusief het Rijksvaccinatieprogramma (meestal door een thuiszorgorganisatie);
- het beginnen met of hervatten van anticonceptie (meestal door de huisarts).

6.6
Een huisarts dient te weten:
- dat een A-ziekte reeds bij vermoeden onverwijld moet worden gemeld bij de GGD;
- dat een B-ziekte moet worden gemeld bij de GGD zodra de diagnose vaststaat;

- welke ziekten thuishoren in de groepen A en B;
- dat alle meldingen naam en adres van de patiënten moeten bevatten;
- dat bij A- en B-ziekten bron- en contactopsporing behoort te worden gedaan (meestal door de GGD).

6.7

De huisarts moet zelf uitvoeren:

- anticonceptie;
- griepvaccinatie;
- bevolkingsonderzoek op baarmoederhalskanker;
- vroege opsporing van risicofactoren voor hart- en vaatziekten;
- aangifte van meldingsplichtige infectieziekten;
- voorlichting over leefstijlfactoren.

De huisarts mag zelf uitvoeren:

- consultatiebureau ouder- en kindzorg inclusief Rijksvaccinatieprogramma;
- prenatale, verloskundige en kraamzorg.

De huisarts dient op de hoogte te zijn van:

- consultatiebureau ouder- en kindzorg inclusief Rijksvaccinatieprogramma;
- prenatale, verloskundige en kraamzorg;
- screening op PKU/CHT/AGS, enzovoort (hielprik);
- bevolkingsonderzoek op borstkanker;
- verschillende onderdelen van de infectieziektebestrijding.

6.8

Epidemiologische analyse: signaal vanuit Haagse artsen, analyse CBS sterftestatistiek, literatuuronderzoek, enquête onder Hindoestanen. *Determinantenanalyse*: deze kon beperkt blijven tot voedings- en bewegingsgedrag. Genetische determinanten lenen zich in eerste instantie niet voor preventie. *Interventieontwikkeling*: ontwikkeling van voedingsvoorlichting aangepast aan Hindoestaanse keuken, leefstijlvoorlichting in Hindoestaanse taal, Hindoestaanse radio- en tv-uitzendingen, toneel, gelegenheid tot bloedonderzoek en 'Bewegen op recept'. *Interventie-implementatie:* alle bovengenoemde interventies zijn in de praktijk gebruikt. Welke daarvan blijvend zullen worden ingezet vermeldt de casusbeschrijving niet. Wel is aandacht voor de specifieke aspecten van diabetespreventie en -zorg voor de allochtone bevolking in de huisartsenrichtlijn over diabetes vastgelegd.

Hoofdstuk 7

Tekstvragen

Paragraaf 7.2.2

In het verlengde van evidence-based medicine, het handelen van zorgverleners op basis van het beste externe bewijsmateriaal, worden door beroepsgroepen richtlijnen voor medisch handelen ontwikkeld. Betoogd kan worden dat deze richtlijnen de professionele autonomie van zorgverleners beperken. Tegenargumenten zijn dat de richtlijnen door de beroepsgroep zelf worden opgesteld, en dat de zorgverlener juist op basis van zijn professionele autonomie van die richtlijn kan afwijken. Een tweede aspect van evidence-based medicine dat met de professionele autonomie van zorgverleners op gespannen voet kan staan, is de expliciete rol die wordt toegekend aan de voorkeuren en wensen van de patiënt in de besluitvorming. Die voorkeuren kunnen immers conflicteren met het oordeel van de zorgverlener. Echter, dit tast de professionele autonomie van de zorgverlener niet aan.

Paragraaf 7.2.4

De redenering achter de Wet van Baumol omvat twee onderdelen. Ten eerste is de toename van de arbeidsproductiviteit bij arbeidsintensieve diensten in het algemeen geringer dan bij het productieproces van agrarische en industriële goederen, dat zich immers veel beter leent voor mechanisering en/of automatisering. Ten tweede leidt de stijging van de arbeidsproductiviteit in andere sectoren daar tot reële loonsverhogingen, waarbij de lonen in arbeidsintensieve sectoren niet kunnen achterblijven, omdat het anders op den duur lastig wordt om bekwaam personeel te werven en vast te houden. Door deze loonontwikkeling, die slechts ten dele wordt gecompenseerd door een stijging van de arbeidsproductiviteit, vertoont de relatieve kostprijs van arbeidsintensieve diensten een neiging om toe te nemen. Een gevolg is dat de kosten van arbeidsintensieve diensten een steeds groter deel gaan uitmaken van de totale economie, bijvoorbeeld zoals afgemeten aan het nationaal inkomen. Deze redenering gaat ook op voor (de kosten van) de gezondheidszorg. Ontleend aan Wikipedia (http://nl.wikipedia.org/wiki/Wet_van_Baumol).

Paragraaf 7.2.5

Een echelon is een sector in de gezondheidszorg waarbinnen de voorzieningen globaal dezelfde mate van specialisatie en intensiteit hebben. Onder meer voor de begeleiding van chronisch zieken geldt dat de eerste lijn (bijvoorbeeld huisarts) en tweede lijn (bijvoorbeeld medisch specialist) een vergelijkbare rol hebben. De grens tussen eerste lijn (doorgaans generalistisch van karakter) en tweede lijn (doorgaans gespecialiseerde zorg) is als gevolg hiervan vervaagd. Ten tweede is het onderscheid in echelons vooral een indeling die past bij aanbodsturing, maar weinig relevant is in het geval van vraaggestuurde zorg, waarin de patiënt en zijn behoefte centraal wordt gesteld.

Paragraaf 7.2.6

De beste manier om de werkzaamheid van behandelingen ondubbelzinnig vast te stellen is met behulp van een *randomized controlled trial* (RCT), bij voorkeur in een dubbelblinde opzet. Enkelvoudige behandelingen, zoals het voorschrijven van een geneesmiddel, laten zich veel gemakkelijker in het in thema E beschreven stramien van een RCT onderzoeken dan meervoudige behandelingen, zoals operatieve procedures, verpleegkundige zorg of psychotherapie.

Paragraaf 7.3.1

Behoefte aan zorg geeft aan hoeveel zorg iemand volgens objectieve maatstaven of eigen ervaring nodig heeft, terwijl de vraag naar zorg alleen betrekking heeft op de behoeften die worden vertaald in een expliciete vraag, in relatie tot een bepaald aanbod. Die vraag kan uiteindelijk in een feitelijk gebruik van dat aanbod worden omgezet. Dit onderscheid is bijvoorbeeld van belang voor de planning van voorzieningen. Een voorbeeld is wanneer een inschatting moet worden gemaakt van de omvang van het aanbod van zorg dat nodig is om aan de behoefte van de bevolking tegemoet te komen. Zou in dit geval worden uitgegaan van gebruik van zorg als indicator van behoefte, dan worden die behoeften gemist die, om welke reden dan ook, op dat moment niet in gebruik worden omgezet.

Paragraaf 7.3.4

Het ijsbergfenomeen geeft aan dat niet iedere behoefte aan zorg wordt omgezet in een vraag, en niet iedere vraag in gebruik. Uiteindelijk kan het gebruik van zorg dus het topje van de ijsberg zijn van de totale behoefte aan die zorg. De omvang van het ijsbergfenomeen kan onder meer afhangen van de mate van levensbedreigendheid van de klachten ('kan een patiënt zonder zorg overleven?'). In dat opzicht is te verwachten dat dit verschijnsel zich minder voordoet bij behoefte aan acute zorg ter genezing van ziekte dan in het geval van ondersteuning van leven met een ziekte. Ook het aanbod is van invloed op de omvang van het verschijnsel. Wanneer er een tekort is aan bepaalde voorzieningen, zal de verhouding tussen gebruik en behoefte schever zijn dan wanneer er genoeg aanbod is.

Paragraaf 7.4.1

De mate van solidariteit geeft aan hoe de premiegelden voor een ziektekostenverzekering worden verdeeld over hoge en lage risico's (risicosolidariteit) en hoge en lage inkomens (inkomenssolidariteit). Wanneer de solidariteit gering is, en de premie voor de hoge risico's en de lage inkomens te hoog wordt, kan dit ertoe leiden dat deze groepen geen ziektekostenverzekering meer kunnen afsluiten.

Paragraaf 7.4.2

In het Beveridgestelsel is zowel de uitvoering als de financiering van de zorg in handen van de overheid (financiering via belasting), terwijl in het Bismarckstelsel de burger de premie betaalt, maar de mate van solidariteit is groot. Het Nederlandse stelsel wordt gerangschikt onder het Bismarckstelsel, vanwege het feit dat het merendeel van de kosten via premies wordt opgebracht, met een grote mate van solidariteit door de verplichte basisverzekering en de acceptatieplicht aan de kant van de ziektekostenverzekeraars.

Paragraaf 7.4.3

De ziektekostenverzekeraar concurreert om de gunst van de verzekerde. De gedachte achter het systeem is dat de verzekeraar zich onderscheidt door kwalitatief goede zorg in te kopen tegen een lage prijs. Het uiteindelijke doel van de concurrentie is daarmee de kwaliteit van de zorg te vergroten, tegen zo laag mogelijke kosten.

Paragraaf 7.5.3

Het proces van de vertaling van objectieve zorgbehoefte in feitelijk gebruik van zorg kan worden begrepen aan de hand van het schema van Andersen. In dit schema worden drie groepen patiëntgebonden factoren onderscheiden: factoren die de consumptienoodzaak beïnvloeden (bijvoorbeeld kenmerken van de ziekte), factoren die de consumptiegeneigdheid beïnvloeden (bijvoorbeeld opvattingen over ziekte) en factoren die de consumptiemogelijkheid beïnvloeden (bijvoorbeeld financiële toegankelijkheid). Daarnaast spelen factoren een rol die met het aanbod te maken hebben. Voorbeelden zijn de omvang van het aanbod en de organisatie ervan.

Paragraaf 7.5.4

Bij ketenzorg wordt de zorg rond de patiënten en zijn/haar specifieke behoeften georganiseerd. Vraagsturing staat centraal. Ketenzorg is vooral een 'antwoord' op het probleem van gebrek aan continuïteit en coördinatie in zorg in het systeem van aanbodsturing. Tegelijkertijd is het gevaar bij ketenzorg dat het aanbod (zorgverleners) de patiënt wel centraal stelt, maar niet altijd voldoende naar de patiënt luistert. Als de keten wordt gedomineerd door het aanbod, is er in strikte zin geen sprake van ketenzorg.

Paragraaf 7.5.5

Om invloed te kunnen uitoefenen moet een patiënt over informatie beschikken en zelf besluiten kunnen nemen. Met het oog hierop is zowel het recht op informatie als een toestemmingsvereiste in de WGBO opgenomen.

Paragraaf 7.6.2
Er is een aantal aanwijzingen in het huidige ziektekostenverzekeringsstelsel dat de verzekerde zich *niet* als rationele consument gedraagt. Het percentage verzekerden dat wisselt van verzekeraar is relatief laag; de meeste verzekerden kiezen voor eenzelfde variant van verzekering (zonder eigen risico, met aanvullende verzekering); veel verzekerden zijn via een collectief contract verzekerd; en de kwaliteit van de verzekerde zorg is nauwelijks een argument om voor een bepaalde verzekering te kiezen. Aan de andere kant: de prijs van de verzekering blijkt wel een belangrijke reden om van verzekeraar te wisselen.

Paragraaf 7.7.2
In het verleden werd in Nederland de kosten die een zorgaanbieder maakt, volgens het verrichtingensysteem vergoed. In dit systeem hebben de zorgaanbieders een prikkel om zo veel mogelijk zorg te bieden. Wanneer een DBC als basis wordt gebruikt voor het vergoeden van zorgkosten aan een zorgaanbieder, worden de aanbieders juist geprikkeld om de zorg behorend bij de betreffende DBC tegen de laagste kosten aan te bieden, met zo weinig mogelijk verrichtingen.

Paragraaf 7.8.1
Het meten van de prestaties van de gezondheidszorg is belangrijk om te kunnen bepalen of en hoe de gezondheidszorg op een goede manier aan de behoefte aan zorg tegemoet komt: draagt de zorg er feitelijk toe bij dat de bevolking gezond blijft en beter wordt, en ondersteunt de zorg voldoende in het leven met een ziekte of handicap, en aan het einde van het leven? Inzicht in de prestaties van de gezondheidszorg zijn belangrijk voor alle partijen in de zorg: de patiënt (keuzeinformatie), de aanbieder (kwaliteitsverbetering), de zorgverzekeraar (inkoopfunctie), de overheid (sturingsfunctie).

Paragraaf 7.8.2
De berekening van kosteneffectiviteitratio's is in detail na te lezen in thema F. Kort gezegd gaat het hierbij om de meerkosten van een bepaalde behandeling, gedeeld door de extra gezondheidswinst van die behandeling, beide in vergelijking met een standaardbehandeling. Tegenwoordig is het gebruikelijk dat nieuwe behandelingen op hun kosteneffectiviteit worden getoetst, maar veel van de nu gangbare behandelingen zijn ingevoerd voordat dit het geval was. Ook is een zorgvuldige bepaling van de kosteneffectiviteit ook nu nog vaak lastig, onder andere omdat het uitvoeren van een *randomized controlled trial* hoge eisen stelt aan behandelaars en onderzoekers.

Paragraaf 7.8.3
Zie voor een samenvatting van die aspecten tabel 7.9. De toegankelijkheid (financieel, geografisch, cultureel) van het Nederlandse gezondheidszorgsysteem is globaal gesproken goed, maar op sommige aspecten is verbetering mogelijk (onder andere

toegankelijkheid van specialistische voorzieningen voor bevolkingsgroepen van allochtone herkomst). Ook op het punt van kwaliteit zijn verbeteringen mogelijk. Dit geldt bijvoorbeeld voor de mate waarin zorgverleners richtlijnen opvolgen, het optreden van iatrogene schade, en de mate waarin de vraag van de patiënt in de zorg centraal staat.

Oefenvragen

7.1

De Wet BIG dereguleert inderdaad in hoge mate. Vele andere wetten met betrekking tot de beroepen in de gezondheidszorg zijn nu vervangen door één wet. De principiele kern van de deregulering is dat iedereen die denkt genezende capaciteiten te hebben, die ook kan toepassen, zonder met de strafrechter in aanraking te komen. Wel bepaalt de wet dat er voorbehouden handelingen zijn, die gevaarlijk zijn wanneer ze door onbevoegden en ondeskundigen worden uitgevoerd. De wet voert een titelbescherming in.

7.2

Een nadeel voor de patiënt is dat de vrije artsenkeus hierdoor enigszins is beperkt. Een mogelijk nadeel is ook dat de huisarts minder geneigd zou kunnen zijn zich elke keer weer 'waar te maken' naar de patiënt, als deze niet (gemakkelijk) elke keer opnieuw naar een andere huisarts kan gaan. Een voordeel is dat het de opbouw en instandhouding van een (vertrouwens)relatie bevordert, hetgeen wordt beschouwd als een belangrijke voorwaarde voor goede zorgverlening. Een ander voordeel is dat de huisarts hierdoor beter in staat is zijn 'poortwachtersfunctie' te vervullen.

7.3

Het belangrijkste doel van een ziektekostenverzekeringsstelsel is toegankelijkheid te waarborgen tot gezondheidszorgvoorzieningen, voor alle burgers. Dit vereist in de eerste plaats spreiding van goede en slechte risico's (risicosolidariteit). Aan de andere kant kent een verzekering ook nadelen, doordat verzekerden meer consumeren dan wanneer zij niet verzekerd zijn, omdat zij niet de werkelijke kosten van zorg afwegen tegen de opbrengsten (moral hazard). Middelen om dit nadeel te ondervangen zijn eigen bijdragen of een eigen risico, die als doel hebben het kostenbewustzijn te vergroten. Daarbij moet er echter op worden toegezien dat de toegankelijkheid voor bepaalde groepen niet in gevaar komt.

7.4

De twee belangrijkste andere typen stelsels zijn het planmatige stelsel en het marktgerichte stelsel. In het planmatige stelsel heeft de overheid een sterke greep op de capaciteit van de gezondheidszorg. Wanneer de overheid zoals in Engeland de knip op de beurs houdt, zal de omvang van het gezondheidszorggebruik lager zijn dan in

Nederland. In het marktgerichte stelsel is voor degenen die zich kunnen verzekeren de rem op het gezondheidszorggebruik minder sterk dan in Nederland, maar zijn er anderzijds groepen die zich niet kunnen verzekeren en daardoor een (te) gering gebruik van de gezondheidszorg maken.

7.5

De bijdrage van de gezondheidszorg aan de volksgezondheid is vooral onderzocht voor de indicator sterfte. Voor de totale sterfte is de bijdrage substantieel. Ongeveer 20% van de sterftedaling in de laatste decennia van de vorige eeuw wordt op het conto van de collectieve preventie geschreven, en nog eenzelfde deel op het conto van de curatieve zorg. Deze percentages wisselen sterk voor specifieke doodsoorzaken. Bij het afwegen van de winst tegen de toegenomen kosten moet enerzijds worden bedacht dat hier de wet van de afnemende meeropbrengsten van toepassing is. Anderzijds is van belang dat het rendement niet alleen in termen van gezondheidswinst kan worden uitgedrukt, maar ook in bijvoorbeeld economische productiviteit.

7.6

Door de verdere vergrijzing zal enerzijds de vraag naar zorg toenemen, aangezien leeftijd de belangrijkste determinant van ziekte is. Dit betekent dat het aanbod van zorg zal moeten groeien om aan de toegenomen vraag tegemoet te kunnen komen. Een aanzienlijk deel van de te verwachten stijging van de kosten van zorg is dan ook gerelateerd aan de vergrijzing van de bevolking. Anderzijds zal ook het zorgaanbod anders van karakter moeten zijn, aangezien met het ouder worden ook de aard van de gezondheidsproblemen (chronische ziekten) en de complexiteit ervan (comorbiditeit) verandert. Dit vereist bijvoorbeeld meer samenwerking tussen verschillende disciplines.

7.7

Deze rol is in het nieuwe stelsel voor de ziektekostenverzekeraar weggelegd. Op dit moment kan deze partij die rol nog niet optimaal vervullen vanwege onder meer een gebrek aan transparantie aan de kant van het zorgaanbod, waardoor kwaliteitsverschillen onvoldoende zichtbaar zijn. Daarnaast speelt een rol dat een te klein deel van de verzekerden tussen verzekeraars wisselt, waardoor de verzekeraar onvoldoende prikkels ervaart om te selecteren op kwaliteit en kosten. Ook is de vraag of de schaalvergroting die onder druk van de toegenomen concurrentie plaatsvindt, uiteindelijk niet weer kostenverlaging in de weg staat.

7.8

In een functionele omschrijving is alleen vastgelegd wat de zorg beoogt (bijvoorbeeld vaccineren tegen bepaalde ziekte), maar niet wie die zorg levert. Dit biedt ruimte voor zorgverleners om de zorg op een zo efficiënt mogelijke manier te leveren, dat wil zeggen: eenzelfde kwaliteit tegen zo laag mogelijke kosten.

Hoofdstuk 8

Tekstvragen

Paragraaf 8.2.1
De Nederlandse overheid is historisch gezien altijd terughoudend geweest met haar bemoeienis met de gezondheidszorg, maar gedwongen door de noodzaak tot kostenbeheersing werd eerst op basis van planningwetgeving (aanbodsturing) en momenteel door het organiseren van een gereguleerde markt (vraagsturing) vorm gegeven aan het gezondheidszorgbeleid.

Paragraaf 8.2.2
De nieuwe zorgverzekeringswet is een compromis tussen het realiseren van een basisverzekering voor alle Nederlanders (een sociaaldemocratisch ideaal) en uitvoering van de verzekering via een private markt (een liberaal ideaal). De doelstelling is met deze verzekering zowel de toegankelijkheid van de zorg voor alle Nederlanders te waarborgen, kwalitatief goede zorg te leveren en door het nastreven van efficiëntie de kosten te beheersen.

Paragraaf 8.2.3
Rollen van de instanties zijn:

- IGZ: toezicht op de gezondheidszorg;
- NZA: regulering van de gezondheidszorgmarkt;
- CVZ: bewaken van de uitvoering en adviseren over de inhoud van de basisverzekering:
- GR: wetenschappelijke advisering;
- RvZ: beleidsmatige advisering;
- CBOG: advisering op het terrein van aard en omvang van opleidingen en beroepen in de gezondheidszorg.

Paragraaf 8.3.2
Financiële toegankelijkheid wordt gewaarborgd door de verzekeringswetgeving, tijdigheid door beleid tan aanzien van wachtlijsten, geografische toegankelijkheid door planningswetgeving en culturele toegankelijkheid door onderzoek en beleid op het terrein van etniciteit en gezondheid.

Paragraaf 8.4.3
Ziekenhuizen merken dat openbare prestatie-indicatoren bijdragen aan hun beeldvorming en daarmee aan hun concurrentiepositie op de markt van zorgaanbieders. Patiënten kunnen deze informatie betrekken bij het maken van keuzen in de zorg. Verzekeraars kunnen de informatie betrekken bij hun inkoopbeleid. Het nadeel kan

zijn dat er alleen op de zaken die worden gerapporteerd, wordt gestuurd en/of ongenuanceerde beelden over ziekenhuizen ontstaan op basis van beperkte informatie. Een voordeel is dat door de grotere transparantie er een wezenlijke discussie over de kwaliteit van zorg kan ontstaan.

Paragraaf 8.4.4

De medische beroepsgroep ontplooit activiteiten zoals opleiding, herregistratie, na- en bijscholing, visitatie, richtlijnontwikkeling, indicatorontwikkeling en intercollegiale toetsing. De zorginstellingen ontplooien activiteiten zoals accreditatie, gebruik van indicatoren en diverse vormen van kwaliteitsbevorderende activiteiten in het ziekenhuis zoals specifieke commissies,verbeterprojecten en het bevragen van patiënten naar hun ervaringen.

Paragraaf 8.5.2

Mogelijke instrumenten zijn het stellen van een (macro)budget, planning van het zorgaanbod, regulering van de prijzen, beperken van het verzekerde basispakket en invoeren van eigen betalingen voor patiënten. De laatste twee passen het beste bij de sturingsfilosofie van een gereguleerde markt.

Oefenvragen

8.1

Sturingsfilosofieën in het gezondheidszorgbeleid vanaf 1974 zijn:

- sturing op de structuur van het aanbod (planning);
- sturing op processen tussen partijen in de zorg (marktwerking);
- sturing op de vraag naar zorg en de uitkomsten.

8.2

a Het kwaliteitsbeleid van de Nederlandse overheid wordt vormgegeven door zelfregulering.

b De rol van de Inspectie voor de Gezondheidszorg daarbij is toezicht op zelfregulering.

c De Wet BIG, de Kwaliteitswet zorginstellingen, de WGBO en de WKCZ schragen dit beleid.

8.3

Gevolgen van het EU-beleid voor de Nederlandse gezondheidszorg zijn:

- standaardiseren van uitwisseling van personen, goederen en diensten;
- regelgeving rond publieke/private activiteiten;
- dekking en reikwijdte van ziektekostenverzekeringen;
- (Europees beleid inzake public health).

Register

selexyz

selexyz

selexyz dominicanen

Universiteitssingel 30 Maastricht
Tel. (043) 367 12 11

97890[illegible]29525

VOLKSGEZONDHEID EN GEZOND	49,95
	==============
TOTAAL	49,95
Aantal:	1
Contant	49,95

BTW CODE	EXCLUSIEF	BTW	INCLUSIEF
6% BTW	47,12	2,83	49,95

DMU 0075 1175 6951 11:18 09-09-2008

Ruilen en retourneren binnen 14 dagen,
mits onbeschadigd en ongebruikt,
op vertoon van de kassabon.
Bij retourneren wordt een cadeaukaart
verstrekt.
Aanbiedingen, tijdschriften,
stripboeken, (land)kaarten en
speciaal bestelde boeken worden
niet teruggenomen.
Bij retourneren van studieboeken gelden
bovendien retourkosten van 3 euro
per exemplaar.
Readers en uittreksels worden
niet teruggenomen.
Bedankt voor uw bezoek en tot ziens.